第 19 版

哈里森内科学——呼吸与危重症医学分册

19th Edition

HARRISON'S PRINCIPLES OF INTERNAL MEDICINE

注 意

医学是一门不断探索的学科。随着新的研究和临床试验不断拓宽我们现有的知识，医学手段和药物治疗也在不断更新。这本书是作者和出版商通过不懈努力、查阅多方资料，为读者提供的完整且符合出版时标准的内容。然而，鉴于难以避免的人为错误或医学科学的多变性，本书作者、出版商或其他参与本书准备和出版的工作人员均无法保证本书的每一方面都是准确和完整的，当然他们对本书中所有错误、纰漏或引用信息所产生的后果也难以承担所有的责任。我们鼓励读者参阅其他资料来验证本书的内容。例如，我们特别建议读者在使用每一种药物时查阅相关产品信息以确保本书内容的信息准确性，确认本书推荐的剂量或使用的禁忌证有无变化，尤其是涉及新的或不常用的药物时。

第 19 版

哈里森内科学——呼吸与危重症医学分册

19th Edition

HARRISON'S PRINCIPLES OF INTERNAL MEDICINE

原　著　Dennis L. Kasper
Anthony S. Fauci
Stephen L. Hauser
Dan L. Longo
J. Larry Jameson
Joseph Loscalzo
主　译　王　辰　詹庆元
学术秘书　王　璐

北京大学医学出版社

HALISEN NEIKEXUE——HUXI YU WEIZHONGZHENG YIXUE FENCE（DI 19 BAN）

图书在版编目（CIP）数据

哈里森内科学 ：第 19 版．呼吸与危重症医学分册 /（美）丹尼斯·L. 卡斯帕（Dennis L. Kasper）等原著 ；王辰，詹庆元主译．—北京：北京大学医学出版社，2017.10（2023.1 重印）

书名原文：Harrison's Principles of Internal Medicine，19/E

ISBN 978-7-5659-1584-0

Ⅰ. ①哈… Ⅱ. ①丹… ②王… ③詹… Ⅲ. ①内科学 ②呼吸系统疾病—诊疗 ③急性病—诊疗 ④险症—诊疗 Ⅳ. ①R5

中国版本图书馆 CIP 数据核字（2016）第 065389 号

北京市版权局著作权合同登记号：图字：01-2016-2115

Dennis L. Kasper，Anthony S. Fauci，Stephen L. Hauser，Dan L. Longo，J. Larry Jameson，Joseph Loscalzo

HARRISON'S PRINCIPLES OF INTERNAL MEDICINE，19th Edition

ISBN 978-0-07-180215-0

哈里森内科学（第 19 版）——呼吸与危重症医学分册

主　　译：王　辰　詹庆元
出版发行：北京大学医学出版社
地　　址：（100191）北京市海淀区学院路 38 号　北京大学医学部院内
电　　话：发行部 010-82802230；图书邮购 010-82802495
网　　址：http://www.pumpress.com.cn
E - mail：booksale@bjmu.edu.cn
印　　刷：北京信彩瑞禾印刷厂
经　　销：新华书店
责任编辑：高　瑾　武翔靓　　**责任校对**：金彤文　　**责任印制**：李　啸
开　　本：889 mm×1194 mm　1/16　　**印张**：14.5　　**插页**：7　　**字数**：510 千字
版　　次：2017 年 10 月第 1 版　2023 年 1 月第 3 次印刷
书　　号：ISBN 978-7-5659-1584-0
定　　价：95.00 元

译者名单（按姓名汉语拼音排序）

毕　晶（复旦大学附属中山医院）
曹照龙（北京大学人民医院）
陈　静（北京医院）
邓　旺（重庆医科大学附属第二医院）
董宇超（中国人民解放军第二军医大学第一附属医院上海长海医院）
郭　婷（中南大学湘雅二医院）
郭志金（新疆医科大学第一附属医院）
何　婧（重庆医科大学附属第二医院）
何婉媚（中山大学附属第一医院）
黄　宏（华中科技大学同济医学院附属同济医院）
黄　絮（中日医院）
季娟娟（安徽医科大学第一附属医院）
蒋进军（复旦大学附属中山医院）
解立新（中国人民解放军总医院）
金　金（北京医院）
靳丽妍（首都医科大学附属北京安贞医院）
黎毅敏（广州医科大学附属第一医院）
李爱民（山西医科大学第一医院）
李燕明（北京医院）
林志敏（广州医科大学附属第一医院）
刘嘉琳（上海交通大学医学院附属瑞金医院）
柳亚慧（山东大学齐鲁医院）
罗　红（中南大学湘雅二医院）
潘洁仪（广州医科大学附属第一医院）
庞晓清（广州医科大学附属第一医院）
柒晓玲（上海交通大学医学院附属瑞金医院）
曲芳芳（河北医科大学第二医院）
上官红（山东大学齐鲁医院）
舒湘竹（北京大学人民医院）
司淑一（北京医院）
宋贝贝（河北医科大学第二医院）
宋汉臣（北京大学人民医院）
宋立强（中国人民解放军第四军医大学西京医院）
孙耕耘（安徽医科大学第一附属医院）
孙辉明（中国人民解放军南京军区南京总医院）
仝亚琪（北京医院）
王　辰（中日医院）
王导新（重庆医科大学附属第二医院）
王京岚［北京协和医院（东院）］
王　蕾（中日医院）
王　璐（中日医院）
王　颖（中国人民解放军总医院）
吴小静（中日医院）
吴运福（中国人民解放军第四军医大学西京医院）
席　寅（广州医科大学附属第一医院）
邢丽华（郑州大学第一附属医院）
徐勤福（郑州大学第一附属医院）
徐思成（新疆医科大学第一附属医院）
徐小勇（中国人民解放军南京军区南京总医院）
许爱国（郑州大学第一附属医院）
阎锡新（河北医科大学第二医院）
余超虹（华中科技大学同济医学院附属同济医院）
曾　勉（中山大学附属第一医院）
詹庆元（中日医院）
张　波（山西医科大学第一医院）
张　红（北京大学第一医院）
张　洁（广州医科大学附属第一医院）
张楠楠（中日医院）
赵蓓蕾（中国人民解放军南京军区南京总医院）
赵洪文（中国医科大学附属第一医院）
赵俊杰（郑州大学第一附属医院）
周庆涛（北京大学第三医院）
朱光发（首都医科大学附属北京安贞医院）

译者前言

《哈里森内科学》是世界上最具影响力的经典教科书之一，自 20 世纪 50 年代问世以来，一版再版，畅行不衰。为了更好地推广该书，我们荣幸地接受了北京大学医学出版社的委托，承担起第 19 版《哈里森内科学——呼吸系统疾病与危重症分册》的翻译工作，希望尽可能地将经典还原给国内同行。

本分册秉承原书“临床实用至上”的原则，结合目前呼吸领域的最新进展及发展趋势，分章节论述了呼吸系统相关疾病的定义、病因、流行病学、发病机制、病理特点、临床表现、诊断与鉴别诊断、治疗、预防和预后等。为了保证稿件质量，每一章节的翻译工作均由一名或多名译者与审校者组成的团队共同负责；在确保内容准确性的基础上，注重行文的严密性及著作的权威性。同时，该译著维持了原版图文并茂的写作特色，便于学习和查阅。

本分册共分为 3 篇 29 章，分别选自原书呼吸系统疾病、危重症医学、感染性疾病等内容。第一篇主要论述了支气管哮喘、慢性阻塞性肺疾病、支气管扩张、间质性肺疾病等临床常见呼吸系统疾病，强调常见病、多发病的诊断、临床表现及治疗，具有极强的临床实用性；第二篇以呼吸与循环系统危重症的诊治为主，符合呼吸病学与危重症医学捆绑式发展的学科模式，有助于提高临床呼吸科医师处理危重症的能力及培养多学科交融的诊断思维；第三篇则节选了原书第 8 部分感染性疾病中“肺炎链球菌感染”“常见呼吸道病毒感染”“流行性感冒”“肺炎”及“肺脓肿”等内容，突出描述了呼吸道感染性疾病中病原体相关的流行病学资料以及分子生物学检测技术的新进展，以更好地服务于临床、教学和科研工作。

较为遗憾的是，与第 18 版《哈里森内科学》相比，最新版未将“深静脉血栓形成及肺栓塞”这一章节的内容编写入呼吸系统疾病中，因此未在本分册中进行描述，有需求的读者可参阅《哈里森内科学（第 19 版）——心血管系统疾病分册》。

本分册是所有翻译人员合作的结晶，在此，感谢詹庆元教授对工作的支持，感谢每位编委、译者和校者，以及学术秘书的辛勤付出，感谢北京大学医学出版社高瑾副编审为此书倾注的心血。

由于时间仓促及知识所限，书中可能存在谬误之处，恳望读者、专家和同行们批评指正。

王　辰

2017 年 4 月于北京

原著序

我们非常荣幸地向读者呈现《哈里森内科学（第19版）》。自从第1版问世以来，医学的各个领域和医学教育有了突飞猛进的进展，并衍生了许多新的学科。

在保留本书主旨的同时，本版在修订时进行了大范围的修改，以满足读者的不同需求，并使其能够以不同的方法和形式获取和应用知识。目前全球医学教育的焦点已经从经典的结构、功能、疾病转变为整合性的、常常是以病例为基础的学习方法——将基础医学和流行病学与疾病的诊断和治疗实践有机地结合起来。本书的许多更新和改进都体现了现代的医学教育与临床医疗理念。

本版本进行了全面的更新以展现临床医学的经典病理生理基础，并详述了目前可以获得的现代医疗模式下评估症状及有效治疗疾病的前沿方法和工具。同时新增补了丰富的照片、放射影像图、示意图、患者诊治流程图和表格等。使得最新版本同时具有使用的高效性和灵活性。

自《哈里森内科学》第1版于1949年出版以来，医学科学经历了惊人的进展。第1版出版之时，消化性溃疡被认为由应激引起，几乎所有的不能切除肿瘤的癌症患者均会死亡，风湿性心脏瓣膜病发病广泛，乙型病毒性肝炎和人类免疫缺陷病毒（HIV）感染都是未知的。经过此后的数十年，消化性溃疡的感染性病因和治疗方法都已明确；诊断和治疗方法的进展使得2/3的癌症可以获得治愈；冠状动脉粥样硬化性疾病逐渐流行发展——但至少在一定程度上通过危险因素的控制可使其有所减少；乙型病毒性肝炎和其所致的肝硬化和细胞性肝癌成为通过疫苗可以预防的疾病；HIV，这一最初被认为是致命性的世界范围内的灾难，变成了一种可以治愈的慢性疾病。值得注意的是，新兴与复现的疾病成为医学研究与实践的挑战，同时一种新的对于系统概念的理解，如提出微生物群系，提供了一种全新的、令人兴奋的可用于理解和管理健康与疾病状态的可能方法。

我们要感谢很多人对于本书出版所做出的贡献。首先作者团队进行了卓越的工作，整合大量科学临床数据，创作出一个个对于内科医学临床疾病富于艺术性权威描述的章节。在当今这样一个信息爆炸、快速更新的环境下，我们保证本书中所提供的信息都是当前最新的。专家在撰写时还给予了有益的建议和关键点的提示，使得本书重点突出，层次清晰。我们还要对创作团队中的编校人员表示感谢，他们在不同的创作时期时刻关注工作动态并与作者、麦克劳希尔教育集团保持联系，这些编校人员是：Patricia Conrad，Patricia L. Duffey，Gregory K. Folkers，Julie B. McCoy，Elizabeth Robbins，Anita Rodriguez，Stephanie Tribuna。

麦克劳希尔教育集团在本书的出版过程中给予了持续的支持和专业意见。James Shanahanm，麦克劳希尔教育集团专业图书出版部的出版副总监，是创作团队的杰出而富有洞察力的伙伴，指导本书的进展。Kim Davis本书的副总编辑熟练地确保有多个作者参与的章节中各部分顺畅而高效的整合。Dominik Pucek管理新的视频资源。Jeffrey Herzich精干地承担起本书的产品经理职责。

总之，我们无比荣幸能够编著《哈里森内科学（第19版）》，并且满怀期望地将她推荐给读者。我们在编写本书的过程中学习到了很多，也希望读者能够发现她独一无二的教育价值。

作者团队

目录

第一篇 呼吸系统疾病

第二篇 危重症医学

第三篇 感染性疾病

第一篇　呼吸系统疾病
SECTION 1　DIAGNOSIS OF RESPIRATORY DISORDERS

第一章　呼吸系统疾病患者的处理方法
Approach to the Patient with Disease of the Respiratory System

Patricia A. Kritek，Augustine M. K. Choi　著
（王璐　王蕾　译　王辰　校）

呼吸系统疾病主要分为三类：①阻塞性肺疾病；②限制性肺疾病；③肺血管疾病。阻塞性肺疾病最为常见，是一类以气道病变为主的肺部疾病，如哮喘、慢性阻塞性肺疾病（COPD）、支气管扩张和细支气管炎。导致肺部限制性障碍的疾病主要包括肺实质病变、胸壁和胸膜病变及神经肌肉疾病。肺血管疾病则以肺栓塞、肺动脉高压和肺静脉闭塞症为主。除此之外，感染和肿瘤性疾病也会累及呼吸系统，出现包括阻塞性、限制性及肺血管改变在内的多种病理改变（表 1-1）。

表 1-1　呼吸系统疾病分类

分类	举例
阻塞性肺疾病	哮喘 慢性阻塞性肺疾病（COPD） 支气管扩张 细支气管炎
限制性肺疾病——肺实质病变	特发性肺纤维化（IPF） 石棉肺 脱屑性间质性肺炎（DIP） 结节病
限制性肺疾病——神经肌肉病变	肌萎缩性脊髓侧索硬化症（ALS） 吉兰-巴雷综合征
限制性肺疾病——胸壁或胸膜病变	脊柱后侧凸 强直性脊柱炎 慢性胸腔积液
肺血管疾病	肺栓塞 肺动脉高压（PAH）
恶性肿瘤	支气管肺癌（非小细胞和小细胞肺癌） 转移性肿瘤
感染性疾病	肺炎 支气管炎 气管炎

根据气体交换的异常，呼吸系统疾病还可以分为低氧血症型、高碳酸血症型和低氧血症伴高碳酸血症型三大类。然而，多数肺部疾病不会出现气体交换异常。

和大多数疾病一样，呼吸系统疾病的处理同样始于全面的病史采集和有针对性的体格检查。多数患者需进一步完善肺功能检查、胸部影像学、血液和痰液化验及血清学或微生物学检查，甚至支气管镜检查等诊断性操作。具体诊断步骤将在后文详述。

病史采集

呼吸困难和咳嗽　呼吸困难和咳嗽是呼吸系统疾病的主要症状。呼吸困难可以由多种原因引起，并非均由肺部病变所致。患者对呼吸困难的症状描述，常常能够提示特定病因，如慢性阻塞性肺疾病患者常有"胸闷"或"呼吸浅快"，而充血性心力衰竭患者则主诉为"呼吸窘迫"或窒息感。

呼吸困难的发作频率和持续时间也有助于明确病因。急性气短常见于急性生理改变，如喉头水肿、支气管痉挛、心肌梗死、肺栓塞或气胸。慢性渐进性劳力性呼吸困难多见于慢性阻塞性肺疾病或特发性肺纤维化（IPF），在疾病急性加重期可出现明显的气短。相反，大多数支气管哮喘患者在缓解期可无任何症状，一旦接触特定的诱因，比如上呼吸道感染或接触过敏原则可引起反复发作性呼吸困难。

病史采集时应着重询问其呼吸困难的诱发因素及缓解因素。比如哮喘患者常有特定的加重诱因，慢性阻塞性肺疾病患者亦是如此。多数肺部疾病的患者常主诉劳力性呼吸困难。了解患者出现呼吸困难时的活动耐量有助于临床医生更好地评估疾病的严重程度。临床上许多患者根据其逐渐下降的活动耐量来调整自身的活动量。因此，详细了解患者的活动耐量及其变化过程十分重要，尤其是老年患者。应当注意，劳力性呼吸困难往往是心肺疾病的早期表现，需要进行全面的评估。

咳嗽也是呼吸系统疾病的常见症状。临床医生需要询问咳嗽的持续时间、是否有痰及发病前有无特定诱因。急性咳嗽咳痰常见于呼吸系统感染，如上呼吸道感染（鼻窦炎、气管炎），下呼吸道感染（支气管

炎、支气管扩张）以及肺实质炎症（肺炎）。痰液的量、性状（包括是否为痰中带血或血痰）都是问诊的重点。

慢性咳嗽（定义为持续咳嗽超过8周）常见于阻塞性肺疾病，尤其是哮喘和慢性支气管炎，还可见于胃食管反流病、鼻后滴漏综合征等“非呼吸系统疾病”。弥漫性实质性肺疾病，如特发性肺纤维化，常表现为持续性干咳。同呼吸困难一样，咳嗽的病因并非均来源于呼吸系统，需要考虑到心脏疾病、胃肠道疾病及精神心理因素等。

其他症状 呼吸系统疾病患者还可以出现喘息，这一症状提示气道病变，尤其是支气管哮喘。咯血也是多种肺部疾病的主要症状之一，如呼吸道感染、支气管肺癌和肺栓塞。此外，胸痛或胸部不适感也常被认为起源于呼吸系统。由于肺实质无痛觉神经分布，因此导致胸痛的呼吸系统疾病常为胸膜病变（如气胸）或肺血管疾病（如肺动脉高压）。还有一些肺部疾病会加重患者右心负荷，出现腹胀、腹水、下肢水肿等肺源性心脏病（肺心病）的临床症状。

其他病史 全面的个人史是评估患者病情的重要组成部分。临床医生需要对所有患者目前及过去的吸烟情况进行详细询问，这是由于吸烟史与许多呼吸系统疾病密切相关，尤其是慢性阻塞性肺疾病、支气管肺癌以及多种弥漫性实质性肺疾病（如脱屑性间质性肺炎、肺朗格汉斯细胞组织细胞增多症）。对于大多数疾病来说，长期及高剂量的烟草接触会增加患病风险。越来越多的证据显示“二手烟”也是导致呼吸道病变的危险因素。因此还应该向患者询问其父母、配偶及其他家庭成员是否吸烟。问诊中还需要问及可能的吸入暴露史，包括工作环境（如石棉、木柴烟）、相关的喜好（如因爱好饲养鸟类宠物而接触它们的排泄物）（详见第七章）。旅行史对某些特定的呼吸道感染有提示意义，尤其是结核感染。还应当考虑到特定区域或气候条件下潜在的真菌（如荚膜组织胞浆菌）接触。

伴随发热、寒战时应考虑肺部及全身感染性疾病。全面的系统回顾可能有助于发现有呼吸道表现的风湿免疫性或自身免疫性疾病，所以需要有针对性地询问有无关节疼痛、肿胀，有无皮疹、眼干、口干或其他全身症状。此外，多种恶性肿瘤可转移至肺部而出现呼吸系统症状。最后，用于治疗其他疾病的一些疗法，包括放射治疗和药物疗法，都可能导致胸部疾病。

体格检查 临床医生对于呼吸系统疾病的判断常始于患者生命体征的异常。无论是呼吸频率增快（呼吸急促）还是减慢（呼吸浅慢）均有提示意义。许多罹患呼吸系统疾病的患者伴有静息或活动后低氧血症，因此每位患者都需要测量脉搏氧饱和度。标准的呼吸系统查体应按照视、触、叩、听的顺序进行，具体步骤将在后文详述。通常听诊的异常发现更能引导临床医生进一步叩诊及触诊，以证实听诊的异常发现。

视诊是体格检查的第一步。呼吸系统疾病患者可能会因为呼吸窘迫而使用辅助呼吸肌进行呼吸。严重脊柱后侧凸会引起限制性通气功能障碍。患者说话不能成句往往提示存在严重的呼吸功能损害，应当对病情进行紧急评估。

胸部叩诊可用来判断肺下界移动度及肺界。在呼吸音减弱时，可以通过叩诊来区分胸腔积液（浊音）和气胸（鼓音）。

相比而言，触诊在呼吸系统查体中的作用较为有限。触诊可发现气压伤所致的皮下气肿。触觉语颤则可协助判断呼吸音降低时胸内病变的性质，当肺组织实变时触觉语颤增强，而胸腔积液时减弱。

大多数呼吸系统疾病可表现为听诊的异常。哮鸣音提示气道阻塞，是哮喘最常见的体征。充血性心力衰竭所致的气管周围水肿也可引起双肺弥漫哮鸣音，类似体征还见于导致小气道狭窄的其他疾病。因此，临床医生并不能将哮鸣音全归因于哮喘。

鼾音提示中气道阻塞，多伴有分泌物。在急性病程中，可能是病毒或细菌感染所致的支气管炎的表现之一。慢性的干啰音常提示支气管扩张症或者慢性阻塞性肺疾病。于颈部闻及的吸气相高调喘鸣音提示上气道阻塞，需要紧急评估病情，警惕由上气道完全阻塞引起呼吸衰竭。

湿啰音，又称为水泡音，是肺泡病变的常见体征。肺泡渗出性病变均可出现湿啰音。肺炎可出现局限性湿啰音，肺水肿引起的湿啰音通常在双肺底更为明显。有趣的是，当间质纤维化（如特发性肺纤维化）时可出现一种特殊的湿啰音，听起来犹如尼龙被撕开的声音，称为 Velcro 啰音。虽然有的临床医生通过区分干湿性啰音对不同的呼吸系统疾病病因进行鉴别，但笔者必须指出的是，这并不是一种可靠的方法。

羊鸣音可以帮助鉴别湿啰音是由肺泡液体渗出还是肺间质纤维化所致。当患者发“EEE”音，听诊时听到“AH”而非“EEE”，即为羊鸣音。应注意，羊鸣音是肺实变时语音传导异常所致，故常见于肺炎而不见于特发性肺纤维化。同样，肺实变区域也可出现耳语音增强和大气道呼吸音的传导（如在正常肺泡呼吸音听诊区闻及支气管呼吸音）。

此外，呼吸音消失或减弱也可以帮助判断呼吸系统疾病的病因。如肺气肿患者通常表现为寂静胸，即弥漫性呼吸音减弱；气胸或胸腔积液患者则表现为病变区域的呼吸音消失。

其他系统 双下肢对称性水肿是肺心病的重要体征，而非对称性水肿则需考虑有无深静脉血栓和肺栓塞可能。颈静脉扩张也是右心衰竭时容量负荷过高的体征之一。奇脉是阻塞性肺疾病患者病情恶化的体征，此时需增加胸腔内负压来保证通气，将可能出现呼吸衰竭。

如前所述，风湿免疫性疾病也可以主要表现为肺部症状，因此需要特别重视关节和皮肤的查体。许多呼吸系统疾病可引起杵状指，如囊性纤维化、特发性肺纤维化、肺癌等。在低氧性呼吸系统疾病中，当还原血红蛋白浓度＞5 g/dl 时将会出现发绀。

诊断

临床医生应当根据每位患者的具体病史及体格检查的结果，提出可能的诊断和鉴别诊断，最终确定诊断流程。急性呼吸系统症状的评估通常需要同时进行多种检查，以便迅速识别任何可能危及生命的疾病（如肺栓塞、多叶性肺炎）。相反，慢性呼吸困难和咳嗽的评估则可缓慢、逐步地进行。

肺功能检查 （参考第三章）初始的肺功能检查是肺活量测定法，这是一项用力相关检查，用来评估包括哮喘、慢性阻塞性肺疾病、支气管扩张症等在内的多种阻塞功能障碍性疾病。当第 1 秒用力呼气容积（FEV_1）/用力肺活量（FVC）＜70％预计值时，可诊断为阻塞性通气功能障碍。除了测量 FEV_1 及 FVC 外，临床医生还需测定呼吸流速-容量环（与是否用力无关）。吸气曲线出现平台提示胸腔外大气道梗阻，而呼气曲线出现平台则提示大气道梗阻位于胸腔内。

当 FEV_1、FVC 对称性降低时，则需要进一步检查肺容量和 CO 弥散量（D_LCO）。根据不同年龄、种族、性别及身高，每位患者的各项指标均有其预计值，若肺总量＜80％预计值时可认为该患者存在限制性通气功能障碍，常见于肺实质病变、神经肌肉无力以及胸壁或胸膜疾病。限制性通气功能障碍伴换气功能障碍（D_LCO 下降）提示肺实质病变。其他一些呼吸功能检查，如最大呼气压力和最大吸气压力测定有助于诊断神经肌肉疾病。若患者肺活量及肺容积均正常，而 D_LCO 下降，则需进一步检查以排除肺血管疾病。

动脉血气分析也在呼吸系统病情评估中起着重要作用。通过指脉氧监测即可得知是否存在低氧血症，而测量动脉氧分压（PaO_2）及计算肺泡动脉氧分压差［（A-a）DO_2］则可以更好地评估低氧血症。一般来说，由于通气/血流失调或分流而致病的患者可出现静息时（A-a）DO_2 增加。此外，动脉血气分析还可以测量动脉 CO_2 分压，高碳酸血症多见于严重气道阻塞性疾病（如慢性阻塞性肺疾病）或限制性肺部疾病（如神经肌肉疾病）。

胸部影像学 （详见第四章）胸部影像学检查是多数呼吸系统疾病患者的初始检查项目。临床医生通常应当首选胸部正位、侧位片检查。常见的异常表现，如肺实质的阴影、肋膈角变钝、肿块及肺容积减少都有助于明确病因。然而临床上，许多呼吸系统疾病（尤其是气道或肺血管病变）的患者胸片常无明显异常。

其次选用胸部计算机断层扫描（CT），它能更清晰地显示肺实质、胸膜病变、肿块或结节及大气道。肺动脉造影检查对于明确是否存在肺栓塞尤为重要。静脉造影可以更好地显示淋巴结。

进一步检查

根据临床医生的判断，患者可能还需要进一步完善相关检查。比如，当怀疑大气道病变时可进行支气管镜检查，操作过程中还可以收集支气管肺泡灌洗液及进行肺组织活检。此外，在肺血管疾病中，血液检查可以判断是否存在血液高凝状态，血清学检查可以评估感染性及风湿免疫性疾病，或进行炎症因子检测及白细胞计数（如嗜酸性粒细胞）。痰标本可用于寻找肿瘤细胞及病原微生物。心脏彩超可评估心脏左、右心室功能。最后，某些呼吸系统疾病的诊断有时还需要借助外科肺组织活检。上述所有检查手段的选择都需要在病史、查体、肺功能检查及胸部影像学的指导下进行。

第二章 呼吸功能异常

Disturbances of Respiratory Function

Edward T. Naureckas，Julian Solway 著
（王璐 张楠楠 王蕾 译 詹庆元 校）

呼吸系统的主要功能是实现血液氧合和二氧化碳清除，即通过空气与血液接触，促进气体在血液和空气之间的弥散。该过程主要在肺泡中进行，一层由扁平内皮细胞和上皮细胞构成的薄膜将肺泡气与流经肺泡壁毛细血管的血液分隔，肺泡气经过该薄膜实现气

体的扩散和平衡。在肺部血流沿连续血管单向运行的过程中，静脉血从吸入气中吸收氧气并排出二氧化碳。相反，气流通过的气道是以肺泡为终点的死腔；因此，肺泡腔为潮式通气，在一定的呼吸频率下，周期性地吸入新鲜空气，排出肺泡气。肺动脉与气道分支众多，血流及吸入气体被分布到上百万的小肺泡中，故在相对狭小的胸腔（7L）内存在庞大的肺泡表面积（$70m^2$），从而完成血-气扩散。气道的长度、口径、重力作用、气道内压的波动，以及胸壁的解剖学约束力等，都不同程度地影响着肺泡的通气和灌注。毫无疑问，要实现肺部有效的气体交换，必须具备相匹配的肺泡通气和血流灌注。

呼吸系统要实现血液氧合及二氧化碳清除，必须有周期性的肺部通气，使肺泡气得以更新；同时也必须具备合适的肺泡通气/血流比例；必须保证肺泡气和毛细血管血液之间充分的气体交换。此外，当人体代谢需要或发生酸碱平衡紊乱时，肺泡需调节其摄氧及清除二氧化碳的能力。鉴于正常呼吸功能的维持需要多方面的配合，因此临床上多种疾病都会导致呼吸功能的变化就不足为奇了。该章节详细描述了肺通气和灌注的生理性决定因素，阐明了通气/血流的匹配分布，以及快速气体交换，并探讨了常见疾病如何干扰其正常功能，从而造成气体交换障碍，或为保证正常呼吸功能而使呼吸肌或心脏做功增加。

通气功能

呼吸系统可分为三大独立的功能组成部分：肺（包括气道）、神经肌肉系统和胸壁（除外肺及神经肌肉系统）。虽然呼吸肌是胸壁的组成部分，但呼吸肌力却是神经肌肉系统的组成部分；需要注意的是，腹部（特别是肥胖患者的腹部）和心脏（尤其是增大的心脏）一定条件下也可成为胸壁的组成部分。该三部分中每个部分的力学特征均与胸腔的闭合容积（对于神经肌肉系统来说是呼吸系统容积）和容积的变化速率（例如流量）有关。

容积相关力学特征——静态力学 图 2-1 显示呼吸系统各组成部分的容积相关特性。由于肺泡内存在气-液界面形成的表面张力及肺组织本身的弹性回缩力，所以肺泡保持其膨胀状态需要肺泡气与胸膜表面之间的正向跨壁压差；该压差称为肺的弹性回缩压，一般会随着肺容积的增加而增加。肺部在高容量时较僵硬，因此相对小的容量变化亦伴随较大的跨肺压改变；相反，在低容量状态时肺顺应性较好，包括正常的潮式呼吸。肺内压为零时，正常肺组织内仍有一定的残气量，这是由于外周小气道被附着在脏层胸膜的充气状态的肺实质组织向外牵拉所致。呼气时，小气道受到的外向牵拉作用变小，开放的程度逐渐减小直至最终关闭，导致肺泡部分气体陷闭。该效应会随着年龄增长而增大，尤其是阻塞性肺疾病患者，严重的气体陷闭会使肺体积明显增大。

胸壁的被动弹性行为（如无神经肌肉活动时）明显不同于肺。当跨肺压为零时，肺倾向于完全塌陷，而即使胸膜内压等于大气压时，胸廓内仍具有较大容积。此外，当胸廓内容积较大时，胸壁仍具有顺应性，并随跨壁压的增加而进一步扩大。当存在较小的负跨壁压（例如当胸膜内压略低于大气压力）时，胸壁仍保持顺应性。但当负跨壁压进一步增大，胸廓内容积减少到一定程度时，胸壁将变得僵硬，因此时出现肋骨和肋间肌的挤压，膈肌牵拉，腹腔内容物移位以及骨关节和韧带变形等。在正常情况下，肺和胸廓具有相同的容积，唯一的不同是胸膜液及肺实质的体积（二者均非常小）。正是由于这个原因以及肺和胸壁的

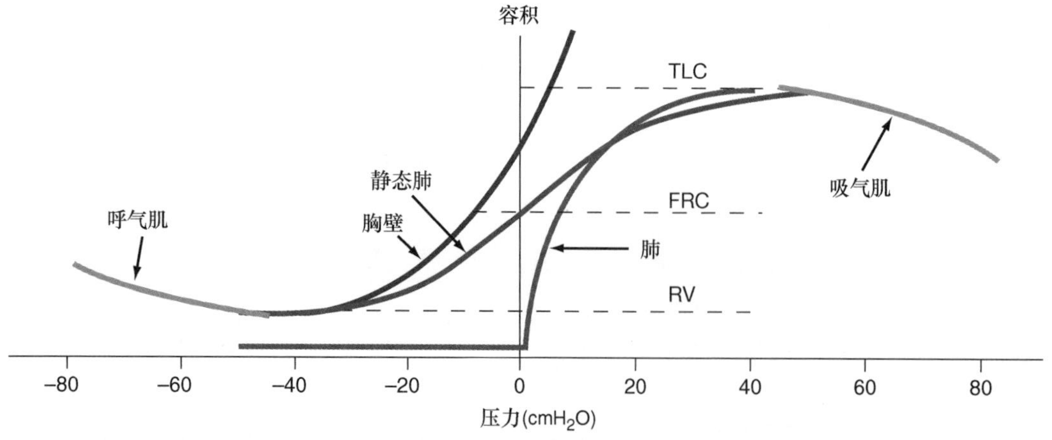

图 2-1（见书后彩图） 压力-容积曲线。涉及了肺、胸壁、呼吸系统以及吸气肌、呼气肌。FRC，功能残气量；RV，残气量；TLC，肺总量

力学特征，在任何容积位，移动呼吸系统（肺及胸壁）所需的压力即肺弹性回缩力和跨壁压的总和。压力-容积曲线为S形：在高容积（肺所致）和低容积（由胸壁或气道闭合所致）时，肺僵硬；容积在中间范围时，肺具有顺应性。此外，当肺泡内压等于大气压时则提示达到了呼吸系统的等压点（跨肺压为零）。在该容积位［功能残气量（FRC）］，胸廓的向外弹性回位力等于肺的向内弹性回缩力。由于这些回缩力可通过胸腔液传递，在功能残气位，肺被同时向内和向外牵拉，故气道内压常低于大气压（通常情况下为-5 cmH_2O）。

正常的呼吸系统会恒定并保持在功能残气位，避免了呼吸肌做功。吸气肌做功产生相同当量的经肺和胸壁的正压力，而呼气肌做功产生相同当量的负跨肺压。呼吸肌做功产生的最大压力与肺所处的容积位相关，这是由于横纹肌肌节的长度-张力关系以及随肺容积改变的插入角度所致的力学效益的变化（图 2-1）。然而，在正常情况下，呼吸肌可过度做功，产生超过使肺达到刚性极值的力，其取决于肺总量（TLC）或胸壁或气道闭合［即残气量（RV）］；在正常情况下，气道闭合常避免成人肺的完全塌陷。肺膨胀的最大和最小极限之间的差距称为肺活量（VC；图 2-2），肺活量亦被看作肺处于两个刚性极限时的容积差，即肺总量（取决于肺）与残气量（取决于胸壁或气道）之差。因此，尽管肺活量很容易检测（见下文），但它并不能很好地反映呼吸系统的内在特性。显而易见，对临床医生来说，肺总量及残气量更具参考意义。

流量相关力学特征——动态力学 静态的胸廓与动态的神经肌肉系统与容积变化速率有密切的力学关系，但这些作用仅在呼吸频率明显超过生理状态时才突显出来（例如，在高频机械通气过程中），因此这里不赘述。相反，肺的动态流体的力学特征可影响肺通气及呼吸做功，并可被疾病改变。因此，了解动态气流特性是非常有必要的。

如同任何管腔内的任何流体（气体或液体）的流动，气道内气流的维持需要沿流动方向下降的压力梯度，其大小取决于流速和摩擦阻力。平静的潮式呼吸仅仅需要较小的压力梯度就可以实现吸气或呼气的气流运动，这是因为正常气道的摩擦阻力非常小［通常$<2\ cmH_2O/(L\cdot s)$］。然而，在快速呼气时，摩擦阻力不再是唯一的气流障碍，另一现象也能减慢流速，该现象为动态气流受限。这是因为呼出气流所经过的支气管是可塌陷的而不是僵硬的（图 2-3）。气道的一个重要解剖学特征是支气管树结构。每个连续独立的气道级联结构，包括最近端（主支气管）到最远端（呼吸性细支气管），下一级都比上一级更细小，数量呈指数倍增加，到肺外周时，气道总横截面积已非常大。由于气管树的气流（容积/时间）是恒定的，故中央气道气流速度（流量/总横截面积）远大于外周气道。呼气时，气体只有获得速度，才能从肺泡离开、到达口腔并排出体外。对流加速度所需的能量为气体能量的组成部分，而气体能量则表现为局部压力。对流加速度的获得降低了气道内压力、气道跨壁压、气道大小（图 2-3）及流速。此为伯努利效应，可见于飞机机翼，当机翼上气流速度增加时，机翼弯曲上表面的压力减小，从而产生一个向上的力，保持正常飞行。当用力呼气时，局部气流速度增加，气道管腔缩小，使流速无净增加。在这种情况下，往往达到最大流量或出现气流受限，肺通常表现出动态气流受限。气流受限通常可以通过肺功能检测进行测定，受试者尽全力吸气至肺总量位，再用力呼气至残气位。第 1 秒用力呼气容积（FEV_1）是较为有价值的肺功能检测指标，这将在后面讨论。在任何肺容积位的最大呼气流量取决于气体密度、气道横截面及扩张能力，肺弹性回缩力和经过气流受限气道时损失的摩擦力。正常情况下，最大呼气流量随着肺容积的下降而下降（图 2-4），主要由于肺弹性回缩力依赖于肺容积（图 2-1）。肺间质纤维化时，肺弹性回缩力在任何肺容积位均增加，故其最大呼气流量的增高与肺容积有关。相反，

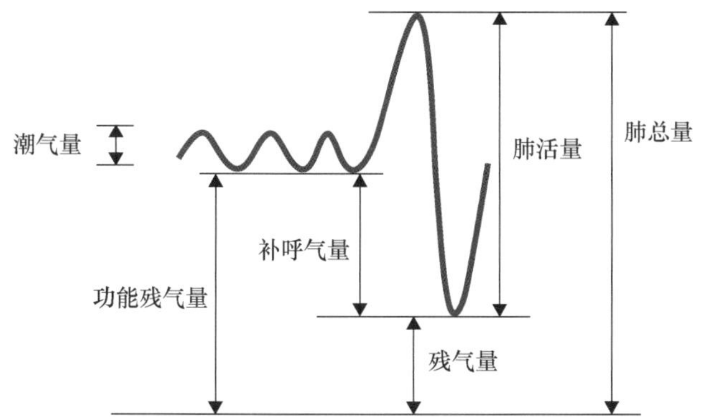

图 2-2　呼吸图显示肺活量和各种肺容积的范围

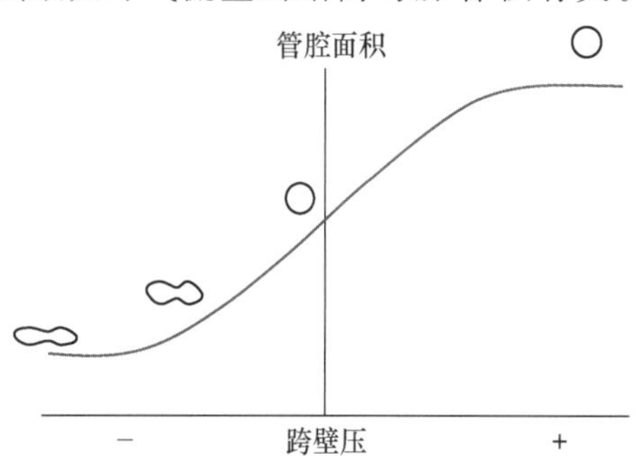

图 2-3　管腔面积与跨壁压的关系。跨壁压代表了由内到外不同气道横截面的压力

肺气肿时，由于肺弹性回缩力的下降导致最大呼气流量降低。在任意跨壁压下存在气道阻塞的疾病（如哮喘、慢性支气管炎），或造成过度气道萎陷的疾病（如，气管软化症）都会引起最大呼气流量的降低。

伯努利效应也同样适用于吸气。吸气时，胸腔内压低于气道外压，因此增加跨壁压，可促进气道扩张。临床上吸气气流受限很少发生于弥漫性肺气道疾病。相反，胸外气道狭窄（如气管腺瘤或气管切开后狭窄）可导致吸气气流受限（图 2-4）。

呼吸做功　正常者，静息状态下，肺通气需克服的弹性（容积相关）和动态（流量相关）负荷均较小，呼吸肌做功亦小。然而，当通气增加和（或）机械负荷增加时，人体代谢需求增加，从而导致呼吸做功增加。如下文所述，通气频率主要取决于需要清除的二氧化碳，当运动时通气会增加（有时超过 20 倍），通气增加也是代谢性酸中毒时的一种代偿反应。因此，克服呼吸系统弹性阻力所需的做功率随潮式呼吸的深度及频率的增加而增加，克服动态负荷所需的呼吸做功随呼吸总量的增加而增加。在进行低强度的运动时，增加潮气量就可适当地增加肺通气量，一般不需要增加呼吸频率；而在进行高强度运动时，呼吸频率和深度均增加。呼吸中枢选择相应的呼吸模式以最大限度地减少呼吸做功。

当疾病导致呼吸系统顺应性降低或气流阻力增加时，呼吸做功也随之增加。肺顺应性降低主要见于肺实质性病变（如间质病变或纤维化，肺泡渗出性病变如肺水肿、肺炎，或肺叶切除），气道阻力增加主要见于阻塞性气道疾病（如支气管哮喘、慢性支气管炎、肺气肿、囊性纤维化）。此外，严重的气流阻塞可引起动态过度充气，从而降低呼吸系统顺应性。这时，阻塞性气道疾病患者在潮式呼吸的呼气相所呼出气流无法完全排出。因此，下一次呼吸所形成的"功能残气量"要远远大于静息功能残气量。反复不完全的呼气运动，会导致功能残气量动态性增加，有时甚至接近肺总量的水平。高肺容积时，呼吸系统的顺应性比在正常肺容积时明显降低，相应地每次呼吸做功也增加呼吸量。严重气道阻塞引起动态肺过度充气导致患者出现明显吸气困难，而这种病理生理异常的根本原因是呼气气流阻塞。

充分通气　如上所述，调节呼吸频率的呼吸中枢受多个化学信号的影响，包括动脉二氧化碳分压、氧分压以及血 pH 值、自主呼吸需求，例如在演奏小号之前，需要深吸气。通气异常将在第十四章进行讨论。本章的重点是讨论肺通气与二氧化碳清除之间的关系。

在每个潮式呼气末，当呼气气流停止时，传导气道内仍充满未到达口腔的肺泡气。在下一次吸气时，外界新鲜气体立即充满靠近口腔的气管树，但是首先进入肺泡的气体是上次呼气末残留在气道内的气体。事实上，除非传导气道内的气体被完全排出，否则新鲜空气无法到达肺泡内，这部分容积称为解剖无效腔（V_D）。平静呼吸时，当潮气量小于解剖无效腔时，完全无新鲜空气进入肺泡；只有当潮气量（V_T）大于 V_D 时，外界新鲜气体才能进入肺泡。当吸气潮气量到达无肺血流的部位时，这部分气体无法进行气体交换（例如，大块肺血栓栓塞远端的肺组织），此时无效腔进一步增大。在这种情况下，分钟通气量（$\dot{V}_E = V_T \times RR$）包括死腔通气量（$\dot{V}_D = V_D \times RR$）和肺泡通气量［$\dot{V}_A =(V_T - V_D)\times RR$］。肺泡 CO_2 清除等于 $\dot{V}_A$ 乘以吸入气 CO_2 分数（基本为零）与肺泡气 CO_2 分数（加湿校正后吸入气体的 5.6%，相当于 40 mmHg）之差。在稳定状态下，肺泡二氧化碳分数等于代谢产生的 CO_2 除以肺泡通气量。由于肺泡和动脉二氧化碳分压（$PaCO_2$）相等，且呼吸中枢通常将 $PaCO_2$ 分压保持在大约 40 mmHg，因此 $PaCO_2$ 可以反映肺泡通气是否充分。如果 $PaCO_2$ 明显低于 40 mmHg，提示存在肺泡过度通气；如果 $PaCO_2$ 超过 40 mmHg，则提示肺泡通气不足。呼吸衰竭常表现为严重肺泡通气不足。

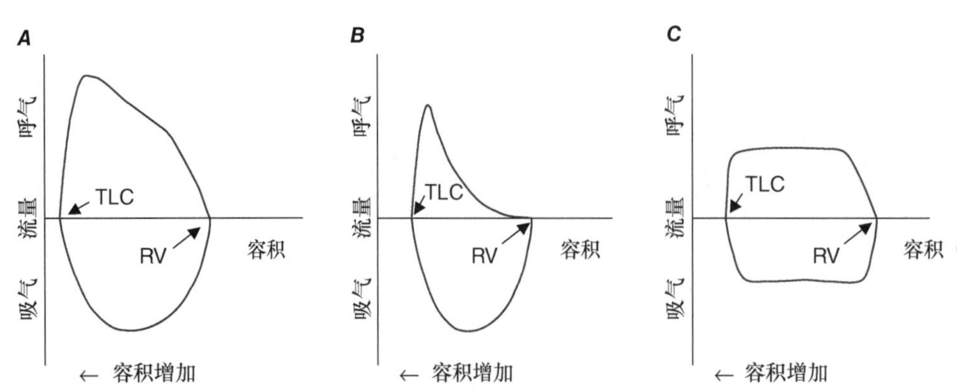

图 2-4　流速-流量曲线。A. 正常；**B.** 气流受限；**C.** 固定中央气道受限。RV，残气量；TLC，肺总量

毛细血管的血液从肺泡气中摄取氧，故肺泡氧分压常低于吸入气氧分压。氧摄取率（由人体的代谢耗氧决定）与 CO_2 产生的平均速度有关，“呼吸商”（$R=\dot{V}_{co_2}/\dot{V}_{o_2}$）在很大程度上取决于人体代谢水平。对于典型的美国饮食，呼吸商通常为 0.85，氧摄取大于二氧化碳的排出。通过肺泡气体方程［$P_AO_2=FiO_2\times(P_{bar}-P_{H_2O})-PaCO_2/R$］可估测肺泡氧分压。肺泡气体方程也强调了吸入气氧浓度指数（FiO_2）、大气压（P_{bar}）和水蒸气压力（$P_{H_2O}=47$ mmHg，37°C）以及肺泡通气量（决定 PaO_2 水平）对 $PaCO_2$ 的影响。肺泡气体方程提示在海平面、呼吸正常空气情况下，严重低氧血症很少单纯发生于肺泡低通气。正常情况下，肺泡通气不足引起严重低氧血症的潜力随大气压的下降而增加。

换气功能

弥散　氧气输送到外周组织的过程，必须从肺泡通过肺泡膜弥散到肺泡毛细血管。肺泡膜表面积大，厚度薄，从而能够实现高效的肺泡气体弥散。正因经肺泡膜的气体弥散效率较高，在大多数情况下，当红细胞流经肺泡毛细血管时，在其 1/3 长度处即可完成血红蛋白的完全氧饱和。因此，肺泡氧摄取受限于肺泡毛细血管的血流量，而不受限于氧的弥散速度；由此可见，肺泡氧摄取存在“灌注受限”。CO_2 也能迅速通过肺泡膜。因此，一般来说，毛细血管血液中氧和二氧化碳分压与正常肺泡气中是相同的。只有在一些特殊情况（如作为运动员处于高海拔或长期负荷高运动强度）中，正常肺的氧摄取存在弥散受限。弥散受限常见于间质性肺疾病患者，其肺泡膜增厚但灌注正常。

通气灌注比不匹配　如前所述，为保证气体交换的高效，每个独立肺泡（在成千上万的肺泡之中）的通气需与其伴随毛细血管的灌注相匹配。由于重力对呼吸力学及肺部血流的影响，加上肺的不同部位存在气道和血管结构差异，故在正常肺部存在一小部分的通气灌注比（$\dot{V}/\dot{Q}$）不匹配；而病理状态下，$\dot{V}/\dot{Q}$ 不匹配更为突出。两个极端的例子如下：①发生肺动脉栓塞时，肺动脉栓子远端未灌注肺组织的通气是徒劳的，这部分肺组织为生理性死腔，对气体交换毫无作用；②灌注正常但无通气的肺部（分流），未得到气体交换的静脉血直接流经肺部。当与其他通气良好的肺组织中充分氧和的血液混合时，由于血红蛋白氧含量与 PaO_2 的非线性关系，导致分流的静脉血不成比例地降低混合动脉血 PaO_2（图 2-5）。此外，无通气导致的低氧血症无法被氧疗纠正。其原因如下：①在无通气的肺泡中，增加 FiO_2 并不能影响肺泡气体分压；②增加 FiO_2 却能增加通气肺泡的 P_ACO_2，且通气肺泡的氧含量仅轻度增加，是因为此时血红蛋白已经几乎接近完全氧饱和状态，加之血浆中氧溶解度是极小的。

较上述两个极端例子而言，临床中 $\dot{V}/\dot{Q}$ 增大或减少更为常见，比如 $\dot{V}/\dot{Q}$ 不匹配通常是肺部疾病的结果。在这种情况下，相对低通气肺泡的灌注导致血液的不完全氧合。当与流经高 $\dot{V}/\dot{Q}$ 区域的氧合充分的血液混合时，该部分再氧合的血液会不成比例地降低动脉 PaO_2，但其降低程度低于完全分流的区域。另外，与完全分流区域不同，在相对低通气的低 $\dot{V}/\dot{Q}$ 区域，氧疗可增加 P_AO_2，因此氧疗可以改善由于 $\dot{V}/\dot{Q}$ 失调造成的低氧血症（如图 2-5 所示）。

总而言之，吸入气氧分压低下、严重肺泡通气不足、相对低通气（$\dot{V}/\dot{Q}$ 较少）或无通气（分流）肺泡灌注，以及一些特殊情况下的气体弥散障碍均可引起低氧血症。

病理生理

尽管许多疾病会累及呼吸系统，但呼吸系统应对损伤的方式相对较少。正是由于这个原因，生理异常对辨别病因不能提供足够的信息。

图 2-6 列出了多种常见呼吸系统疾病的肺功能异常，并指出了同时伴随的多个生理异常。多种呼吸系统疾病的共存，会使这些生理异常更加复杂地叠加。临床中用来评价肺功能的方法稍后将在该章节介绍。

弹性回缩力增加导致通气受限（例如：特发性肺纤维化）　在任何肺容积位，特发性肺纤维化均可增加肺弹性回缩力，从而降低肺总量、功能残气量、残气量、用力肺活量。最大呼气流量也会低于正常值，但当参考其降低的肺容量时，最大呼气流量可增加。出现流量增加，一方面是由于在任何肺容积位，增加的肺弹性回缩力能驱动更大的最大呼气流量；另一方面，由于僵硬的肺实质对支气管具有更大的外向牵拉力，从而使气道管径相对扩大。鉴于相同的原因，气道阻力也正常。肺纤维化过程导致肺部毛细血管破坏，致使肺弥散能力显著降低（见下文）。靠近纤维化病灶的肺泡处于相对低通气状态，而灌注正常，从而导致氧合能力降低。流量-容积曲线（见下文）为一闭合环，呼气过程中，肺容量逐渐减少，但最大呼气流量增大。

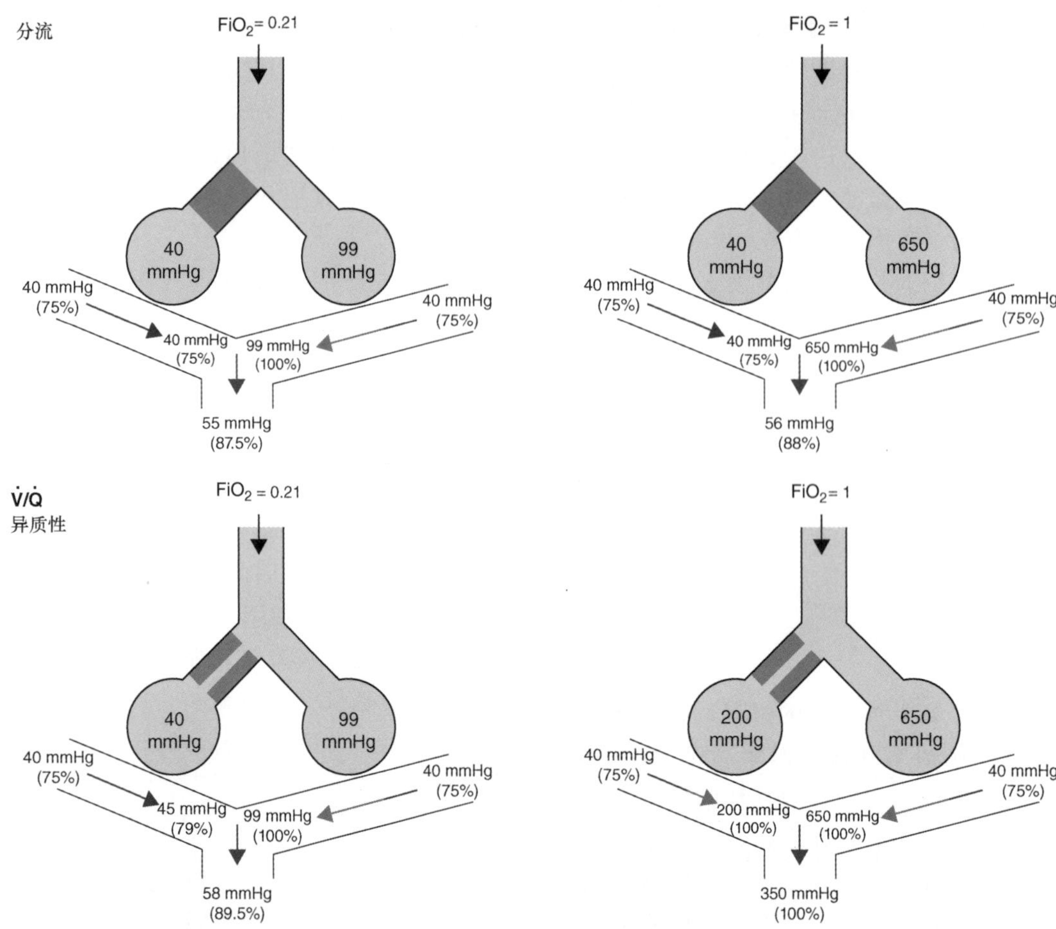

图 2-5（见书后彩图） 在分流和通气灌注不匹配中，分别吸入空气及氧气对混合动脉血氧合的影响。显示氧分压（mmHg）和氧饱和度在混合静脉血、终末毛细血管血液、混合动脉血中的变化。FiO_2 为吸入气氧浓度指数；$\dot{V}/\dot{Q}$ 为通气与血流灌注的比值

	弹性回缩力增加导致通气受限（特发性肺间质纤维化）	胸廓畸形导致通气受限（中度肥胖）	肌力降低导致通气受限（重症肌无力）	气道狭窄导致气流阻塞（急性支气管哮喘）	弹性回缩力下降导致气流阻塞（严重肺气肿）
TLC	60%	95%	75%	100%	130%
FRC	60%	65%	100%	104%	220%
RV	60%	100%	120%	120%	310%
FVC	60%	92%	60%	90%	60%
FEV_1	75%	92%	60%	35% pre-b.d. 75% post-b.d.	35% pre-b.d. 38% post-b.d.
RaW	1.0	1.0	1.0	2.5	1.5
D_LCO	60%	95%	80%	120%	40%

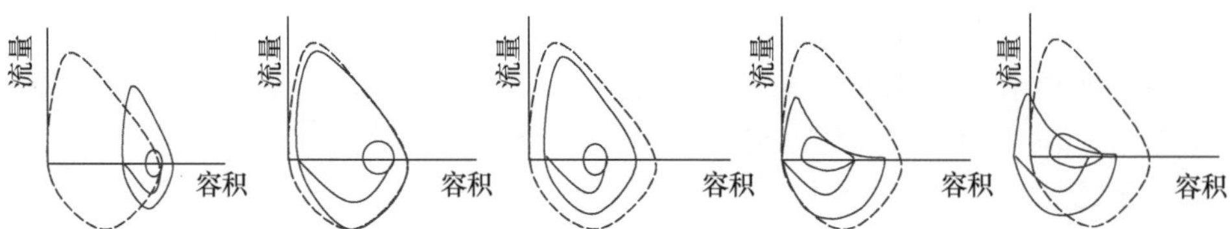

图 2-6 常见的肺功能异常（参见文中）。肺功能值是以正常预计值的百分比来表示，除了 Raw 是用 $cmH_2O/(L \cdot s)$［正常，$<2\ cmH_2O/(L \cdot s)$］。每一列底部的数字显示了每种情况下流量-容积曲线的不同形状，包括潮式呼吸时流量-容积的关系。pre-b. d.，吸入支气管扩张药之前；post-b. d.，吸入支气管扩张药之后；D_LCO，肺一氧化碳的弥散能力；FEV_1，第 1 秒用力呼气容积；RC，功能残气量；FVC，用力肺活量；Raw，气道阻力；RV，残气量；TLC，肺总量

胸廓畸形导致通气受限（例如：中度肥胖） 随着美国人平均体重的增长，肥胖也许会成为美国人呼吸功能异常的最常见的原因。在中度肥胖患者中，胸壁的外向弹性回缩力会受限于胸壁脂肪的重量以及腹内脂肪占据的空间。在这种情况下，正常的内向肺组织回缩力超过外向胸壁回缩力，使功能残气量降低。由于呼吸肌肌力和肺的弹性回缩力正常，肺总量通常不会改变（尽管在过度肥胖人群中可能会降低），也可以保持正常残气量（但在过度肥胖的人群中可能会降低）。在呼气至减低的功能残气位的过程中，相关肺组织的气道闭合，致使通气不足而灌注正常，从而导致轻度低氧血症。流量及肺一氧化碳弥散量（D_LCO）保持正常，除非有阻塞性睡眠呼吸暂停（通常伴随肥胖）和相关的慢性间歇性低氧血症导致的肺动脉高血压——在这两种情况下，D_LCO 可能会降低。

肌力降低导致通气受限（例如：重症肌无力） 在这种情况下，肺的弹性回缩力和被动的胸壁弹性回缩力都正常，因此肺的功能残气量也维持在正常范围。然而，呼吸肌肌力降低，呼吸时，肺难以到达肺总量位及残气位，故肺总量降低、残气量增加。由于肺总量降低、残气量升高，用力肺活量及第一秒用力呼气量被牵连而降低。由于气道大小和肺血管未受到影响，气道阻力（Raw）和 D_LCO 可保持正常。除非严重病变时患者无力使塌陷的肺泡重新张开，出现肺不张，氧合能力一般正常。

气道狭窄导致气流阻塞（例如：急性支气管哮喘） 在急性支气管哮喘发作期，平滑肌收缩、炎症和中小支气管管壁增厚导致管腔狭窄，致使气道内摩擦阻力增加、气流流速降低。气流受限导致流速-容积曲线的下降支呈凹型，尤其在低肺容积位。通常，吸入速效 β_2 肾上腺素受体激动药或长期吸入类固醇可逆转气流阻塞。肺总量通常保持正常（尽管有时在长期哮喘患者中会增加），但是功能残气量可能会动态性升高。在低肺容积位时，明显的气道闭合常可引起残气量增加，进而导致功能残气量降低。因为中央气道变得狭窄，气道阻力常增加。阻塞气道远端的肺泡相对低通气，而灌注正常，故导致轻度低氧血症（吸氧可纠正），但 D_LCO 正常或轻度升高。

弹性回缩力下降导致气流阻塞（例如：严重肺气肿） 在严重肺气肿中，肺弹性回缩力的丧失导致肺部过度充气，表现为肺总量的增加。肺弹性回缩力下降以及肺部动态过度充气，导致 FRC 明显升高。此与内源性呼气末正压为同一现象，当肺未恢复至功能残气位时下一次呼吸即开始，此时便产生了肺泡内呼气末正压。因气道闭合，且恢复至残气位耗时较长，故患者在呼气至残气位前便开始下一轮吸气，以上均导致残气量明显增加。用力肺活量和第 1 秒用力呼气量都会显著降低，前者是由于残气量显著增加，后者是因为肺泡弹性回缩力丧失降低了驱动最大呼气流量的压力并降低了打开肺内小气道的牵拉力。流速-容量曲线下降支明显凹陷，曲线环尖峰的出现是由于用力呼气时，中央气道的气体被快速呼出。中央气道保持相对不受影响，所以在“单纯”肺气肿中气道阻力是正常的。肺泡表面积和肺泡壁毛细血管的减少会降低 D_LCO，然而，由于肺气肿通气不良的肺泡常常也伴有灌注不足（由于毛细血管的缺失），因此静息时通常并不会出现低氧血症，除非为严重肺气肿。然而，肺血管被广泛破坏，致使心排血量不能充分增加，混合静脉血氧含量大幅下降，故运动时则会出现 PaO_2 急剧下降。在这种情况下，流经低 $\dot{V}/\dot{Q}$ 肺单位的任何静脉血掺杂，都会显著降低混合动脉血氧分压。

功能检测

通气功能检测 • 肺容积 图 2-2 为肺功能测量图，描绘了呼吸时随时间变化的肺容积。在缓慢肺活量测定中，受试者在功能残气位时吸气，并吸气至肺总量位，然后缓慢呼气至残气位；肺总量和残气量之差为肺活量，它代表肺最大的功能活动量。肺功能检查只能记录呼吸时肺容积的动态变化，不能提示确切时间点的确切肺容积。为测量肺容积，通常使用以下两种方法：惰性气体稀释法和人体体积描记法。前者是在单次深大呼吸或再呼吸时，吸入已知量的且不能被吸收的惰性气体（通常为氦气和氖气）；在吸入的时候，惰性气体被肺内的固有气体稀释，根据其最终浓度可推算出稀释被吸入惰性气体的肺内固有气体的体积。该方法的一个缺点是通气不良的肺区域内（例如，发生气流阻塞）可能难以吸入较多惰性气体，故不参与其稀释过程。因此，惰性气体稀释法（特别是单次呼吸法）通常会低估肺容积。

在第二种方法中，功能残气量是通过测量胸腔内气体的可压缩性来测定的，因胸腔内气体体积与被压缩的气体体积成比例。患者坐在人体体积描记仪中（通常为由透明塑料制成的箱体以减少幽闭恐惧症），在正常潮式呼吸的呼气末（例如，当肺容积在功能残气位时），指导受试者对抗关闭的阀门进行呼吸运动，从而周期性压缩肺内气体体积。测定口腔压力波动和人体体积的波动（和胸腔内体积相等但相反），根据这些测量参数，可以通过波义耳定律计算出胸腔内气体容积。当计算得出功能残气量后，可分别通过加上深吸气量及减去补呼气量的方法计算出肺总量和残气量（两个值均可从肺功能测定中得到）（图 2-2）。健康人群肺容积的最重要决定因素包括身高、年龄和性别，但考虑这些参数后，仍可有相当大的正常变异。此外，种族也会影响肺容积；与白种人美国人相比，非洲裔美国人及亚洲裔美国人的肺总量平均分别低约 12%及 6%。实践中，正常平均值通常是由包括身高、年龄、性别等在内的多元回归方程预测的，然后用患者的测量值除以预计值（经常用“R 校正”），从而得到“预计值百分比”。对于大多数的肺功能指标，预计值的 85%～115%为正常参考值；然而，在健康人群中，各肺容积指标的预计值百分比常接近。例如，当一正常受试者的肺总量占预计值的 110%，那么其他所有的肺容积及肺功能指标占预计值的百分比均接近 110%。这在估算气流流速时具有重要意义，将在下文详述。

气流 如前所述，肺功能检测在肺容积测定中起重要作用。通常，肺功能检测主要被用来测定气流流速，其反映肺的动力学特性。在用力肺活量测定中，患者吸气至肺总量位，然后以最快速度、最大力量呼气至残气位；这种测定方法会出现气流受限，所以用力呼气对实际气流流量的影响较小。呼出的气体总量是用力肺活量（FVC），第 1 秒的用力呼气量称作第 1 秒用力呼气容积（FEV_1），反映了不同时间点的肺容积变化；如同肺容积，最大呼气流量也常与其预计值相比，其预计值亦为基于身高、年龄和性别的预计值。尽管气道阻塞时会出现 FEV_1/FVC 比值降低，但当残气量增加时，用力肺活量降低，有时可能出现 FEV_1/FVC 比值正常，有时会错误地认为患者无气道阻塞。为了避免这个问题，将 FEV_1 占预计值百分比与 TLC 占预计值百分比相比具有重要意义。在健康人群，所得结果常是相似的。相反，如果肺总量占其预计值百分比为 110%，那么 FEV_1 占其预计值 95%也可能相对低于实际值。在这种情况下，尽管 FEV_1 正常，也可能存在气道阻塞。

肺功能检测中，容积、流量及时间之间的相互关系常用两种曲线表示，即呼吸描记图（容积-时间）和流速-容积曲线（流量-容积）（图 2-4）。存在气道阻塞时，流速- 容积曲线环的形状与阻塞的部位相关，在一些引起下呼吸道梗阻的疾病中，例如哮喘和肺气肿，气流流速随肺容积的降低而更迅速地降低，导致流速-容积曲线环下降支呈特征性的凹型。相比之下，固定型上呼吸道阻塞通常导致吸气相和（或）呼气相流量呈平台样改变（图 2-4）。

气道阻力 呼吸总阻力及上气道阻力亦由测定功能残气量的人体体积描记法来测定。测定气道阻力时受试者对抗关闭的阀门进行呼吸，之后阀门将被打开。如前所述，对抗关闭的阀门进行呼吸运动时胸腔内气体容积被记录。当阀门打开时，气流直接进出箱体，因此箱内气体容积的波动提示胸腔内气体压缩的程度，反过来也反映了驱动气流的压力变化。同时气流的测量值则可计算出肺阻力（流量除以压力）。在健康人群中，气道阻力较低［<2 cmH_2O/（L·s)］，其中、上气道阻力占一半。肺阻力主要来源于中央气道，因此，气道阻力的测定往往不能提示外周气道阻塞。

呼吸肌肌力 测定呼吸肌肌力时，患者被要求对抗关闭的阀门用力呼气或吸气，同时监测口腔压力。若在功能残气位，压力大于 60 cmH_2O，则认为肌力正常，此时静息通气功能障碍不可能由呼吸肌无力导致。

气体交换的测量·弥散功能（D_LCO） 此试验用少量（并安全）的一氧化碳来测定屏气 10 s 期间通过肺泡膜的气体交换量。分析呼出的一氧化碳量用来确定通过肺泡膜并与红细胞血红蛋白结合的一氧化碳量。一口气呼吸法测定的弥散功能（D_LCO）随着弥散表面积和毛细血管内的血红蛋白量的增加而增加，且与肺泡膜厚度成反比。因此，一氧化碳弥散量在下列疾病中可减低：引起肺泡膜增厚或破坏的疾病（例如：肺间质纤维化、肺气肿），肺血管床减少的疾病（例如：肺动脉高血压）或肺泡毛细血管内血红蛋白降低的疾病（例如：贫血）。一氧化碳弥散量可能会在急性充血性心力衰竭、哮喘、红细胞增多症和肺出血等疾病中升高。

动脉血气 气体交换的效率可以通过测量动脉穿刺血中的氧气和二氧化碳分压来进行评估。血氧含量（CaO_2）取决于动脉氧饱和度（%O_2Sat），根据氧合血红蛋白解离曲线，由 PaO_2、pH 值和 $PaCO_2$ 决定血氧含量。

CaO_2（ml/dl）＝1.39（ml/dl）×血红蛋白（g）×% O_2Sat＋0.003［ml/（dl · mmHg)］× PaO_2（mmHg）

如果仅需要确定血氧饱和度，可直接使用脉搏血氧仪进行检测。

致谢

作者非常感谢 Steven E. Weinberger 和 Irene M. Rosen 博士对此文的贡献，以及 Mary Strek 和 Jeffrey Jacobson 博士的帮助。

第三章　呼吸系统疾病的诊断方法

Diagnostic Procedures in Respiratory Disease

Anne L. Fuhlbrigge，Augustine M. K. Choi　著
（董宇超　译）

对于怀疑或已有呼吸系统疾病的患者，可通过影像学检查和获取生物学标本的方法进行诊断评估，这些方法中还包含了对一部分呼吸系统的直视检查。肺功能检查和气体交换能力测定等评价疾病所致功能改变的方法，已在第二章中讨论。

影像学检查

常规 X 线成像

常规胸部 X 线成像，包括后前位（PA）和侧位，是评估肺实质和胸膜疾病，以及小部分累及气道和纵隔的疾病的重要检查方法（见第一章和第四章）。侧卧位有助于确定胸腔内是否有自由流动的液体；与标准后前位相比，前弓位能更好地观察肺尖病变。移动式设备常用于无法转运到放射科的急性病患者，但该设备有以下局限性导致读片比较困难：①只能获得前后（AP）位片；②容易出现曝光过度或曝光不足；③焦点-胶片距离较短导致边界不清晰和细节丢失；④因为前后位导致心影和其他胸腔前部结构放大。常见 X 线成像表现及其临床相关信息将在第四章中回顾。

计算机技术的进步带动了数字或计算机放射影像技术的发展，其具有以下优点：①能立即获得图像；②可以在扫描完成后对图像进行深度分析，提升诊断质量；③能对图像进行电子存储，并在不同的健康管理系统间传输。

超声

诊断性超声（US）利用超声波在不同声学特性组织界面间的回声或反射形成图像。超声不产生电离辐射，可以安全地用于妊娠患者和儿童。该检查可以发现和定位胸膜病变；可以快速、有效地引导肺外周、胸膜或胸壁病灶经皮针吸活检。超声还有助于分辨包裹性积液的分隔，引导穿刺针的走向以抽取胸腔液体样本（即胸腔穿刺术），并能提高操作的有效性和安全性。超声能够床旁使用，这使其在危重症监护病房内具有独特的价值。实时图像可用于评估膈肌运动。但是，超声能量会快速消散在空气中，不能用于评估肺实质病变；当超声探头和目标病灶之间有含气肺组织时，也无法探查。

支气管腔内超声，将超声探头置入支气管镜，是支气管镜技术的有效补充，可以发现和定位靠近气道壁或纵隔内的病变。

核医学技术

核素成像原理是基于器官对不同化合物的选择性摄取。在胸部成像中，这些化合物有三种浓聚机制：血液汇集或分布（如在心脏内）、生理性吸收（如骨或甲状腺）和毛细血管阻塞（如肺）。放射性同位素可以单独经静脉或吸入给药，或两种方法联合给药。锝－99 m（^{99m}Tc）标记的白蛋白大颗粒聚集物在静脉注射后会暂时停留在肺毛细血管内；血流分布决定了停留放射性同位素的分布。吸入放射性同位素标记的氙气可显示通气分布情况。肺通气-灌注扫描同时使用上述两项技术，是评估肺栓塞的常用方法。肺血栓栓塞症会导致一个或多个区域通气-灌注不匹配（即某个区域因血管分布的原因灌注不足，同时不伴有相应的通气不足）。但是，随着计算机断层扫描（CT）技术的发展，对怀疑肺栓塞的患者，核素成像在很大程度上已被 CT 血管造影替代。

通气-灌注扫描还常用于可能要接受肺切除的肺功能受损患者。许多支气管源癌症患者合并慢性阻塞性肺疾病（COPD），会面临能否耐受肺切除术的问题。通过检测放射性同位素的分布可以评估出有血流和通气分布的区域，医师可判断术后肺功能水平。

计算机断层扫描

与常规胸部 X 线成像比较，CT 有许多优点（图 3-1A，B 和 3-2A，B；及图 11-3，图 11-4 和图 18-4）。首先，通过断层成像可以区分出 X 线平片上互相重叠部分的密度差异。其次，CT 对组织密度特征的观察效果远胜于常规 X 线成像，并且可以提供病灶大小的精确数据。

CT 特别适用于评估肺门和纵隔疾病（X 线平片常无法准确观察）、发现和识别邻近胸壁或脊柱的疾病（包括胸膜疾病）、识别肺结节内的脂肪密度或钙化区

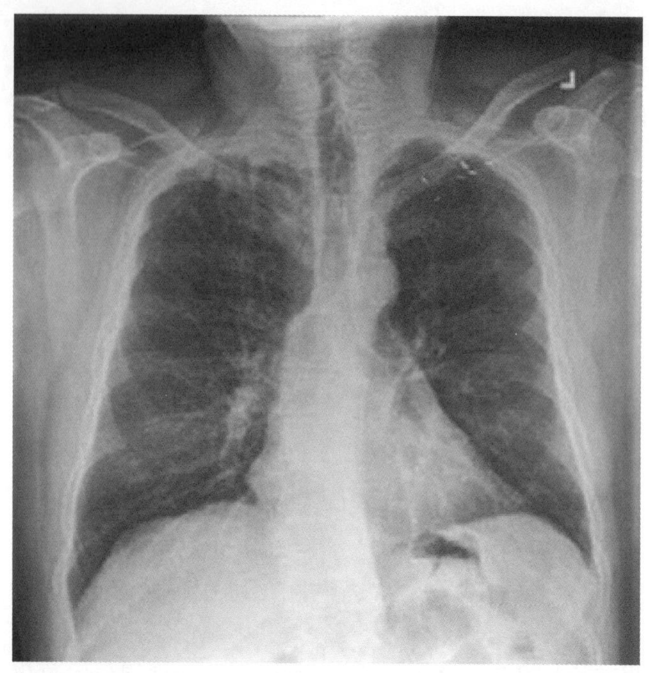

A

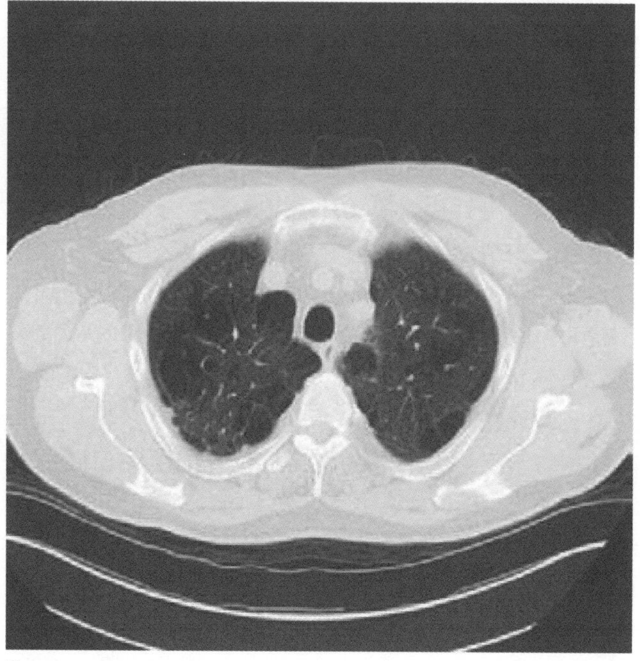

B

图 3-1 一位肺气肿患者的胸部 X 线片（A）和计算机断层扫描（CT）图像（B）。CT 图像能清晰显示在平片中无法显示清楚的肺气肿的严重程度和分布情况

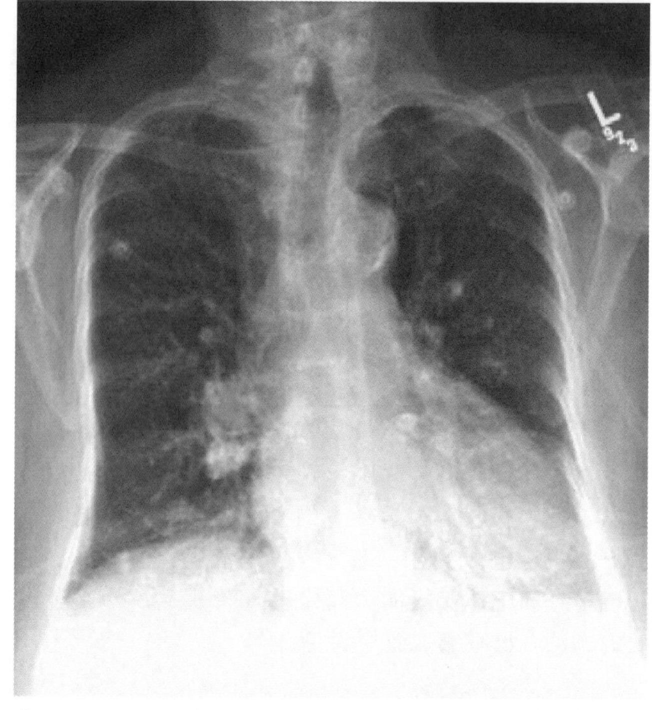

A

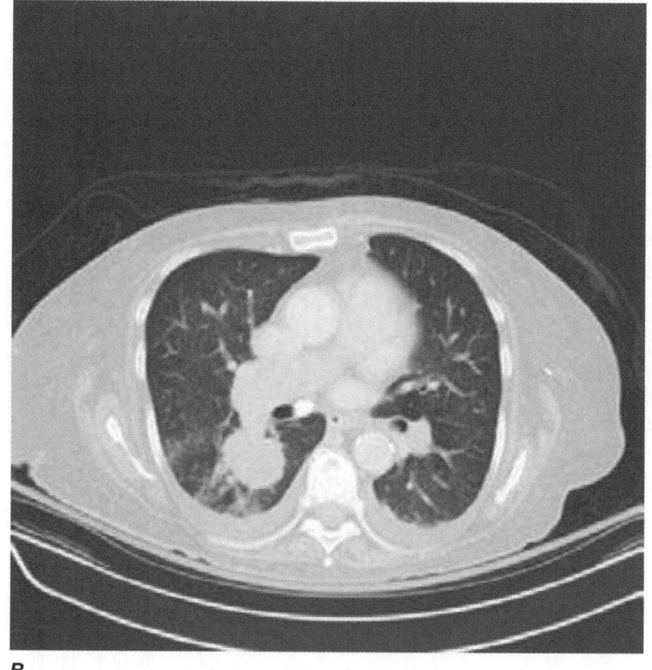

B

图 3-2 胸部 X 线片（A）和计算机断层扫描（CT）图像（B）显示右肺下叶有一个肿物。受肺门结构和钙化淋巴结影响，肿物在平片中显示不清。在发现纵隔异常密度灶以及区分肿物和邻近血管结构方面，CT 优于平片

域（图 3-2）。CT 在纵隔疾病评估中的作用使其成为肺癌分期的重要工具。通过加用造影剂，CT 能够将血管从非血管结构中区分出来。这对于从纵隔血管结构中分辨出淋巴结和肿物，以及发现肺栓塞等血管疾病具有重要意义。

在计算机断层扫描（HRCT）中，横断面成像的层厚为 1～2 mm，远小于传统 CT 常用的 7～10 mm。HRCT 扫描的精细图像有助于更好地识别细微的肺实质和气道疾病、小叶间隔增厚、磨玻璃样改变、小结节和支气管扩张症中异常增厚或扩张的气道。使用 HRCT 可以识别出许多间质性肺病的特征性表现，如癌性淋巴管炎、特发性肺纤维化、结节病和

嗜酸性肉芽肿。但是，对于有 HRCT 特征性表现的患者是否不再需要获取肺组织标本进行诊断，仍有争议。

螺旋 CT 和多排 CT 螺旋扫描是目前胸部 CT 的标准方法。螺旋 CT 技术在快速扫描的同时，可以获得更好的对比增强和更薄的层厚。图像可以在一次屏气动作中完成，这样可以降低动作伪影，并且可以获得较传统 CT 更大肺部容积的连续数据。成像过程产生的数据可以在冠状位或矢状位进行重建（图 3-3A），生成的图像效果可以达到传统横断位（轴位）成像的水平。

随着探测器技术日益精细，已生产出在扫描轴（z-轴）排列更多探测器的扫描器。多排 CT（MDCT）扫描器可以在单次旋转中获得多层图像，并且图像更薄、所需时间更短。这增加了分辨率和图像重建能力。随着技术的进步，已有高排（目前已达到 64 排）CT 可以形成更清晰的最终图像。MDCT 要求的屏气时间更短，方便患者配合，尤其适合儿童、老人和重病患者。应该注意到，虽然 MDCT 优点很多，但其与单排 CT 相比增加了放射暴露量。

MDCT 检查时，z-轴排列的多排探测器提升了团注造影剂的效果。再加上扫描时间缩短和分辨率增加，提升了肺血管的成像质量和探测段及亚段栓子的能力。CT 肺血管造影（CTPA）还可以同时检查出肺实质的异常，有助于分析患者的临床表现。因为上述优点，并且还有进一步发展的潜质，CTPA 已经迅速成为许多临床医师评估肺栓塞的重要工具。与肺血管造影相比，其准确性相当，相关风险更低。

虚拟支气管镜

MDCT 获取的胸部三维（3D）图像可以通过数字技术存储、再分析，显示出 6 级到 7 级气道的 3D 重建图像。通过这种重建技术，可以达到“模拟”支气管镜检的效果（图 3-4）。作为传统支气管镜的辅助手段，虚拟支气管镜被用于多种临床情况：准确评估气道狭窄的程度和长度，以及狭窄段远端气道的情况；提供气道病变与其周围纵隔结构之间相互关系的信息；为支气管镜治疗进行术前计划，更好地准备术中所需设备。

支气管腔内肺减容术治疗肺气肿时，虚拟支气管镜可帮助确定肺外周的目标区域。明确每个肺段气肿区域的范围以及其他解剖细节可以帮助选择最恰当的目标亚段。但是生成虚拟支气管镜图像的软件包开发得较早，而且其对于患者管理的应用价值和潜在影响

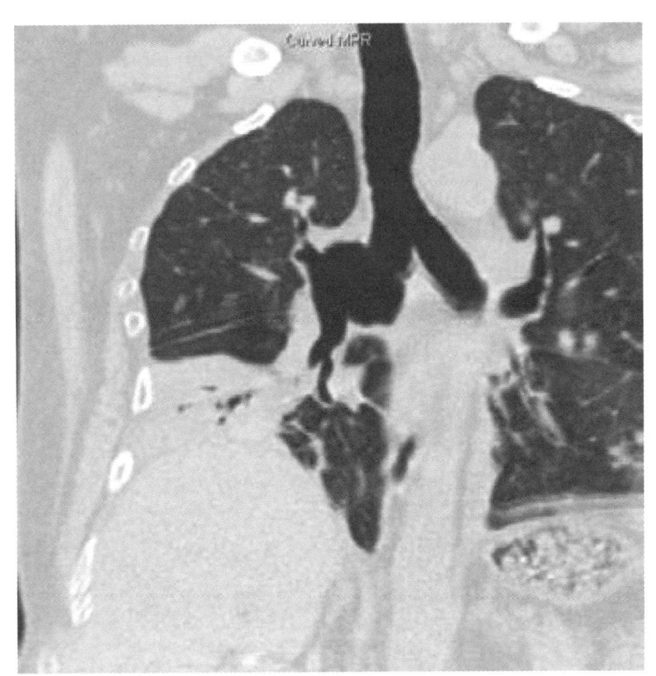

A

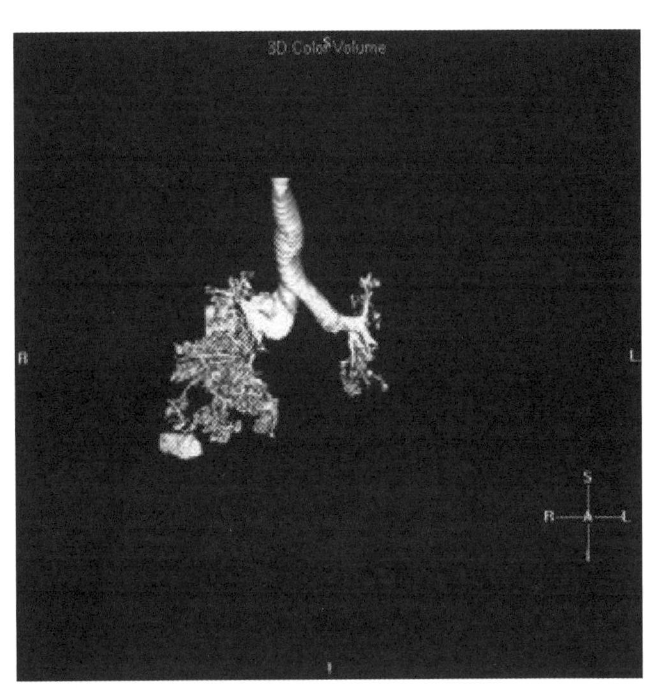

B

图 3-3（见书后彩图） 螺旋计算机断层扫描（CT）轴位外的重建图像。一位气道裂开、再次吻合后形成气道瘤样膨胀的肺移植患者的螺旋 CT。冠状位重建 CT 图像（A）和使用数字减影技术仅显示气道的图像（B）显示了病变的准确位置和范围

尚不确定。电磁导航支气管镜系统（EMN 或 ENB）也要用到虚拟支气管镜，已经发展到能够准确导航至肺外周目标病灶的水平，其技术原理与汽车用全球定位系统（GPS）是一样的。

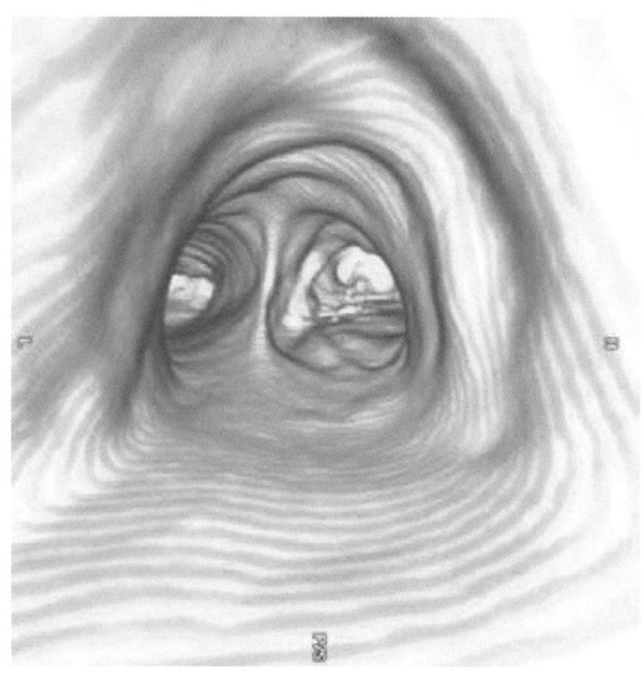

图 3-4　气管的虚拟支气管镜图像。图像显示了从气管看向隆突的角度。可见从隆突分出左右主支气管

正电子发射断层成像

正电子发射断层成像（PET）常用于识别肺部恶性病变，其原理是病灶对葡萄糖的摄取和代谢增加。检查需要注射放射性标记的葡萄糖类似物［^{18}F］-氟-2-脱氧葡萄糖（FDG），该物质能被代谢活跃的恶性细胞摄取。FDG 经磷酸化后即停留并积聚在细胞内，其中不稳定的［^{18}F］衰减辐射正电子，正电子可以被专门的 PET 摄像机或伽马摄像机探测到，形成正电子发射的核素图像。这种技术被用于评估孤立性肺结节和对肺癌分期，并可发现或排除纵隔淋巴结受累和明确胸外病变。放射性核素成像的解剖分辨率低，这种局限性可以通过将 PET 和 CT 重叠成像、生成混合图像的方法得到克服。此技术被称为功能-解剖成像。PET/CT 混合扫描的影像可以精确标明 CT 上某一解剖结构的异常代谢活性，与分别进行两种扫描相比，混合扫描能提供更准确的诊断信息。FDG-PET 可以鉴别小至 1 cm 病灶的良恶性。但是，类癌和细支气管肺泡细胞癌等低代谢活性病灶会出现假阴性。当病灶小于 1 cm 时，其代谢活性细胞数量尚未达到足以进行 PET 诊断的临界值，也会出现假阴性。假阳性可见于炎症导致的 FDG 摄取增加，例如肺炎和肉芽肿性疾病。

磁共振成像

磁共振成像（MRI）在呼吸系统疾病评估中的地位不如 CT 重要。磁共振（MR）的空间分辨率较低、肺实质细节显示不清晰，因此目前认为在胸部影像检查中 MRI 不能代替 CT。但是，超极化气体在 MR 中的应用已经在肺部成像，尤其是阻塞性肺疾病中，达到了临床研究的阶段。另外，吸气相和呼气相成像可以提供肺功能的动态信息。值得注意的是，部分患者较难进行 MR 检查。比如不能保持卧位或无法仰卧者 MR 成像效果差；某些检查需要患者屏气 15～25 s 以获得高质量的 MRI。病情不稳定和（或）人工通气的患者、严重创伤的患者，因为 MR 环境有一定风险并且 MR 室内不易监护患者，所以通常需要避免进行 MRI 检查。带有金属异物、起搏器和颅内动脉瘤夹者也不能进行 MRI 检查。

MR 的一个优点是使用非电离电磁辐射。另外，MR 能在不使用造影剂的情况下很好地将血管从非血管结构中分辨出来。流动的血液在 MRI 中不产生信号，血管呈现中空的管状结构。MR 可在无法使用静脉造影剂进行放射检查时用于发现肺栓塞、辨别动脉瘤或夹层等主动脉病变，以及其他血管异常（图 3-5）。钆可作为 MR 血管造影（MRA）的血管内造影剂，但是信号捕获与动脉内造影剂团注后峰值的同步性是 MRA 主要的挑战之一。注射部位流向目标血管的造影剂受到包括心率、心排血量和近端存在狭窄病变在内的诸多因素的影响。

肺血管造影

通过将不透射线的造影剂经导管注入肺动脉，肺血管造影可以将肺动脉系统可视化。当用于肺栓塞患者时，肺血管造影可以显示血管内血栓的后果：血管腔的缺损（充盈缺损）或血管突然中断（截断）。此外，肺血管造影不常见的指征还有怀疑肺动静脉畸形的成像和评估新生物肺动脉侵犯情况。现代动脉造影术相关风险很低，大部分见于有严重肺动脉高压或慢性肾疾病的患者。随着 CT 扫描的进展，MDCT 血管造影（MDCTA）正在取代传统血管造影而用于诊断肺栓塞。

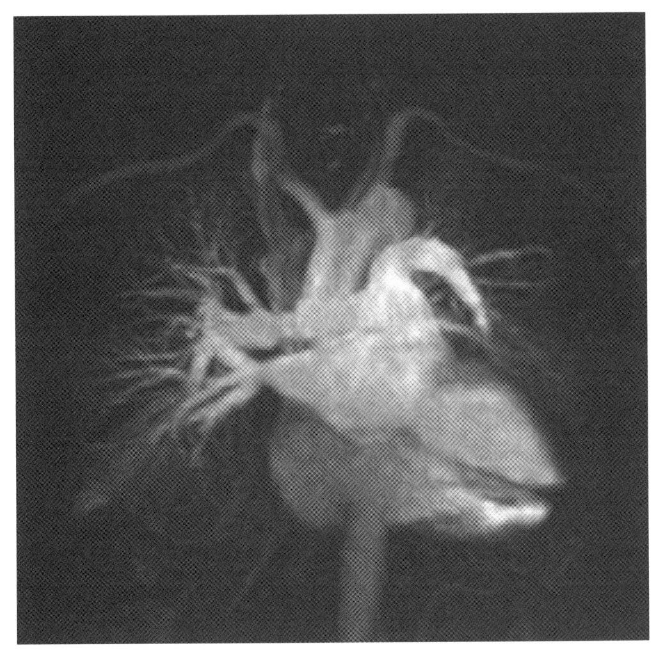

图 3-5 肺移植患者血管的磁共振血管造影图像。图像通过数字减影技术显示了血管的细节。图像来源于一位肺移植术后的患者，可见右侧静脉和动脉的吻合部位；吻合处可见轻度狭窄，由于仍在正常范围内，尚未导致阻塞

获取生物学标本的内科技术

痰液采集

痰液可以通过自行咳出或诱导方法（吸入如高渗盐类刺激性气溶胶后）进行采集。当无明显咳痰或高度期望会有某些特殊发现时，可进行诱导痰检查。痰液主要由气管支气管树而不是上气道分泌物组成。发现肺泡巨噬细胞和其他炎症细胞高度提示标本来源于深部呼吸道，“痰”标本内有鳞状上皮细胞提示被上气道分泌物污染。

除进行革兰氏染色和培养等常规细菌病原学检查以外，痰液可以进行其他多种病原学检查，包括分枝杆菌或真菌染色及培养、病毒培养和耶氏肺孢子菌染色。以通过痰液评估肺孢子菌肺炎的病例为例，需要留取诱导痰而不是自行咳出的痰液，并且要用免疫荧光染色来寻找病原体。在某些情况中，免疫学和分子生物学技术是对传统染色和培养技术的有益补充，比如聚合酶链式反应扩增和 DNA 探针。使用传统的巴氏法进行细胞染色以发现痰液中的恶性细胞，可以对怀疑肺癌者进行无创评估。

（胸部）经皮针吸活检

经过胸壁在病灶内穿刺进入穿刺针，取得抽吸物或组织条，可以进行细胞学/组织学或微生物学分析。抽吸可以获取诊断标本，也可以对积液进行减压和（或）引流。该操作通常在 CT 或超声引导下进行，以辅助穿刺针定位并确定其位于病变内。有经验的术者进行操作时，其潜在风险较低（肺内出血或气胸导致下方肺组织受压萎陷），与获取的医学信息相比通常是可以接受的。但是因为所取组织较小，可能产生取样误差，使该技术有一定的局限性。所以除非发现特定的细胞或病原微生物，否则其临床诊断价值有限。

胸腔穿刺术

胸腔穿刺术常用于留取胸腔积液以诊断疾病，大量胸腔积液时也可引流积液缓解气急症状。无论是否有超声定位，都可以进行诊断性取样，采集液体供微生物学和细胞学检查。通过对所获液体标本细胞组分和化学成分的分析，可以对其分类，帮助诊断和治疗（第十二章）。

支气管镜术

支气管镜术是直接观察气管支气管树的检查方法。目前支气管镜术绝大多数是使用可弯曲的光纤设备进行的。但是硬质支气管镜术，主要因其吸引孔大，患者可以通过操作孔道进行人工通气，故在一些特定情况下仍占有重要的地位。硬质支气管镜术通常需要全身麻醉下在手术室内进行。需要行硬质支气管镜术的情况包括异物取出术和吸引大量出血，此时细的支气管镜吸引孔道无法满足要求。

可弯曲光纤支气管镜术

检查可在门诊患者中开展，通常在清醒镇静下进行。支气管镜由口或鼻插入，通过声门进入气管。利用内镜可以弯曲的特性，支气管镜医师可以清楚观察到几乎所有亚段以上的支气管及其腔内的病变，包括肿瘤、肉芽肿、支气管炎、异物和出血部位。通过多种方法可以从气道病变处留取标本，包括冲洗、刷检和活检。冲洗是通过支气管镜工作孔道注入无菌生理盐水至病变表面，部分液体再通过支气管镜吸引回收。回收的标本可以进行细胞学或生物体分析（通过标准的染色和培养）。在病变表面进行刷检或活检时，需要通过支气管镜孔道插入末端带有小刷子或活检钳的细缆，然后获取细胞或组织样本，通过标准的细胞学和组织病理学方法进行分析。

支气管镜不仅可以从直视部位（如气道）获取

样本，还能从远端肺实质获取样本。将支气管镜嵌入亚段气道后，通过内镜注入一定量无菌生理盐水，可以获取肺泡腔内的细胞和生物体。这种方法称为支气管肺泡灌洗，尤其适用于耶氏肺孢子菌等生物体的获取。

支气管腔内取样设备还能对远端肺实质进行刷检和活检。这些设备可以随内镜进入小气道。当进行活检时，活检钳可以穿透气道壁活检到支气管周围的肺泡组织。这种方法称为经支气管活检，可用于相对弥漫的疾病以及有一定大小的局部病变。在透视显像辅助下，支气管镜医师不仅可以确定设备是否进入和何时进入病变区域，还可以引导设备接近胸膜面。如果活检钳过于靠近胸膜，会有破坏脏层胸膜导致气胸的风险；经支气管活检另一个可能的并发症是肺出血。这些并发症的发生率低于 7%。

经支气管针吸活检（TBNA）

这是一种通过支气管镜使用中空针头对气管或大支气管旁的组织进行采样的方法。穿刺针穿透气道壁（经支气管），从肿物病灶或肿大淋巴结内抽吸获得细胞标本，常用于寻找恶性细胞。纵隔镜术被认为是纵隔分期的金标准，但是经支气管针吸活检（TBNA）可以在无需外科手术或全身麻醉的情况下获取肺内和周围淋巴结标本。

支气管腔内超声（EBUS）-经支气管针吸活检（TBNA）

针吸活检技术更大的进展来源于支气管腔内超声（EBUS）技术的发展。该技术使用装有特殊探头的超声支气管镜，在实时超声图像的引导下，可对纵隔和肺门淋巴结进行针吸活检。EBUS 可以在直视下更好地分辨和定位支气管周围和纵隔病变，同时引导纵隔淋巴结和肿物的穿刺。在用于恶性病变分期时，可以对既往难以到达的区域和更小的淋巴结取样。EBUS-TBNA 能和纵隔镜一样评估气管旁和隆突下淋巴结，并且其覆盖范围还能拓展到肺门淋巴结（10 组、11 组）。EBUS 对肺癌以外疾病的临床应用范围正在不断扩大，目前已包括对不明原因纵隔肿物的早期诊断。

支气管镜新技术

用于支气管镜的新技术包括视频/自动荧光支气管镜术（AFB）、窄谱成像（NBI）、光学相干断层成像（OCT）和使用共聚焦荧光激光显微镜（CFM）技术的腔内显微镜。AFB 需使用附加光源，临床用于筛查高危个体，分辨癌前病变（气道异型）和原位癌。NBI 利用血红蛋白对蓝光和绿光吸收增加的原理，强化黏膜血管的显像，以区分炎症和黏膜恶性病灶。CFM 使用一种蓝色激光去激发荧光，因其分辨率极高几乎可以用于组织学水平实时观察活体组织。OCT 使用近红外光源，其空间分辨率超过 CT 和 MRI；其观察到的气道壁深度为 CFM 的 3 倍，并且不易受心脏搏动和呼吸运动的运动伪影的干扰。但是，临床医生仍需要对这些方法进行认真的评价，以明确其在评估早期肺癌和其他肺部疾病等领域中的实际价值。

治疗性支气管镜术

除诊断外，支气管镜还可以提供治疗手段。介入肺脏病学（IP）医师的核心角色是进行治疗性支气管镜操作。例如，利用设备通过支气管镜（不论可弯曲还是硬质）取出误吸异物，通过类似方法还可以置入球囊导管控制出血。支气管镜下介入新技术包括使部分阻塞或完全阻塞的（尤其是肿瘤导致的）气道再通并保持通畅的各种方法。这些技术包括激光治疗、冷冻治疗、氩等离子体凝固术、电凝术、球囊支气管成型和扩张术、支架置入术。许多 IP 医师还受训进行经皮气管切开术。

内科胸腔镜术

内科胸腔镜术（或胸膜腔镜术）专用于诊断胸膜疾病。该方法通过传统的硬质镜或半硬质胸膜腔镜［设计类似支气管镜，允许术者观察胸膜表面、获取标本和（或）引流胸液、对壁层胸膜目标病灶进行活检］进行操作。内科胸腔镜术可以在患者清醒镇静和局部麻醉下，在内镜室或手术室进行。与之相比，电视辅助胸腔镜手术（VATS）需要全身麻醉，并且只能在手术室进行。内科胸腔镜术的常用诊断指征是评估胸腔积液或对怀疑的壁层胸膜转移瘤进行活检。其还能用于直视引导下放置胸腔导管，以及进行化学性或滑石粉胸膜固定术［一种用于预防胸腔积液（通常为恶性）或气胸复发的治疗性介入方法］。

高级支气管镜术和胸膜腔镜技术的功能还在不断发展中，这大大推动了 IP 领域的进步。IP 可以被定义为“与诊断和创伤性治疗相关的医学艺术和科学，其需要在标准肺脏病学培训的基础上接受额外的专项技术的培训”。IP 医师能为多种胸部疾病的患者提供外科手术以外的选择。

获取生物学标本的外科技术

评估和诊断胸部疾病常常需要肺脏病医师和胸外科医师的合作。虽然纵隔镜术、VATS 和胸廓切开术等方法是由胸外科医师来执行的，但许多微创技术有一定的学科重叠，肺脏病医师、介入肺脏病医师或胸外科医师都可以完成操作。

纵隔镜术和纵隔切开术

在确定肺癌治疗方案时，正确的分期是最重要的问题。作为肺癌分期的一部分，虽然 CT 和 PET 扫描对确定纵隔淋巴结的大小和性质是有用的，但通常组织活检和组织病理学检查才是诊断纵隔肿物或纵隔淋巴结肿大的关键。获取纵隔肿物或淋巴结标本的两种主要外科方法是纵隔镜术（从胸骨上通路）和纵隔切开术（从胸骨旁通路）。两种方法都需要在全身麻醉下由合格的外科医生进行。胸骨上通路的纵隔镜术中，在胸骨上凹处插入硬质纵隔镜，由气管前方进入纵隔。通过内镜使用活检钳可以获取组织，能够对气管旁和气管前方（2R、2L、3、4R、4L 组）的肿物和淋巴结进行取样。主肺动脉窗淋巴结（5、6 组）无法由这一路径取样，通常需要进行胸骨旁通路的纵隔切开术（Chamberlain 法）。该方法是在胸骨旁切开和剥离后，直接向下到达需要活检的肿物或淋巴结。

作为外科手术的替代方法，可通过支气管镜使用 TBNA 获取纵隔组织。当 TBNA 联合 EBUS 时，该方法可以评价纵隔镜术相同位置的淋巴结，并且还能将诊断范围扩展至肺门淋巴结（10、11 组）。最后，超声内镜（EUS）-细针抽吸活检（FNA）可作为 EBUS-FNA 的候补方案用于肺癌的分期。EUS-FNA 在食管内进行操作，适合获取后纵隔淋巴结（7、8、9 组）标本。因为超声图像不能穿透充满气体的空间，无法准确评估气管正前方区域，所以此处成为 EUS-FNA 的盲区。但是 EBUS-FNA 能够观察到前方的淋巴结，可以有效补充 EUS-FNA。联合使用 EUS-FNA 和 EBUS-FNA 正在替代外科手术用于胸部恶性肿瘤的纵隔分期。

电视辅助胸腔镜手术

VATS 已成为诊断和治疗胸膜及肺实质疾病的标准技术。该方法在手术室内进行，插入双腔气管插管进行单肺通气后，通过鞘管将远端带有镜头的硬质内镜插入胸腔。高质量的图像可以显示在监视屏上，术者通过多个肋间小切口将设备插入胸腔进行操作。通过这些设备，术者可以在直视下活检胸膜病灶。该方法目前常用于活检肺实质组织或摘除外周结节，可以同时达到诊断和治疗的目的。这种方法创伤很小，已经远远超越了传统的通过胸廓切开术进行的“开胸肺活检”。使用 VATS 还是进行开放胸廓切开术，要由胸外科医师根据患者能否耐受单肺通气以保证良好的视野来决定。随着设备的进步和经验的积累，VATS 可用于以前需要通过开胸手术进行的操作，包括使用吻合器的肺活检、肺结节切除术、肺叶切除术、肺切除术、心包开窗术以及其他标准的胸外科手术，使这些手术得以在微创下进行。

胸廓切开术

胸廓切开术是目前仍在临床使用的一种肺诊断性取样技术，但在大部分情况下已被 VATS 替代。该方法可以获得大块组织标本，用于活检和（或）切除过深或因过于靠近重要生命结构而无法使用 VATS 切除的病灶。VATS 和胸廓切开术的选择需要根据病例具体分析。

第四章　胸部影像图谱

Atlas of Chest Imaging

Patricia A. Kritek，John J. Reilly，Jr.　著
（李爱民　译　张　波　校）

该胸部影像图谱收藏了大量经典的胸片和胸部 CT。旨在分享特殊的、重要的影像资料，并非对影像资料的综合评价。

正常影像图

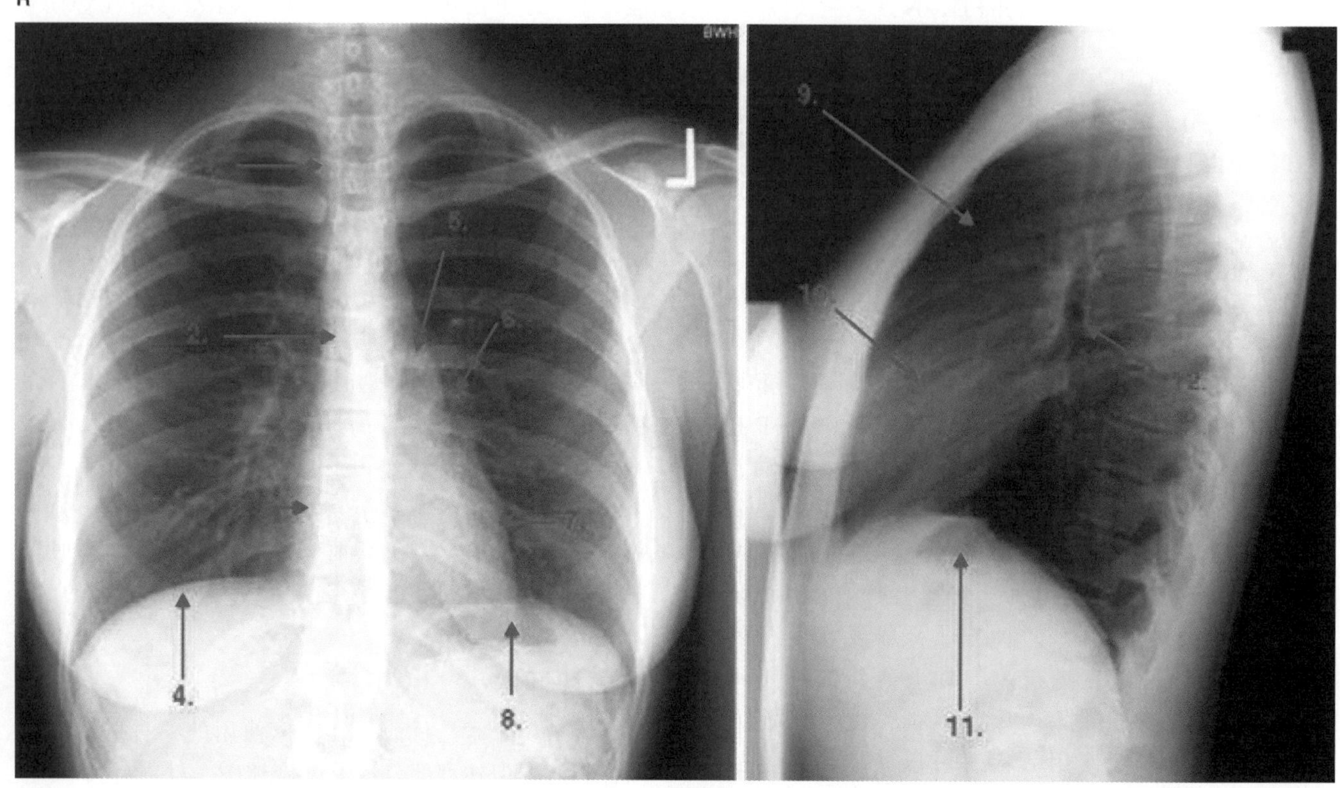

图 4-1（见书后彩图） 正常的胸片——解剖复习。1. 气管；2. 气管隆嵴；3. 右心房；4. 右侧膈肌；5. 主动脉结；6. 左肺门；7. 左心室；8. 左侧膈肌（胃泡）；9. 胸骨后透亮区；10. 右心室；11. 左侧膈肌（胃泡）；12. 左上叶支气管

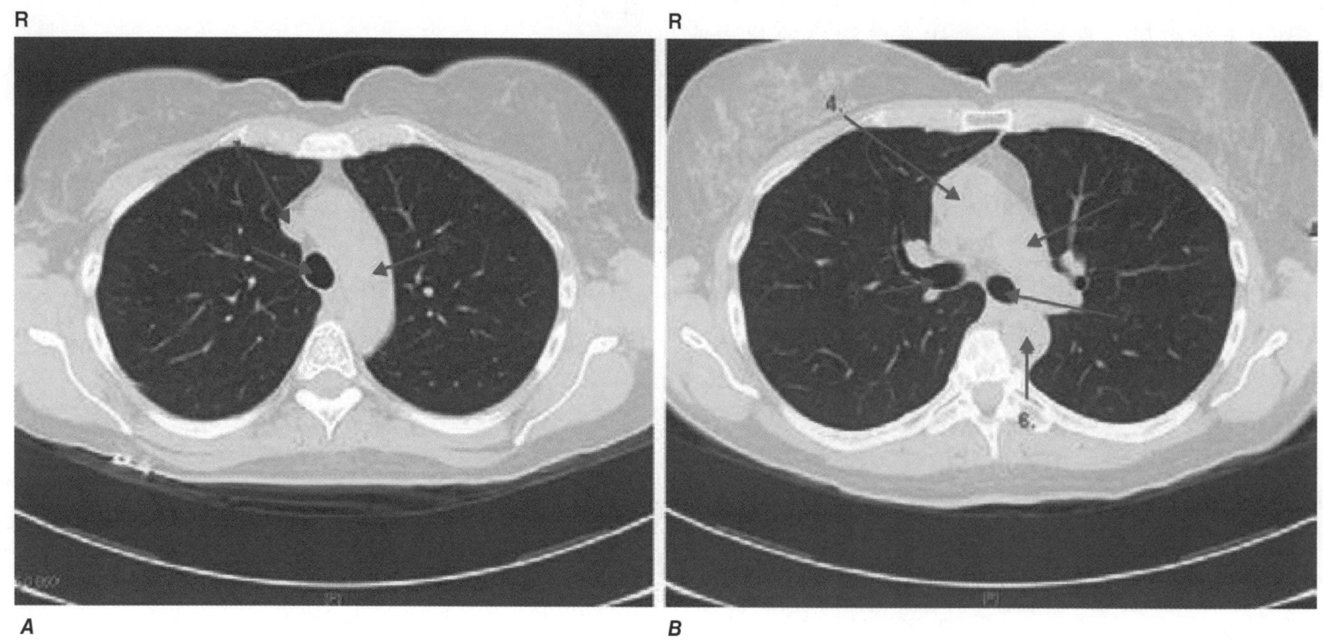

图 4-2（见书后彩图） 正常的胸部断层——解剖学。1. 上腔静脉；2. 气管；3. 主动脉弓；4. 升主动脉；5. 右主支气管；6. 降主动脉；7. 左主支气管；8 主肺动脉

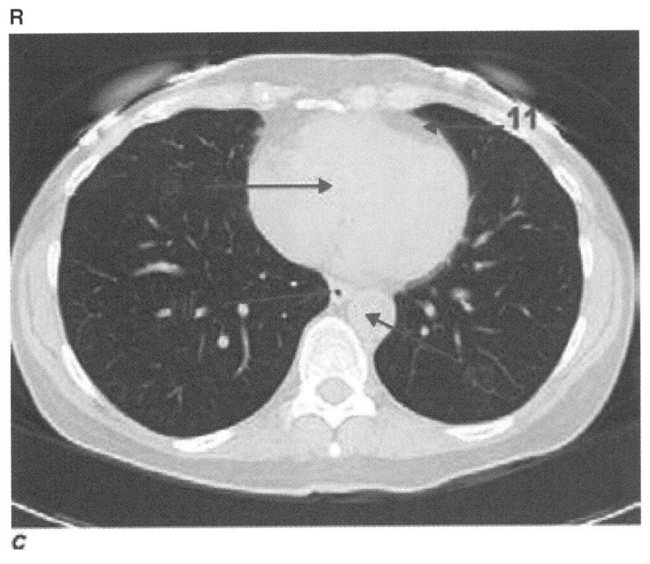

图 4-2（续）（见书后彩图） 9. 心脏；10. 食管；11. 心包膜；12. 降主动脉

肺容积缩小

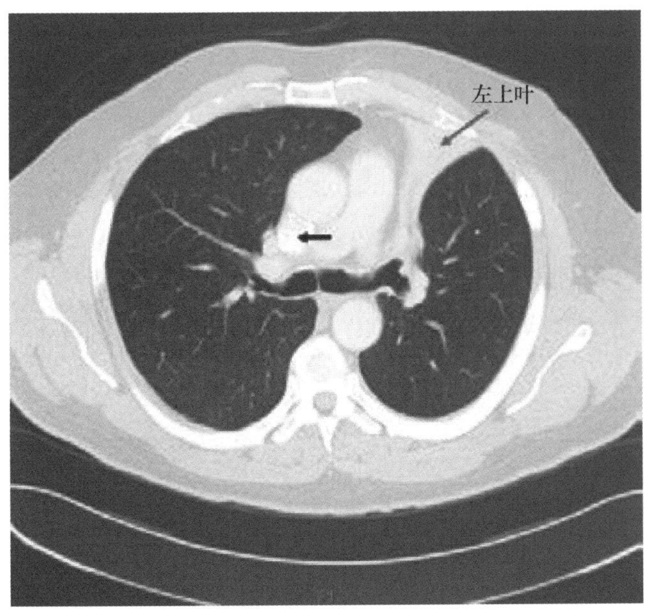

图 4-3 CT 显示左肺上叶肺不张。气管病变（CT 难以发现）导致左肺上叶肺不张。上腔静脉（黑箭头）静脉造影剂显示部分充盈缺损

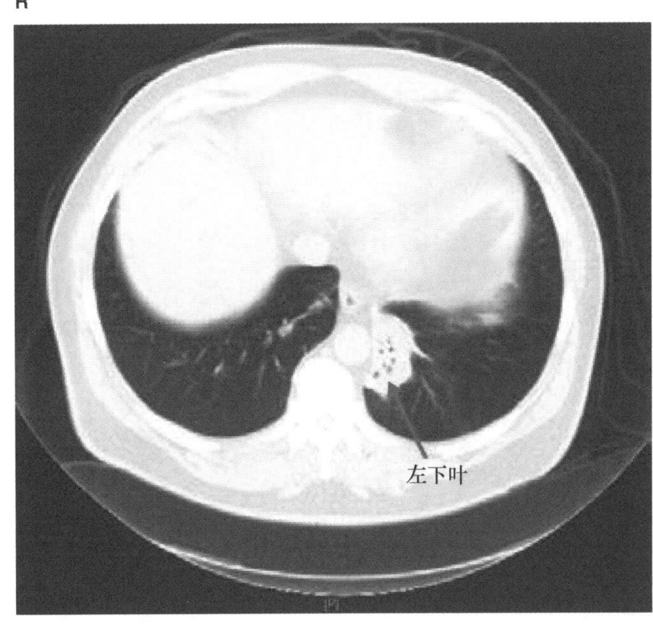

图 4-4 CT 显示左肺下叶慢性肺不张。充气减少出现肺容积的明显缩小。纵隔轻度左侧移位

R

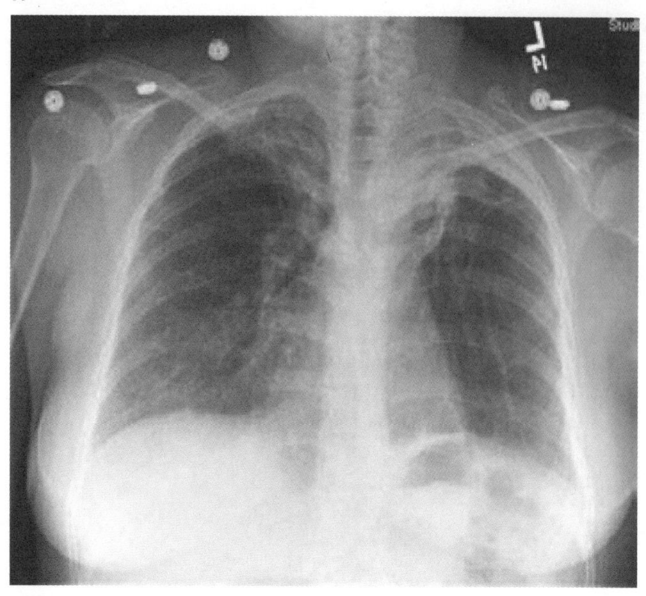

图 4-5　胸片显示左肺上叶瘢痕形成肺门回缩。右肺上叶无明显瘢痕。与厄瓜多尔移民患者既往的肺结核感染病灶一致

R

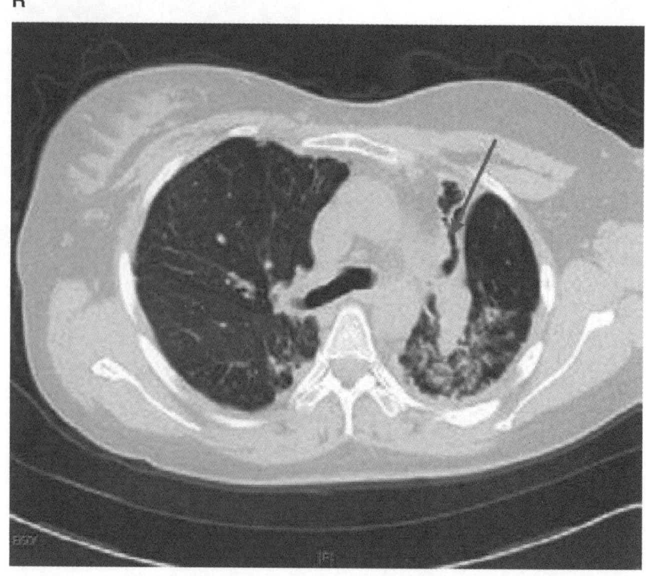

图 4-6（见书后彩图）　CT 显示肺尖瘢痕形成，牵拉性肺不张（红箭头）。肺容积减少与既往肺结核感染病灶一致，以左肺为主

R

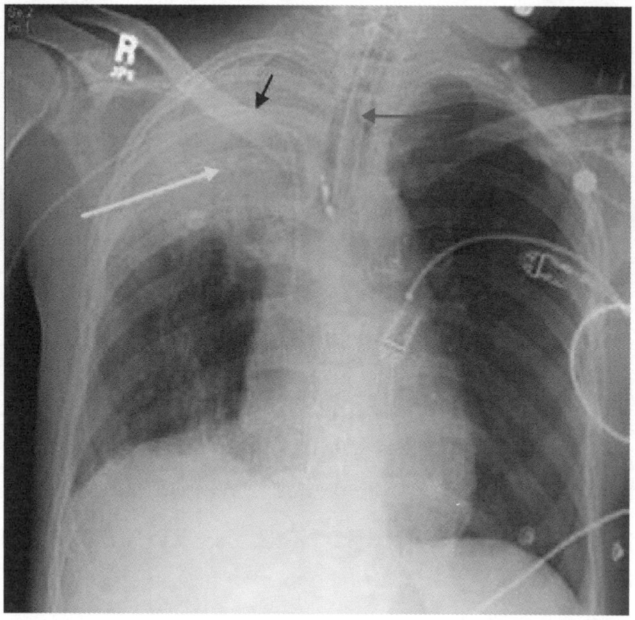

图 4-7（见书后彩图）　胸片显示右肺上叶肺不张（黄箭头）。右侧膈肌抬高和纵隔向右移位使肺容积减少。胸片清楚显示气管内导管（红箭头）和中心静脉导管（黑箭头）

R

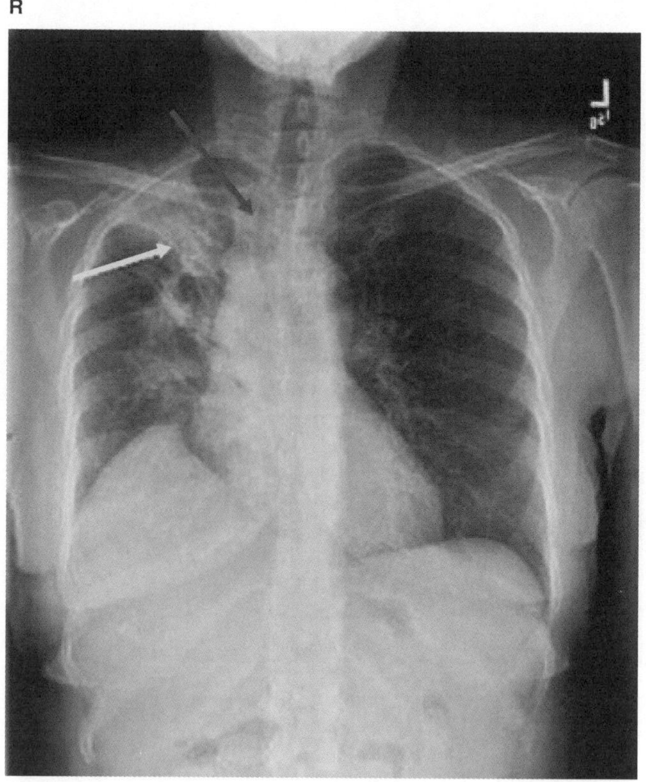

图 4-8（见书后彩图）　胸片显示右肺上叶病变。右侧膈肌、水平裂抬高（黄箭头）和气管右侧移位（蓝箭头）导致肺容积缩小

R

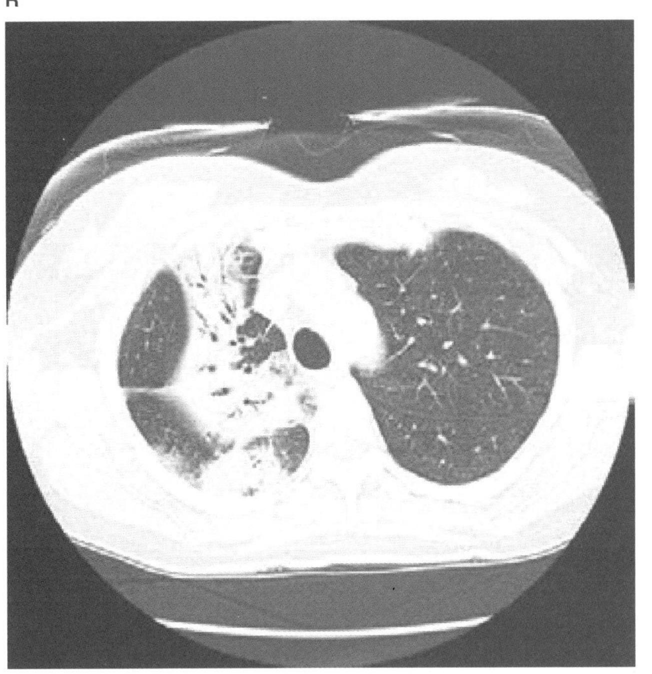

图 4-9 CT 显示右肺上叶病变。支气管充气征和大片肺实变

肺实质减少

R

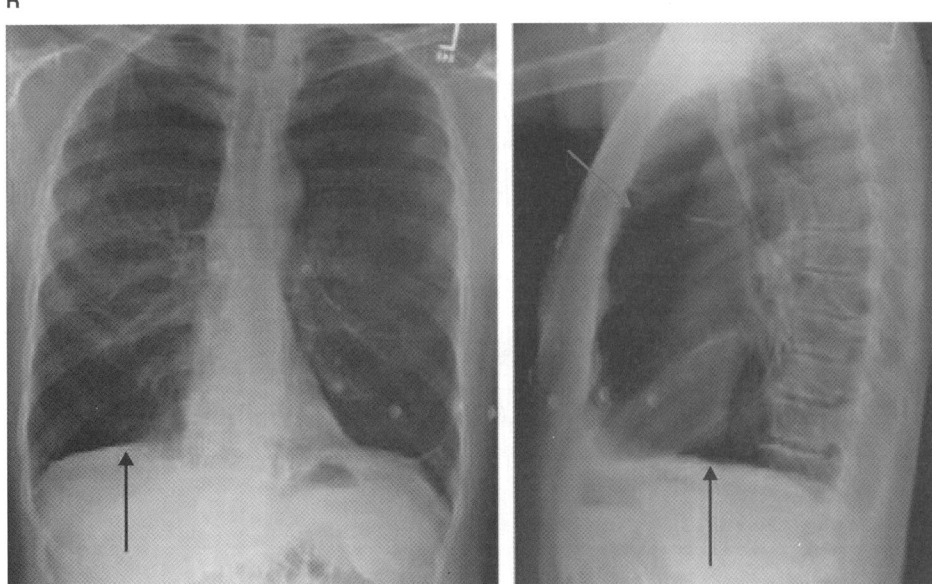

图 4-10（见书后彩图） 胸片显示肺气肿。透亮度增高，膈肌低平（黑箭头），胸片前后径增大，胸骨后透亮区增宽（红箭头）

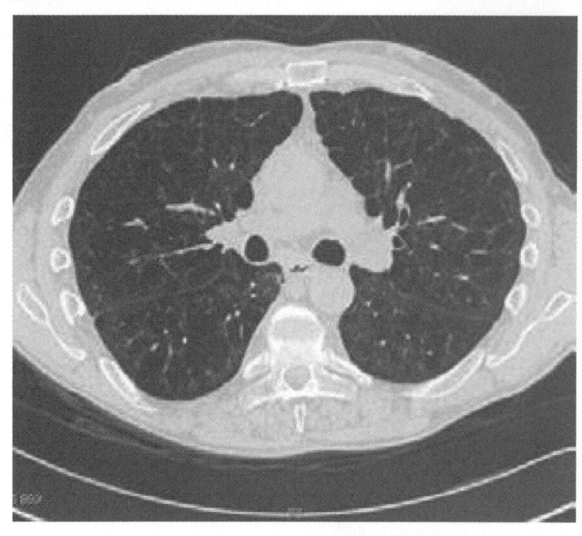

图 4-11　CT 显示双肺弥漫性肺气肿

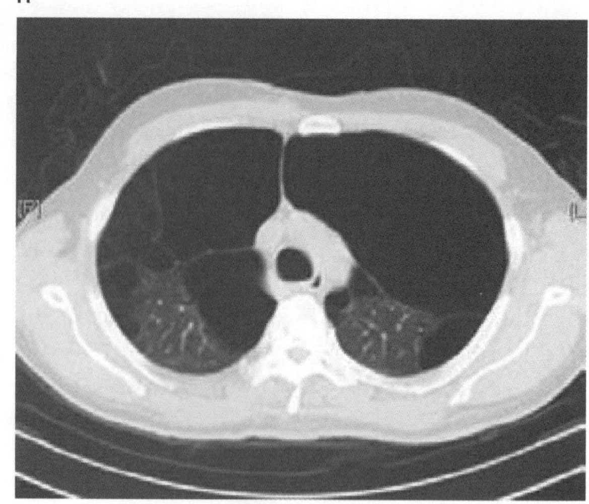

图 4-12　CT 显示大泡性肺气肿

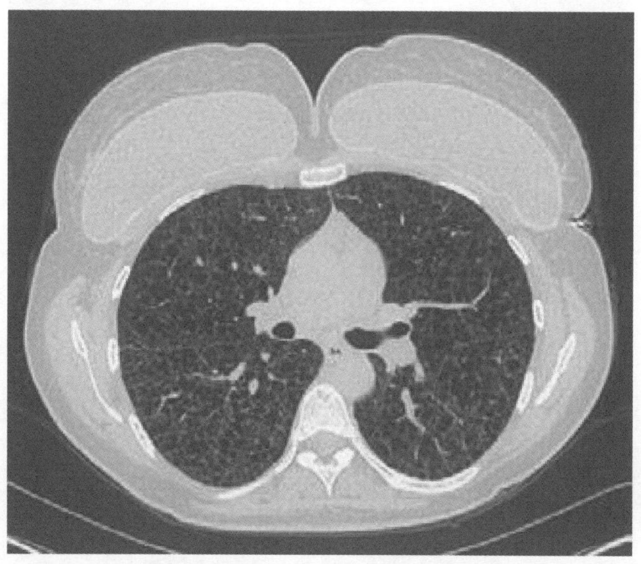

图 4-13　CT 显示淋巴管肌瘤病。大量薄壁的实质囊肿

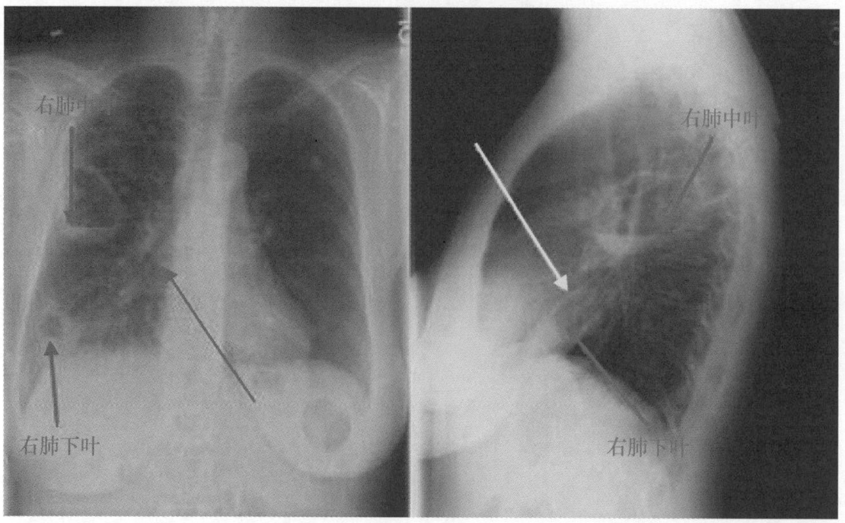

图 4-14（见书后彩图）　胸部正侧位 X 线片显示两个空洞。空洞和气-液平面（红箭头）。小空洞位于右肺下叶（位于斜裂下方，黄箭头所示），大空洞位于右肺中叶，位于水平裂（红箭头）和斜裂之间。右肺下叶空洞周围可见渗出影

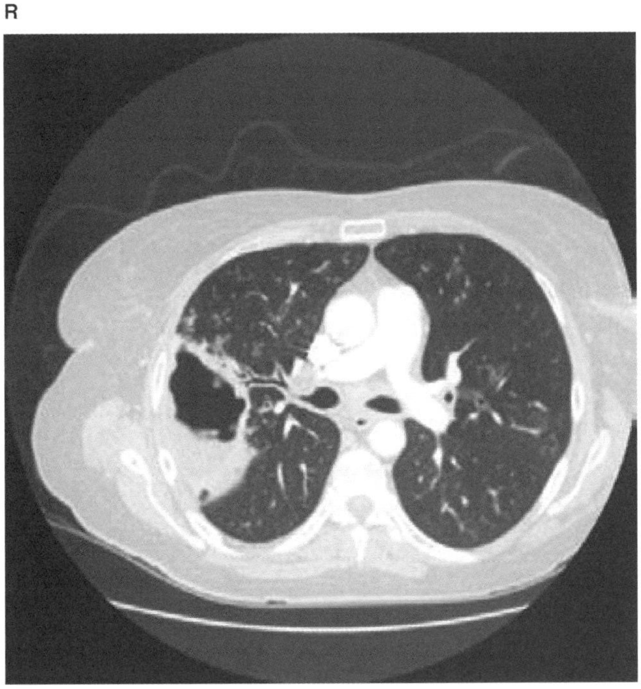

R

图 4-15　CT 显示实质空洞

R

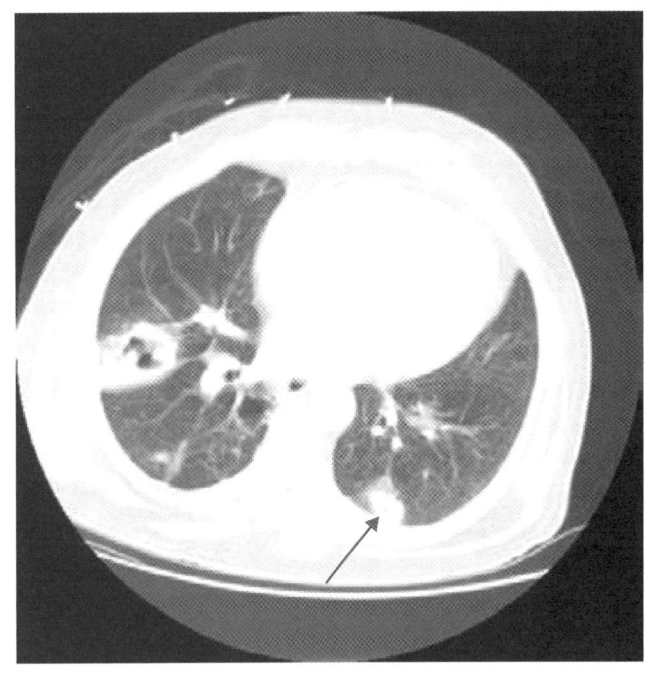

图 4-16　**厚壁空洞。**右肺上叶肿块伴厚壁、进展迅速空洞形成，左侧小结节出现肺空洞早期的改变（箭头）。该患者为诺卡菌感染

肺间质病变

R

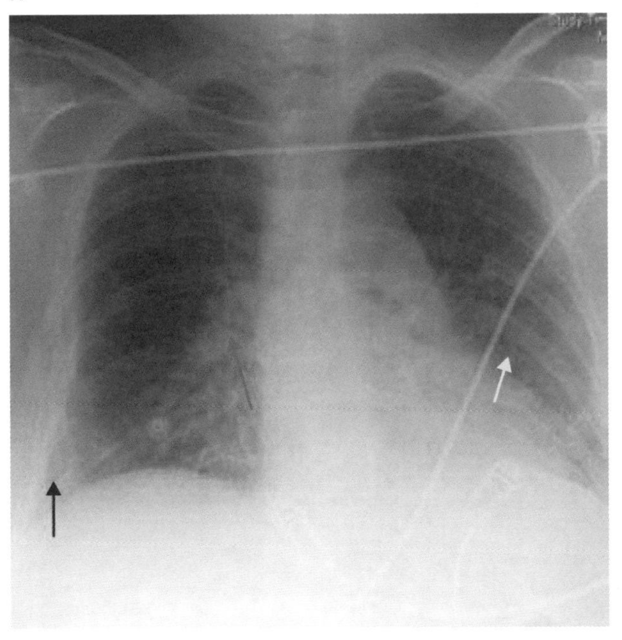

图 4-17（见书后彩图）　**轻度充血性心力衰竭。**注意克利 B 线（黑箭头）、血管周围的袖口征（黄箭头）和肺血管淤血（红箭头）

R

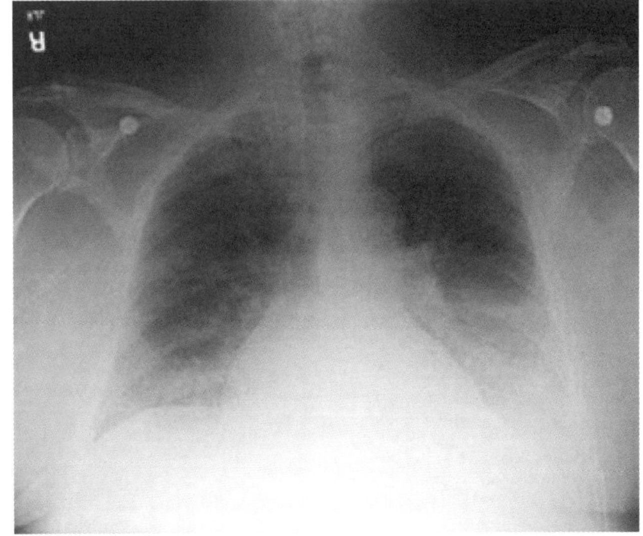

图 4-18　**肺水肿。**肺血管模糊不清，肺门周围阴影，肺野外周带间质网状阴影。虽然正位 X 线平片难以进行心脏大小的评估，但心脏轮廓还是显著增大

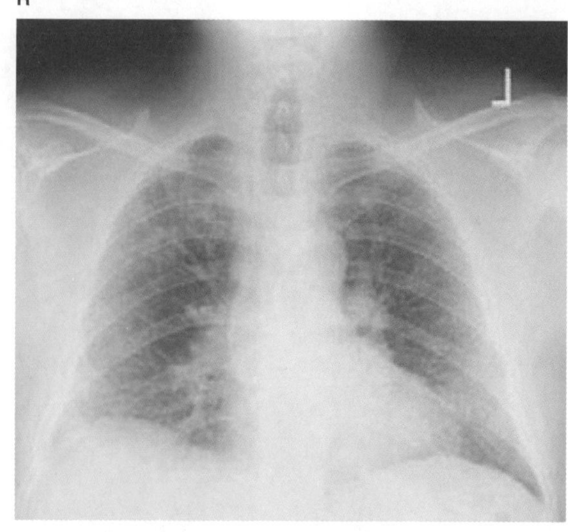

图 4-19　胸片显示双肺网状结节阴影，肺体积缩小，病理上符合普通型间质性肺炎（UIP）。临床上 UIP 通常指的是特发性肺纤维化（IPF）

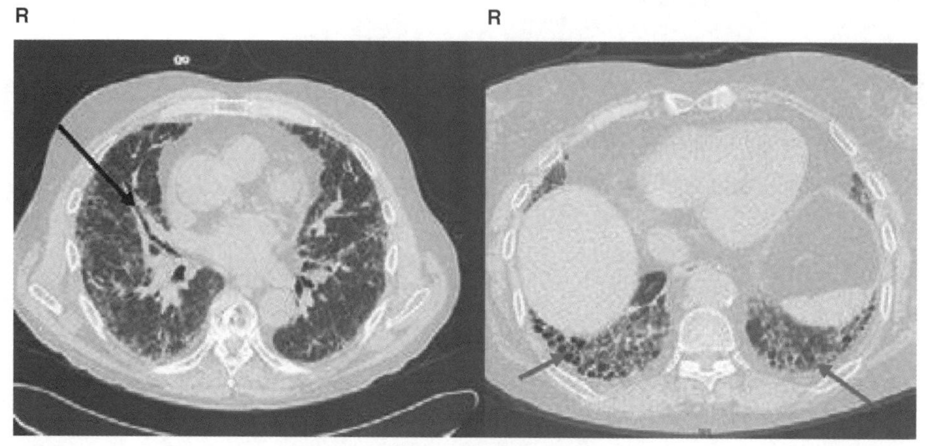

图 4-20（见书后彩图）　CT 显示普通间质性肺炎（UIP），即特发性肺纤维化（IPF）。典型的表现包括牵拉性支气管扩张（黑箭头）和蜂窝肺（红箭头）。蜂窝肺主要分布于胸膜下、基底部

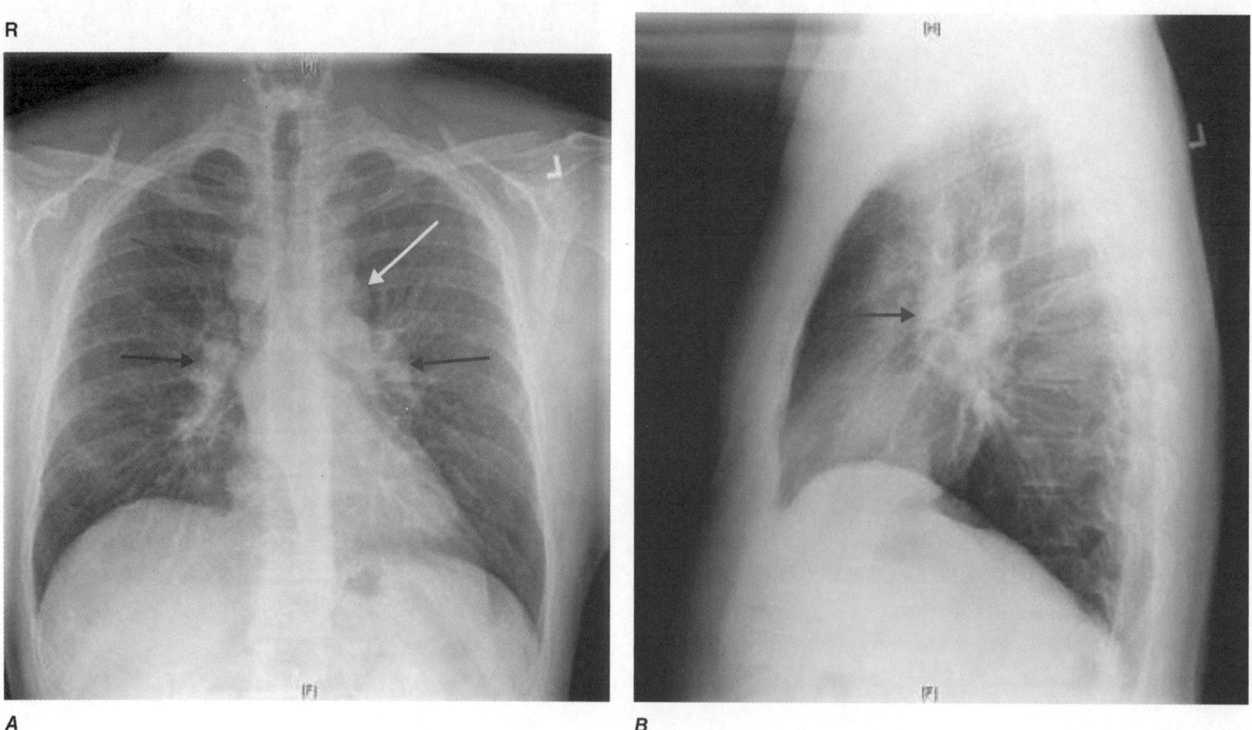

图 4-21（见书后彩图）　A. 正位胸片——气管旁（蓝箭头）、主肺动脉窗（黄箭头）和肺门淋巴结肿大（紫箭头）。**B.** 侧位胸片——肺门淋巴结肿大（紫箭头）

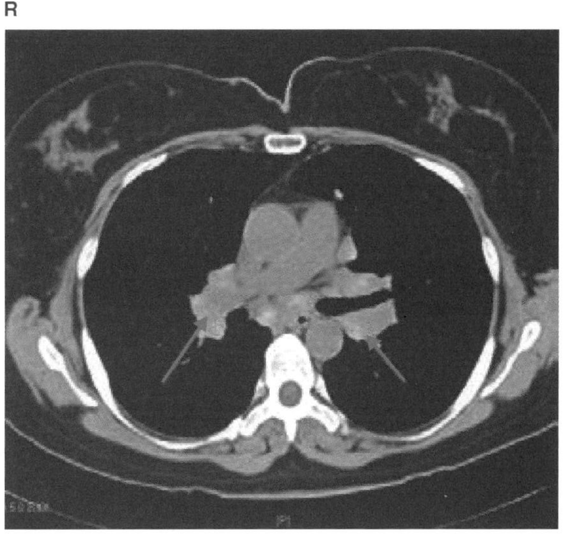

图 4-22（见书后彩图） Ⅰ期结节病 CT。显示肺门和纵隔淋巴结明显肿大（红箭头）

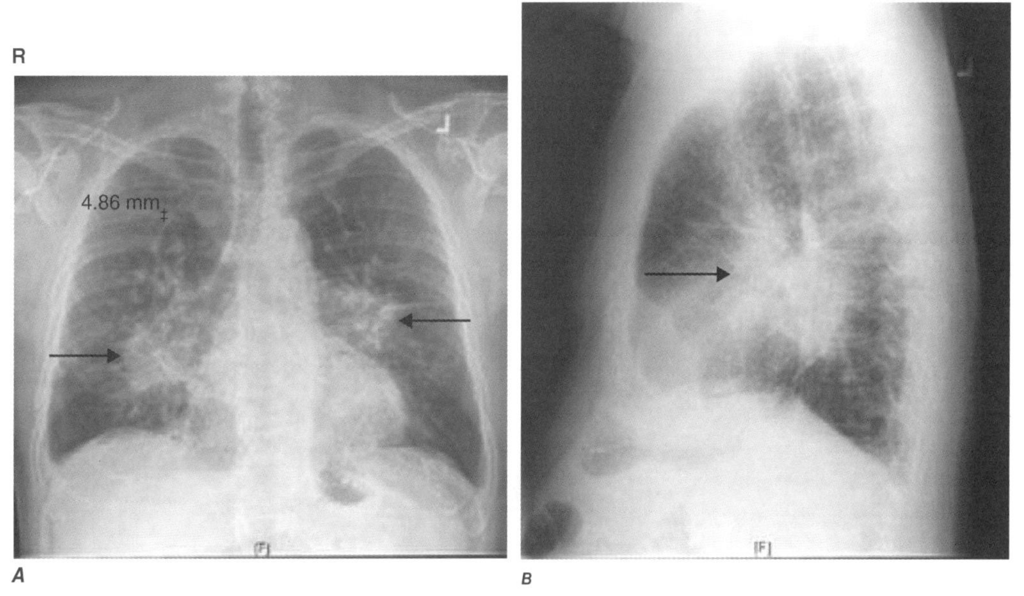

图 4-23 Ⅱ期结节病胸片。A. 正位胸片显示肺门淋巴结肿大（黑箭头）和肺实质改变；B. 侧位片显示肺门淋巴结肿大（黑箭头）和肺实质改变

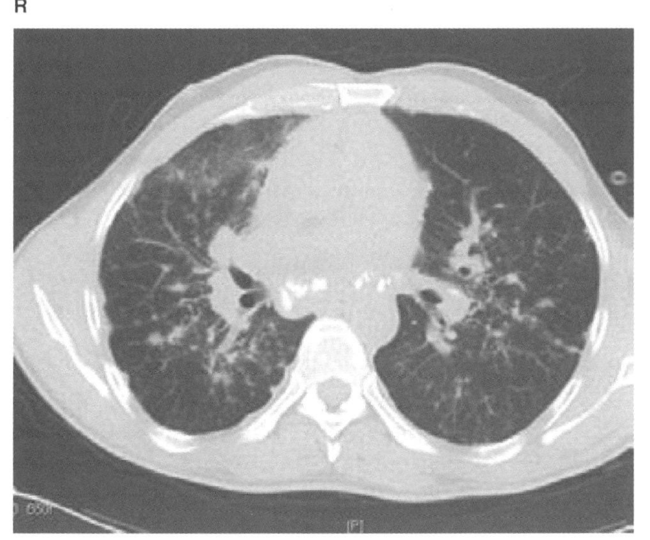

图 4-24 Ⅱ期结节病 CT。显示淋巴结钙化，肺实质浸润

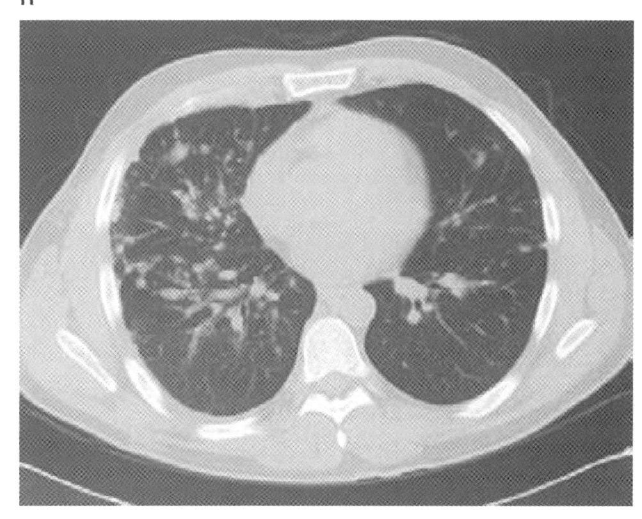

图 4-25 Ⅱ期结节病 CT。显示沿支气管血管束分布的结节状阴影

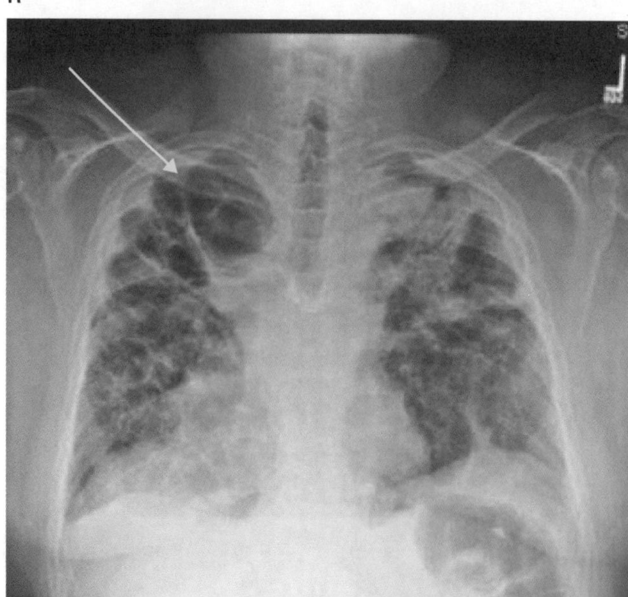

图 4-26 Ⅳ期结节病胸片显示肺纤维化和空洞形成（白箭头）

肺泡病变

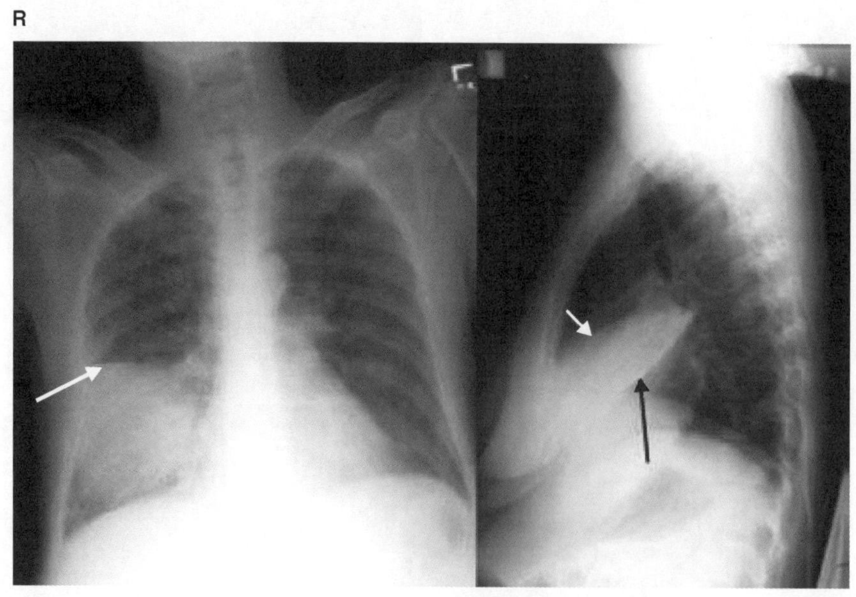

图 4-27 右肺中叶阴影。斜裂（黑箭头）、水平裂（白箭头）和右心边缘轮廓征。边缘轮廓征是指在正常肺和软组织之间（比如心脏、膈肌）缺乏清晰的界限。当肺实质充气减少，气体与软组织之间的对比度丧失时出现边缘轮廓征

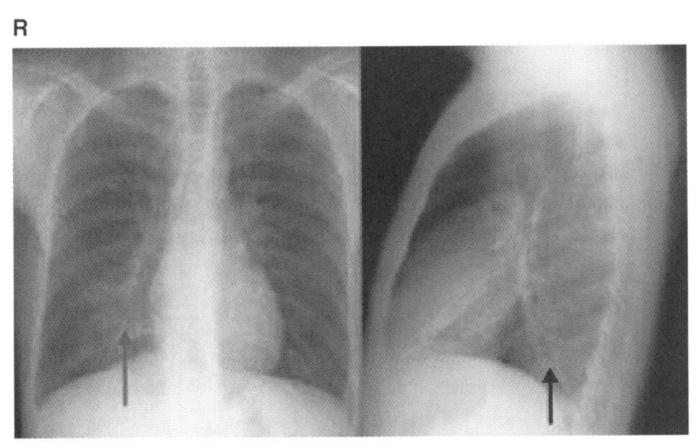

图 4-28（见书后彩图） 右肺下叶肺炎。正位胸片见轻微的病变（红箭头），侧位胸片显示“脊柱征”（黑箭头），下胸椎透亮度降低

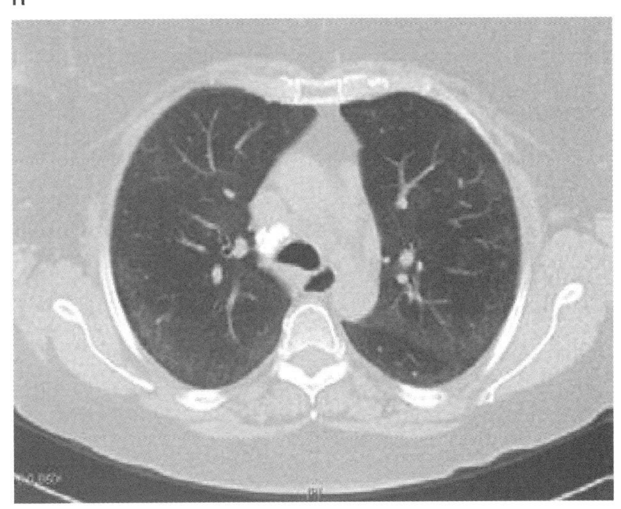

图 4-29 CT 扫描显示双肺弥漫性、磨玻璃影。与肺胞腔内的流体密度一致

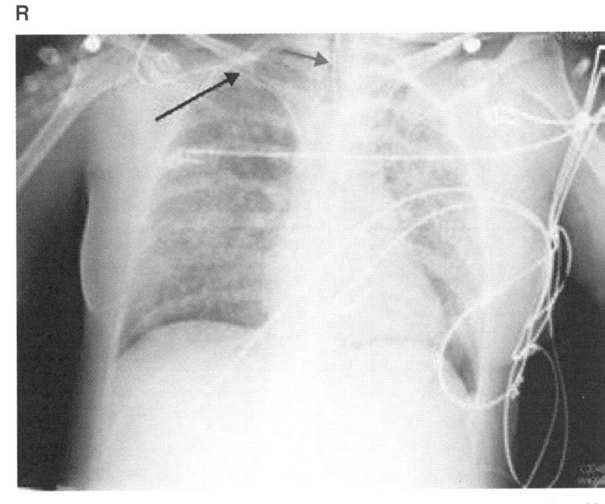

图 4-30（见书后彩图） 胸片显示双肺弥漫性肺泡影，不伴有胸腔积液。符合急性呼吸窘迫综合征（ARDS）。该患者有气管内插管（红箭头）和中心静脉导管（黑箭头）

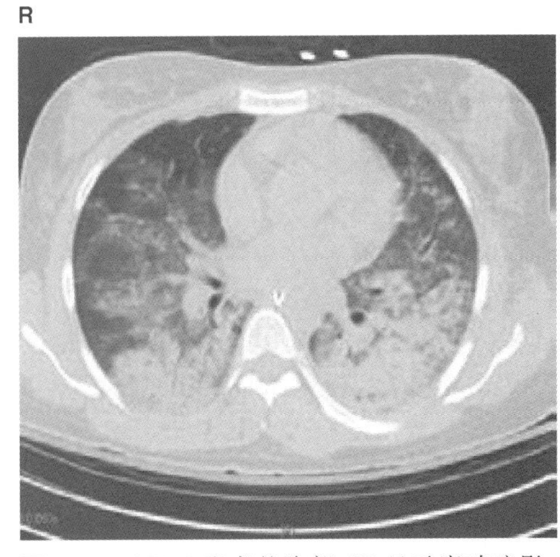

图 4-31 ARDS 患者的胸部 CT 显示磨玻璃影，肺重力依赖区以实变影为主

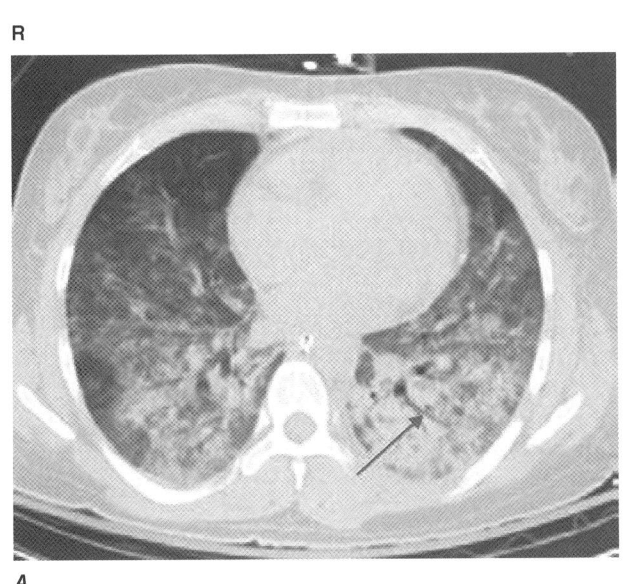

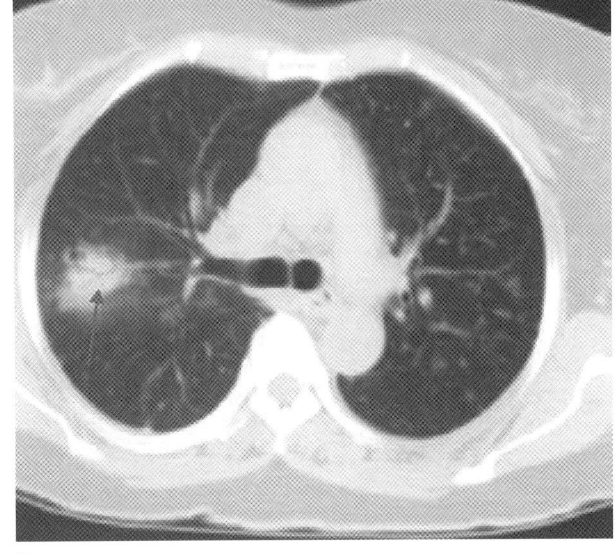

图 4-32 胸部 CT 显示 3 个支气管充气征的病例（黑箭头）

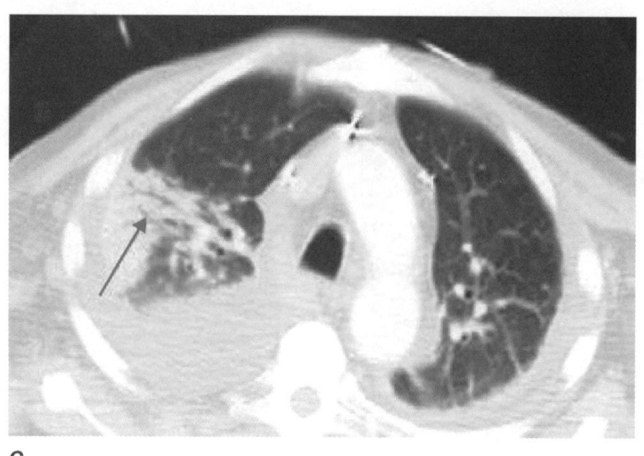

图 4-32（续）

支气管扩张和气道异常

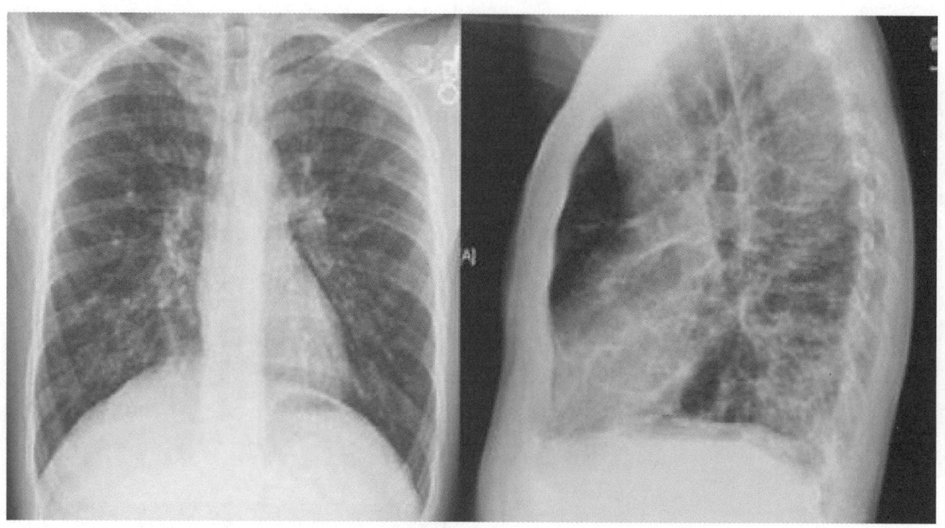

图 4-33　肺尖囊性纤维化，伴有支气管扩张

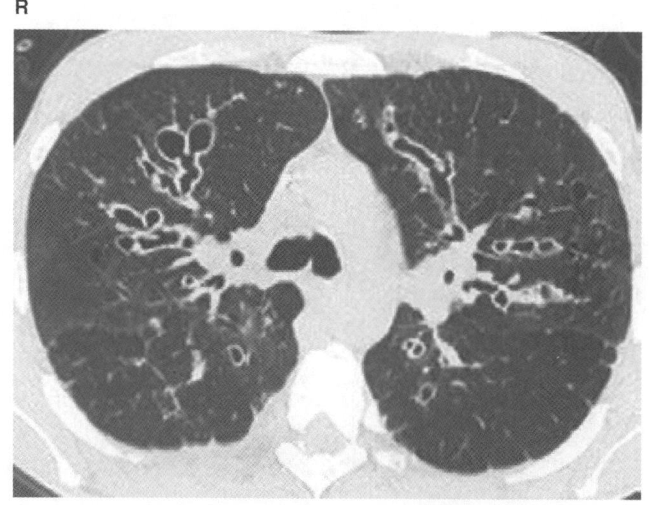

图 4-34（见书后彩图） 囊性肺纤维化患者 CT 显示弥漫性、囊性支气管扩张（红箭头）

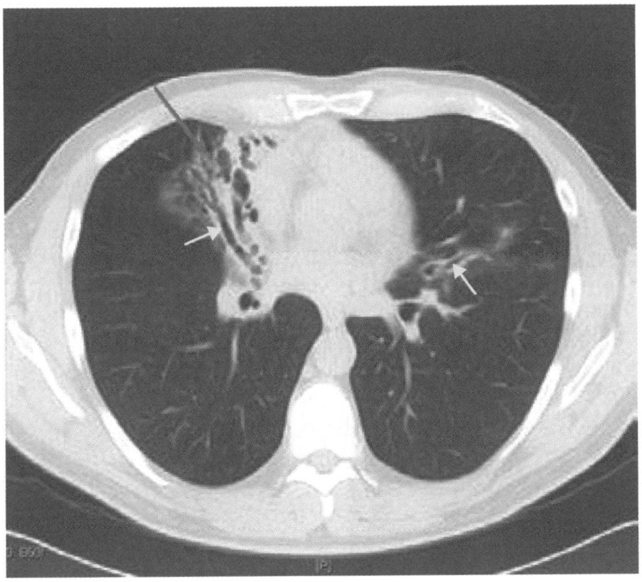

图 4-35（见书后彩图） CT 扫描显示局灶性右肺中叶和舌叶支气管扩张（黄箭头）。右肺中叶几乎完全萎陷（红箭头）

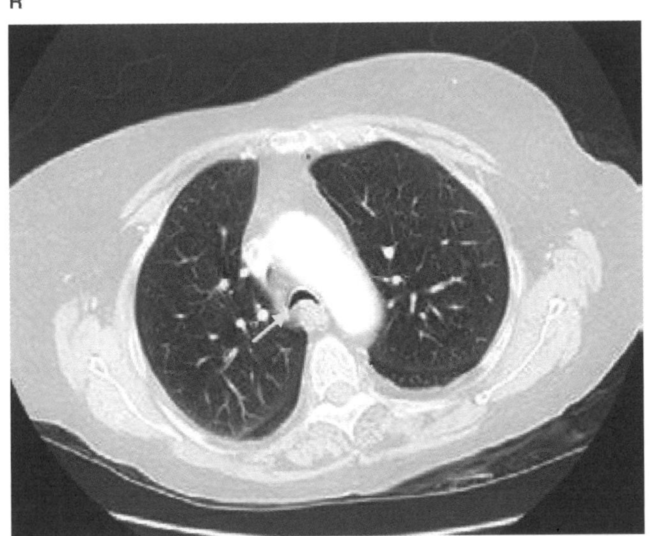

图 4-37（见书后彩图） CT 显示气管软化症（黄箭头）。气管软化症指的是由于气管缺乏应有的软骨支撑力导致气管管腔呼气相动态塌陷

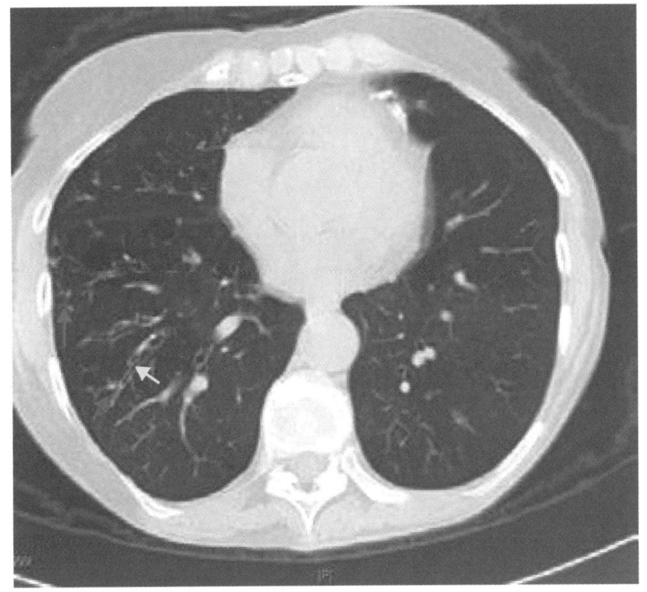

图 4-36（见书后彩图） “树芽征”（红箭头）和支气管扩张（黄箭头）符合非典型分枝杆菌感染。“树芽征”指沿小叶中心动脉周围小的结节影和小叶中心支气管分支明显增加。这些表现符合细支气管炎

胸膜病变

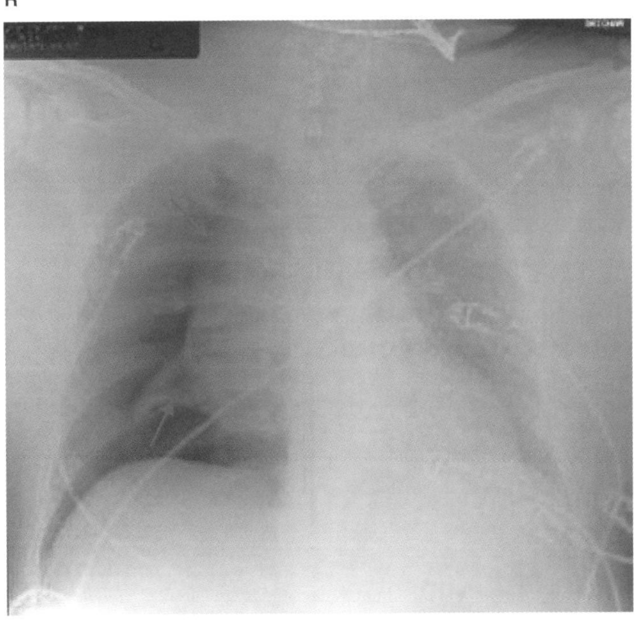

图 4-38（见书后彩图） 右侧大量气胸，右肺几乎完全萎陷。用红箭头突出显示胸膜线

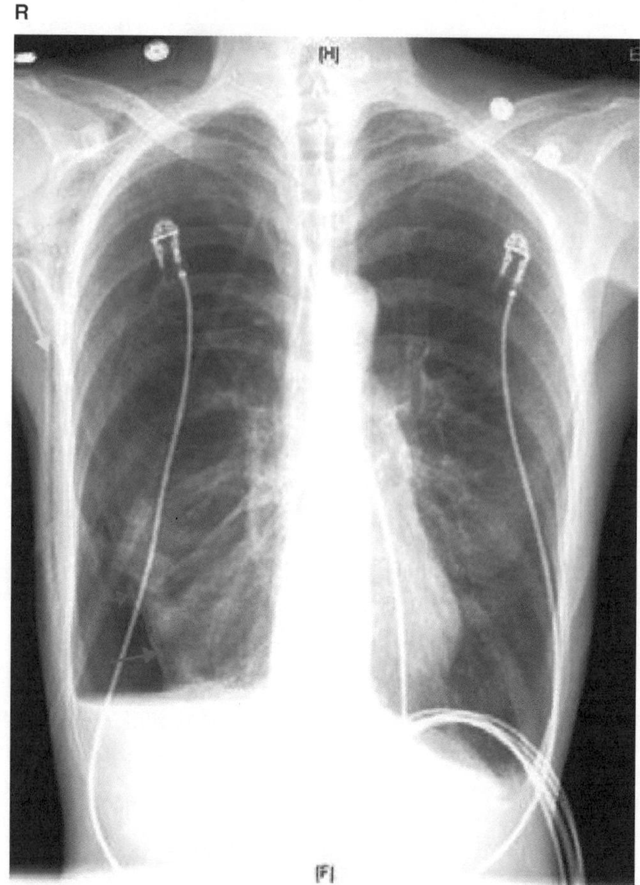

图 4-39（见书后彩图） 基底部气胸伴胸膜线（红箭头）。也可以观察到该患者有皮下气肿（黄箭头）

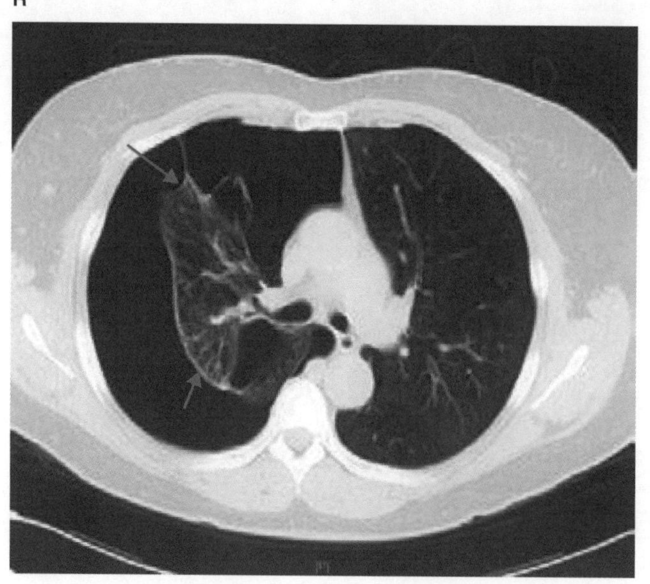

图 4-40（见书后彩图） CT 显示右侧大量气胸。该患者有严重肺气肿，右肺明显萎陷，与前胸壁粘连，可见明显的胸膜线（红箭头）

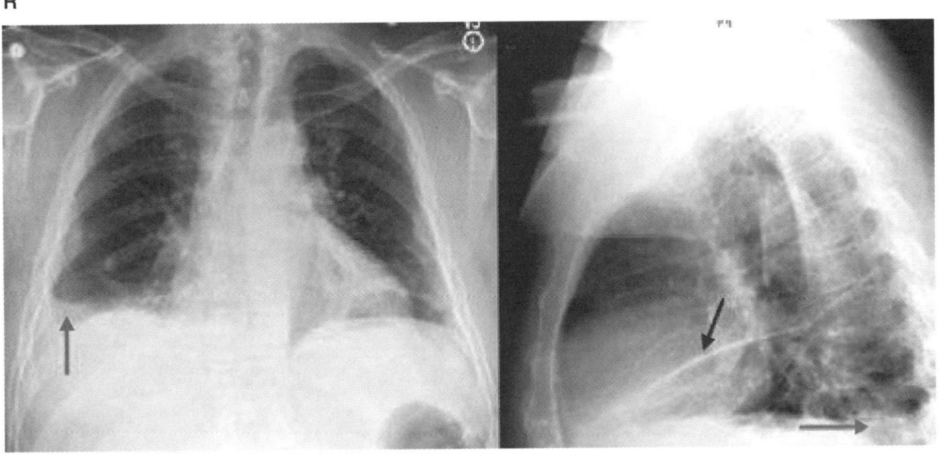

图 4-41（见书后彩图） 右侧少量胸腔积液（红箭头强调右侧肋膈角变钝），伴有胸膜增厚。注意侧位胸片上斜裂内有积液（黑箭头），显示右侧新月形胸腔积液影

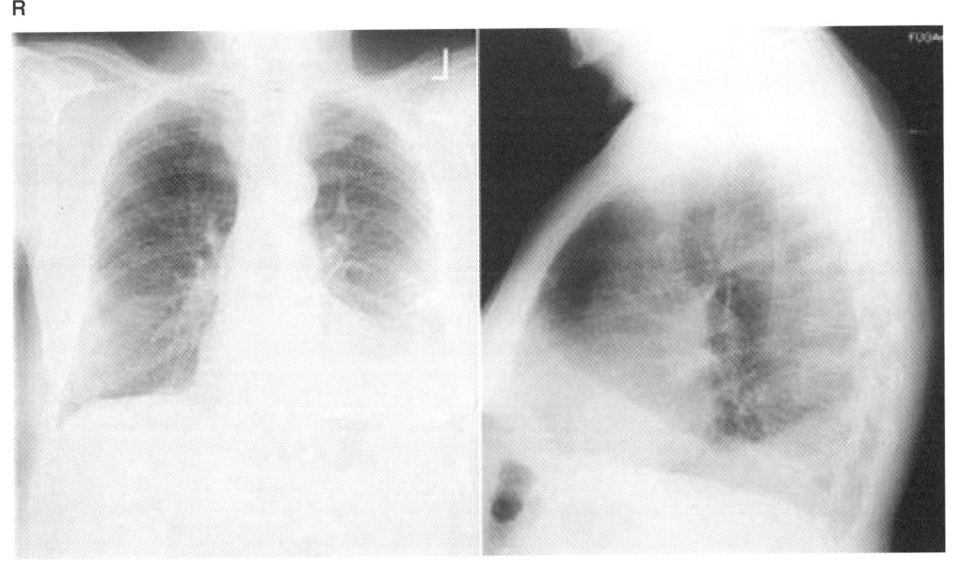

图 4-42 胸部正侧位片显示左侧新月形、边界清楚的胸腔积液

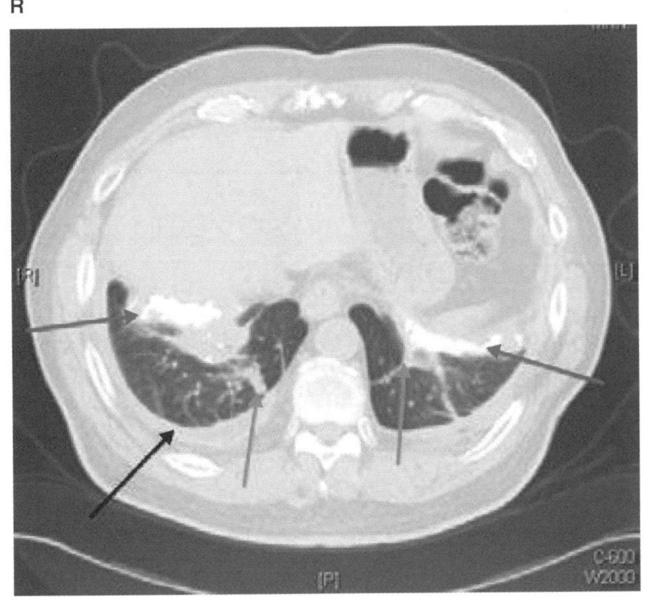

图 4-43（见书后彩图） 石棉沉着病。胸膜斑钙化（红箭头），胸膜增厚（黑箭头）和胸膜下肺不张（绿箭头）

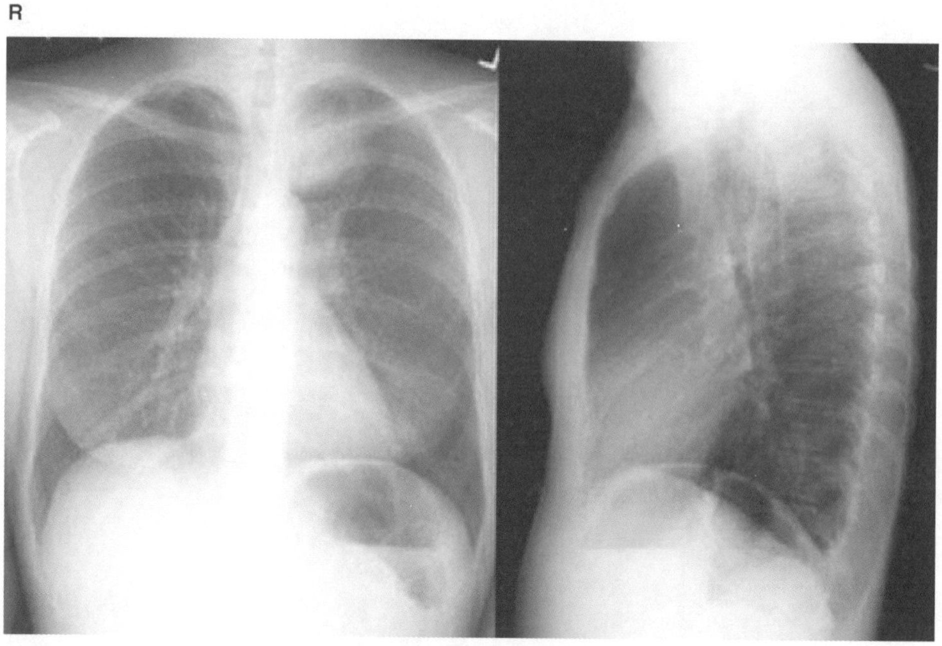

R

图 4-44　左上叶肿块。活检示鳞状细胞癌

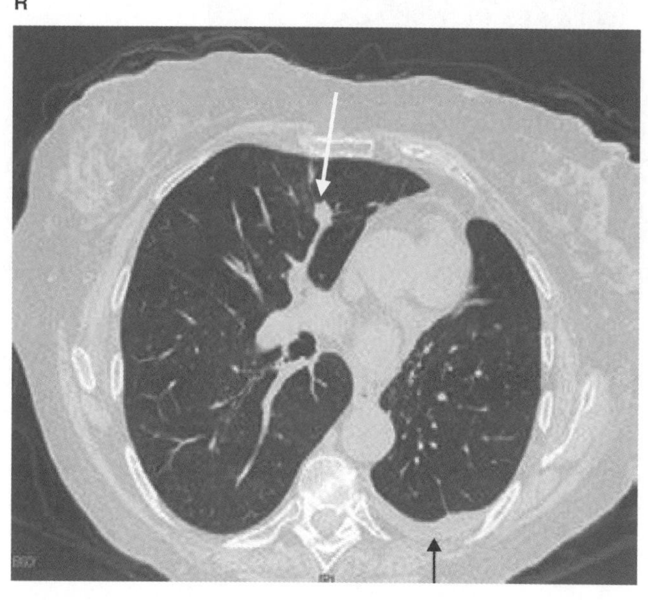

图 4-45　孤立性右肺结节（白箭头），伴毛刺，考虑肺癌。注意可观察到该患者为左肺上叶切除术后，肺容积缩小并出现胸腔积液（黑箭头）

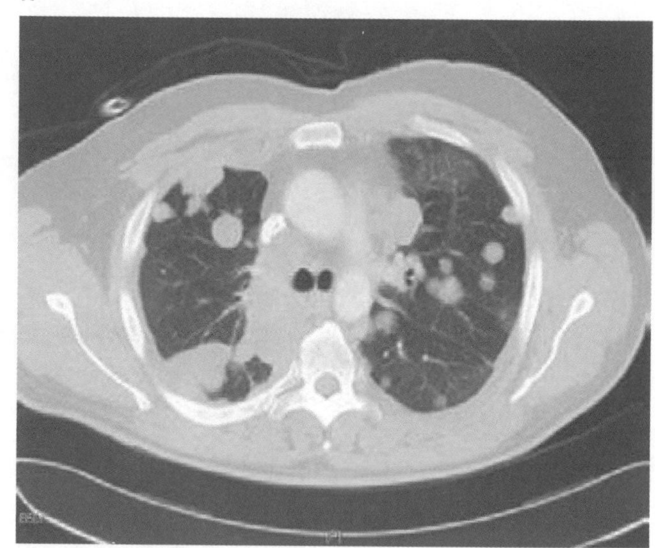

图 4-46　肺转移性肉瘤 CT 显示多发的、大小不等的、边界清晰的结节

R

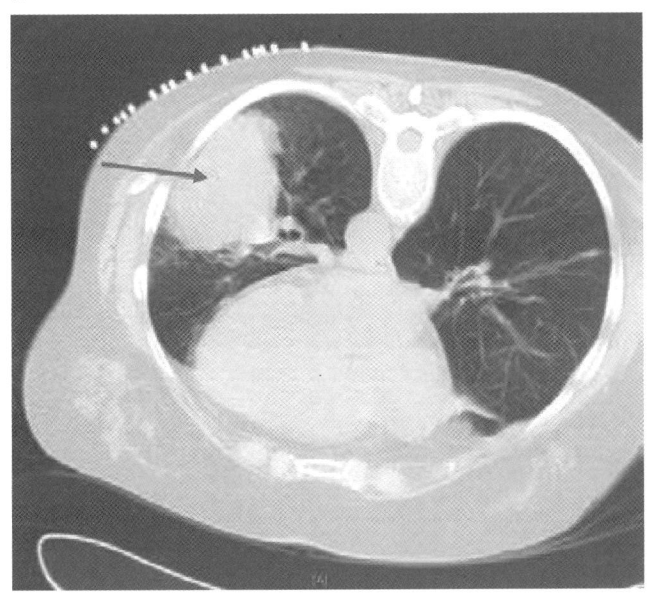

图 4-47　左肺下叶近胸膜处肿块（黑箭头）。活检示小细胞肺癌

R

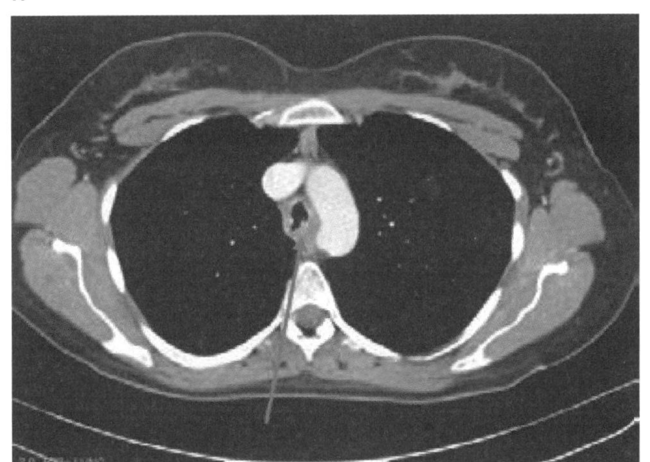

图 4-48（见书后彩图）　CT 显示软组织肿块包绕气管（红箭头），并侵犯气管腔。活检显示腺样囊性癌（圆柱瘤）

R

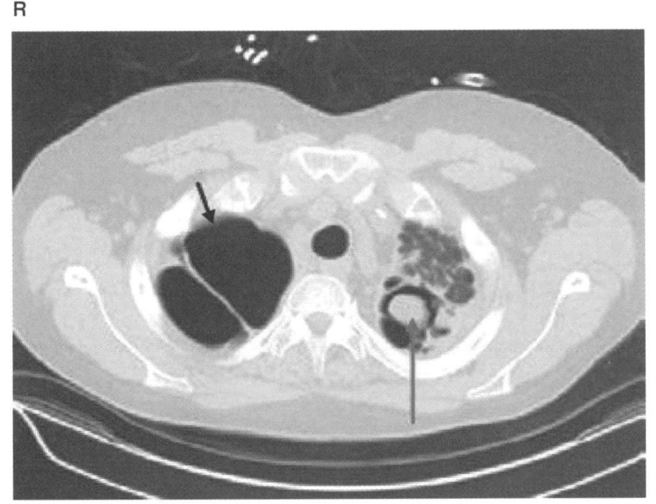

图 4-49　足菌肿（足分支菌病）。真菌球（红箭头）在左侧原先存在空洞病灶内生长。右肺上叶有一肺大疱（黑箭头）

肺血管病变

R

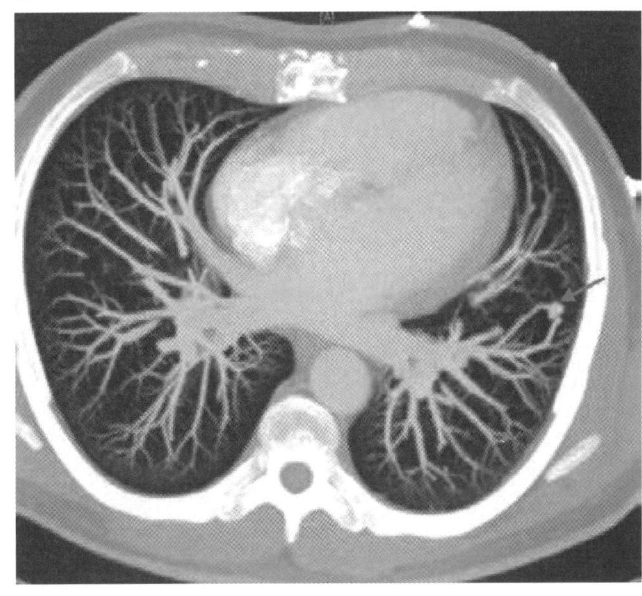

图 4-50（见书后彩图）　重新格式化 CT 血管造影显示肺动静脉畸形（AVM）（红箭头）

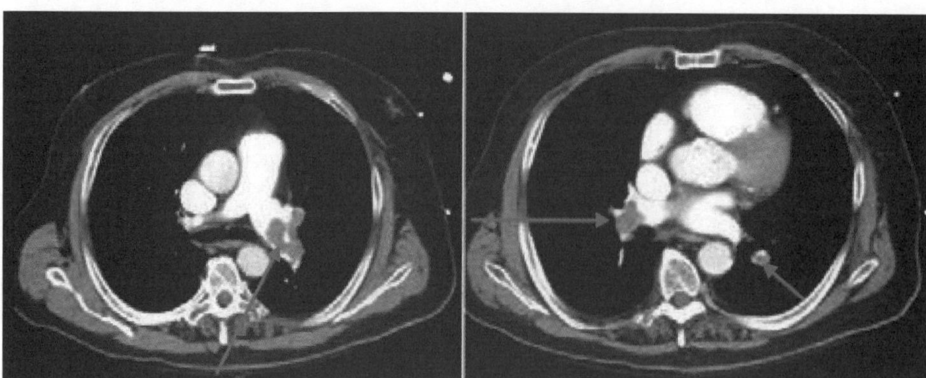

图 4-51（见书后彩图） 双侧巨大肺栓塞（红箭头）。增强 CT 显示血管内充盈缺损

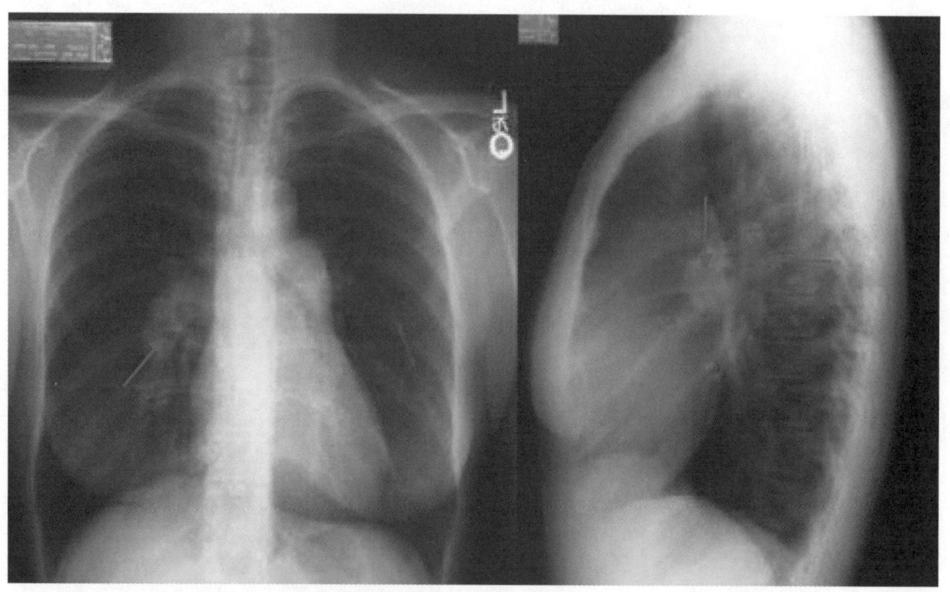

图 4-52（见书后彩图） 严重肺动脉高压。胸部正、侧位片可见扩张的肺动脉（红箭头）

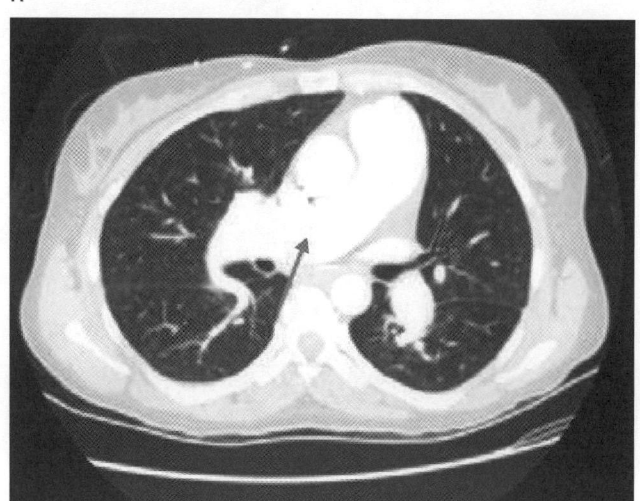

图 4-53（见书后彩图） CT 与图 4-52 为同一患者。CT 显示明显扩张的肺动脉（红箭头）

第五章　支气管哮喘

Asthma

Peter J. Barnes　著

（吴小静　黄絮　译　詹庆元　校）

支气管哮喘是一种以自发和治疗后均显著可变的气流阻塞为特征的疾病。哮喘患者气道炎症反应较为特别，与非哮喘患者相比，其对广泛刺激源反应更为敏感，导致气道过度狭窄，气流受限，出现喘息及呼吸困难症状。狭窄的气道通常是可逆的，但在一些慢性哮喘患者中，可能存在不可逆的气流受限因素。全球哮喘患病率日益增加，患者承受着巨大的负担、付出高额的医疗费用，这促使人们对哮喘的发病机制及治疗进行广泛的研究。

流行病学

哮喘是世界上最常见的慢性疾病之一，目前全球患者约3亿人。过去30年间，哮喘在发达国家的患病率逐渐升高，目前基本趋于稳定，成人患病率为10%～12%，儿童约15%。发展中国家哮喘的患病率低得多，但由于城市化进展，患病率有所上升。同一时期特异性疾病及其他过敏性疾病的发病率也有所增加，这表明患病率的增加可能是全身性原因而非局限于肺。发达国家的大多数哮喘患者都对尘螨（屋尘螨）和其他环境致敏原过敏，如动物皮毛、花粉。

哮喘可于任何年龄发病，3岁为发病年龄的高峰。儿童期男性哮喘患者为女性的2倍，但成年患者性别比例较均衡。长期研究随访儿童至40岁发现，许多儿童期哮喘患者在青春期症状消失，但部分在成年之后会再次发作哮喘，尤其是那些有持续性症状和严重哮喘的患者。成人哮喘患者，包括那些成年发病的，很少能永久性无症状。对于特定的患者，哮喘的严重程度变化不大；那些轻度哮喘患者很少会发展成更严重的状况，而那些重症哮喘患者通常在发病时就很严重。

哮喘很少导致死亡，在过去十年中，多数发达国家的哮喘死亡率已稳步下降。20世纪60年代，哮喘死亡率在几个国家的上升与短效β_2肾上腺素受体激动药的使用（抢救治疗）增加相关，但目前已有充分的证据表明，吸入性糖皮质激素（ICS）的广泛使用与近年持续性哮喘患者的死亡率下降相关。因哮喘死亡的主要危险因素包括疾病控制不佳且频繁使用吸入性支气管扩张药、缺乏ICS治疗或ICS治疗依从性差，以及以往有致死性哮喘住院经历。

虽然很难对哮喘有统一的定义，但在描述临床症状和疾病病理方面已达成共识。而在对疾病的病因机制有更好的理解之前很难提出一个准确的定义。

危险因素和诱因

哮喘是一种基因与环境因素相互作用的异质性疾病。已证实数种危险因素与哮喘发病相关（表5-1）。注意这些因素需要与诱因相鉴别，诱因是指导致已确诊患者哮喘加重的环境因素。

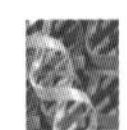

遗传性过敏症　遗传性过敏症是哮喘的主要危险因素，非遗传性过敏症患者发生哮喘的风险极低。哮喘患者通常患有其他过敏性疾病，尤其是过敏性鼻炎（约超过80%哮喘患者有）和过敏性皮炎（湿疹）。发达国家中遗传性过敏症的发生率为40%～50%，仅一部分遗传性过敏症患者会发展为哮喘。这个现象提示还有其他环境和基因因素作用于遗传性过敏症的哮喘患者。导致过敏的变应原常常是具有蛋白酶活性的蛋白质，最常见的变应原来自尘螨、猫狗皮毛、蟑螂（内城地区）、草和树的花粉及啮齿类动物（实验室工作人员可能接触）。遗传性过敏症是由基因

表5-1　哮喘的危险因素和诱因

内源性因素	环境因素
易感基因	室内变应原
遗传性过敏症	室外变应原
气道高反应性	职业易感因素
性别	被动吸烟
种族	呼吸道感染
肥胖	饮食
早期病毒感染	对乙酰氨基酚（扑热息痛）
诱因	
变应原	
上呼吸道病毒感染	
运动和过度通气	
冷空气	
二氧化硫和刺激性气体	
药物（β受体阻滞药、阿司匹林）	
应激	
刺激物（家用喷雾、油漆）	

产生特异性的 IgE 抗体导致，多数患者存在过敏性疾病的家族史。

基因易感性 哮喘家族性和同卵双胞胎哮喘高度一致性均表明，哮喘是有遗传倾向的疾病。然而，哮喘的基因易感性与遗传性过敏症的基因易感性是否一致尚未明确。目前看来，不同的基因也可能特异性作用于哮喘，而且越来越多的证据表明哮喘的严重程度也是基因决定的。经典连锁分析的基因筛选和多种候选基因单核酸多样性均表明哮喘是多基因产物，每个基因发挥一小部分作用，且往往不能在不同的人群中复制。这一结果提示多种基因间的相互作用非常重要，这在不同人群中也有所不同。最一致的发现是染色体 5q 上的基因多态性，包括与遗传性过敏症相关的 T 辅助 2 细胞（Th2）、白细胞介素（IL）-4、IL-5、IL-9 和 IL-13。越来越多的证据表明基因多态性与环境之间存在复杂的相互作用，这需要非常大样本的人群研究来阐释。与哮喘相关的新型基因（包括 *ADAM-33* 和 *DPP-10*）也已经通过定位克隆证实，但它们在疾病发病机制中的作用尚不明确。最近全基因组协作研究已发现了一些新基因，如 *ORMDL3*，但其功能尚未明确。基因的多态性在决定哮喘的治疗反应中也可能起到重要作用。例如，Arg-Gly-16 在 β_2 受体中的变异与 β_2 受体激动药治疗反应不佳有关，在 5-脂氧合酶基因启动子区域重复识别一个 Sp1 序列可能影响到白三烯的治疗反应。然而，这些影响很小且不稳定，并未影响到哮喘的治疗。

早年的环境因素可能决定了哪些遗传性过敏症患者病情会发展成为哮喘。过去数十年中，哮喘的发病率（尤其是在发展中国家）日益增加，也提示环境机制与遗传易感性相互作用的重要性。

感染 虽然病毒感染（尤其是鼻病毒）是哮喘加重的常见诱因，但目前还不确定它们在发病过程中的作用。婴儿哮喘的发生与呼吸道合胞病毒感染有一定的关系，但由于这种感染在儿童中非常常见，因此具体的发病机制难以阐明。也有人认为非典型细菌，如支原体和衣原体感染也参与了重症哮喘的发病机制，但到目前为止证据不足。

研究发现，过敏易感性和哮喘在有哥哥姐姐的儿童中较少见，首次提示低感染率可能是富裕阶层哮喘风险增加的一个因素。“卫生假说”认为，儿童早期缺乏感染保留了出生时 Th2 细胞的差异，而暴露于感染和内毒素则会倾向于保护性 Th1 免疫反应。与奶牛养殖场长大的儿童相比，在暴露于高水平内毒素农场中长大的儿童更不易出现过敏症。肠道寄生虫感染，如钩虫感染，也可能与降低哮喘风险相关。虽然有相当多的流行病学证据支持卫生假说，但它不能解释同期平行增加的 Th1 驱动疾病，如糖尿病。

饮食 饮食因素的作用尚有争议。观察研究表明饮食中缺乏抗氧化剂（如维生素 C 和维生素 A）、镁、硒和 ω-3 不饱和脂肪酸（鱼油）或高钠、高 ω-6 不饱和脂肪酸与哮喘风险增加相关。维生素 D 缺乏也可能会导致哮喘发生。然而，补充饮食的干预性研究并不支持上述饮食因素有重要作用的观点。肥胖也是哮喘的一个独立危险因素，尤其在女性中，但这其中的机制尚不明确。

空气污染 空气污染物，如二氧化硫、臭氧、柴油微粒，可能诱发哮喘症状，但不同空气污染物在发病机制中的作用尚未被阐明。因为在交通污染水平高的城市地区，哮喘患病率并未比污染水平低的农村地区高，所以多数证据不支持空气污染是哮喘发病的一个重要因素。尽管前民主德国（东德）的空气污染水平高于前联邦德国（西德），哮喘患病率却低得多，但重新统一之后，随着东部地区日益富裕，这些差异也有所缩小。室内空气污染可能更多来自于烹饪产生的氮氧化物和被动吸烟。有一些证据表明孕妇吸烟是哮喘的一个危险因素，但与呼吸道感染风险增加的相关性很难被去除。

变应原 吸入性变应原是哮喘发作的常见诱因，且与过敏易感性相关。孩童时期暴露于房屋尘螨是过敏易感性和哮喘的危险因素，但严格避免接触变应原并未减少哮喘患病的风险。在发达国家，中央供热且通风不良的家庭中，尘螨的增加与哮喘患病率增加相关。家养宠物，尤其是猫，也与过敏易感性相关，但早期暴露于养猫的家庭环境中反而可能通过诱导耐受性而起到保护作用。

职业暴露 职业性哮喘相对常见，年轻人的患病率可达 10%以上。已确定超过 300 种增敏剂可导致哮喘。化学试剂如甲苯二异氰酸酯和偏苯三酸酐本身即可致敏。个人也可能暴露于工作场所的变应原，如实验室人员暴露于小动物变应原，面包师暴露于小麦粉中的真菌淀粉酶。如果周末和节假日症状改善时应怀疑职业性哮喘可能。

肥胖 哮喘在肥胖人群（BMI＞$30kg/m^2$）中发病率更高且常常更难以控制。虽然有一定的物理因素，但可能也跟脂肪释放的前炎症细胞因子及抗炎细胞因子减少相关。

其他因素 其他几个与哮喘病因相关的因素包括母亲生育年龄较低、哺乳时间较短、早产、低出生体重和不活动，但不太可能是近年全球哮喘发病率增加的主要原因。儿童时期使用对乙酰氨基酚（扑热息痛）也可能通过增加氧化应激而导致哮喘的发生。

内源性哮喘 少数哮喘患者（约10%）进行常见吸入性变应原皮肤检测的结果为阴性，且血清免疫球蛋白（IgE）浓度正常。这就是非特异性或内源性哮喘，这类患者常常为晚发疾病（成人型哮喘），通常伴有鼻息肉，并可能对阿司匹林过敏，且哮喘发作更严重、更持久。对相关机制知之甚少，但支气管活检和痰液的免疫病理学表现与过敏性哮喘的发现相一致。最近研究发现气道局部的IgE增加，提示可能存在共同的IgE介导机制，金黄色葡萄球菌肠毒素作为“超级抗原”也起到一定作用。

哮喘诱因 多种诱因可导致哮喘患者气道狭窄、喘息和呼吸困难。虽然以往观点认为应该避免接触这些诱因，但目前认为由这些诱因引发哮喘是控制不佳和需要升级控制（预防）治疗的指征。

变应原 吸入性变应原激活肥大细胞、结合IgE导致引起支气管收缩的介质释放，该早期反应可被支气管扩张药逆转。通常，变应原激发试验后会有一个迟发反应，此时出现气道水肿和急性炎症反应，嗜酸性粒细胞和中性粒细胞增多，支气管扩张药不能完全逆转。诱发哮喘的最常见变应原是尘螨，持续暴露引起长期的轻度慢性症状。其他常年性变应原来自猫和其他家养宠物以及蟑螂。其他季节性变应原包括草花粉、豚草、树花粉和真菌孢子。花粉通常引起过敏性鼻炎，而不是哮喘发作，但在雷雨天气，花粉孢子被打散，花粉粒可能被释放，从而诱发严重的哮喘发作（雷雨性哮喘）。

病毒感染 上呼吸道病毒（如鼻病毒、呼吸道合胞病毒和冠状病毒）感染是引起哮喘急性加重的最常见诱因，并且可能会同时侵犯上下呼吸道的上皮细胞。对这些病毒引发急性加重的机制了解甚少，但随着嗜酸性粒细胞和中性粒细胞数量增加，气道炎症随之加重。有证据表明，降低哮喘患者上皮细胞Ⅰ型干扰素的产生，会增加病毒感染易感性及更严重的炎症反应。

药物 数种药物可诱发哮喘。β受体阻滞药常常会急性加重哮喘，甚至是导致死亡。其机制尚不明确，但可能通过增加胆碱能气道收缩而致病。应避免使用所有β受体阻滞药，即便是选择性β_2受体阻滞药或局部应用（如噻吗洛尔滴眼液）也可能是危险的。血管紧张素转化酶抑制药理论上是有害的，因其抑制可收缩气道的缓激肽的破坏；但该药很少会加重哮喘，无论是否为哮喘患者，特应性咳嗽的发生率类似。某些患者使用阿司匹林可能会加重哮喘（阿司匹林敏感性哮喘在“特殊情况”下讨论）。

运动 运动是哮喘的常见诱因，尤其是儿童。其机制与过度换气有关，这引起气道内衬液渗透压增加，触发肥大细胞介质释放，导致支气管收缩。典型的运动诱发性哮喘（EIA）通常在运动结束后发生，30分钟内自行缓解。EIA在寒冷、干燥的气候条件下比炎热、潮湿环境下更严重。因此，在寒冷天气举行的越野跑、滑雪、冰球比游泳比赛中更常发生。可以通过提前使用β_2受体激动药和白三烯抑制药来预防，但最好的预防措施是ICS规律使用，它可以降低反应所需表面肥大细胞的数量。

物理因素 冷空气和过度通气可通过与运动相同的机制诱发哮喘。大笑可能也是诱因。许多患者报告在炎热天气或天气变化时哮喘加重。某些哮喘患者闻到刺激性气味或香水时症状会加重，但这种反应的机制尚不明确。

食物和饮食 尽管许多患者都相信他们的症状是由某种特定的食物成分所引起，但很少有证据证实食物过敏会加重哮喘症状。通过排除特定饮食的方法减少发作频率往往是不成功的。某些食物如贝类和坚果，可能会引起过敏反应（如喘息症状）。无水杨酸盐饮食对阿司匹林哮喘的患者有益，但难以坚持。某种食物添加剂可能会诱发哮喘。作为食品防腐剂的亚硫酸钠，可能通过在胃内释放二氧化硫气体诱发哮喘。作为黄色食物染色剂的柠檬黄，被认为是哮喘的诱因，但证据不足。

空气污染 环境中二氧化硫、臭氧和一氧化氮水平的增加与哮喘症状加重相关。

职业因素 工作场所中发现的几种物质可能作为增敏剂（如上文所述），但也可能是哮喘症状发作的诱因。职业性哮喘的特点是工作时发病，周末及节假日缓解。如果在有症状的最初6个月内去除暴露因素，患者通常可以痊愈。更持久的发作会导致气道不可逆改变，因此早期发现和规避很重要。

激素 一些女性表现为经期前哮喘加重，偶尔还非常严重。该机制尚不完全清楚，但与孕激素下降相关，在重症患者中使用大剂量孕激素或促性腺激素释放因子可能使病情有所改善。甲状腺毒症和甲状腺功能减退均可加重哮喘，但机制尚不明确。

胃食管反流 由于支气管扩张药的使用增加胃食管反流的发生，故胃食管反流在哮喘患者中非常常见。虽然胃酸反流会诱发反射性支气管收缩，但很少会引发哮喘症状，而且在大多数患者中，抗反流治疗并不能减少哮喘发作。

压力 许多哮喘患者报告当面对压力时哮喘症状会加重。心理因素会通过胆碱能神经反射通路引起支气管收缩。奇怪的是，极严重的应激状态，如丧亲之痛，通常不会使哮喘加重，甚至会改善哮喘症状。

病理生理学

哮喘与下呼吸道黏膜特异性慢性炎症相关。治疗的主要目标之一就是减少这种炎症反应。

病理 哮喘的病理是通过对哮喘患者的尸检和支气管活检来证实的。气道黏膜被活化的嗜酸性粒细胞和T淋巴细胞浸润，从而活化黏膜肥大细胞。炎症程度与疾病的严重程度关系不大，甚至在无哮喘症状遗传性过敏症患者中也可出现。通常，ICS治疗可减轻炎症反应。气道内结构也有所改变（称之为重塑）。一个特征性的表现是上皮下胶原沉积所引起的基底膜增厚。在表现为咳嗽而没有哮喘症状的嗜酸性粒细胞性支气管炎患者中也有上述发现。因此，可以作为嗜酸性粒细胞释放纤维化因子引起嗜酸性炎症的标志。上皮细胞常常是可移动和易碎的，附着于气道壁的上皮细胞数量减少，而管腔内上皮细胞数量增加。气道壁本身可能增厚、水肿，尤其是致死性哮喘患者。致死性哮喘患者中另一个常见表现是气道管腔被杯状细胞分泌的黏液糖蛋白和支气管血管漏出的血浆蛋白组成的黏液栓阻塞（图5-1）。通常还伴随血管舒张和血管数量增加（血管再生）。支气管镜下可见气道狭窄、充血和水肿。不同类型的哮喘，包括特异性（外源性）、非特异性（内源性）、职业相关、阿司匹林相关及儿童哮喘，其病理表现非常一致。这些病理改变累及气道全程，但不累及肺组织；外周气道炎症主要发生于重症哮喘患者。气道受累可能是不均的，这与支气管造影术发现的气道不均一狭窄相吻合。

气道炎症 从主气道到终末细支气管的呼吸道黏膜都存在炎症，其中支气管（软骨气道）的炎症反应更为显著，然而，炎症细胞间的相互作用及炎症转化为哮喘症状的机制仍不明确（图5-2）。有很好的证据表明哮喘气道炎症的特定模式与气道高反应性（AHR）和哮喘的生理异常导致不同程度的气流阻塞相关。哮喘的炎症模式就是过敏性疾病的特征，过敏性鼻炎患者鼻腔黏膜内可见类似的炎症细胞。然而，在内源性哮喘中发现了不同的炎症模式，这可能反映了局部而非全身性IgE产生。虽然大多数的注意力都集中在哮喘的急性炎症改变，但这是一个慢性病变，多数患者的炎症持续多年。对哮喘患者中炎症持续存在的机制仍知之甚少。急性炎症发作叠加于慢性炎症状态之上，与哮喘发作相对应。虽然哮喘炎症反应的常见模式为嗜酸性粒细胞浸润，但部分重症哮喘患者表现为中性粒细胞炎症模式，并对激素不敏感。然而，参与哮喘的多种炎症细胞可能并无主次之分（图5-3）。

肥大细胞 在变应原和其他几种间接刺激［如运动、过度通气（通过渗透压改变）、雾霾］引发急性支气管收缩的过程中，肥大细胞起着重要作用。哮喘患者的气道表面和气道平滑肌层可见活化的黏膜肥大细胞，而在正常个体或嗜酸性细胞支气管患者中均未见。肥大细胞由变应原经IgE依赖机制激活，它与特异性IgE结合后对物理刺激（如渗透压）更为敏感。IgE在哮喘病理生理过程中的重要性已被人抗IgE抗体的临床研究证实，该研究通过抑制IgE介导的作用，减少了哮喘症状和急性加重的发生。然而肥大细胞在慢性过敏性炎症反应中的作用尚不明确。肥大细胞释放多种支气管收缩介质，包括组胺、前列腺素D_2和白三烯，同时也释放多种细胞因子、趋化因子、生长因子和神经营养因子。

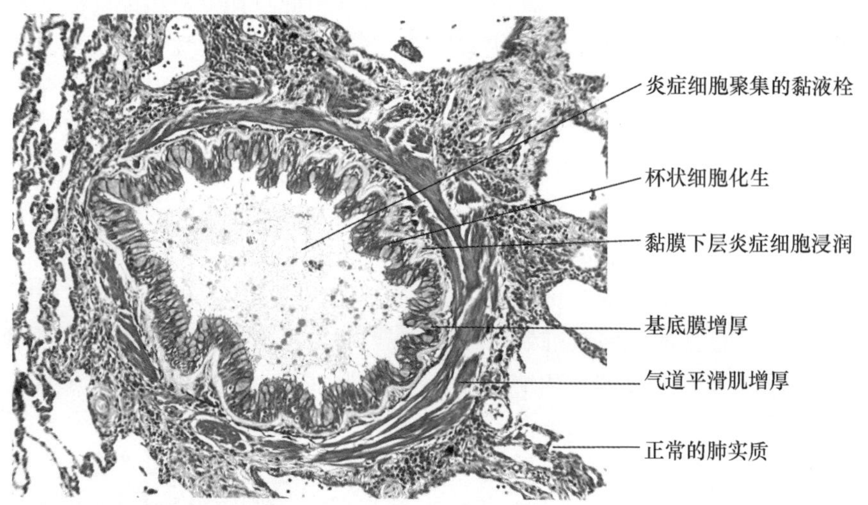

图5-1（见书后彩图） 致死性哮喘患者小气道组织病理学。管腔被黏液栓堵塞，可见杯状细胞化生、气道壁增厚、基底膜增厚和气道平滑肌增多。(Courtesy of Dr. J. Hogg，University of British colombia.)

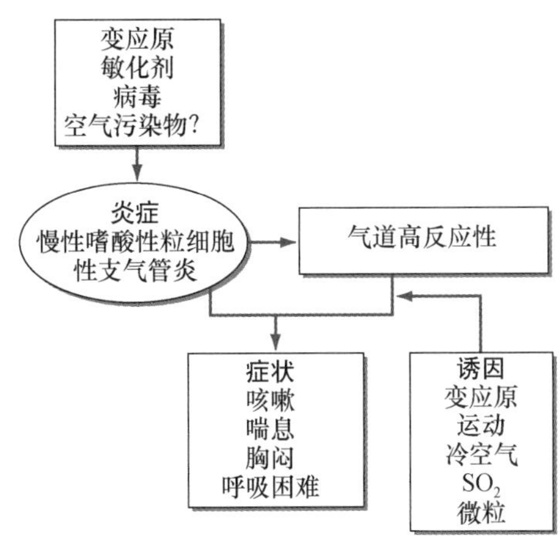

图 5-2　哮喘患者气道炎症引起气道高反应性和临床症状。SO_2，二氧化硫

巨噬细胞和树突细胞　巨噬细胞，来源于血液中的单核细胞，在哮喘患者中可能进入气道，同时通过低亲和力 IgE 受体（FcεRⅡ）被变应原激活。巨噬细胞可通过释放某些细胞因子启动炎症反应，但这些细胞也同时释放抗炎介质（如 IL-10），因此，它们在哮喘中的作用尚不明确。树突细胞是气道上皮内的巨噬细胞样细胞，是主要的抗原呈递细胞。树突细胞接受变应原，处理成多肽，并迁移至局部淋巴结，呈递变应原多肽至非特异性 T 淋巴细胞，产生变应原特异性 T 细胞。呼吸道中未成熟的树突细胞促进 Th2 细胞分化，并需要像 IL-12、TNF-α 这样的细胞因子促进优势 Th1 反应。哮喘患者上皮细胞释放的胸腺基质淋巴细胞生成素（TSLP）指导树突细胞释放吸引 Th2 到气道的细胞因子。

嗜酸性粒细胞　嗜酸性粒细胞浸润是哮喘气道的特征。吸入变应原后，在晚期反应期气道内活化的嗜酸性粒细胞显著增加。嗜酸性粒细胞通过释放基质蛋白和氧自由基与气道高反应性（AHR）的发展相关联。嗜酸粒细胞的募集通过黏附分子的相互作用，在趋化因子的指导下迁移至黏膜下层并进一步激活和延长生存期来完成其黏附至气道循环中的血管内皮细胞这一过程。阻断 IL-5 抗体可引起循环和痰液中嗜酸性粒细胞的持续减少，但并不减轻 AHR 或哮喘症状——尽管在某些特定的激素抵抗嗜酸性粒细胞的患者中，可减少哮喘急性加重。嗜酸性粒细胞可能通过释

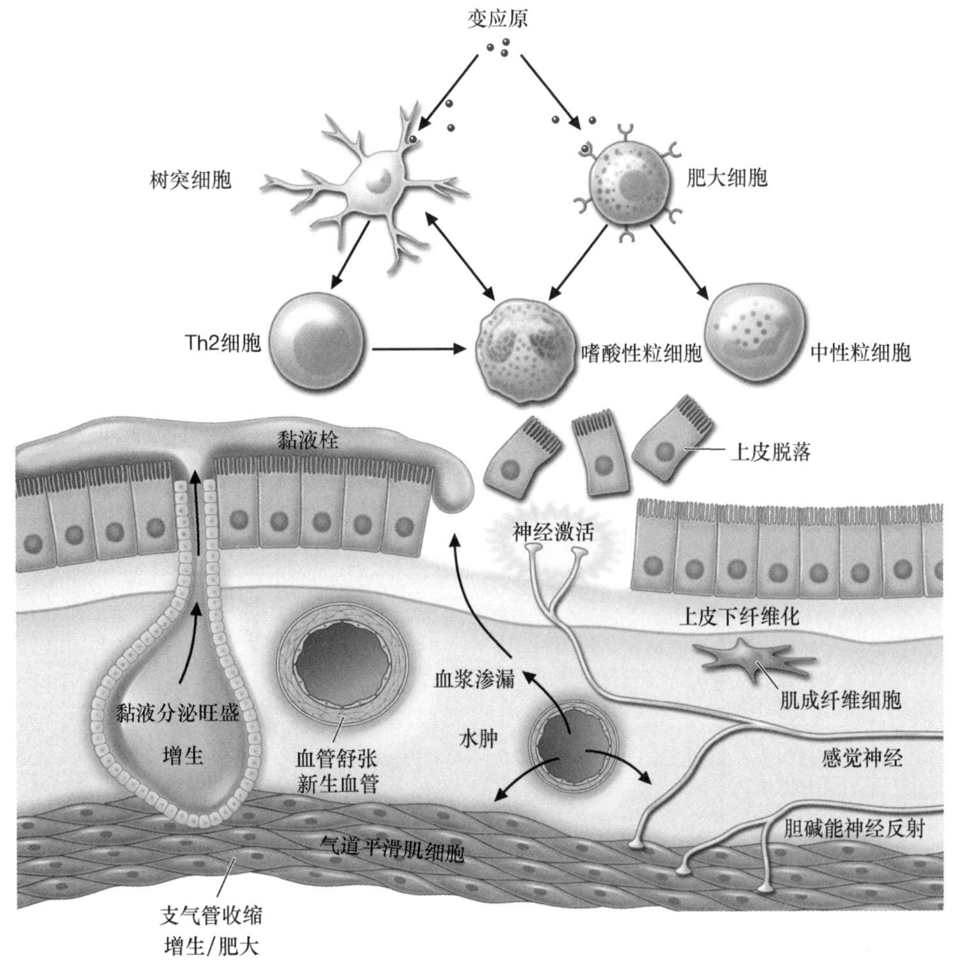

图 5-3　哮喘的病理生理非常复杂，由若干相互作用的炎症细胞参与，引起急性和慢性气道炎症反应

放生长因子参与气道重塑和急性加重，但不参与 AHR。

中性粒细胞 在一些重症哮喘和哮喘急性加重患者的痰及气道中可发现活化的中性粒细胞数量增加，也有一部分中度或轻度哮喘患者中性粒细胞占优势。中性粒细胞在抵抗糖皮质激素抗炎效应中的作用目前尚不明确。

T 淋巴细胞 T 淋巴细胞通过释放特异性细胞因子，在调节哮喘炎症反应中发挥非常重要的作用，可致气道内嗜酸性粒细胞的募集和存活，以及维持肥大细胞数量。天然免疫系统和哮喘患者的免疫系统是偏向表达 Th2 表型的，然而在正常气道 Th1 细胞是占主导的。Th2 细胞通过释放 IL-5 参与嗜酸性粒细胞炎症，又通过释放 IL-4 和 IL-13 促进 IgE 的形成。近期支气管镜活检显示优势自然杀伤 $CD4^+$ T 淋巴细胞表达高水平的 IL-4。调节 T 细胞在决定其他 T 细胞的表达中起着重要作用，有证据表明在哮喘患者中减少调节 T 细胞（$CD4^+$，$CD25^+$）与 Th2 细胞增加相关。最近已发现无 T 细胞受体的固有 T 细胞（ILC2）可释放 Th2 因子，由上皮细胞因子（如 IL-25 和 IL-33）调节。

结构细胞 气道的结构细胞包括上皮细胞、成纤维细胞和气道平滑肌细胞，它们也是哮喘患者炎症介质（如细胞因子和脂质介质）的重要来源。事实上，结构细胞的数量远多于炎症细胞，它们可能成为哮喘患者气道慢性炎症驱动介质的主要来源。此外，上皮细胞可能在吸入性环境介质信号转导成气道炎症反应中起着重要作用，可能也是 ICS 的主要靶细胞。

炎症介质 已发现大量的炎症介质与哮喘有关，它们作用于气道，导致哮喘病理特征的出现（图 5-4）。

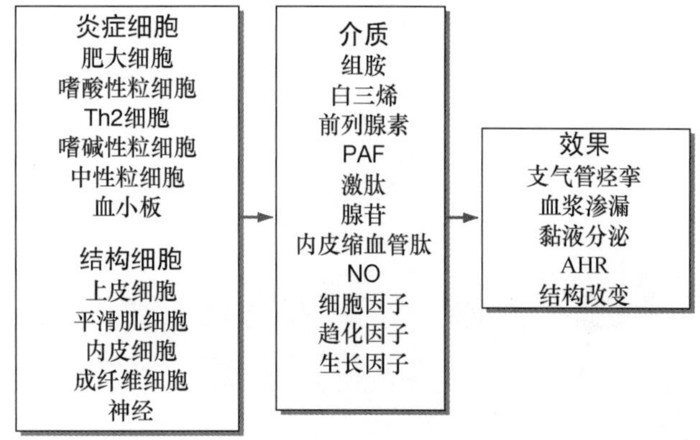

图 5-4 与哮喘有关的多种细胞和介质导致气道的多种反应。 AHR，气道高反应性；PAF，血小板活化因子；NO，一氧化氮

介质（如组胺、前列腺素 D_2、白三烯）引起气道平滑肌收缩，增加毛细血管渗漏，增加气道黏液分泌，同时吸引其他炎症细胞。由于每种介质作用多样，因此单个介质在哮喘病理生理中的作用还不清楚。虽然由于介质的多样性，使得阻止单个介质合成或活化不太可能会对临床哮喘产生大的影响，但最近关于抗白三烯药物的临床研究表明，白三烯具有重要的临床作用。

细胞因子 多种细胞因子调节哮喘的慢性炎症。Th2 型细胞因子 IL-4、IL-5、IL-13 介导过敏性炎症，而促炎因子，如 TNF-α、IL-1β，放大炎症反应，在更严重的疾病中发挥作用。TSLP 是由哮喘患者上皮细胞释放的上游因子，它决定了选择性吸引 Th2 细胞的趋化因子的释放。某些抗炎因子如 IL-10、IL-12 可能在哮喘患者中是缺乏的。

趋化因子 趋化因子在吸引炎症细胞从支气管循环到气道的过程中起作用。嗜酸性粒细胞活化趋化因子（CCL11）由哮喘患者的上皮细胞表达，通过 CCR3 选择性诱导嗜酸性粒细胞，而上皮细胞分泌的 CCL17（TARC）和 CCL22（MDC）则通过 CCR4 吸引 Th2 细胞（图 5-5）。

氧化应激 活化的炎症细胞（如巨噬细胞和嗜酸性粒细胞）产生活性氧化物。哮喘患者氧化应激增加的证据是哮喘患者呼出气冷凝液中 8-异前列腺素（一种花生四烯酸氧化产物）浓度增加及呼出气中乙烷（一种脂质过氧化物产物）增加。氧化应激增加与疾病的严重程度相关，可能会放大炎症反应，从而降低对糖皮质激素的反应。

一氧化氮 一氧化氮（NO）由气道的几种细胞内一氧化氮合成酶产生，尤其是气道上皮细胞和巨噬细胞。哮喘患者呼出气中 NO 水平高于正常人，与嗜酸性粒细胞炎症有关。NO 增加可能导致哮喘患者支气管扩张。呼气末 NO 水平（F_ENO）已被越来越多地用于诊断和监测哮喘的炎症，尽管尚未常规应用于临床实践。

转录因子 促炎转录因子，如核因子-κB（NF-κB）和活化蛋白-1，在哮喘气道内激活，调节多种炎症基因的表达。更特异的转录因子包括活化 T 细胞的核因子和 GATA-3，它们可调节 T 细胞内 Th2 类细胞因子的表达。

炎症效应 慢性炎症反应作用于气道内靶细胞，导致哮喘特异性的病理生理改变和重塑。虽然慢性炎症过程和哮喘症状的关系尚不明确，但哮喘可以被视为一种持续炎症与修复的疾病。

气道上皮细胞 气道上皮细胞脱落可能是导致 AHR 的重要因素，并可能解释为何臭氧暴露、病毒

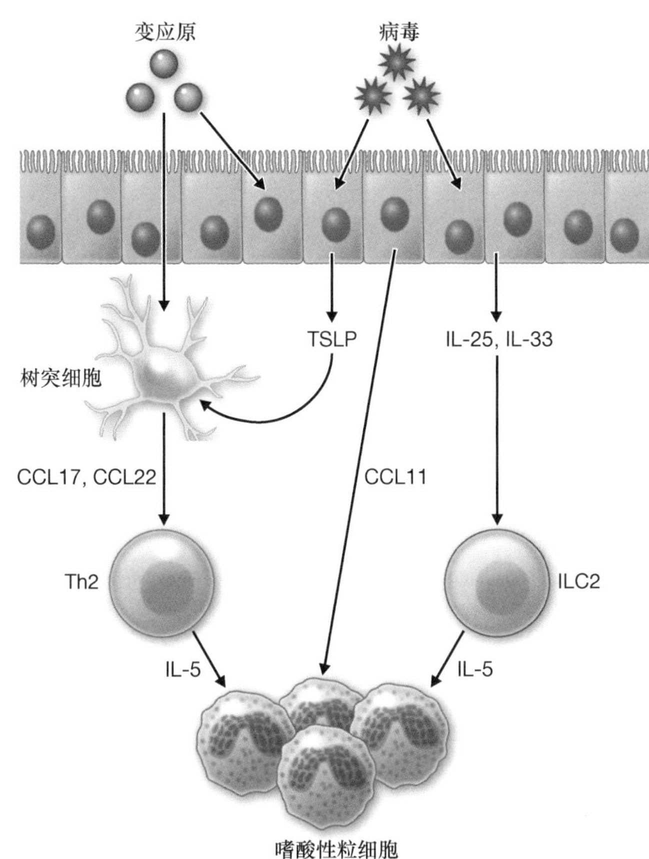

图 5-5 哮喘中的 T 淋巴细胞。变应原与树突细胞相互作用，释放胸腺刺激淋巴细胞生成素（TSLP），刺激活化的树突细胞释放趋化因子 CCL17 和 CCL22，吸引 T 辅助 2 淋巴细胞（Th2）。变应原接触和病毒感染可能诱导释放白细胞介素（IL）-25 和 IL-33，吸引和活化 2 型固有淋巴细胞（ILC2）。Th2 和 ILC2 细胞均释放 IL-5，上皮细胞释放 CCL11（嗜酸性粒细胞趋化因子），二者共同募集嗜酸性粒细胞至气道

感染、化学增敏药和变应原（常常是蛋白酶）等能导致其发展——因为所有这些刺激都会导致上皮细胞破坏。上皮细胞损伤可通过多种途径引起 AHR，包括失去屏障功能，导致变应原入侵；失去降解某些肽类炎症介质的酶（如中性内肽酶）；松弛因子的丧失（所谓的上皮源性松弛因子）；暴露感觉神经，引起气道上的神经反射作用。

纤维化 在所有的哮喘患者中基底膜都会显著增厚。一方面缘于Ⅲ型和Ⅴ型胶原在原基底膜下沉积所导致的上皮细胞纤维化，另一方面与通过释放如转化生长因子 β 的促纤维化因子而导致嗜酸性粒细胞浸润有关。机械操作可能以促纤维化方式改变上皮细胞表型。在更严重的患者中也存在气道壁的纤维化，可能导致不可逆的气道狭窄。

气道平滑肌细胞 在体外，来自哮喘患者的气道平滑肌通常对收缩剂的反应并不增强。在尸检或手术切除的哮喘患者的支气管中发现，虽然 β 受体的数量没有减少，但对 β 受体激动药的反应降低了，这表明 β 受体没有被偶联。气道平滑肌的这些异常可能继发于慢性炎症过程。炎症介质可能介导了调节气道平滑肌静息膜电位的离子通道，从而改变了这些细胞的兴奋水平。在哮喘患者的气道中也有特征性的气道平滑肌肥大和增生，这也许是多种生长因子，如血小板源性生长因子（PDGF）、炎症细胞或上皮细胞释放的内皮素-1 刺激气道平滑肌的结果。

血管反应 哮喘患者气道黏膜血流增加，可能导致气道狭窄。由于生长因子尤其是血管内皮生长因子的血管增生作用，哮喘患者气道内血管数量增加。在炎症介质作用下，哮喘患者毛细血管后静脉发生渗漏，导致气道水肿，血浆渗进气道管腔。

黏液过度分泌 黏液分泌增加可导致黏液栓的形成并堵塞气道，尤其是致死性哮喘。大气道内可发生黏膜下腺体增生和上皮杯状细胞数量增加。在哮喘的实验模型中，IL-13 能诱导黏液过度分泌。

神经调节 自主神经调控的多种缺陷可能促进哮喘 AHR 的发生，但这些可能都是继发反应，而非原发性缺陷。胆碱能通路通过释放乙酰胆碱作用于毒蕈碱受体，导致支气管收缩，也可能在哮喘时被反射性激活。炎症介质可能激活感觉神经，导致反射性气管收缩或释放炎性神经肽。炎症产物也可能致敏气道上皮的感觉神经末梢，使其敏感性增加。神经营养因子可由气道内多种类型细胞（包括上皮细胞和肥大细胞）释放，可能导致气道感觉神经增生和增敏。气道神经也可能释放具有致炎作用的神经递质，如 P 物质。

气道重塑 已发现哮喘患者的气道可出现数种特征性的结构改变，这些改变可能导致气道不可逆性狭窄。人群研究显示，随时间推移，哮喘患者较正常人的肺功能下降更为显著；但大多数患者如果接受适当的治疗，可维持正常或接近正常的肺功能。

一小部分哮喘患者会出现肺功能加速下降，他们通常患有更严重的疾病。有证据表明，早期使用 ICS 可能能延缓肺功能下降。结构改变的特征是气道平滑肌增加、纤维化、血管再生和黏液增生。

生理学 气流受限的主要原因是支气管收缩，但气道水肿、血管充血和渗出物导致的管腔闭塞也是原因之一。最终导致第 1 秒用力呼气容量（FEV_1）、FEV_1/用力肺活量（FVC）、峰流量（PEF）下降，同时气道阻力增加。外周气道早期关闭导致肺过度充气（气体陷闭）和残气量增加，尤其是在急性加重和严重持续性哮喘中。更严重的哮喘可出现通气量降低、肺血流量增加，导致通气/灌注比例失调和支气管充血。

通气功能衰竭非常罕见，即便在严重哮喘患者，通常也会由于通气增加而使得动脉血 PCO_2 降低。

气道高反应性 AHR 是哮喘的特征性生理异常，反映了气道对多种吸入性刺激物产生的过度支气管收缩，这些吸入物对正常气道不起作用。AHR 增加与哮喘症状的发作频率相关，因此，治疗的重点之一就是减轻 AHR。支气管收缩药反应增加可见于直接支气管收缩药，如组胺和乙酰胆碱可收缩气道平滑肌，也可特征性见于许多由肥大细胞或激活的感觉神经释放的间接刺激。大多数哮喘症状的诱因为间接作用，包括变应原、运动、过度通气、雾霾（通过激活肥大细胞）、刺激性灰尘和二氧化硫（通过胆碱能神经反射）。

临床特点和诊断

哮喘的特征性症状为喘息、呼吸困难和咳嗽，自发或经治疗后可改变。症状可在夜间加重，典型患者会在凌晨醒来。患者可能会主诉吸不进气。某些患者黏液分泌增加，且痰液黏稠不易咳出。还有的患者可能有过度通气，辅助呼吸肌参与通气。通常哮喘发作前有前驱症状，如下巴瘙痒、肩胛骨之间的不适、莫名的恐惧（厄运来袭）。

典型的体征是吸气和呼气（更为显著）费力，遍布胸腔的干啰音，可能伴随过度通气。某些患者，尤其是儿童，可能主要表现为干咳（咳嗽变异型哮喘）。哮喘控制良好时可能没有任何异常体征。

诊断

哮喘的诊断通常是由症状的可变性和间歇性气道阻塞来判断，但必须通过客观的肺功能测量来确诊。

肺功能检测 简单的肺功能检测即可确定气流受限，表现为 FEV_1、FEV_1/FVC 和 PEF 下降（图 5-6）。气道可逆性定义为吸入短效 β_2 受体激动药 15 分钟后或某些患者经 2～4 周的口服糖皮质激素（泼尼松或泼尼松龙 30～40 mg/d）治疗后，FEV_1 增加 12% 或 200 ml 以上。每日两次测量 PEF 可确定气流受限的昼夜变化。流量容积曲线显示峰流量和最大呼吸流量减少。通常没有必要做进一步的肺功能检查，但全身体积描记通常表现为气道阻力增加，也可能伴随肺总量和残气量增加。气体弥散功能通常是正常的，但在某些患者可能有少量气体交换增加。

气道反应性 气道反应性增加通常是乙酰胆碱或组胺刺激后计算 FEV_1 下降 20%（PC_{20}）来测量。这在临床实践中很少用到，但可用于肺功能正常的慢性咳嗽患者的鉴别诊断。如果有明显的 EIA 病史，偶尔也会进行运动试验以明确有无运动后支气管收缩。变应原试验基本没有必要，仅用于特殊的职业接触需要被识别的情况，且需专门人员操作。

血液检测 血液检测通常用处不大。某些患者可检测吸入变应原后［放射变应原吸附检测（RAST）］血清总 IgE 和特异性 IgE。

影像学 胸部 X 线检查通常是正常的，但在严重患者中可见肺过度充气。在急性加重期，可能发现气胸。在支气管肺曲霉菌病患者中，肺部阴影通常提示肺炎或嗜酸性粒细胞浸润。重症哮喘患者中，高分辨率 CT 可能显示区域性支气管扩张，支气管管壁增厚，但这些改变不足以诊断哮喘。

皮肤检测 常见吸入变应原（尘螨、猫毛、花粉）

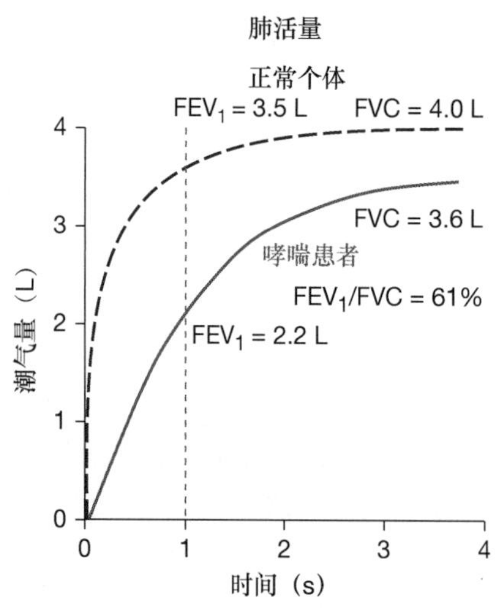

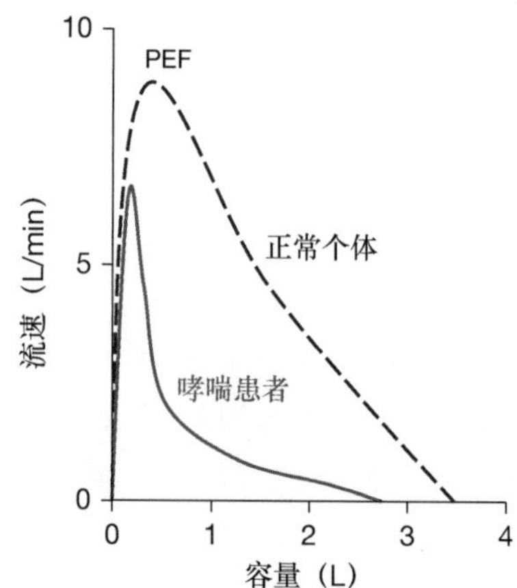

图 5-6 哮喘患者与正常个体的肺活量和流速-容量环对比。第 1 秒用力呼气容量（FEV_1）下降，但用力肺活量（FVC）下降不明显，导致 FEV_1/FVC 比率下降（<70%）。流速-容量环显示呼气峰流速下降，典型的曲线凹陷切迹提示广泛的气流阻塞

的皮肤点刺试验在过敏性哮喘患者中为阳性，而内源性哮喘中阴性，但无益于诊断。皮肤反应阳性可能有助于说服患者避免接触变应原。

呼出气一氧化氮（F_eNO） F_eNO 目前是一种气道炎症的无创检测手段。典型哮喘患者中升高的 F_eNO 在使用吸入性糖皮质激素后会降低，因此可作为治疗反应的检测。这种检测也有助于发现抗炎治疗不充分的患者及评价 ICS 的降阶梯滴定治疗。然而，在未经选择患者的研究中，该检测并未明显改善临床结局，因此更适合于哮喘控制不佳的患者。

鉴别诊断 通常不难将哮喘与其他引起喘息和呼吸困难的情况相鉴别。肿瘤或喉头水肿引起的上气道阻塞可类似重症哮喘发作，但此类患者喘鸣音局限于大气道。流量-容量环显示吸气和呼气流量均降低可以帮助明确诊断，支气管镜检查可显示上气道狭窄部位。胸部某处的持续喘鸣可能提示异物堵塞支气管。左心衰竭也可能表现出哮喘样喘鸣，但与哮喘不同的是，它可出现基底部湿啰音。声带功能障碍也与哮喘类似，实际上被认为是一种癔症转化综合征。

嗜酸细胞性肺炎和系统性血管炎，包括 Churg-Strauss 综合征和结节性多动脉炎，可能伴有喘息。慢性阻塞性肺疾病（COPD）通常很容易与哮喘相鉴别，因为症状变化少、从来不能完全缓解、对支气管扩张药的可逆性反应低得多（或没有反应）。约 10% 的 COPD 患者表现出哮喘的特征，如痰中嗜酸性粒细胞增加、对口服糖皮质激素（OCS）治疗有效；这些患者可能同时患有这两种疾病。

治疗 支气管哮喘

哮喘的治疗简单明了，大部分患者都由内科医师或家庭医生给予安全有效的治疗。表 5-2 给出了哮喘的治疗目标。治疗重点是药物治疗，但同时应使用一些非药物辅助治疗。治疗哮喘的主要药物可分为通过松弛气道平滑肌快速缓解症状的支气管扩张药和抑制炎症过程的控制剂。

支气管扩张药治疗

支气管扩张药主要作用于气道平滑肌以逆转哮喘患者的支气管收缩。它可以快速缓解症状，但对炎症过程几乎没有作用。因此，支气管扩张药不足以控制哮喘症状持续存在的患者。目前使用的支气管扩张药分为三种：$β_2$ 受体激动药、抗胆碱能药和茶碱，其中的 $β_2$ 受体激动药最为有效。

表 5-2 哮喘的治疗目标

- 最少的（最好没有）慢性症状，包括夜间症状
- 最少的（很少）急性发作
- 没有急诊就医
- 最少（最好不）使用 $β_2$ 受体激动药
- 无活动受限，包括运动
- PEF 昼夜变异率<20%
- （接近）正常的峰流量
- 最少的（或没有）药物副作用

缩写：PEF，呼气峰流量

$β_2$ 受体激动药 $β_2$ 受体激动药可活化广泛表达于气道的 $β_2$ 肾上腺素受体。$β_2$ 受体激动药通过刺激 G 蛋白偶联腺苷酸环化酶，增加细胞内环磷酸腺苷（AMP）的水平，松弛平滑肌细胞和抑制某些炎症细胞，尤其是肥大细胞。

作用模式 $β_2$ 受体激动药的主要作用是松弛所有气道的平滑肌细胞，作为功能性拮抗药，它可以逆转和预防所有支气管收缩药引起的气道平滑肌细胞收缩。这种广泛的作用解释了它们在治疗哮喘中强大的支气管舒张作用。$β_2$ 受体激动药还有一些非支气管扩张药作用，包括抑制肥大细胞释放介质、减少血浆渗出、抑制感觉神经激活。炎症细胞表达少量的 $β_2$ 受体，但 $β_2$ 受体激动药的激活会快速下调受体水平，因此，与糖皮质激素相比，它对气道炎症细胞没有影响，不能降低 AHR。

临床应用 $β_2$ 受体激动药通常通过吸入给药以减少副作用。短效 $β_2$ 受体激动药（SABA），如沙丁胺醇和特布他林，可持续作用 3～6 小时。它们能快速起效，扩张支气管，因此在缓解症状时使用。SABA 用量增加提示哮喘控制不佳。运动前使用也可有效预防 EIA。通过喷雾器或定量雾化吸入器可吸入大剂量 SABA。长效 $β_2$ 受体激动药（LABA）包括沙美特罗和福莫特罗，它们的持续作用时间超过 12 小时，每天 2 次吸入给药；茚达特罗每天给药 1 次。LABA 已经取代了 SABA 的常规使用，但 LABA 应该联合 ICS 使用，因为它们并不能控制潜在的炎症反应。当与 ICS 联合使用时，它们确实能改善哮喘控制情况，减少急性发作，使得哮喘在低剂量糖皮质激素下就得到控制。上述结果证明糖皮质激素和 LABA 的复合吸入剂能有效控制哮喘，因此已被广泛使用。

副作用 吸入性 $β_2$ 受体激动药通常不会产生严

重副作用。最常见的副作用是肌肉震颤和心悸，在老年患者中多见。由于骨骼肌细胞摄取钾增加，血浆中钾离子会轻度下降，但通常不会引起任何临床问题。

耐受性 长期使用激动药时均需考虑耐受性的问题，虽然存在 β_2 受体的下调，但由于气道平滑肌有大量的受体储备，所以并不会降低支气管扩张药的作用。相反，肥大细胞迅速耐受，但联合使用ICS可预防该现象。

安全性 β_2 受体激动药的安全性是一个重要的问题。哮喘死亡率与SABA使用剂量具有相关性，但进一步分析发现，挽救性使用更高剂量的SABA说明哮喘控制不佳，而这本就是哮喘死亡的危险因素。LABA使用相关的死亡率轻度升高与未联合使用ICS有关，因为LABA对潜在的炎症反应无效。这说明了使用LABA联合ICS的重要性，最简易的方法是吸入复合制剂。

抗胆碱能药物 毒蕈碱受体拮抗药，如异丙托溴铵，能阻止胆碱能神经诱发的支气管收缩和黏液分泌。其作用弱于 β_2 受体激动药，因为它们仅仅抑制胆碱能神经反射引起的支气管收缩，而 β_2 激动药能抑制所有支气管收缩机制。抗胆碱能药物，包括每日用的噻托溴铵，可作为哮喘患者在ICS和LABA联合制剂之外的附加扩张支气管治疗药物。在治疗急性重症哮喘时，可通过喷雾器大剂量给药，但一定在 β_2 受体激动药给药之后使用，因为它们的支气管舒张作用起效较慢。

由于该药几乎没有全身吸收，所以副作用通常不是问题。最常见的副作用是口干；老年患者中可能出现尿潴留和青光眼。

茶碱 几年前茶碱被广泛用作口服支气管扩张药，原因是价格便宜。由于副作用常见，同时 β_2 受体激动药作为支气管扩张药更为有效，现在它已失去优势了。茶碱的支气管舒张作用是由于它抑制气道平滑肌细胞的磷酸二酯酶，增加环磷酸腺苷，但治疗剂量的茶碱常常由于抑制磷酸二酯酶而产生副作用。越来越多的证据表明，低剂量茶碱可能通过不同的分子机制产生抗炎作用。茶碱激活关键的核内组蛋白去乙酰化酶2（HDAC2），这是关闭活化炎症基因的主要机制，以降低重症哮喘对糖皮质激素的不敏感性。

临床应用 口服茶碱剂型通常为缓释剂，每日1次或2次给药，这比普通茶碱片能维持更稳定的血药浓度。它可作为辅助的支气管扩张药用于重症哮喘患者，维持血药浓度在10～20 mg/L，当然这个浓度也会引起副作用。低剂量的茶碱，血药浓度在5～10 mg/L，能加强ICS作用，在重症患者中尤其有效。事实上，茶碱减量的过程往往导致这些患者哮喘症状的恶化。低剂量茶碱的耐受性较好。静脉用氨茶碱（一种茶碱的可溶性盐）曾用于治疗重症哮喘，但现在已经基本被更有效、副作用更小的大剂量吸入性SABA所取代。氨茶碱（缓慢静脉滴注）仅用于SABA难以控制的急性重症哮喘。

副作用 口服茶碱吸收好，主要在肝灭活。副作用与血药浓度相关，监测血药浓度是决定正确剂量的有效手段。最常见的副作用是与抑制磷酸二酯酶有关的恶心、呕吐和头痛。利尿和心悸也可能发生，高浓度时会因腺苷 A_1 受体拮抗而出现心律失常、癫痫发作，甚至死亡。茶碱的副作用与血药浓度相关，血药浓度低于10 mg/L时几乎不会出现副作用。茶碱通过肝CYP450代谢，因此抑制CYP450的药物，如红霉素和别嘌呤醇，可能会引起茶碱血药浓度增加。其他药物也可能通过其他机制降低茶碱的清除而导致血药浓度增加（表5-3）。

控制药物

吸入性糖皮质激素 吸入性糖皮质激素（ICS）是目前为止最有效的哮喘控制药物，它们的早期使用革命性地改变了哮喘的治疗方式。

表5-3 影响茶碱清除的因素
增加清除
• 酶诱导（利福平、苯巴比妥、酒精）
• 吸烟（烟草、大麻）
• 高蛋白、低碳水化合物饮食
• 烤肉
• 儿童
减少清除
• 酶抑制（甲氰咪胍、红霉素、环丙沙星、别嘌呤醇、齐留通、扎鲁斯特）
• 充血性心力衰竭
• 肝疾病
• 肺炎
• 病毒感染和接种疫苗
• 高碳水化合物饮食
• 高龄

作用模式 ICS是哮喘治疗中最有效的抗炎药物，既能减少炎症细胞的数量也可以降低其在气道内的活化。ICS减少气道及痰液中嗜酸性粒细胞的数量和气道黏膜中活化T淋巴细胞及肥大细胞的数量。在ICS的长期治疗中，这些作用可能减轻AHR。

糖皮质激素作用的分子机制涉及炎症过程的几个方面。其主要作用是关闭多个编码炎症蛋白（如细胞因子、趋化因子、黏附分子和炎症酶）活化基因的转录。这种效应涉及多种机制，包括抑制NF-κB转录因子，但一个重要的机制是招募HDAC2至炎症基因复合物，逆转组蛋白乙酰化相关的基因转录增加。糖皮质激素也能激活抗炎基因，如丝裂原活化蛋白（MAP）激酶磷酸酶-1，增加β_2受体表达。糖皮质激素的大多数代谢和内分泌副作用也是通过转录活化介导的。

临床应用 ICS是目前为止控制所有严重程度和年龄段哮喘的最有效药物。ICS通常每日给药2次，但某些轻症患者每日1次也是有效的。ICS快速改善哮喘症状，肺功能改善需要几天时间。它们能有效预防哮喘发作，如EIA和夜间发作，也能防止严重发作。ICS能降低AHR，但通常需要数月治疗后才能达到最大程度的改善。ICS早期治疗可以预防慢性哮喘的气道功能不可逆改变。停用ICS导致哮喘的缓慢恶化，提示它们抑制炎症和症状发作，但不能治愈哮喘。ICS目前是持续性哮喘的一线治疗药物，但如果低剂量不能控制症状，下一步通常需要加用LABA。

副作用 局部副作用包括声音嘶哑（发声困难）和口腔念珠菌感染，通过使用大容量储物罐可以减少该副作用。曾有人担心从肺吸收会引起全身副作用，但大量研究表明ICS的全身副作用极少（图5-7）。在最高推荐剂量时，可能会部分抑制血浆和尿液皮质醇浓度，但没有足够的证据表明长期使用会导致儿童生长受限或成人骨质疏松。ICS确实有效地控制哮喘，缩短了OCS的疗程，因此也降低了ICS的全身暴露。

系统性糖皮质激素 虽然有研究表明OCS同样有效并更易于给药，静脉糖皮质激素（氢化可的松或甲泼尼龙）常用于治疗急性重症哮喘。哮喘急性发作需要使用一个疗程的OCS（通常是泼尼松或泼尼松龙30～45 mg/d，持续5～10天），无需减量。约1%的哮喘患者需要OCS维持治疗，需要确定维持症状控制的最低剂量。全身副作用可能是主要问题，包括向心性肥胖、痤疮、骨质疏松、糖尿病、高血压、消化道溃疡、近端肌病、抑郁和白内障，如果副作用明显则需要考虑非糖皮质激素治疗。如果患者主要靠OCS治疗，绝经后女性应监测骨密度，如果发现骨密度减低则需要加用双膦酸盐或雌激素预防性治疗。偶尔对依从性差的患者可以肌内注射长效曲安奈德，但需要关注近端肌病的发生。

抗白三烯药物 半胱氨酸-白三烯是强效支气管收缩药，可导致微血管渗漏并通过激活cys-LT_1受体加重嗜酸性粒细胞炎症。哮喘患者中的这些炎症介质主要由肥大细胞产生，其次是嗜酸性粒细胞。抗白三烯药物，如孟鲁司特钠，阻断cys-LT_1受体，在哮喘患者中产生中度的临床效果。在控制哮喘和减少气道炎症方面，它们比ICS有效性稍差，但在

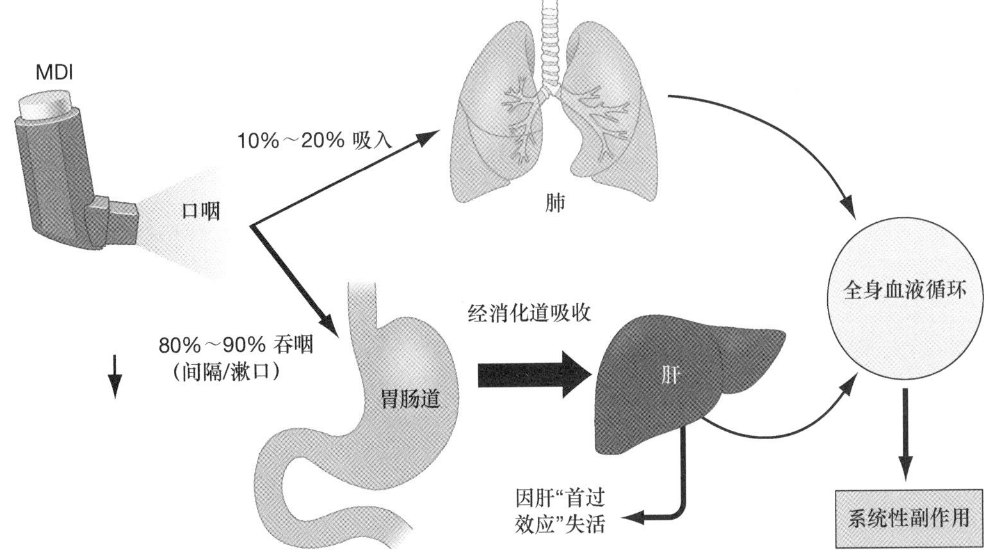

图 5-7 吸入糖皮质激素的药代动力学。MDI：定量气雾器

一些低剂量 ICS 控制较差的患者中作为辅助治疗非常有效，尽管比 LABA 效果稍差。抗白三烯药物通过口服给药，每天 1 次或 2 次耐受性良好。一些患者对白三烯拮抗药反应优于其他患者，但尚未明确与白三烯途径相关的基因差异。

克米罗　色甘酸钠和尼多考米钠是抑制肥大细胞和感觉神经活化的哮喘控制药物，能有效阻断 EIA、变应原和二氧化硫等诱因引发的哮喘。由于作用持续时间短（至少每天吸入 4 次），克米罗在哮喘长期控制方面相对获益较少，但非常安全，在儿童哮喘的治疗中很受欢迎。当然目前首选仍然是更安全有效的低剂量 ICS。

非类固醇激素治疗　如果重症哮喘患者使用 OCS 出现严重的副作用，可加用各种免疫调节治疗以减少激素用量。氨甲蝶呤、环孢素 A、硫唑嘌呤、金制剂和静注丙种球蛋白都曾被作为非类固醇激素方案，但没有任何一种治疗可长期获益，且每一种产生副作用的相对风险都较高。

抗 IgE　奥马珠单抗能中和循环中的 IgE 而不结合细胞结合的 IgE 封闭式抗体，从而抑制 IgE 介导的反应。已证明这种治疗能降低重症患者急性发作的次数，改善哮喘控制。然而，这种治疗非常昂贵，仅适用于最大剂量吸入剂仍控制不佳，且循环中 IgE 在指定范围的少数患者。患者需要经过 3～4 个月的治疗才能显示疗效。奥马珠单抗通常每 2～4 周皮下注射 1 次，似乎没有显著的副作用，偶尔可见过敏反应。

免疫治疗　使用提取花粉或尘螨注射的特异性免疫治疗在控制哮喘方面并不十分有效，且可能引起过敏反应。舌下给药可能减少副作用。因为缺乏临床有效性的证据，大多数哮喘治疗指南并不推荐。

其他疗法　某些患者比较喜爱非药物治疗，包括催眠、针灸、按摩、呼吸控制、瑜伽和洞穴疗法等。然而安慰剂对照研究显示，这些治疗均缺乏有效性，不能被推荐使用。然而，它们并不会对患者产生伤害，只要常规药物治疗继续，就可以辅助这些疗法。

治疗展望　研发新药难度很大，尤其是目前糖皮质激素和 β_2 受体激动药对大部分患者都如此有效的情况下。然而，针对全身糖皮质激素治疗有副作用的难治性哮喘患者仍需开发新药。除白三烯拮抗药外，特定介质的拮抗药在哮喘患者中几乎没有获益，疗效微弱，提示多种介质参与了哮喘。对于大剂量糖皮质激素但痰中嗜酸性粒细胞仍高的患者，抗 IL-5 抗体可减少急性发作。而抗 TNF-α 抗体在重症哮喘中无效。试用于临床的新型抗炎药物包括磷酸二酯酶-4、NF-κB、p38 MAP 激酶抑制剂。然而，这些作用于多种细胞的信号转导通路的药物可能有较大的副作用，只能吸入给药。使用变应原 T 细胞肽片段或 DNA 疫苗的更安全有效的免疫治疗也在研究之中。其他在研发的药物还包括细菌产物，如刺激 Th1 免疫细胞或调节 T 细胞的 CpG 寡核苷酸。

慢性哮喘的处理

慢性哮喘的治疗目标见表 5-2。通过家庭监测肺功能或呼气峰流速（PEF）建立客观的诊断非常重要。应避免接触哮喘加重的诱因，如变应原或职业试剂，而运动和雾霾等导致短暂症状的诱因提示需要更多的控制治疗。通过症状、夜间觉醒、缓解症状吸入剂的需求、活动受限和肺功能（表 5-4）评估哮喘控制情况非常重要。避免药物副作用和花费也很重要。目前有几种评估哮喘控制情况的调查问卷，如哮喘生活质量问卷（AQLQ）和哮喘控制测试（ACT）。

阶梯式治疗　对于轻症、间歇性哮喘患者，短效 β 激动药就可以满足需求（图 5-8）。然而，每周使用缓解药物超过 2 次提示需要控制药物。所用患者均可使用 ICS 每天 2 次。通常从中等剂量开始［如等效剂量的丙酸倍氯米松（BDP）200μg，每日 2 次］，如 3 个月后症状控制可减量。如果症状未控制，应加用 LABA，最好吸入复合制剂。应根据急救用吸入治疗的需求来决定控制药物的剂量。低剂量茶碱或白三烯拮抗药也可作为辅助治疗，但它

表 5-4　哮喘控制情况

特点	控制（以下所有）	部分控制	未控制
白天症状	无（≤2 次/周）	＞2 次/周	≥3 个部分控制的症状
活动受限	无	有	
夜间症状/觉醒	无	有	
需要缓解/急救治疗	无（≤2 次/周）	＞2 次/周	
肺功能（PEF 或 FEV_1）	正常	＜85% 预计值或个人最好值（如果知道的话）	

缩写：FEV_1，第 1 秒用力呼气容量；PEF，呼气峰流量

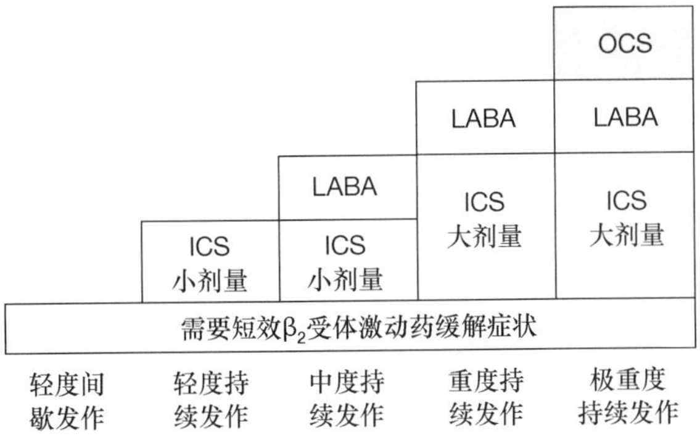

				OCS
			LABA	LABA
		LABA	ICS 大剂量	ICS 大剂量
	ICS 小剂量	ICS 小剂量		
需要短效β_2受体激动药缓解症状				
轻度间歇发作	轻度持续发作	中度持续发作	重度持续发作	极重度持续发作

图 5-8 根据哮喘的严重程度和症状控制能力阶梯式选择治疗方法。ICS，吸入性糖皮质激素；LABA，长效β_2受体激动药；OCS，口服糖皮质激素

们疗效不如LABA。重症哮喘患者，低剂量口服茶碱也是有效的。当出现不可逆性气道狭窄时，可尝试长效抗胆碱药物噻托溴铵。如果使用了推荐的最大量吸入剂而哮喘仍不能控制，需要检查患者的依从性和吸入技术。这些患者需要长期OCS治疗，应使用哮喘得以控制的最低剂量。偶尔可尝试将奥马珠单抗应用于控制不佳的激素依赖性哮喘。一旦哮喘控制，重要的是缓慢递减药量以找到控制症状的最佳剂量。

教育 哮喘患者需要了解如何使用药物，如何区分缓解症状药物和控制药物。教育能改善患者依从性，尤其是使用ICS的依从性。应培训所有患者正确使用吸入装置。尤其应培训他们如何识别哮喘加重及升级治疗。已证明书面行动计划可降低成人和儿童的住院率和发病率，在频繁加重的病情不稳定患者中特别推荐使用。

支气管哮喘急性加重

支气管哮喘急性加重让患者很恐惧，可能会危及生命。控制治疗的主要目标之一就是防止急性加重；在这方面，ICS和复合吸入制剂是非常有效的。

临床表现 患者感受到越来越严重的胸闷、喘息和呼吸困难，使用平素的缓解症状吸入剂症状却无法改善。在急性加重期，患者可能严重气短而不能说完整的一句话，可能出现发绀。查体常出现通气增加、过度充气和心动过速。可能出现奇脉，但临床意义不大。肺功能和PEF显著下降。吸空气的动脉血气分析提示低氧血症，由于过度通气$PaCO_2$通常偏低。正常或升高的$PaCO_2$提示即将出现呼吸衰竭，需要立即监测和治疗。胸片检查通常信息量不大，但可以显示肺炎或气胸。

治疗 急性重症哮喘

应通过面罩给予高浓度氧气使氧饱和度>90%。基本治疗是通过雾化器或带储物罐的定量气雾剂给予大剂量SABA。重症伴呼吸衰竭的患者，可以给予静脉β_2受体激动药。如果单独使用β_2受体激动药效果不佳，可加用抗胆碱能药物雾化吸入。吸入性治疗难以缓解的患者，缓慢输注氨茶碱可能有效，但监测血药浓度非常重要，尤其是已经口服茶碱治疗的患者。吸入β_2受体激动药同时加用硫酸镁静脉或雾化给药是有效的，相对耐受性好，但不是常规推荐。当$PaCO_2$正常或升高，提示即将发生呼吸衰竭的患者，需要预防性气管插管。呼吸衰竭的患者应气管插管和机械通气。这些患者如果对常规的支气管扩张药反应差，可能能从麻醉药（如氟烷）中获益。不要给镇静剂，因为会抑制通气。除非有肺炎迹象，否则不应常规使用抗生素。

特殊情况

难治性哮喘 虽然大多数哮喘患者病情经适当的药物治疗很容易控制，但仍有少数（5%～10%哮喘患者）即使使用最大剂量的吸入剂仍难以控制。这些患者中的一部分需要OCS维持治疗。在治疗这些患者时，发现和纠正可能引起哮喘加重的各种机制尤为重要。难治性哮喘有两种模式：部分患者虽然治疗方案合适，但症状持续存在、肺功能差，而另一部分患者可能肺功能正常或接近正常，但间歇性发作严重（有时危及生命的）哮喘。

机制 哮喘控制不佳最常见的原因就是服药依从性差，尤其是ICS。ICS的依从性差可能是因为患者不能从中感受到任何直接的临床获益或担心副作用。ICS的依从性很难监控，原因是没有有效的血浆指标，但检测NO呼出分数（F_eNO）可以发现这个问题。ICS与LABA联合给药能缓解症状，从而改善患者依从性。OCS的依从性可通过检测血浆皮质醇抑制程度和预期泼尼松/泼尼松龙血药浓度来判断。有几个因素可以使哮喘更加难以控制，包括暴露于高水平变应原环境或未知职业接触物。严重的鼻窦炎也可能使哮喘更加难以控制；上呼吸道疾病应积极治疗。某些药物，如β受体阻滞药、阿司匹林和其他环氧化酶（COX）抑制剂可能会加重哮喘。有些妇女出现严重的经期前哮喘恶化，并对糖皮质激素没有反应，需要孕激素或促性腺激素释放因子治疗。少数系统性疾病会使得哮喘更加难以控制，但甲状腺功能亢进症（甲亢）或甲状腺功能减退症（甲减）都可能加重哮喘症状，因此疑诊患者应进行相关检查。

难治性哮喘患者的气管镜活检研究发现了典型的嗜酸性粒细胞炎症模式，而其他患者主要表现为中性粒细胞模式。与轻度哮喘相比，Th1 细胞、Th17 细胞和 CD8 淋巴细胞表达增加，同时 TNF-α 表达增加。更常见的气道内结构改变包括纤维化、血管再生和气道平滑肌增厚。

激素抵抗型哮喘 少数哮喘患者对激素治疗反应不佳，可能有不同的分子异常影响糖皮质激素的抗炎作用。完全的糖皮质激素抵抗是非常罕见的，仅有不到 1/1000 的患者。完全激素抵抗型哮喘定义为大剂量口服泼尼松或泼尼松龙（40 mg/d 超过 2 周）治疗失败，最好是有一个 2 周的安慰剂匹配。更常见的是对糖皮质激素的反应性降低，需要 OCS 控制哮喘（激素依赖型哮喘）。糖皮质激素反应不佳的患者循环中的单核细胞和淋巴细胞对糖皮质激素的体外抗炎反应减弱，皮肤对目前使用的激素的热反应减弱。相关机制包括选择性剪接形式的糖皮质激素受体（GR）-β 增加，对激素反应的组蛋白乙酰化模式异常，IL-10 产生缺陷和 HDAC2 活性降低（如 COPD）。这些研究表明有多种机制作用于激素抵抗，这些机制是否由基因决定尚无定论。

脆性哮喘 某些患者尽管采取了适当的治疗，但仍表现出异常多变的肺功能。有些表现出持续的多变模式，可能需要口服糖皮质激素，或有时需要持续性输注 β_2 受体激动药（1 型脆性哮喘），而另一项肺功能正常或接近正常，但出现不可预知的急剧肺功能降低，甚至导致死亡（2 型脆性哮喘）。后者很难管理，因为他们对糖皮质激素反应不好，且哮喘恶化不能通过吸入支气管扩张药缓解。最有效的治疗方法是皮下注射肾上腺素，提示病情恶化可能是由于局部气道过敏反应性水肿。这些患者中的一部分可能对特定的食物过敏。应教会这些患者使用肾上腺素，并应随身携带相应的医疗警示。

治疗　难治性哮喘

从定义中可知，难治性哮喘是难以控制的。检查患者的依从性和吸入装置的正确使用、识别和消除任何潜在触发诱因都是很重要的。低剂量茶碱对某些患者可能有效，茶碱停药可导致多数患者病情恶化。这类患者中大部分需要维持口服激素治疗，要小心滴定剂量以确定能控制症状的最低剂量。非类固醇激素治疗几乎无效。奥马珠单抗对某些过敏性哮喘患者是有效的，尤其是频繁发作的患者。抗 TNF 治疗在重症哮喘中无效，不应使用。少数患者可以从输注 β_2 受体激动药中获益。这些患者目前消耗了大量的医疗资源，因此需要开发新型药物。

阿司匹林敏感型哮喘 一小部分（1%～5%）哮喘患者在使用阿司匹林和其他 COX 抑制剂后出现病情恶化，尽管这在严重案例及频繁住院的患者中更为常见。阿司匹林敏感型哮喘被定义为之前有常年鼻炎或鼻息肉的非特异性患者晚发的哮喘。即使是低剂量阿司匹林，也可引起典型的流涕、结膜充血、面部潮红和喘息。这是因为患者具有通过功能多态性的半胱氨酸-白三烯 C_4 合成酶增加半胱氨酸-白三烯产生的遗传易感性。COX 抑制剂诱发哮喘后，即便脱离该药，症状仍持续存在。应避免使用所有非选择性 COX 抑制剂，但需要抗炎性镇痛剂时，选择性 COX2 抑制剂是安全的。阿司匹林敏感型哮喘对常规的 ICS 治疗有反应。虽然抗白三烯药物对这些患者也应该有效，但疗效并不如对过敏性哮喘患者更好。偶尔需要阿司匹林脱敏治疗，但必须在专门的中心进行。

老年哮喘 哮喘可发病于任何年龄，包括老年患者。治疗原则与其他哮喘患者相同，但治疗的副作用可能是一个问题，包括 β_2 受体激动药引起的肌肉震颤和 ICS 引起的全身副作用。这个年龄组的合并疾病更多，需要考虑药物之间的相互作用，如 β_2 受体阻滞药、COX 抑制剂和可能影响茶碱代谢的药物。COPD 在老年患者中更常见，可以与哮喘并存。试验性 OCS 治疗对检测激素敏感性可能是非常有用的。

妊娠 大约有 1/3 的哮喘患者在怀孕期间病情得到改善，1/3 恶化，1/3 没有变化。保持哮喘控制良好非常重要，因为控制不佳可能导致胎儿发育不良。依从性可能是个问题，因为患者常常会担心平喘药物影响胎儿发育。这些药物已经用于哮喘的治疗很多年，目前已被证实是安全的，不会引起胎儿畸形。相关药物包括 SABA、ICS 和茶碱；而新型药物，如 LABA、抗白三烯药物和抗 IgE 的安全信息较少。如果需要使用 OCS，应选择泼尼松而非泼尼松龙，因为前者不能由婴儿的肝转化为活性泼尼松龙，从而保护胎儿不受糖皮质激素的全身作用影响。哺乳期使用这些药物没有任何禁忌。

吸烟 约20%的哮喘患者吸烟，这可能在几个方面影响哮喘。与非吸烟患者相比，吸烟的哮喘患者疾病更严重，住院频率更高，肺功能下降更快，死亡风险更高。有证据表明，吸烟通过降低HDAC2干扰糖皮质激素的抗炎作用，因此需要更大剂量激素才能控制哮喘。戒烟能改善肺功能，降低激素抵抗，因此，应积极劝导患者戒烟。一些患者报告在他们首次戒烟时出现短暂的哮喘恶化，这可能是由于失去了香烟烟雾中NO的支气管舒张效应。

手术 如果哮喘控制良好，全身麻醉和气管插管没有禁忌。使用OCS治疗的患者会有肾上腺抑制，术前应增加OCS剂量。FEV_1＜80%正常值的患者也应该在术前给予一次OCS。大剂量糖皮质激素维持治疗可能是手术禁忌，因为会增加感染和伤口愈合延迟风险。

支气管肺曲霉菌病 支气管肺曲霉菌病（BPA）并不常见，是由于吸入烟曲霉孢子（偶尔也可能是其他曲霉）引起的肺过敏反应。烟曲霉的皮肤点刺试验通常是阳性的，而血清曲霉沉淀素水平较低或检测不到。BPA的典型改变为嗜酸性粒细胞在肺内的浸润，尤其是上叶。气道被富含嗜酸性粒细胞的黏液堵塞，患者可能会咳出棕色痰栓和咯血。如果不用激素治疗，BPA可能会导致支气管扩张，尤其是影响到中央气道。哮喘用常规的ICS方法控制，但如果发现加重迹象或肺部阴影，则需要给予OCS治疗。口服伊曲康唑抗真菌治疗可以预防病情恶化。

第六章　过敏性肺炎和肺嗜酸性粒细胞浸润症

Hypersensitivity Pneumonitis and Pulmonary Infiltrates with Eosinophilia

Praveen Akuthota，Michael E. Wechsler　著
（柳亚慧　译　上官红　校）

过敏性肺炎

引言和定义

过敏性肺炎（hypersensitivity pneumonitis，HP），也指外源性过敏性肺泡炎，是指吸入各种具有抗原性的物质后出现肺泡和小气道炎症反应的肺部疾病，可表现为各种呼吸系统的症状，伴发热、疲劳等全身表现。吸入性抗原对人体产生致敏作用，导致人体循环系统中产生特异性IgG抗体。致敏作用对于过敏性肺炎的发展必不可少，但是许多致敏的个体并未发展为过敏性肺炎，故仅存在致敏作用并不足以作为过敏性肺炎的定义性特征。过敏性肺炎的发病率和患病率各不相同，这取决于被研究的队列的地域、职业、爱好和环境等因素。但是目前尚不明确为何吸烟者发展为过敏性肺炎的风险较低。

变应原

过敏性肺炎可由多种潜在的吸入性抗原导致（图6-1）。在已阐述的与过敏性肺炎相关的各种抗原和环境条件中，每一种特殊形式的过敏性肺炎都有许多别名。真菌、细菌、分枝杆菌、鸟源和化学来源的抗原等都参与了过敏性肺炎的致病。

表6-1　过敏性肺炎举例

疾病	抗原	来源
农业/食品加工		
农民肺	嗜热放线菌（例如糖多孢菌）；真菌	谷物、发霉的干草或青贮饲养
蔗尘肺	嗜热放线菌	甘蔗
奶酪清洗工肺	乳酪青霉；棒曲霉	奶酪
咖啡肺	咖啡豆粉尘	咖啡豆
麦芽肺	曲霉属菌	大麦
米勒肺	小麦象鼻虫	小麦粉
蘑菇肺	嗜热放线菌；蘑菇孢子	蘑菇
马铃薯肺	嗜热放线菌；曲霉属菌	马铃薯周围发霉的干草
烟草肺	曲霉属菌	烟草
红酒肺	灰霉菌	葡萄
鸟类和其他动物		
饲鸟者肺（也可以用特定鸟类暴露命名）	长尾鹦鹉、鸽子、虎皮鹦鹉产生的蛋白质	鸟类羽毛、粪便、血清蛋白
鸭热病	鸭羽毛、血清蛋白	鸭
鱼粉肺	鱼粉粉尘	鱼粉
皮毛肺	动物毛粉尘	动物毛
实验室工人肺	大鼠尿、血清、毛	实验室大鼠
脑垂体后叶粉吸入肺	动物蛋白	牛或猪垂体后叶粉
禽类饲养工肺	鸡血清蛋白	鸡
火鸡处理病	火鸡血清蛋白	火鸡

表 6-1 过敏性肺炎举例（续）		
疾病	抗原	来源
其他职业和环境暴露		
化工者肺	异氰酸酯	聚氨酯发泡塑料、清漆、漆器
清洁工肺	枯草芽孢杆菌酶	清洁剂
热水浴缸肺	枝孢属菌；鸟型结核分枝杆菌	污染的水，天花板的霉菌
湿热病（空调肺）	几种微生物，包括出芽短梗霉、白念珠菌、嗜热放线菌、产酸克雷伯菌、尾刺耐格里原虫	加湿器和空调（污染的水）
机械操作者肺	假单胞属菌；分枝杆菌属菌	金属加工液
桑拿肺	短梗霉属菌；其他抗原	桑拿水
软木尘肺	光孢青霉、链孢雷菌	软木屑
夏季型肺炎	皮状丝孢酵母	屋尘螨、鸟类粪便
木工肺	链格孢属菌；枯草芽孢杆菌	橡树、杉树、松树、桃花心木属粉尘

在美国，具有特定风险的个体类别包括农民、饲鸟者、工人和热水浴缸使用者等。农民肺的发生是由于暴露于几种可能的细菌或真菌抗原中的一种而导致的，例如谷物、发霉的干草或青贮饲料，其中潜在的抗原包括嗜热放线菌或曲霉菌属。对于自述在家中饲养鸟类的患者，饲鸟者肺必须纳入考虑。饲鸟者肺是由于羽毛、粪便和血清蛋白等抗原的暴露而导致。鸟类相关职业暴露也可能导致过敏性肺炎，已发现禽类饲养者肺存在职业暴露史。化工者肺是由于暴露于职业性化学抗原例如二苯甲烷二异氰酸盐和甲苯二异氰酸酯等而发生。分枝杆菌可以导致过敏性肺炎，但是并不是直接引起感染，这一现象是在热水浴缸使用者和过敏性肺炎患者中发现的，可能与金属加工液有关。

病理生理学

过敏性肺炎的病理生理学研究尚未深入到免疫学水平，目前认为过敏性肺炎是一种免疫介导的疾病，它是人体对足够小的可沉积于远端气道和肺泡的吸入性抗原发生的反应。从淋巴细胞方面来看，过敏性肺炎可被归类为一种伴随 Th1 炎症反应的疾病。然而，大量证据表明 Th17 细胞亚群也可能参与过敏性肺炎的病理生理学过程。尽管过敏性肺炎抗特异性抗原的 IgG 抗体的存在提示在过敏性肺炎病理生理学过程中适应性免疫占据主导地位，但是固有免疫也可能发挥着重要的作用。这是通过观察过敏性肺炎中 Toll 样受体和下游信号蛋白例如 MyD88 等被激活而被确认的。尽管尚不明确过敏性肺炎的遗传基础，但是在一些研究队列中观察到，参与抗原加工和递呈的基因的多态性与过敏性肺炎相关，包括 TAP1 和主要组织相容性复合体Ⅱ。

临床表现

根据患者的异质性、抗原的多样性、抗原暴露的强度和持续时间的不同，过敏性肺炎可出现不同的表现。传统上过敏性肺炎被分为急性、亚急性和慢性过敏性肺炎，但是这些分类在概括其差异性方面有待完善。急性过敏性肺炎通常在暴露于刺激性抗原 4～8 h 后发病，反应通常较强烈。全身症状（包括发热、寒战和乏力等）表现明显，常伴呼吸困难。一旦脱离抗原，症状会在几小时至几天之内缓解。由于持续的抗原暴露，亚急性过敏性肺炎的呼吸系统症状和全身症状会在几周之内缓慢进展。急性过敏性肺炎反复急性加重也会出现类似的表现。尽管亚急性过敏性肺炎呼吸系统损害可能相当严重，但是脱离抗原后症状也会得到缓解。与急性过敏性肺炎相比，亚急性过敏性肺炎的病程较缓慢，大约几周至几月不等。而慢性过敏性肺炎症状的进展则比亚急性过敏性肺炎更缓慢，可能出现的症状包括进行性呼吸困难、咳嗽、乏力、体重减轻和杵状指（趾）等。慢性过敏性肺炎发病隐匿且通常缺乏类似于急性过敏性肺炎的发作史，这使得慢性过敏性肺炎的诊断变得十分困难。与其他的过敏性肺炎不同，慢性过敏性肺炎通常存在不可逆的呼吸系统损害，即使患者脱离抗原，这些表现也不会得到改善。过敏性肺炎可以发展至低氧血症型呼吸衰竭，这也见于特发性肺纤维化。由于暴露于鸟类抗原，纤维性肺疾病也可作为过敏性肺炎的一个可能的特征，而“农民肺”则可能出现肺气肿的表型。

这种急性、亚急性、慢性过敏性肺炎的分类方法无法完全涵盖过敏性肺炎。过敏性肺炎研究小组在聚类分析中发现，过敏性肺炎的队列最好采用二分类描述，即一组以复发的全身症状或体征为特征，另一组以加重的呼吸系统表现为特征。

过敏性肺炎的临床表现多变，预后也是如此。如果可以成功脱离抗原，未进展为慢性肺部疾病的过敏性肺炎预后较好，症状也会得到缓解。然而，引起肺纤维化的慢性过敏性肺炎预后较差，病程较长的鸽子肺患者的死亡率与特发性肺纤维化相似。

诊断

目前尚无公认的过敏性肺炎的诊断标准，其诊断多依赖于与呼吸系统表现和全身症状有关的抗原暴露史。此外，应该仔细采集职业或住宅暴露史，如有必要，临床医生应亲自到工作或居住环境考察。对患者进行的病史采集也要考虑到患者的地域和职业特点。若根据病史患者可疑罹患过敏性肺炎，那么下一步的重点主要是利用胸部影像学、肺功能检查、血清学检查、支气管镜检查或肺活检（如有必要）等检测人体对吸入抗原的免疫学和生理学等方面的反应。

胸部影像学 过敏性肺炎的胸部X线表现常缺乏特异性，有时甚至没有可辨别的异常表现。急性和亚急性过敏性肺炎病例中，病变的出现可能比较短暂，可表现为不明原因的小结节不透明影或磨玻璃影。脱离抗原之后胸部X线的异常表现通常会缓解，但是缓解所需要的时间长短不一。慢性过敏性肺炎胸部X线的异常表现多为纤维变性且难以和特发性肺纤维化相鉴别。

由于高分辨率CT（HRCT）的普及，它现在已成为过敏性肺炎诊断的重要手段。急性过敏性肺炎的HRCT表现可能正常，这是由于抗原暴露与出现影像学改变之间存在时间差。除此之外，由于急性过敏性肺炎的表现多为一过性，故一般不将HRCT作为常规检查手段。磨玻璃影是亚急性过敏性肺炎的特征性表现，通常为小叶中心性结节。呼出气影像可表现为空气潴留征，这可能是由于小气道受累导致（图6-1）。网格样改变和牵拉性支气管扩张可见于慢性过敏性肺炎。与特发性肺纤维化相似的胸膜下蜂窝肺可见于进展期过敏性肺炎患者，但有一点不同的是过敏性肺炎常无肺底受累的表现。

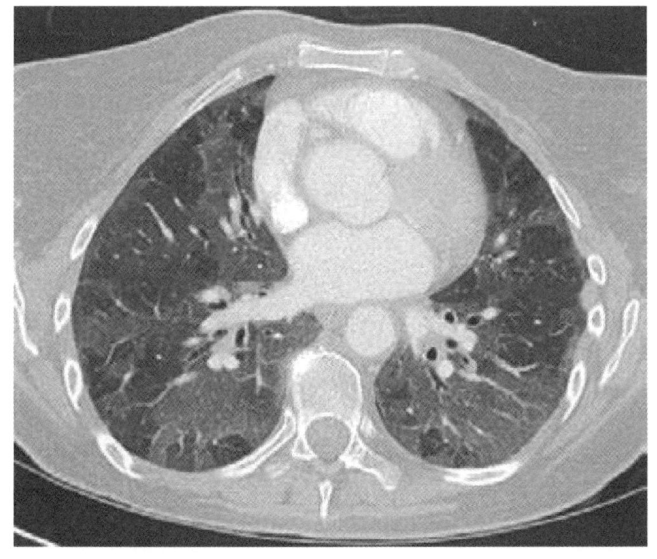

图6-1 亚急性过敏性肺炎患者胸部CT扫描可见双侧散在的磨玻璃浸润影与空气潴留形成的马赛克征。该患者罹患饲鸟者肺。（*Courtesy of TJ Gross; with permission.*）

肺功能检查 过敏性肺炎患者行肺功能检查可出现限制性或阻塞性通气功能障碍，故肺功能检查结果在过敏性肺炎中并无诊断价值。但是它对于检测个体生理功能的损害情况，评估个体对脱离抗原和（或）接受糖皮质激素治疗的反应仍有重要作用。过敏性肺炎患者肺一氧化碳弥散量显著下降，尤其是慢性过敏性肺炎伴肺实质纤维变性的患者下降更明显。

血清沉淀素 特异性抗原的IgG抗体沉淀检验阳性是诊断过敏性肺炎的一个必要非充分条件。但是，仅仅抗体沉淀试验阳性并不足以诊断为过敏性肺炎，因为许多无症状的抗原高水平暴露的个体血清沉淀素也呈阳性，例如农民和养鸽者。还有一点值得注意的是，由于检测所用的抗原只占环境中所有潜在抗原的极其小的一部分，故特异性血清沉淀素检测试验容易出现假阴性。

支气管镜检查 支气管镜检查联合支气管肺泡灌洗检查可用于评估过敏性肺炎。尽管缺乏特异性表现，支气管肺泡灌洗液淋巴细胞增多是过敏性肺炎的特征之一。然而对于吸烟者来说，支气管肺泡灌洗液淋巴细胞增多的临界值应该稍微放低，因为吸烟本身会导致淋巴细胞比例降低。大多数过敏性肺炎患者$CD4^+$/$CD8^+$淋巴细胞比值小于1，但这类非特异性表现在诊断过敏性肺炎方面价值有限。

肺活检 可以通过支气管镜检查获得肺组织标本，或手术方法（胸腔镜或开胸手术）获得保存更完好的样本。已接受支气管肺泡灌洗检查的患者，并不一定需要组织标本来确立过敏性肺炎的诊断，但是有时肺活检对于某些特定医疗环境来说很有必要。过敏性肺炎的常见病理特征是小气道周围存在非干酪性肉芽肿（图6-2）。肺结节病中非干酪性肉芽肿的边界较清楚，而过敏性肺炎中的结节结构疏松，边界不清。淋巴细胞为主的混合细胞浸润通常在肺泡和间质中呈斑片状分布。此外通常可观察到支气管炎及组织渗出。肺活检也可能出现纤维化，尤其是疾病已进展至慢性期的患者。纤维性改变可呈局灶性或弥漫性，进展期病例病理改变会加重，甚至出现蜂窝肺的表现，类似于特发性肺纤维化。

临床预测规则 过敏性肺炎研究小组发表了一个过敏性肺炎的临床预测模型，但他们并未打算将其作为一个有效的诊断标准。他们发现了6个有统计学意义的预测因子，其中最有意义的是已知导致过敏性肺炎的抗原的暴露史。其他的预测因子包括血清沉淀素、复发的表现、抗原暴露4～8 h后出现症状、吸气相爆裂音和体重减轻。

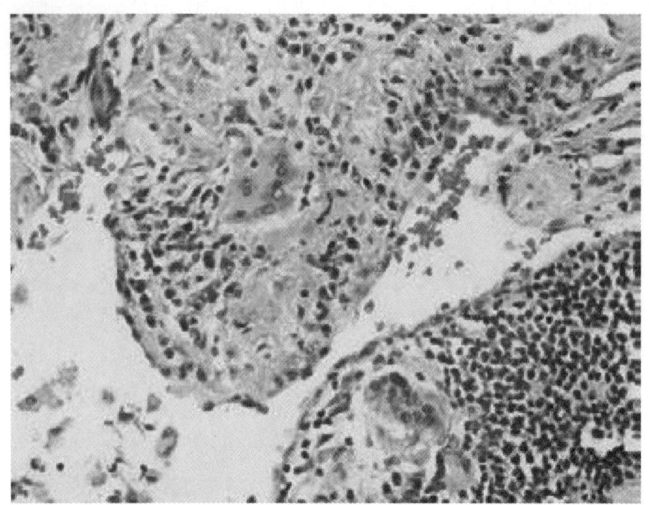

图 6-2（见书后彩图） 亚急性过敏性肺炎患者开胸肺活检病理表现为松散的、组织细胞组成的非坏死性肉芽肿及多核巨细胞。也可见支气管周围淋巴细胞和浆细胞浸润（*Courtesy of TJ Gross；with permission*）

鉴别诊断

如果患者存在可疑的抗原暴露史，那么这将更有利于临床医师将过敏性肺炎和其他可能导致类似的呼吸系统或全身表现的疾病进行鉴别。急性、亚急性过敏性肺炎的表现可能被误诊为呼吸系统感染。慢性过敏性肺炎则必须与间质性肺部疾病相鉴别，例如特发性肺纤维化或非特异性间质性肺炎；有时即使肺活检也难以鉴别。鉴于肺活检会有肺浸润和非干酪性肉芽肿的表现，故过敏性肺炎也应与结节病相鉴别。但是与过敏性肺炎不同的是，结节病患者胸部 X 线片可见肺门淋巴结肿大，除肺外其他器官也会受累，病理标本中往往可见到非干酪性肉芽肿。其他吸入综合征也可误诊为过敏性肺炎，例如有机粉尘毒性综合征（organic toxic dust syndrome，OTDS）。OTDS 常发生在暴露于有机粉尘之后，包括谷物或青贮饲料产生的粉尘，但是 OTDS 并不需要抗原致敏，血清沉淀素也不一定呈阳性表现。

治疗　过敏性肺炎

过敏性肺炎的主要治疗手段是抗原脱离。若想确定潜在的抗原及抗原暴露的场所则必须仔细询问患者相关的暴露史。一旦明确，应致力于改变环境并减少抗原暴露，可以通过远离鸟类、脱离霉菌和改善通气等措施来实现。个人防护仪器包括防毒面罩和通气头盔可为致敏个体提供保护，但是这些措施可能并不足够。某些情况之下，过敏性肺炎患者完全脱离致敏环境是十分有必要的，但是必须考虑到这可能给患者的生活或职业等方面造成的影响。此外，尽管部分患者是由于饲养鸟类而导致了过敏性肺炎，但是不少患者并不愿意就此放弃饲养鸟类。

急性过敏性肺炎是暴露于抗原之后的一种自限性疾病，所以一般不需要药物治疗。但是对于亚急性和慢性过敏性肺炎患者来说，糖皮质激素是一种有效的手段。确诊为亚急性过敏性肺炎且症状特别严重的患者，仅仅脱离抗原是不够的。虽然糖皮质激素并不能改变这些患者的长期预后结果，但是可以加速症状的缓解。临床医生对于糖皮质激素的用法存在较大的争议，一般认为泼尼松起始用量为 0.5～1 mg/（kg·d），最大剂量不超过 60 mg/d 或可替换的糖皮质激素的相应剂量，持续 1～2 周，之后 2～6 周用量逐渐减少。尽管慢性过敏性肺炎的纤维变性是不可逆的，但是也可以使用糖皮质激素尝试进行治疗。

全球性考虑

全球范围内过敏性肺炎的高危人群的职业、爱好和环境等因素的特异性各不相同，与过敏性肺炎相关的抗原种类和暴露种类也在不断增加。地域性过敏性肺炎的例子包括日本的夏季型肺炎及葡萄牙和西班牙软木工人的软木尘肺。

肺嗜酸性粒细胞浸润症

嗜酸性粒细胞可存在于正常肺组织中，但是有几种肺嗜酸性粒细胞综合征特征如下：影像学表现为肺部浸润，肺组织、痰和（或）支气管肺泡灌洗液中嗜酸性粒细胞增多，呼吸系统症状增多，出现全身表现的概率增加。虽然嗜酸性粒细胞在这些综合征中都发挥着重要的作用，但是它们在临床、病理、预后和治疗等方面存在显著差异，且较难进行鉴别诊断。

肺嗜酸性粒细胞浸润症的分类和方法

因为有许多与肺嗜酸性粒细胞浸润症相关的鉴别诊断，所以肺嗜酸粒细胞综合征分类的第一步是鉴别原发性肺嗜酸性粒细胞性肺疾病或继发性肺嗜酸性粒细胞性肺疾病，例如药物反应、感染、恶性肿瘤或另一种肺部疾病（如哮喘）。表 6-2 列出了原发和继发的肺嗜酸粒细胞性疾病。

表 6-2	肺嗜酸性粒细胞浸润症
原发性肺嗜酸性粒细胞性肺疾病	
急性嗜酸性粒细胞肺炎 慢性嗜酸性粒细胞肺炎 嗜酸性肉芽肿血管炎（Churg-Strauss 综合征） 高嗜酸性粒细胞综合征（又称为嗜酸细胞增多综合征）	
与嗜酸性粒细胞增多有关的已知原因导致的肺疾病	
哮喘和嗜酸性支气管炎 变应性支气管肺曲霉菌病（又称为变应性支气管肺曲菌病） 支气管中心型肉芽肿病 药物/毒素反应 感染（表 6-4） 　寄生虫病/蠕虫病 　非寄生虫感染	
与嗜酸性粒细胞增多有关的肺疾病	
隐源性机化性肺炎 过敏性肺炎 特发性肺纤维化 肺朗格汉斯细胞肉芽肿病	
与嗜酸性粒细胞增多有关的恶性肿瘤	
白血病 淋巴瘤 肺癌 各器官腺癌 各器官鳞状细胞癌	
与嗜酸性粒细胞增多有关的全身性疾病	
放射性肺炎 类风湿性关节炎 结节病 干燥综合征	

详细的家族史对鉴别诊断极具意义，关于起病情况、发病时间及伴随的特殊症状的任何细节都可以辅助鉴别诊断。药物、职业、环境的暴露史对于疾病的诊断具有启发意义，家族史和旅游史也十分重要。除了询问鼻窦和肺部的症状外，也应询问其全身表现，通过体格检查评估患者的心脏、胃肠道、神经、表皮、泌尿生殖器官的功能也都可以为鉴别诊断提供线索。一旦从病史和体格检查中发现线索后，进行相关的实验室检查（包括血嗜酸性粒细胞计数、体液培养和炎症标志物测量）、肺功能检查和影像学检查可以帮助鉴别究竟是何种疾病。此外也可以进行支气管肺泡灌洗液检查、支气管镜肺活检或开胸肺活检等。在许多情况下，对除肺以外的其他器官进行活检或非侵入性诊断检查（心电图、肌电图或骨髓活检）也可以帮助鉴别诊断。

病理生理学

肺嗜酸性粒细胞综合征的病理学特点是组织嗜酸性粒细胞浸润（图 6-2）。嗜酸性肉芽肿血管炎患者的肺组织可出现血管外结节和坏死性血管炎，这些表现也可能累及心脏、皮肤、肌肉、肝、脾和肾，且可能与纤维蛋白样坏死和血栓形成有关。

肺嗜酸性粒细胞综合征的具体病因不详，这些疾病可能是嗜酸性粒细胞失调所致，也可能疾病本身就是一种自身免疫性过程，因为它们在过敏性特征、免疫复杂性、T 细胞免疫及体液免疫（IgE 和类风湿因子水平升高）等方面发生了显著改变。白介素-5（interleukin 5，IL-5）因参与嗜酸性粒细胞产生而被认为在这些疾病中发挥作用，目前正在研究阻断这一细胞因子在治疗这类疾病中的效果。约半数的 EGPA 患者抗中性粒细胞胞质抗体（antineutrophil cytoplasmic antibodies，ANCA）呈阳性，ANCA 结合于血管壁可能导致血管炎、血管损伤及炎性细胞趋化。

急性嗜酸性粒细胞肺炎　急性嗜酸性粒细胞肺炎是指既往体健的个体出现的一种以发热、需机械通气的急性呼吸衰竭、弥漫性肺部浸润和肺部嗜酸性粒细胞增多为特征的综合征（表 6-3）。

临床特征和病因学　就诊时，除非进行支气管肺泡灌洗检查发现嗜酸性粒细胞＞25％，否则急性嗜酸性粒细胞肺炎常被误诊为急性肺损伤或急性呼吸窘迫综合征（acute respiratory distress syndrome，ARDS）。急性嗜酸性粒细胞肺炎的主要表现包括咳嗽、呼吸困难、乏力、肌肉痛、盗汗和胸膜炎性胸痛，体格检查通常出现高热、肺底湿啰音和用力呼气相的干啰音。急性嗜酸性粒细胞肺炎的患者多为 20～40 岁的无哮喘病史的女性。尽管目前尚未明确急性嗜酸性粒细胞肺炎的病因，但已有的几例病例报道认为急性嗜酸性粒细胞肺炎与近期开始吸烟或其他环境刺激（包括修缮房屋所产生的灰尘）的暴露史有关。

表 6-3	急性嗜酸性粒细胞肺炎的诊断标准
急性发热性疾病伴呼吸系统表现持续时间＜1 个月 低氧血症型呼吸衰竭 胸部 X 线片表现为弥漫性肺部浸润 支气管肺泡灌洗液嗜酸性粒细胞＞25％ 无寄生虫、真菌及其他病原体的感染 无已知导致肺部嗜酸性粒细胞增多的服药史 糖皮质激素治疗见效迅速 停用糖皮质激素后不复发	

除了病史提示外，诊断急性嗜酸性粒细胞肺炎的关键是支气管肺泡灌洗液嗜酸性粒细胞比例＞25％。尽管肺活检表现为嗜酸性粒细胞肺浸润伴急性机化性弥漫性肺泡损伤，但是一般不通过肺活检来明确诊断。急性嗜酸性粒细胞肺炎的患者白细胞计数会增加，但是与其他的肺嗜酸性粒细胞综合征不同，急性嗜酸性粒细胞肺炎患者的表现与外周血嗜酸性粒细胞增多并无相关性。发病第7～第30天之间，外周血嗜酸性粒细胞增多，平均嗜酸性粒细胞计数为1700。非特异性表现包括红细胞沉降率（ESR）加快、C反应蛋白和IgE水平升高。HRCT常出现异常，表现为双侧随机分布的磨玻璃影或网状影，多达2/3的患者出现少量以pH值升高、嗜酸性粒细胞显著升高为特征的胸腔积液。

临床病程和治疗反应

尽管一些患者可以自发缓解，但是大部分患者需要入住重症监护室，且需要有创（气管插管）或无创机械通气。急性嗜酸性粒细胞肺炎不发生器官功能失调和多系统器官功能衰竭，这点可与急性肺损伤或其他肺嗜酸性粒细胞综合征相鉴别，而呼吸衰竭则不可以用于鉴别。急性嗜酸性粒细胞肺炎的特征之一是糖皮质激素治疗见效快、预后好。另一个鉴别特征是开始治疗后几周之内几乎所有患者都达到完全的临床和影像学康复，不复发，无后遗症。

慢性嗜酸性粒细胞肺炎

与急性嗜酸性粒细胞肺炎不同，慢性嗜酸性粒细胞肺炎是一种更顽固的疾病，以肺部浸润及组织和血液中嗜酸性粒细胞增加为特征。大多数患者为不吸烟的女性，平均年龄为45岁。急性嗜酸性粒细胞肺炎患者常发生急性呼吸衰竭和严重的低氧血症，而这在慢性嗜酸性粒细胞肺炎患者中并不常见。与嗜酸性肉芽肿血管炎（EGPA）类似的是，大多数慢性嗜酸性粒细胞肺炎患者有哮喘或过敏史。

疾病呈亚急性进展，持续数周到数月不等，伴咳嗽、低热、进行性呼吸困难、体重减轻、哮鸣、乏力、盗汗等，胸部X线片表现为双侧游走性外周或胸膜下影。尽管这种X线胸片或CT中“影像学阴性的肺水肿”是慢性嗜酸性粒细胞肺炎的特征性影像学表现，但是只有不到25％的患者具有这一表现。其他影像学表现包括肺不张、胸腔积液、淋巴结肿大和小叶间隔线增厚等。

几乎90％的患者外周血嗜酸性粒细胞会增多，平均嗜酸性粒细胞计数超过白细胞计数总数的30％。支气管肺泡灌洗液中嗜酸性粒细胞增多也是一项重要的鉴别依据，支气管肺泡灌洗液中嗜酸性粒细胞计数平均接近60％。糖皮质激素可以降低外周血和支气管肺泡灌洗液中的嗜酸性粒细胞。慢性嗜酸粒性细胞肺炎的其他实验室检查特征包括ESR加快，C反应蛋白升高，IgE升高。通常不需要行肺活检来明确诊断。肺活检可见肺实质和肺间质嗜酸性粒细胞和组织细胞聚集，隐源性机化性肺炎，但少有肺纤维化表现。肺外表现并不常见，但有关于关节痛、神经病变、皮肤和胃肠道表现的相关报道；它们的出现提示患者可能患有EGPA或高嗜酸性粒细胞综合征。和急性嗜酸性粒细胞肺炎类似的是，慢性嗜酸粒性细胞肺炎糖皮质激素治疗见效迅速，且外周血和支气管肺泡灌洗液中嗜酸性粒细胞会减少，症状也可以得到改善。但不同的是，超过50％的慢性嗜酸性粒细胞肺炎患者会复发，许多患者可能需要延长糖皮质激素的疗程至数月或数年。

嗜酸性肉芽肿血管炎（EGPA）

EGPA之前被称为变应性血管炎性肉芽肿或Churg-Strauss综合征，以嗜酸性粒细胞性血管炎为特征，常侵犯多器官系统，如肺、心脏、皮肤、胃肠道和神经系统等。尽管EGPA的特征是外周血嗜酸性粒细胞增多、肺部嗜酸性粒细胞浸润和胸部X线片浸润，但是鉴别EGPA与其他肺嗜酸性粒细胞综合征的主要依据是哮喘背景下的嗜酸性粒细胞性血管炎和多终末器官受累（与高嗜酸性粒细胞综合征的共同点）。尽管EGPA较为罕见，但是在过去的几年中，这种疾病的发病率逐年增加，尤其与不同的哮喘治疗有关。

EGPA的主要特征包括哮喘、外周血嗜酸性粒细胞增多、神经病变、肺浸润、副鼻窦异常和嗜酸性粒细胞性血管炎。这些症状可出现在疾病的多个阶段中。第一期是前驱期，以哮喘和过敏性鼻炎为特征，通常在20多岁或30多岁时起病，一般持续多年。第二期嗜酸性粒细胞浸润期以外周血嗜酸粒性细胞增多和肺部、胃肠道等器官嗜酸性粒细胞浸润为特征。第三期是血管炎期，可出现包括发热、体重减轻和乏力在内的全身症状或体征。诊断的平均年龄为48岁，范围为14～74岁。诊断为哮喘与诊断为血管炎之间的间隔时间平均为9年。

EGPA的全身症状非常常见，包括体重减轻10～20 lb（1 lb约0.45 kg）、发热、全身肌肉痛和游走性多发性关节痛，这点与其他肺嗜酸性粒细胞综合征相同。肌肉活检发现血管炎可证明存在肌炎。与嗜酸性粒细胞性肺炎不同的是，EGPA累及多器官系统，包括肺、皮肤、神经、心脏、胃肠道和肾等。

症状和临床表现·呼吸 许多EGPA患者有哮喘病史，且通常发病较晚，无家族史。哮喘有时会很严重，需口服激素控制症状，但是激素可能会抑制血管炎的症状。临床常见咳嗽、呼吸困难、鼻窦炎和过敏性鼻炎，也可能见肺泡出血和咯血等。

神经 超过3/4的EGPA患者有神经系统的表现。多发性单神经炎最常累及腓神经，也可累及尺神经、桡神经、胫神经，偶可累及脑神经。EGPA患者也可能发生脑出血和脑梗死，这是EGPA患者重要的死亡原因。尽管采取对症治疗，神经系统的后遗症并不能完全得到缓解。

皮肤 约半数EGPA患者会有皮肤损害，包括可触及性紫癜、皮肤结节、荨麻疹样皮疹和青斑等。

心血管 活检或尸检可发现肉芽肿性炎、血管炎和广泛心肌损伤，约一半的患者有心肌病和心力衰竭，一般部分可逆。急性心包炎、缩窄性心包炎、心肌梗死和其他心电图改变都有可能出现。心脏是EGPA患者累及的主要靶器官，心肌受累通常预示着预后较差。

胃肠道 EGPA患者常见，胃肠道症状可表现为以腹痛、腹泻、胃肠道出血和结肠炎为特征的嗜酸性粒细胞性肠胃炎。据报道EGPA患者可能出现缺血性肠病、胰腺炎及胆囊炎等，且它们的出现预示着预后较差。

肾 肾受累比之前预料中的更常见，约25%的患者有一定程度的肾受累。可能出现的症状包括蛋白尿、肾小球肾炎、肾功能不全等，罕见的症状有肾梗死。

实验室检查异常 EGPA患者实验室检查的特征是全身性嗜酸性粒细胞增加，这也表明嗜酸性粒细胞在这一疾病中发挥重要的作用。嗜酸性粒细胞增加超过10%是EGPA的典型特征之一，有时可能高达外周血白细胞计数的75%。诊断时超过80%的患者外周血嗜酸性粒细胞增多，但是开始全身糖皮质激素治疗（通常24 h之内）后，这一表现很快缓解。部分患者即使无全身性嗜酸性粒细胞增加，也可能有局部组织嗜酸性粒细胞增加。

高达2/3的EGPA患者ANCA呈阳性，且大部分为核周型ANCA，但是这一表现不具有特异性。EGPA患者可能出现的非特异性的实验室检查异常包括ESR明显加快，正色素性正细胞性贫血，IgE显著升高，高丙种球蛋白血症，类风湿因子和抗核抗体（antinuclear antibodies，ANA）阳性等。尽管EGPA患者支气管肺泡灌洗液显示显著的嗜酸性粒细胞增加，但是这也可能出现在其他嗜酸性粒细胞性肺疾病中。同样，肺功能检查通常示与哮喘类似的阻塞性通气功能障碍。

影像学特征 EGPA患者易出现异常的胸部X线表现，常表现为双侧迁移性非节段性斑片状浸润影，可为间质性或肺泡性。同时也可出现不伴空洞的网状结节性或结节性病变，胸腔积液和肺门淋巴结肿大。最常见的CT表现包括双侧胸膜下磨玻璃密度影或肺实变。其他的CT表现包括支气管管壁增厚、过度充气、小叶间隔增厚、淋巴结增大、心包积液和胸腔积液等。血管造影具有诊断价值，可以显示冠状动脉、中枢神经系统和外周血管系统的血管炎。

治疗与预后 大多数EGPA患者发病时易被误诊为哮喘、鼻炎、鼻窦炎，接受过吸入或全身糖皮质激素治疗。这些药物也是初治EGPA的选择，但是被诊断为重症哮喘的EGPA患者接受这些治疗可能会延误EGPA的诊断，因为血管炎的症状会被掩盖。糖皮质激素可以显著改变EGPA的进程：诊断明确但未接受治疗的患者3个月内的死亡率高达50%，而接受治疗的患者6年生存期超过70%。常见的死亡原因包括心力衰竭、脑出血、肾衰竭和胃肠道出血等。最近的研究数据表明，超过90%的患者经过治疗后会达到临床缓解；这些患者中大约25%可能会复发，通常是由于糖皮质激素减量引起，嗜酸性粒细胞计数增高预示着疾病复发。心肌受累、胃肠道受累和肾受累多意味着预后较差。对这些患者来说，可能需要更高剂量的糖皮质激素的治疗或加用细胞毒性药物，如环磷酰胺。尽管接受环磷酰胺治疗与未接受环磷酰胺治疗的患者的在生存期方面并无区别，但是环磷酰胺的应用与降低疾病的复发率和改善疗效有关。其他的成功地应用于EGPA的治疗措施包括咪唑硫嘌呤、甲氨蝶呤、静脉注射的丙种球蛋白和干扰素α。血浆置换并未证明有任何另外的益处。最近有研究发现抗IL-5单抗疗法前景广阔。

高嗜酸性粒细胞综合征

高嗜酸性粒细胞综合征（hypereosinophilic syndrome，HES）是以与终末器官损伤或功能失调有关的持续性嗜酸性粒细胞增多（>1500个嗜酸性粒细胞/μl），且无导致嗜酸性细胞增加的继发原因为特征的一组异质性疾病。除了家族性的、不明确的、重叠综合征，HES的主要亚型是骨髓增生型和淋巴细胞型。骨髓增生型变异类型可以分为三个亚组：①慢性嗜酸性粒细胞性白血病，可发现细胞遗传学的异常，或外周血涂片可查见未成熟细胞。②血小板源性生长因子受体α相关的高嗜酸性粒细胞综合征由于染色体4q12缺失导致的酪氨酸激酶融合蛋白（Fip1L1-PDGFRα）持续激活导致；这种类型通常对伊马替尼治疗有效。③FIP-1阴性突变类型，与克隆性嗜酸性粒细胞增多，以及以下至少四条有关：外周血嗜酸性粒细胞发育不良，血清维生素 B12 增加，类胰蛋白酶增加，贫血，血小板减少，脾大，骨髓细胞密度>80%，纺锤状肥大细胞和骨髓纤维化。

高嗜酸性粒细胞综合征肺外表现 男性较女性常见，20～50 岁发病，以明显的肺外受累为特征，包括心脏、胃肠道、肾、肝、关节和皮肤的受累。心脏受累包括心肌炎和（或）心内膜纤维化，也可出现限制型心肌病。

高嗜酸性粒细胞综合征肺部表现 与其他肺嗜酸性粒细胞综合征类似，高嗜酸性粒细胞综合征的显著特征是外周血和支气管肺泡灌洗液的嗜酸性粒细胞增加，组织嗜酸性粒细胞浸润。40%的患者肺部受累，特点是出现咳嗽、呼吸困难和肺浸润等表现。利用胸部 X 线片鉴别肺浸润及胸腔积液和由心脏受累导致的肺水肿非常困难，CT 扫描可以发现肺间质浸润、磨玻璃影和小结节。高嗜酸性粒细胞综合征一般与 ANCA 呈阳性或 IgE 升高关系不大。

病程和治疗反应 与其他肺嗜酸粒细胞综合征不同，只有不到一半的 HES 患者用一线治疗——糖皮质激素治疗有效。其他的药物包括羟基脲、环孢素 A、干扰素等，酪氨酸激酶抑制剂伊马替尼已经作为骨髓增生型患者重要的治疗手段。抗 IL-5 单抗（美泊利单抗）治疗前景良好，目前正在进行研究。

变应性支气管肺曲菌病

变应性支气管肺曲菌病（allergic bronchopulmonary aspergillosis，ABPA）是一种嗜酸性粒细胞性肺疾病，发生于曲霉菌属抗原致敏之后。ABPA 的主要临床表现是哮喘表型，通常伴咳嗽及褐色黏液栓。ABPA 也被认为是囊性纤维化的并发症。哮喘患者对常规治疗反应较差时，可以考虑是否存在 ABPA。ABPA 是与哮喘截然不同的诊断，它的特点是外周血嗜酸性粒细胞计数明显升高，及血液中 IgE 水平明显升高（>417IU/ml）。确定 ABPA 这一诊断需要通过皮肤点刺试验来检查人体对曲霉菌是否致敏、曲霉菌血清沉淀素是否为阳性或直接检测血液中曲霉菌特异性 IgE 和 IgG 的水平。中央型支气管扩张是 ABPA 患者胸部影像学的经典表现，但是对于诊断 ABPA 并非必需。ABPA 胸部影像学的其他表现包括斑片状浸润影和黏液栓。

若已采用吸入激素来治疗哮喘，但 ABPA 的症状仍然持续存在，此时可考虑全身应用激素进行治疗。激素减量的过程应该维持超过 3～6 月，同时也必须考虑到延长激素疗程可能带来的一系列副作用。抗真菌药物如氟康唑和伏立康唑的应用超过 4 个月可以减少 ABPA 的抗原刺激，故而可以调节患者的疾病活动性。抗 IgE 的单克隆抗体（奥马珠单抗）可用于治疗严重的 ABPA，尤其是囊性纤维化伴 ABPA 的患者。

据报道，ABPA 样综合征是由人体对几种非曲霉菌属的真菌致敏导致。然而，这些疾病大多比 ABPA 更罕见，ABPA 患者在难治性哮喘患者中占很高的比例。

感染性疾病

肺嗜酸性粒细胞增多的感染方面的原因大多是寄生虫感染，尤其是在热带地区和发展中国家，感染性疾病在肺部嗜酸性粒细胞增多的评估中意义十分重大（表 6-4）。对于近期有疾病流行区旅游史的患者感染性疾病也应纳入考虑。Löffler 综合征指的是短暂的肺部嗜酸性粒细胞浸润，是寄生虫的幼虫途经肺部时人体对其作出的反应，最常见的幼虫为蛔虫幼虫。该疾病一般为自限性，可出现呼吸困难、咳嗽、哮鸣和咯血等症状。Löffler 综合征也可见于钩虫感染，例如十二指肠钩口线虫和美洲板口线虫。慢性粪类圆线虫感染会导致呼吸系统症状的反复，两次发作期间外周血嗜酸性粒细胞会增多。免疫功能不全的患者，包括应用糖皮质激素的患者，类圆线虫属感

表 6-4 肺部嗜酸性粒细胞增多的感染性原因

Löffler 综合征
蛔虫 钩虫 血吸虫病
寄生虫负荷量过大
类圆线虫病
直接进入肺部
并殖吸虫病 内脏性幼虫转移病
肺部微生物导致的免疫反应
丝虫病 恶丝虫病
囊肿病
棘球蚴病（包虫病） 囊尾幼虫病
其他非寄生虫性疾病
球孢子菌病 蛙粪霉病 副球孢子菌病 结核

来源：Adapted from P Akuthota，PF Weller：ClinMicrobiol Rev 25：649，2012

染会导致严重的潜在致命的重度感染综合征。并殖吸虫病、丝虫病和内脏性幼虫转移病也都会导致肺部嗜酸性粒细胞增高。

药物和毒素

某些药物的使用会导致肺浸润影发展，外周血嗜酸性粒细胞增多。所以药物反应必须考虑在肺部嗜酸性粒细胞增多的鉴别诊断中。导致肺部嗜酸性粒细胞增多的药物不断增加，最常见的包括非甾体消炎药和全身性抗生素，尤其是呋喃妥英。此外，各种环境暴露例如金属颗粒、蝎蜇伤、吸入药物滥用都可能导致肺部嗜酸性粒细胞增多。乳腺癌放疗也与肺部嗜酸粒细胞浸润有关。如果呼吸系统症状严重，可适当使用糖皮质激素进行治疗，但仍以脱离抗原作为主要的治疗措施。

全球性考虑

在美国，药物导致的嗜酸性粒细胞性肺炎是最常见的导致肺嗜酸性粒细胞浸润症的原因。旅游史或近期迁居史的患者均应考虑寄生虫相关的疾病。热带嗜酸性粒细胞增多症通常是由于丝虫感染导致的，但是嗜酸粒细胞性肺炎也可见于其他寄生虫感染，如蛔虫、钩虫、弓蛔虫和粪类圆线虫等。在南亚、非洲和南美洲，热带嗜酸性粒细胞增多症最多见于班氏吴策线虫和马来吴策线虫感染，而且乙胺嗪治疗非常有效。在美国，类圆线虫流行于东南地区和阿巴拉契亚山脉地区。

致谢

在此，我们感谢 Alicia K. Gerke 博士和 Gary W. Hunninghake 博士对这一章节先前的版本作出的贡献。

第七章　职业性或环境所致肺疾病

Occupational and Environmental Lung Disease

John R. Balmes，Frank E. Speizer　著

（宋汉臣　舒湘竹　译　曹照龙　校）

职业性或环境所致肺疾病很难与非环境原因所致的肺疾病进行鉴别。实际上，很多种类的肺疾病都可由环境因素引起，环境因素相关的肺疾病的临床特征往往难以与非环境因素所致者相区分。另外，许多疾病的病因可能是多因素的，职业和环境因素与其他因素（如吸烟和遗传因素）相互作用，通常只有经过仔细的病史询问才能了解患者可能的工作场所或者一般的环境暴露。

为什么确定职业或环境的病因如此重要？这是由于这些因素与患者管理及预后密切相关。例如，持续暴露于激发因素，会导致反复不愈的职业性哮喘或过敏性肺炎。对于那些丧失劳动能力的患者，病因的确立有着重要的法律及经济学意义：其一，可预防其他暴露的人群患病或判断其是否已经患病。其二，确立新的环境暴露与发病之间的关系（如尼龙生产线工人的肺病和二乙酰诱导的阻塞性细支气管炎高度相关）。

虽然目前尚未明确由职业性或者环境因素所致的肺疾病的发病比例，但确实有大量人群处在这样的危险中，例如，15%～20%成人哮喘和慢性阻塞性肺疾病的疾病负担是由职业因素所致。

病史和暴露评估

患者的病史对判断任何潜在职业和环境的暴露至关重要。询问特殊的工作经历应包括：特殊的接触物质、可见的灰尘、化学气味、工作场所的大小与通风情况、呼吸保护装置的使用以及同事是否有同样的主诉。短暂的工作场所暴露与症状之间的关系可以为职业相关疾病提供线索。另外，也应该询问患者有无暴露于其他的毒性物质的情况，包括嗜好、居室的环境、暴露于二手烟、临近交通拥挤公路或化工厂。同时，短期和长期暴露于有毒物质也应该考虑在内。

在联邦职业安全和健康管理（OSHA）规章的要求下，美国的工人有权知道在他们工作的场所是否有潜在的危害，企业主必须提供从原材料到产品过程所有潜在危害的特别信息并训练他们使用个人保护设备和环境控制程序。虽然只有生产线上的工人可以感受到改变，但其实随着新工序的发展和（或）新化合物的引入，污染物暴露明显减少。医生如果考虑患者的疾病与工作暴露有关，是非常有必要到工作环境中去看一看的。换言之，一个受到影响的工人通常被 OSHA 要求做一个详细的检查，如果可以得到一个可信的环境样本，则这些信息可以用来评估患者的暴露。同时应当注意的是：许多慢性疾病是多年暴露的结果，因此评估过去暴露史时需要结合当前环境数据及既往工作史。

肺功能检测和胸部影像学

暴露于无机和有机粉尘，可以引起肺间质疾病，表现为限制性通气障碍和弥散功能降低（第二章）。同理，暴露于有机粉尘或者化学物质还可以导致职业性哮喘或者慢性阻塞性肺疾病，表现为气流阻塞。上班前、后分别测定第 1 秒用力呼气容积（FEV_1）可用来评价急性支气管收缩反应。

胸部 X 射线检查对发现和监测矿物粉尘、一些金属粉末和有机粉尘所致的过敏性肺炎是有一定帮助的。国际劳工组织（ILO）提出根据病变性质和大小、肺实质累及的程度对尘肺的胸片进行分类。一般来说，小圆形阴影见于硅肺和煤工尘肺，而线状影多见于石棉肺。这适用于流行病学调查和工人普查，但国际劳工组织内部对个体胸部 X 射线检查的作用是有争议的。随着粉尘引起圆形病灶，胸部 X 射线检查线上受累及越来越广泛，而肺功能可能只有轻度减退。相反，胸部 X 线可能低估石棉肺等尘肺的线状、不规则病灶的损害的程度，导致疾病发现时已达相对晚期。所以对有石棉暴露史的患者，常规的胸部 CT 更早地发现胸膜增厚，高分辨率 CT（HRCT）可以早期发现石棉肺。

其他的可用来鉴别环境暴露引起肺疾病的措施包括：皮肤划痕试验或者特异性 IgE 抗体滴度检测，可用来证实对某物质速发的过敏反应如引起支气管哮喘（面包店的面粉抗原），特异性 IgG 抗体滴度可以用来证实引起过敏性肺炎的过敏原（饲鸟者肺鸽子抗原），测定细胞介导的免疫反应（核工厂工人铍淋巴细胞增生试验或者医务工作者结核菌素皮肤试验）。有时经支气管镜活检获取肺组织可以用作组织学诊断（如慢性铍病）。比较少见的检查措施有：胸腔镜下手术获取更大块肺组织，用于环境因素引起的肺疾病的特殊诊断（过敏性肺炎或者钴暴露导致的巨细胞间质性肺炎）。

吸入暴露的决定因素

吸入物的化学及物理特性对呼吸道的影响取决于该物质的剂量和沉积于气道中的部位，水溶性的气体如氨和二氧化硫，主要是被吸入到上气道和近端气道的衬液中，可引起刺激和支气管收缩反应。相反，二氧化氮和光气较少溶于水，可以穿过细支气管和肺泡，当剂量积累到一定程度时可以引起急性化学性肺炎。

空气中污染物粒子的大小也应该被考虑，因为它们在空气中的沉积速率不同，直径大于 10～15 μm 的颗粒，只能到达鼻腔和咽喉。直径小于 10 μm 的颗粒可以沉积到喉部以下。这些颗粒可以根据特征和来源分为 3 个部分，2.5～10 μm 的颗粒（粗糙的部分）含有地球外壳的成分如硅、铝和铁，这些颗粒主要沉积在气管支气管树的上部。虽然环境样本质量主要取决于较大的可吸入颗粒，颗粒的数目，即潜在有毒物质沉积并运送至下呼吸道的表面积是由直径＜2.5 μm 的颗粒数决定的。这些细小颗粒主要由石油燃料燃烧或者高温的工业生产时从气体、烟雾或蒸汽中产生的致密物质所形成。最小的颗粒，直径小于 0.01 μm，代表超细的颗粒部分，构成了颗粒的绝大多数，它们悬浮于气流中，当接触到肺泡壁时才沉积到肺泡里。一旦沉积下来，这些微小颗粒可以穿透进入到循环系统，转运到肺外的地方。新的技术可以制造出这种大小的颗粒（纳米颗粒）以用于商业用途。除了颗粒的大小，气体的可溶性、实际的化学沉积、机械特性、吸入物质的免疫原性或感染特性均在很大程度上决定了暴露个体的疾病物质。

职业暴露和肺部疾病

表 7-1 提供了工作场所暴露和工厂慢性暴露所致疾病的大概种类。

石棉引起的相关疾病

石棉是几种不同矿物硅酸盐的总称，包括蛇纹石石棉、直闪石石棉、铁石棉、青石棉。20 世纪以来，因为石棉的隔热和隔电的特性，在耐火的纺织品，水泥和瓷砖，摩擦材料（如刹车和抓地衬）等方面被广泛应用。除了直接参加石棉加工（挖掘、磨粉和制造）的工人外，许多从事船舶制造和建筑贸易的工人，包括管道钳工和锅炉制造工人也间接地被职业暴露。

石棉暴露不仅仅限于直接接触石棉的人员，患石棉相关疾病的患者还包括造船厂做绝缘工种的工人，如油漆工和电工。社区暴露主要来源于含有石棉的矿山，用磨粉厂残渣填埋道路的路面和操的原材料（如马萨诸塞州的利比，蛭石矿中有被石棉污染的矿粉）。最后，暴露也可发生于自然环境中存在的石棉（如加利福尼亚州内华达山脉的山麓不断增加的住宅建筑所致的石棉暴露）。

表 7-1 职业因素暴露与呼吸系统疾病相关分类

职业相关因素暴露	呼吸系统反应实质	相关说明
无机粉尘		
石棉：采矿、加工、建造、船舶修理	纤维化（石棉沉滞症）、胸腔相关疾病、癌症、间皮瘤	在发展中国家，几乎所有新开矿业和石棉相关施工都存在相关风险因素
二氧化硅：矿山、石材切割、喷沙、采石	纤维化（硅肺病）、进展性块状肺纤维化（PMF）、癌症、肺结核、慢性阻塞性肺疾病（COPD）	美国已经改进与完善，发展中国家仍然存在持续风险因素
煤粉尘：采矿	纤维化（煤工尘肺）、PMF、COPD	在美国某些区域仍然存在风险因素，在一些拥有新开采矿山的国家风险因素仍在上升
铍：高新技术产业合金类加工	急性肺炎（罕见）、慢性肉芽肿病、肺癌（高度怀疑）	高新技术产业仍存在风险因素
其他金属：铝、铬、钴、镍、钛、碳化钨和“硬质金属”（包括：钴）	导致急性肺炎、肺癌和哮喘的多条件因素	随着新工业的发展，新的疾病不断涌现
有机粉尘		
棉尘：制粉、加工	棉尘肺（哮喘样综合征）、慢性支气管炎、COPD	由于美国将相关工作机会转移到海外，使相关发展中国家风险因素增加
粒尘：电梯代理商、码头工人、制粉工、面包师	哮喘、慢性支气管炎、COPD	风险因素向流动劳动人群转移
其他农业粉尘：真菌孢子、蔬菜产品、昆虫、动物皮屑、鸟类和啮齿动物粪	过敏性肺炎（“农民肺”）、哮喘、慢性支气管炎	不仅仅流动劳动人群具有高危因素暴露，同时有来自家庭内部暴露风险
有毒化学品：工业有毒化学品居多（见表 7-2）	哮喘、慢性支气管炎、COPD、超敏性肺炎、尘肺和癌症	随着危害物的识别，风险因素在降低；在一些劳动过程监管不严格的发展中国家风险增加
其他呼吸相关环境因素：铀和氡子体、二手烟、多环芳烃、生物燃料烟雾、焊接烟雾、木材加工	由于职业因素暴露引发的肺癌超过肺癌总数的 10%、慢性支气管炎和纤维化	家庭中暴露因素不可忽视；在发展中国家，造成女性慢性阻塞性肺疾病的主要危险因素是生物燃料烟雾

在发达国家，石棉绝大部分被合成的矿物纤维（如玻璃纤维和耐火的陶瓷纤维）所代替，但在发展中国家仍被广泛使用。暴露于石棉环境引起的主要疾病包括胸膜和肺纤维化、呼吸道肿瘤、胸膜及腹膜的间皮瘤。

石棉肺是弥漫性肺间质的纤维化，其病症与暴露的强度和时间直接相关。它类似于其他的肺间质性疾病（第十一章），通常来说至少暴露于石棉环境中 10 年以上，疾病才能表现出来。石棉纤维导致肺纤维化的机制目前尚未明确，可能涉及氧化损伤，石棉成分的纤维表面的转运和细胞的吞噬作用诱导过氧化物产生。

过去曾暴露于石棉环境中的患者，其胸部 X 射线检查可表现为石棉斑，其特点为：壁层胸膜肥厚或者钙化，特别是下肺野、膈肌和心缘旁。若没有其他表现，胸膜斑仅提示暴露，没有肺功能减退。良性的胸膜腔积液可以出现，典型的积液是浆液性的或者血性的积液，胸腔积液可缓慢进展或者自行吸收。

在下肺野首次发现不规则或线状阴影，通常是石棉肺的 X 线特征。可以看到模糊的心脏边界或肺野中“磨玻璃”现象。HRCT 可显示胸膜下明显的 5～10 mm 长的曲线，似乎平行于胸膜表面（图 7-1）。

石棉肺的肺功能检查显示限制性改变：肺总量及弥散功能的降低。也有可能表现为轻微的气流阻塞的证据（由于细支气管周围的纤维化）。

由于对石棉肺无特异的治疗措施，所以支持治疗与其他任何原因引起的弥漫性间质纤维化的措施是一样的。通常，新诊断的病例都是由于多年以前暴露于石棉环境中。

肺癌是与石棉暴露相关的最高发癌症。绝大多数石棉工人的肺癌发病（几乎都是历史类型）至首次暴露的最小潜伏期为 15 年～19 年。暴露越频繁，患病的风险就越大。另外，吸烟和石棉暴露有相互叠加作用，可能导致更大的风险。

发生在胸膜和腹膜的间皮瘤（第十二章）也与石棉暴露有关。与肺癌相反，间皮瘤与吸烟的关系不大，而石棉接触，即使是 40 多年前 1～2 年以内的石棉接触史也可能导致间皮瘤的发生（有观察特别强调获取

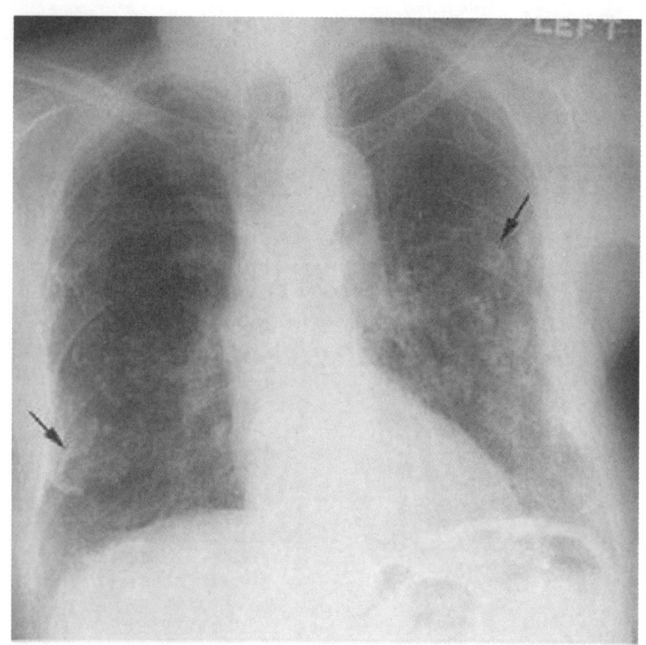

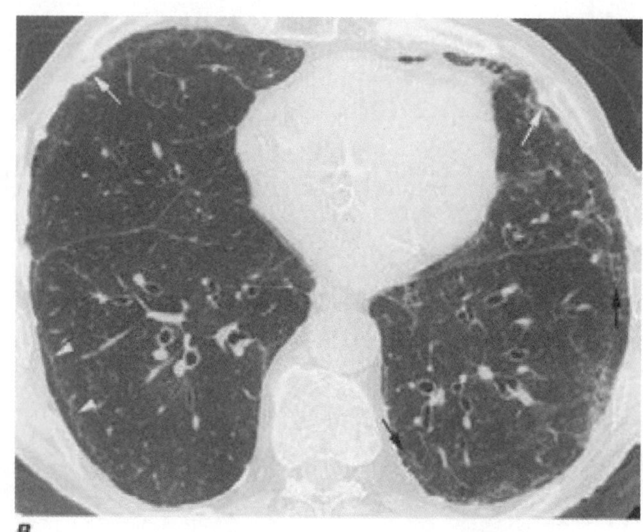

图 7-1 石棉肺。A. 正面胸片显示出两侧钙化的胸膜斑块与跟石棉肺有关的胸膜疾病一致。在肺叶两侧下端可以观察到模糊不清的线状和网状异常。**B.** 通过肺底部获得的胸部轴向高分辨率的计算机断层扫描图显示出两侧的胸膜下网状结构（黑箭头所示），其表示由于石棉肺而引起的肺纤维化疾病。胸膜线也同样存在（箭头处），虽然不是特有的但也是石棉肺的特点。钙化的胸膜斑块显示与石棉肺有关的胸膜疾病（白箭头）也十分明显

完整的环境暴露的历史）。虽然暴露于石棉的工人中，患间皮瘤较肺癌的概率小得多，但进入 21 世纪，每年仍有超过 2000 个病例的报告。

因为流行病学调查显示，超过 80%的间皮瘤患者与石棉暴露有关，已证实的有环境或职业暴露于石棉的间皮瘤患者可以给予经济赔偿。

硅肺

作为最古老的职业性肺疾病，游离硅（SiO_2）或者结晶状的石英，仍然是硅肺的最主要原因。主要的职业暴露包括采矿、石头切割、砂子粉碎、玻璃及水泥制造、铸造工种、硅粉的包装、采石（特别是花岗岩）。很多时候，硅尘暴露（硅肺）后肺纤维化程度与早期硅尘暴露呈剂量相关性。

工人严重暴露于密闭的沙子粉碎的空间中，在含有石英含量（15%～25%）的岩石中打隧道，或者制造磨砂肥皂的工种，可以在 10 个月的暴露期内就形成急性硅肺。急性硅肺的临床和病理特点类似于肺泡蛋白沉积症（第十一章）。胸片上表现为大量的粟粒状浸润或实变影，HRCT 上可表现为“铺路石征”（图 7-2），尽管脱离暴露接触，病变仍会迅速进展，甚至极为严重。全肺灌洗可以减轻症状、延缓病情的进展。

若长期低强度暴露 15～20 年，胸部 X 射线片上可出现肺上叶小的、圆形病灶，而肺功能未减退（单纯硅肺）。20%的患者会发生肺门淋巴结的钙化，表现为特征性的“蛋壳征”。硅肺结节在 HRCT 上更容易被发现（图 7-3）。结节的纤维化在脱离暴露以后还将继续进展，病变融合，形成直径超过 1 cm 的非节段性、不规则的巨大肿块（复杂硅肺）。当这些肿块明显增大时可称作进展性块状肺纤维化（PMF）。PMF 同时伴有阻塞性和限制性的通气功能减退。

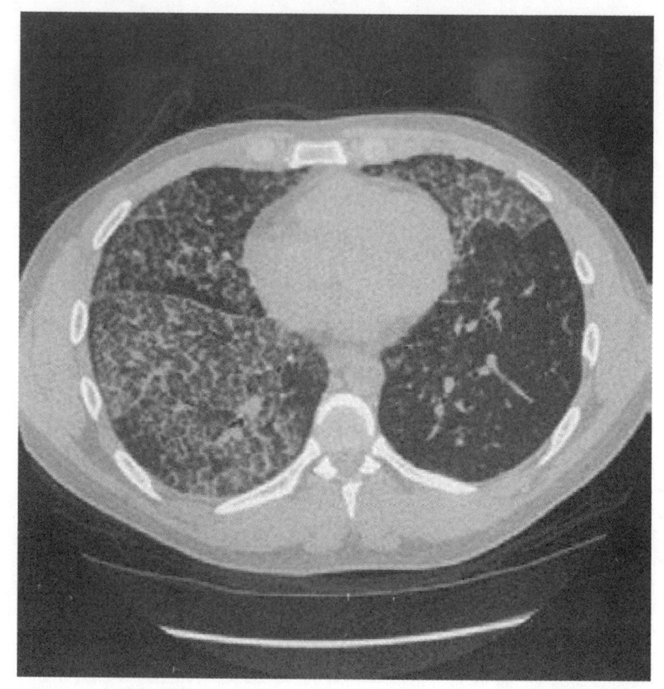

图 7-2 急性硅肺。这种高分辨率 CT 扫描显示出与硅肺表现一致多发小结节影，弥漫性磨玻璃影，伴小叶间隔增厚及不规则改变。这也是被称为“铺路石征”

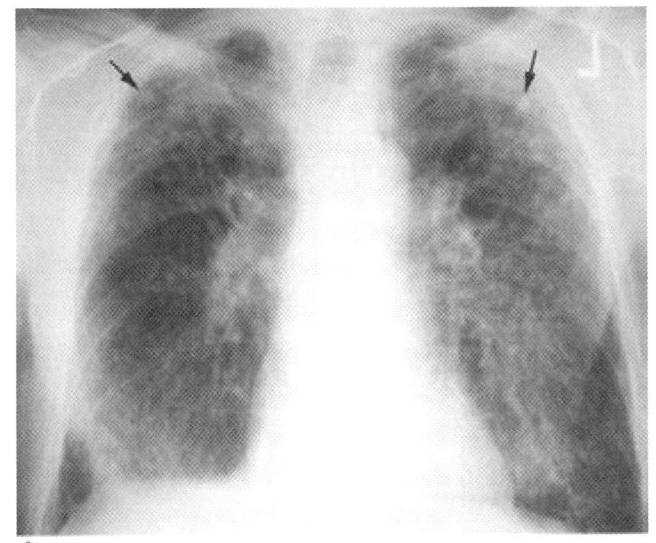

A

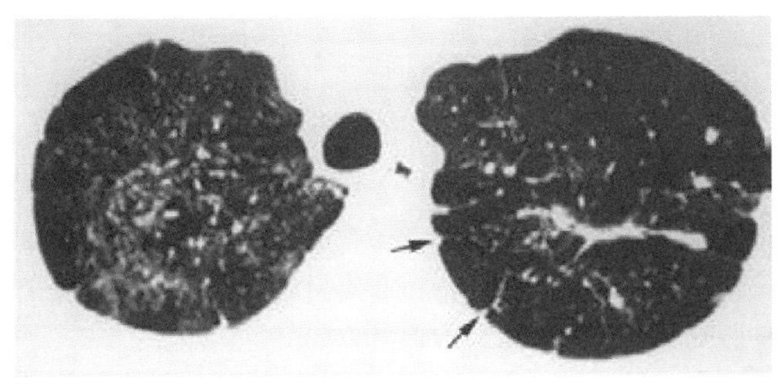

B

图 7-3 慢性硅肺。A. 硅肺患者胸部正位片：双肺上叶为主的大小不一、模糊不清的结节影（箭头所示）。B. 通过肺尖的胸部轴向计算机断层扫描图显示多发小结节影，以右肺上叶为著。部分结节位于胸膜下（箭头所示）

因为硅的毒性可损伤肺泡巨噬细胞，因此硅肺患者有很大的感染风险——尤其是胞内菌（结核分枝杆菌、非典型分枝杆菌和真菌）的感染，因患活动性结核的风险很大，所以这些患者潜在结核的推荐治疗的疗程要长些。另一个潜在的临床并发症是自身免疫性结缔组织疾病，如类风湿关节炎和硬皮病。另外，国际癌症研究署的清单中有足够的流行病学数据表明，硅可能是肺癌的致癌原。

其他危害性较小的硅酸盐包括漂白土、高岭土、云母、硅藻土、硅凝胶、肥皂石、碳酸盐粉尘和水泥粉尘。暴露在这些粉尘中的工人肺部纤维化的形成，一种可能是这些粉尘中含有游离硅，另一种可能是虽不含游离硅，但会对肺造成粉尘负担。一些硅酸盐如滑石粉和蛭石粉，可能污染有石棉，肺或胸膜的纤维化、肺癌、间皮瘤的形成与慢性暴露于滑石粉和蛭石粉尘有关。

煤矿工人尘肺（CWP）

职业暴露于煤尘可以导致 CWP 的发生，对那些以煤矿为重要产业的国家来说，CWP 具有重要的社会、经济和医疗价值。在所有的煤矿工人中，单纯的 X 射线胸片能发现大约 10％的 CWP，而在无烟煤矿井工作长达 20 年的工人被发现有 50％患 CWP。在含沥青的煤矿工作的工人，此病的发生率要低些。

长期暴露于煤尘（如 15 年～20 年），类似硅肺的小的、圆形的病灶可以形成。像硅肺一样，结节的形成（单纯 CWP）不会导致肺功能的减退。除了 CWP，煤尘可以引起慢性支气管炎和慢性阻塞性肺疾病（第十章），煤尘和吸烟有相互累加的作用。

复杂性的 CWP 患者胸片可见肺上半部分直径不小于 1 cm 的结节。像硅肺一样，病情可以进展成 PMF，伴随严重的肺功能减退和早亡。尽管对矿工的防护技术在改善，但在美国，PMF 的报告率仍然比较高。

卡普兰综合征首次在煤矿工人中被描述，但通常见于硅肺患者。该综合征是煤尘结节和血清阳性的类风湿关节炎的结合。硅具有免疫辅佐的特性，尤其见于无烟煤煤尘。

慢性铍病

铍是一种坚硬的轻金属，广泛应用于飞机、火箭制造业和原子能工业中；透 X 射线的能力最强，可用来制造 X 射线管。虽然铍可以引起急性肺炎，但远比引起类似结节病的慢性肉芽肿炎症疾病要少。除非对一个结节病的患者特别问到其是否暴露于铍的制作业：如合金、搪瓷或高科技的电子行业，否则我们会完全忽略与职业暴露有关的病因学联系。区别慢性铍病与结节病的特异性证据是对铍的特异性细胞介导的免疫反应（延迟的高敏反应）。

提供证据的试验是铍淋巴细胞增生试验（BeLPT），BeLPT 可以在体外比较铍盐存在与否时，淋巴细胞的增生情况。增生通常用淋巴细胞摄取放射标记的胸腺嘧啶核苷酸来测量。

慢性铍病胸部影像学发现与结节病相似（沿中隔线的结节），只是肺门淋巴结肿大在慢性铍病不明显。结节病患者，肺功能检查结果可见限制性和（或）阻塞性通气障碍，弥散功能减低，早期胸部影像学和肺功能可以是正常的。诊断慢性铍病，有必要行经纤维支气管镜做支气管肺活检。对铍敏感的个体，用非干酪性肉芽肿和肺组织中单核细胞的浸润可以做出诊断。

肺活检可见肉芽肿性炎症中铍特异性辅助 T 细胞聚集。慢性铍病的易感性与人类白细胞抗原 DP（HLA-DP）等位基因高度相关，该基因位于 β 链 69 位的谷氨酸位点。

其他金属

铝和二氧化钛很少引起肺组织结节样反应，暴露于碳化钨（一类硬金属）粉尘可能产生巨细胞间质性肺炎。钴是碳化钨的成分，有可能是间质性肺炎和职业性哮喘的病因。最常见的暴露于碳化钨的工作见于染色、锯条和钻头制作。金刚石磨光涉及暴露于钴尘。对一个患间质性肺病的患者，医生必须询问有无暴露到金属烟雾和（或）粉尘。特别是拟诊断结节病时，更要仔细斟酌是否为慢性铍病。

其他无机粉尘

大多数在此讨论的无机粉尘，既可以引起粉尘皮疹，又可以引起肺间质纤维化改变（见分类表 7-1）。包括前面讨论的粉尘在内，都可以引起慢性黏液分泌亢进（慢性支气管炎），伴/不伴呼气流速减低。吸烟是引起这种情况最多见的原因，任何试图将疾病的原因归咎于职业或环境暴露的因素者，一定要将吸烟考虑在内。许多研究提示粉尘暴露与吸烟的累积效应。刺激粉尘的效应与吸烟的效应是一样的，提示小气道的炎症是这些病例病理改变的始发地点，持续暴露可以导致慢性支气管炎和慢性阻塞性肺疾病。

有机粉尘 一些与有机粉尘相关的疾病已在哮喘（第五章）和过敏性肺炎（第六章）的章节详细讨论，大多数这类疾病都是以发现的特殊场所加以命名，如农民肺、麦芽工人肺、蘑菇工人肺。出现症状与暴露于有机粉尘时间有关联，为诊断提供有力证据。以下有三种职业暴露拿出来讨论，因为它们影响到绝大部分相关行业工人。

棉尘（棉尘肺） 在制作用于纺织或做绳子的纱线过程中，工人暴露于棉尘（另外有亚麻、大麻或黄麻粉尘），引起哮喘样症状称为棉尘肺。暴露发生于生产的全过程，但最主要的还是在纺纱之前棉花处理的过程中，包含吹干、混匀及梳理（拉直纤维）。患棉尘肺的风险既与棉尘有关，又与工作环境中内毒素水平有关。

棉尘肺临床上表现为偶尔（早期）的，然后规律（晚期）的胸部发紧，在工作日的第一天晚些时候（星期一胸部发紧）表现明显，有暴露的工人在周一可显示明显的 FEV_1 下降。然而，10%～25%的工人病情会发展，胸部发紧反复出现，并持续到周末。超过 10 年的暴露后，工人有反复发作的症状，肺功能表现为阻塞性通气障碍，其中工人中吸烟者受损害最为严重。

粉尘暴露可以通过负压抽空、增加通风和加湿操作等干预减少暴露，但是呼吸道的保护设备在某些环节仍然需要使用，对棉尘接触的工人定期检查肺功能，上班前和下班后使用肺量计是 OSHA 的要求。所有有持续症状和肺功能有减退的工人都应该转送到暴露较低的地方。

谷尘 在全世界范围内，从事谷物储存的农民和工人都暴露在谷尘中。接触谷尘的工人，尤其是吸烟者可以表现为阻塞性气道疾病，如慢性咳嗽、黏液分泌亢进、喘息、劳力性呼吸困难、FEV_1 和 FEV_1/FVC 比值下降（第二章）。

在谷物升降机上粉尘浓度变化很大，但是许多可吸入的颗粒的浓度可以大于 10 000 $\mu m/m^3$。谷尘暴露的影响与吸烟有相互累加作用。大约 50%的吸烟工人出现症状。吸烟的谷物粉尘接触者很容易出现肺功能阻塞性通气障碍。像棉尘肺一样，在谷尘引起的慢性支气管炎和慢性阻塞性肺疾病中，内毒素也起一定作用。

农民肺 这种情况是因为暴露于含有嗜热放线菌的孢子的发霉的干草导致的过敏性肺炎（第六章）。暴露 4～8 h 后出现的急性农民肺患者表现为发热、寒战、身体不适、咳嗽和不伴喘鸣的呼吸困难。有无暴露的病史对区别有同样症状的流感或者肺炎有着重要的作用。慢性农民肺中，同样病原体反复感染的病史对鉴别其他原因引起的斑片状肺纤维化（如结节病）非常重要。

大量的其他有机粉尘也可以导致过敏性肺炎（第六章），对表现为过敏性肺炎的患者，着重和仔细询问职业、爱好和其他的家庭环境对揭示病因非常必要。

有毒的化学物质

暴露于有毒化学物质对肺的影响涉及气体和蒸汽。最常见的事故是受害者被困在一个密闭的空间中，而此空间内化学物质已经累积到有害的水平。除了化学物质的特殊毒性作用，受害者还要承受严重的缺氧，缺氧的严重程度决定个体是否能够存活。

表 7-2 列举了大量可以引起急性、有时甚至威胁生命的肺部反应的有毒化学物质。所有提及的化学物质在较高浓度时，不管是急性吸入还是慢性暴露，至少动物实验研究证实其可以影响下呼吸道，并使肺泡结构破裂。有些物质可以在环境中快速产生。

表 7-2 公认对肺部有危害作用的有毒化学物质分类

分类	暴露来源	大量或意外暴露的急性效应	相对低量暴露的慢性效应
酸酐类	树脂、聚酯树脂和热活性胶黏剂的制造	鼻腔刺激、咳嗽	哮喘、慢性支气管炎、超敏反应性肺炎
酸性气体：硫酸、硝酸	肥料、氯代有机物、染料、炸药、橡胶制品、金属蚀刻、塑料等制品的制造	黏膜刺激，2～3 天后可发展为化学性肺炎	支气管炎，儿童在家中长期暴露于高含量的这些物质会轻度降低肺功能
丙烯醛、醛类	塑料、木材及烟草的燃烧	黏膜刺激、降低肺功能	上呼吸道刺激
氨	制冷、石油提炼、肥料生产、炸药、塑料及其他化学物质	与酸性气体效应类似、有支气管扩张报道	上呼吸道刺激、慢性支气管炎
镉烟尘	冶炼、焊接、电池生产	黏膜刺激、急性呼吸窘迫综合征（ARDS）	慢性阻塞性肺疾病（COPD）
甲醛	树脂、皮革、橡胶、金属及木材的制造，实验室工作人员，尸体防腐，聚氨酯泡沫的排放	与酸性气体效应类似	鼻咽癌
卤酸盐：Cl、Br、F	造纸、纺织工业的漂白；化合物的合成；合成橡胶、塑料、消毒剂、火箭燃料、汽油	黏膜刺激、肺水肿；暴露 1～2 年后有可能降低最大肺活量	上呼吸道刺激、鼻出血、支气管炎
硫化氢	各种工业加工副产物、石油加工及储存	增加呼吸速率并随后呼吸骤停、乳酸性酸中毒、肺水肿和死亡	黏膜发炎、慢性支气管炎、复发性肺炎
异氰酸酯（TDI，HDI，MDI）	聚氨酯泡沫塑料的生产、塑料，胶黏剂及表面涂料的生产	黏膜刺激性、呼吸困难、咳嗽、气喘、肺水肿	上呼吸道刺激、咳嗽、哮喘、过敏性肺炎、肺功能下降
二氧化氮	青贮饲料、金属蚀刻、爆炸物、火箭燃料、焊接、化石燃料燃烧副产物	4～12 h 后可能产生咳嗽、呼吸困难和肺水肿；急性暴露的可能结果：2～6 周后闭塞性细支气管炎	动物中会发生肺气肿、慢性支气管炎，儿童在家中长期暴露于高含量的这些物质会降低肺功能
臭氧	电弧焊、面粉漂白、除臭、复印设备排放、光化学空气污染物	黏膜刺激、肺出血和水肿造成儿童和成人短暂性肺功能降低；暴露于夏日薄雾会增加住院率	高心肺死亡率
光气	有机化合物、冶金、含氯化合物的挥发	毛细支气管炎、迟发性肺水肿	慢性支气管炎
二氧化硫	硫磺酸和漂白剂的制造、有色金属涂层、食品加工、制冷剂、化石燃料的燃烧、木浆工业	黏膜刺激、鼻出血、支气管痉挛（特别在哮喘人群高发）	慢性支气管炎

消防队员和火灾受害者有烟雾吸入的风险，烟雾吸入是急性心肺功能衰竭的重要原因。烟雾吸入造成火灾受害者的死亡多于烧伤。一氧化碳中毒引起严重的低氧而威胁生命。合成材料（塑料、聚氨酯）燃烧时，可以释放大量的有毒物质（氰化物和盐酸），这一点在评估烟雾吸入受害者时要予以考虑。暴露于有毒烟雾受害者有某种程度的下呼吸道炎症和（或）肺水肿。

某些高反应性、小分子量的物质，通常产生于合成聚合物、油漆和涂料（聚氨酯中二异氰酸盐、芳香胺和环氧树脂中的酸酐）生产过程中，暴露其中是职业性哮喘的高危因素。虽然职业性哮喘临床上似乎可见过敏症状，但是并没有涉及 IgE 抗体介导机制。过敏性肺炎样的反应也见于二异氰酸盐和酸酐暴露的工人。

氟聚合物如特氟龙，在正常温度时不发生反应，但加热后会挥发。吸入毒物后引起特征性的表现如发热、寒战、身体不适、偶有轻度喘息，可以诊断为"聚合物烟雾热"。与之类似，自限性流感样综合征（金属烟雾热），是因为暴露到含有氧化锌的烟雾中，典型情况见于焊接镀锌钢。吸入性发热综合征常在工作后数小时内出现，24 小时可恢复，重复暴露会导致复发。

两种其他物质可以潜在引起严重肺病，暴露于尼龙绒可以导致淋巴细胞性细支气管炎，工人暴露于用于制作微波炉爆米花和为其他食品提供黄油口味的联乙酰，可罹患闭塞性细支气管炎（第十一章）。

世界贸易中心灾难 2001 年 9 月 11 日发生在世界贸易中心（WTC）的一系列攻击，使消防队员和其他救援人员严重暴露于建筑物倒塌所产生的灰尘中。环境监测和化学分析证实 WTC 粉尘中有许多潜在的毒性成分。虽然 WTC 粉尘都是水泥的碎片，但由于它的碱性强，可以在消防队员和清洗工人中引起严重的咳嗽、喘息和生痰。咳嗽和喘息综合征也见于当地居民。严重暴露于 WTC 粉尘的纽约消防队员，在灾难发生后一年，肺功能急剧下降。近来，又开始关注间质性肺疾病，特别是肉芽肿性质的间质性肺病的发生。

职业性呼吸道致癌原

由于工作暴露而引起的肺癌估计占肺癌总数的 10%。除石棉外，其他的物质被证实或怀疑是呼吸道致癌原的有：丙烯腈、亚砷酸化合物、铍、乙醚（氯甲基）、铬（六价的）、甲醛（鼻）、异丙醇（鼻窦）、芥子气、羧基镍（镍融化）、多环芳香烃（可可烤箱中喷出和内燃机车油耗尽）、二手烟草、二氧化硅（采矿和制造）、滑石粉（在采矿和碾磨中石棉污染）、氯乙烯（肉瘤）、木材（仅鼻咽癌）和铀。有患与辐射相关肺癌风险的工人，不仅仅是涉及开采或制造铀，还涉及暴露于其他矿体地下开采过程，在此位置氡原子可能从岩层中释放出来。

伤残的评估

伤残是一个用来描述因健康情况影响而使工作能力下降的名词。医生常常能够评估生理功能的异常或减退，但是伤残程度对失去收入的影响也会涉及非医疗因素（如教育和就业）。伤残评定方案随补偿-拨款机构不同而不同。例如，美国社会保险管理局要求个人在他/她领到收入补助款之前，必须是完全不能工作（完全残疾）。许多州的工人补偿体系允许对部分残疾进行补偿，在社会保险计划中，不需要决定是什么原因引起，只要是与工作相关的就会列入到工人补偿系统中。

肺功能检测（肺活量和弥散功能）可以作为评估肺功能减退程度的起始工具，心肺功能试验（评估最大氧消耗）则适用于静息功能测试结果与症状表现不匹配者。乙酰甲胆碱激发试验（评估气道的反应性）可以用于肺活量正常的哮喘患者。有些补偿机构（如社会保险机构）根据肺功能检查的结果制定了伤残分级。当没有特别的方案推荐时，可使用美国医学会的指南。

环境暴露概述

室外空气污染

1971 年，美国政府建立了几种被认为是导致心肺疾病高发的污染物的国家空气质量标准。主要标准由美国环境保护局（环保局）管理，旨在保护公众健康安全，制定出二氧化硫、颗粒物、氮氧化物、臭氧、铅、一氧化碳等物质的安全范围。环保局对这些污染物的每一个标准定期进行广泛的审查更新（在现行标准详见 http：//www. epa. gov/air/criteria. html. ）。

污染物产生于固定污染源（发电厂和工厂）和移动污染源（机动车），所有被检测的污染物都不是单一产生的。此外，污染物在被排放后可能因发生化学反应而变化。例如，二氧化硫和颗粒物从燃煤电厂排放后可以在空气中反应产生酸性硫酸盐和气溶胶，其可以在大气中传播很远。汽车尾气中氮氧化物、挥发性有机物在阳光催化下反应生成臭氧。光化学衍生污染（“烟雾”）虽然最初被认为仅限于洛杉矶，但目前已经是整个美国和其他许多国家面临的问题。大规模的人口研究中记录了暴露于这些污染物所引起的急性或慢性反应。

吸烟可引起的症状和疾病与空气污染所致类似。此外，肺功能的减退和哮喘与长期暴露于轻微升高的交通有关的气体以及可吸入颗粒物有关。很多在城市内进行的基于人口的时间序列研究证明医疗资源被过度应用于哮喘及其他心肺疾病，并且还增加了死亡率。队列研究将颗粒物污染水平非常高的城市与污染较轻的社区进行了比较，结果表明，于前者常驻居民的心肺疾病的发病率和死亡率更高。细颗粒物是影响心血管疾病发病率和死亡率的一个危险因素，这一强有力的流行病学证据推动了基础机制的毒理学研究。吸入燃烧产生的微粒可能会产生氧化应激，随后产生肺部局部损伤和炎症。这反过来会导致自主神经和全身炎症反应，可引起血管内皮功能障碍和（或）损伤。最近关于空气污染物对健康影响的研究结果使政府制定了更严格的关于臭氧、氮氧化物和颗粒物的美国环境空气质量标准，同时也更加强调了发布污染预警，建议具有显著的心肺功能障碍的人在高污染时期留在室内。

室内暴露

二手烟、氡气、炊烟，以及室内产生的其他生物化学气体是必须要考虑的。一些研究显示，所有家庭中可吸入颗粒量与家庭中吸烟人数成正比。大量研究发现，父母吸烟的家庭，孩子呼吸系统疾病患病率会增加，尤其是哮喘，并且通过简单的肺活量测定可以观察到肺功能水平的降低。最近对肺癌和心肺疾病的meta分析结合了来自多个二手烟流行病学研究的数据，发现即便在调整主要的潜在的混杂因素后，每种情况仍会增加25%的相对风险。

暴露在家中的氡气体是肺癌的危险因素。氡（主要同位素氡-222）是从铀-238衰变系列产生的气体，直接前体是镭-226。镭在地球物质的量决定了多少氡气体将被释放。在美国的房屋中，有多达10%的房屋可能会出现高肺癌风险。当吸烟者居住在家里时，这个风险可能会更大，因为氡粒子的分子大小让它们很容易吸附在人们吸入的烟雾颗粒上。幸运的是，有技术用于评估和减少氡气暴露的水平。

其他受到关注的室内污染物为包括抗原物质（真菌、蟑螂、尘螨和宠物毛屑）在内的生物气溶胶，这些抗原物质会增加过敏和哮喘风险。室内的化学试剂包括强效清洁剂（漂白剂、氨水），甲醛，香水，杀虫剂，以及燃气器具释放出的氮氧化物。一些非特异性的反应可有各种各样的主诉，这些非特异性的反应跟“与建筑物紧密相关的症状”有关，更确切地说是“与建筑物有关的疾病”有关，在这些非特异性反应中呼吸系统症状可以通过避免暴露于有问题的建筑而被减轻。嗅觉或者其他感觉刺激会在多大程度上引起心理或生理上反应的潜在失能，目前尚未得到证实，同时这种环境暴露对人的影响也有待进一步研究。

全球性考虑

据估计，室内的生物燃料烟雾（木材，沼气，作物秸秆，木炭）暴露引起的多种疾病，将使全世界范围内伤残调整生命年（DALYs）的损失大于4%。这些疾病分别是儿童的急性下呼吸道感染，女性的慢性阻塞性肺疾病和肺癌，以及男性的心血管疾病。这种疾病负担使得室内暴露于生物燃料烟雾成为健康欠佳的首要环境危害，同时也是所有危险因素中第三重要的因素。

几乎全球一半的人在用生物燃料进行烹饪、取暖以及烘焙。这种情况主要发生在发展中国家的农村地区。由于许多家庭使用效率极低的开放式炉灶燃烧生物燃料，并且屋内通风较差，妇女和儿童每天会暴露在较高浓度的烟雾中。在这些家庭中，细颗粒物（生物燃料烟雾中的一种物质），在24小时内的平均水平比美国环保局制定的国家环境质量标准中的规定高2～30倍。

流行病学研究提示生物燃料烟雾暴露与慢性支气管炎以及慢性阻塞性肺疾病之间存在关联，二者的比值比在3和10之间，并且随着暴露时间的增加而增加。这种常见的生物燃料烟雾的职业暴露除了发生于发展中国家的女性身上，也有可能发生于这些国家的男性身上。由于从发展中国家向美国移民的人数的增加，临床医生也应该知道由于暴露于生物燃料烟雾而引起的包括间质性肺病在内的慢性呼吸系统效应（图7-4）。逐渐有证据表明改良烟窗的炉灶可以减少生物燃料烟雾引起的女性和儿童的呼吸系统疾病。

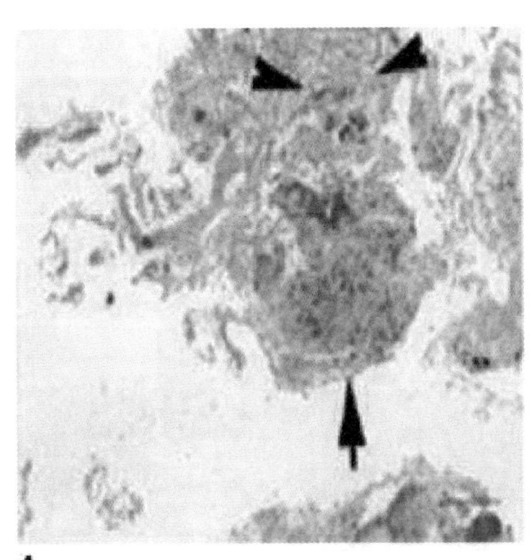

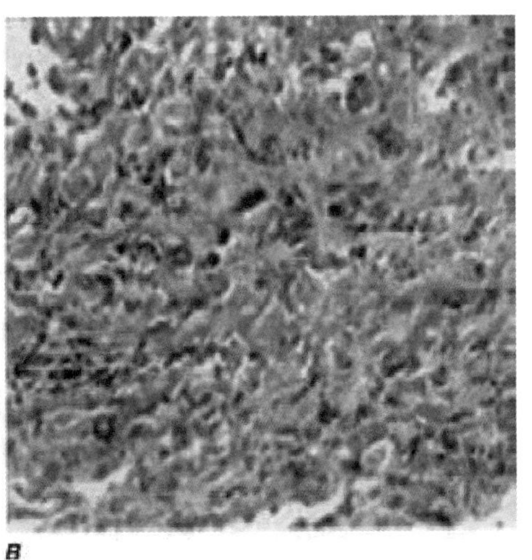

图7-4（见书后彩图） 生物燃料烟雾引起的间质性肺疾病的组织病理学特征。A. 可以观察到炭末沉着沿着肺泡间隔（双箭头）以及在着色的灰斑内（单箭头）沉积。**B.** 成纤维细胞和含碳的巨噬细胞混合物的高倍显微照片

第八章 支气管扩张

Bronchiectasis

Rebecca M. Baron，Miriam Baron Barshak 著
（郭婷 译 罗红 校）

支气管扩张是指支气管及其周围肺组织的慢性炎症所导致的支气管壁平滑肌和弹性组织破坏，管腔形成不可逆性扩张、变形。通常将支气管扩张划分为柱型支气管扩张（最常见的类型）、囊柱型支气管扩张和囊状支气管扩张三种基本类型。

病因

感染性或非感染性因素均可导致支气管扩张（表8-1）。我们常可根据病变的部位推测出患病的原因。

表 8-1 支气管扩张的病因和诊断检查

肺部受累类型	病因（举例）	诊断检查
局限性	阻塞性因素（外源性异物吸入，肿瘤）	肺部影像学（肺部X线或肺部CT），支气管镜检查
弥漫性	感染（细菌、非结核性分枝杆菌）	痰革兰氏染色/痰培养；痰抗酸染色/痰抗酸杆菌、真菌培养；如果病原体不能确定，可考虑支气管镜肺泡灌洗
	免疫缺陷（丙种球蛋白缺乏、HIV感染、肺移植后闭塞性细支气管炎）	全血细胞计数、免疫球蛋白检测、HIV检测
	遗传性因素（囊性纤维化、Kartagener综合征、抗 α_1-胰蛋白酶缺乏）	汗液的氯离子水平检测（囊性纤维化）、抗 α_1-胰蛋白酶水平、鼻或呼吸道刷检/活组织检查（原发性纤毛运动障碍）、基因检测
	自身免疫性疾病或风湿性疾病（类风湿性关节炎、干燥综合征、炎症性肠病）；免疫介导的疾病（变应性支气管肺曲菌病）	临床关节的检查、血清学检测（如类风湿因子）；对于临床上难治性哮喘，应考虑变应性支气管肺曲菌病[a]
	反复误吸	吞咽功能检测、神经肌肉力量检测
	多种因素（黄甲综合征、放射后纤维化或特发性纤维化引起的牵拉性支气管扩张）	由临床情况指导
	特发性	排除其他因素

[a]皮肤曲霉菌反应，血清曲霉菌沉淀素检测，血清IgE水平，血清嗜酸性粒细胞检测等
HIV，人类免疫缺陷病毒

局限性支气管扩张是发生于肺局部区域的支气管扩张，常由气道阻塞因素引发——包括外源性因素（如临近的肿大淋巴结或气道旁肿瘤压迫等），内源性因素（如气道内肿瘤、异物吸入、气道狭窄、先天性气道闭锁等）。而弥漫性支气管扩张是指整个肺部广泛的支气管受累扩张，主要由全身系统性疾病或感染性疾病引起。以上肺野为主要病变区域的支气管扩张常见于囊性纤维化，也见于放射后纤维化（其特征为肺部病变部位与放射治疗位置一致）。而以下肺野为主要病变区域者多见于长期反复误吸（如硬皮症患者出现食管运动紊乱），晚期纤维化性肺疾病（如特发性肺纤维化引起的牵拉性支气管扩张）以及免疫缺陷引起的反复感染（如低丙种球蛋白血症）。由非结核性分枝杆菌（最常见为鸟-胞内分枝杆菌）感染引起的支气管扩张通常最先影响中肺野区域。原发性纤毛运动障碍引起的支气管扩张也常累及中肺野。而中心性支气管扩张常见于变应性支气管肺曲菌病（ABPA），ABPA通过曲霉菌引起的免疫反应造成支气管壁损害。另外，以中心性支气管扩张为主的先天性支气管扩张还包括先天性支气管发育障碍（如先天性气管支气管巨大症，Williams-Campbell综合征等）。

实际上，很多支气管扩张患者的病因并不明确，而在这些患者中有25%～50%为特发性支气管扩张。

流行病学

近年来，美国支气管扩张的总体患病率逐年增加，但是支气管扩张的患病率随着其潜在病因的不同而多有不同。例如，囊性纤维化患者通常在青春期后期或成年期早期出现典型症状及病情的明显进展，但是仍有部分非典型性囊性纤维化患者在30～40岁时仍缺乏典型临床表现。相反，由鸟-胞内分枝杆菌感染引起的支气管扩张通常影响的是大于50岁的非吸烟女性。总体来说，支气管扩张的发病率随年龄增加而增高，且女性高于男性。

在肺结核的流行区域，支气管扩张作为感染性肉芽肿疾病的后遗症，发病率明显增高。结核性局限性支气管扩张通常由外部增大的淋巴结压迫或是内部钙化的淋巴结侵蚀阻塞气道引起（如支气管结石症）。但是对于复发的肺结核，感染引起的薄壁组织破坏能够引起更加弥漫的支气管扩张。除了肺结核感染引起的支气管扩张，在发展中国家，由不明机制引起的非囊性纤维化性支气管扩张发病率的增加也逐渐成为了一个大问题。而在特殊地区，高发的营养不良也更易引起免疫紊乱以致支气管扩张。

发病机制和病理

公认的感染性支气管扩张的发生机制为“恶性循环假说”，即气道微生物定植负荷增加会导致感染及黏液纤毛清除力低下，而反复发生的感染以及黏液纤毛清除力低下又会反过来加重气道微生物定植。部分微生物（例如铜绿假单胞菌）具有强的定植于受损气道以及逃避宿主防御机制的能力。遗传性疾病如囊性纤维化或原发性纤毛运动障碍可导致黏液纤毛清除能力的损害。同时，一次严重的感染（如百日咳杆菌引起的肺炎以及肺炎支原体肺炎）可导致更加明显的气道损害及分泌物清除能力低下。微生物的持续存在刺激着气道导致慢性炎症，随后出现气道结构损害以及持续的微生物和气道分泌物清除能力的下降，从而进一步恶化炎症循环。细菌释放的炎症介质也可干扰黏液纤毛清除能力。

从 20 世纪 50 年代开始，逐渐开展了支气管扩张的病理学研究。支气管扩张的病理主要表现为明显的小气道的炎症和大气道损害扩张，支气管弹性纤维组织、肌层以及软骨陆续遭到破坏。小气道的炎症细胞释放蛋白酶和其他介质（如活性氧和促炎因子）进一步损害大气道。同时，持续的小气道炎症会引发气流受限。抗蛋白酶（如抗 α_1-胰蛋白酶）可中和中性粒细胞弹性蛋白酶损害作用和增强细菌的杀伤作用。抗 α_1-胰蛋白酶缺乏的患者通常也可见支气管扩张及肺气肿。

非感染性支气管扩张的发生机制包括免疫介导（系统性自身免疫性疾病如干燥综合征、类风湿性关节炎等）的支气管损害和由肺部纤维化（如放射后纤维化、特发性肺纤维化）所致的由薄壁组织破坏引发的气道扩张牵拉性支气管扩张。

临床表现

持续的慢性咳嗽是支气管扩张最常见的症状，且多伴有咳大量黏液脓痰。体格检查包括听诊闻及细湿啰音和喘鸣音，有些病例可见杵状指（趾）。肺功能检测可出现轻到中度气流受限，常与其他情况如慢性阻塞性肺疾病表现重叠。支气管扩张急性加重期会出现痰量增加、咳脓痰。然而，患者可能缺乏典型的肺部感染症状和体征（如发热、影像学上出现新的浸润影）。

诊断

支气管扩张诊断基于反复咳嗽、咳脓痰的临床症状和影像学特征。尽管胸片缺乏敏感性，但“轨道征”可提示气道的扩张。肺部高分辨率 CT 对于支气管扩张识别的准确性高，是主要的诊断手段。CT 影像表现包括气道扩张的表现（如平行的“双道征”或“印戒征”——通常支气管的直径至少是其伴随动脉直径的 1.5 倍），缺乏支气管逐渐变细的解剖学特征（距胸膜表面 1 cm 内仍有管状结构），扩张气道的支气管壁增厚，浓稠的分泌物（如树芽征），支气管囊肿（尤其在囊状支气管扩张中显著），见图 8-1。

支气管扩张患者的处理方法

评估支气管扩张通常需要详细询问病史、肺部影像学检查以及病因学相关检查。诊断局限性支气管扩张通常还需要支气管镜排除气道肿物或异物。弥漫性支气管扩张的检查则包括病因学的分析（表 8-1），并应首先排除囊性纤维化。肺功能检测是患者功能性评估的重要组成部分。

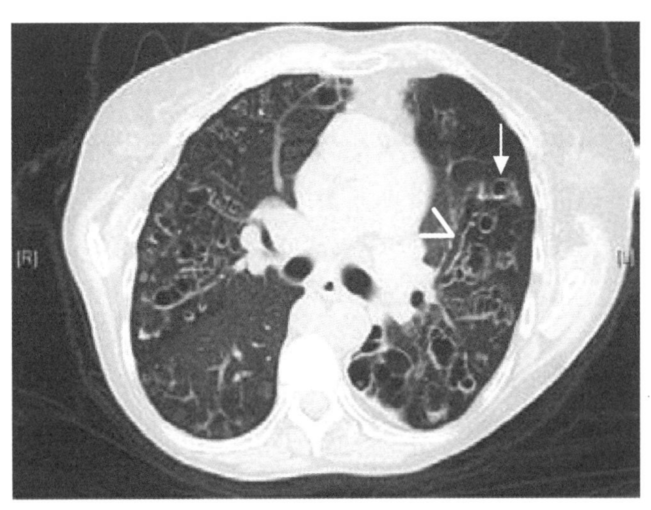

图 8-1 重度支气管扩张的肺部 CT 表现。图中患者的肺部 CT 示多个部位严重的气道扩张（图中纵向箭头及横向箭头所示）

治疗 支气管扩张

支气管扩张的治疗目的包括：控制急性感染、提高气道分泌物清除能力、减少气道微生物负荷以及降低反复感染概率。

抗生素

对急性加重期患者初始经验性治疗应针对常见致病菌，其中最常分离出的细菌为流感嗜血杆菌和铜绿假单胞菌。建议抗生素治疗疗程至少 7～10 天，可延长至 14 天左右。对于非结核性分枝杆菌的感染，由于气道常同时合并其他病原菌定植，治疗相对复杂，而治疗疗程延长常可导致患者难以耐受的情况。指南提出的非结核性分枝杆菌感染诊断标准：包括患者出现典型临床症状、影像学特征、至少两次痰培养阳性；至少一次支气管肺泡灌洗液培养阳性；组织病理学检查提示非结核性分枝杆菌感染（如肉芽肿或是抗酸杆菌染色阳性）伴随一次痰培养阳性；胸水（或无菌的肺外组织）培养阳性。鸟-胞内分枝杆菌是最常见的非结核性分枝杆菌病原体。对于 HIV 阴性的鸟-胞内分枝杆菌感染患者，推荐的治疗方案为大环内酯类联合利福平、乙胺丁醇。同时，鸟-胞内分枝杆菌阳性者应进行大环内酯类药物药敏实验。

支气管卫生

增强气道分泌物清除的方法包括：气道湿化、黏液溶解剂、支气管扩张药和高张盐水的雾化吸入、物理疗法（如体位引流法、胸部拍击法、高频振荡仪、正压呼气装置等）。另外，肺康复、定期肺部锻炼以及提高运动耐量等方式也能提高气道分泌物的清除能力。通常推荐用促黏液溶解的重组脱氧核糖核酸酶（DNAase）治疗囊性纤维化相关的支气管扩张，但是对于非囊性纤维化患者，由于其效果欠佳和存在潜在的风险，所以不推荐。

抗炎药

炎症是导致支气管扩张的重要原因，故从理论上说抗炎药治疗可使患者受益。小规模的临床试验曾证明过糖皮质激素可以缓解呼吸困难、降低β受体激动药的使用量、减少痰量，但是肺功能或是急性加重次数并没有得到明显改善。同时糖皮质激素有抑制免疫和肾上腺功能的副作用，值得注意。口服/全身应用糖皮质激素对于特殊病原体感染（如 ABPA）的支气管扩张和非感染性支气管扩张（如类风湿性关节炎、干燥综合征等自身免疫性疾病活跃引发）有重要意义。另外，ABPA 患者也可从长期口服伊曲康唑抗真菌药中获益。

难治性病例

对于一些难治而病变局限的病例，通常考虑手术切除病变部位。而对于更加严重的、病变弥漫的患者，可考虑肺移植。

并发症

对于感染性支气管扩张重度患者，反复的感染以及长期使用抗生素会导致抗生素耐药。此时，联合使用抗生素可减少其耐药产生。

另外，反复的感染可导致黏膜血管的损害，引发出血，甚至出现威胁生命的大咯血。对于大咯血的处理，需要通畅气道，鉴别出血部位，保护未出血的肺叶。对于严重病例，可采用支气管动脉栓塞和外科手术。

预后

支气管扩张患者的预后随着病因的不同而有很大差别。另外，预后也与急性发作频率、是否涉及特殊病原体感染有关。一项研究显示，与正常人第 1 秒用力呼气容积（FEV_1）每年降低 20～30 ml 相比，非囊性纤维化支气管扩张患者每年可下降 50～55 ml，这与 COPD 患者相似。

预防

改善患者免疫缺陷状态（如补充丙种球蛋白），疫苗接种（如接种流感疫苗、肺炎链球菌疫苗）可降低反复感染的风险。对于吸烟患者建议戒烟。

对于反复出现急性感染的患者（每年不少于 3 次），有研究显示长期使用小剂量的抗生素可降低病原体的负荷、降低急性发作频率。但是有学者认为相比于囊性纤维化支气管扩张患者，对于非囊性纤维化支气管扩张患者，并不推荐此种方案。推荐的抗生素抑制疗法有：①每日口服抗生素（如环丙沙星），每月持续 1～2 周；②长期间断（可最大程度减少耐药性的发生）口服抗生素；③使用大环内酯类抗生素，每日 1 次或每周 3 次（其获益的机制主要来自于大环内酯类的非抗生素效应，如抗炎作用、降低革兰氏阴性杆菌生物膜作用）；④长期间断雾化吸入抗生素（如吸入妥布霉素，每使用 30 日后再停用 30 日），长期间断抗生素方案目的在于可降低病原体的负荷却不增加药物副作用；⑤对于重度支气管扩张患者或耐药病原体可间断使用Ⅳ类抗生素。对于大环内酯类治疗方案（上面的第 3 点），近期发表的一系列随机双盲安慰剂对照试验显示对于非囊性纤维化支气管扩张患者推荐长期使用大环内酯类方案（6～12 个月阿奇霉素或红霉素），该方案可减少急性发作频率，降低黏液分泌，同时延缓肺功能下降。但是，其中的两个研究也显示该方案会增加普通细菌对于大环内酯类的耐药性，这降低了大众广泛使用大环内酯类的热情。特别值得注意的是，非结核性分枝杆菌对于大环内酯类抗生素耐药性增加，使得其治疗变得更加困难。因此，建议在长期大环内酯类治疗方案实施之前需排除非结核性分枝杆菌感染。

另外，对于支气管卫生的持续关注能提高气道分泌物的清除，同时可减低气道病原体的负荷。

第九章 囊性纤维化

Cystic Fibrosis

Eric J. Sorscher 著
（邢丽华 译）

临床特点

囊性纤维化（cystic fibrosis，CF）是一种主要影响多种上皮组织的常染色体隐性遗传的外分泌腺疾病。引起 CF 的基因产物［囊性纤维化跨膜转导调节因子（the cystic fibrosis transmembrane conductance regulator，CFTR）］是位于上皮细胞顶端质膜（腔）的阴离子通道，可调节外分泌腺分泌液的量与成分变化。对 CFTR 分子遗传学和膜蛋白生物化学研究的日益深入，推进了 CF 药物的发现，许多新药制剂进入临床试验阶段。

呼吸系统表现 呼吸障碍是引起 CF 发病和死亡的主要原因，它以大量高黏附性分泌物阻塞中小气道为特征。CF 气道分泌物极难清除，常规痰培养可见金黄色葡萄球菌、流感嗜血杆菌和铜绿假单胞菌的复杂菌群。浓缩黏液下强烈的肺部炎症和慢性细菌感染导致临近组织损伤以及呼吸功能进一步恶化。病原体如铜绿假单胞菌有固定的致病模式，前哨和早期定植甚至常会导致终身同一基因菌株的肺部感染。多年来，CF 肺部的铜绿假单胞菌演变为黏液表型（释放海藻酸盐），即选择性优势的病原体，宿主患者预后差。其他细菌（如洋葱伯克霍尔德菌等）感染的预后也不容乐观。目前，已能够在发病级联反应的早期成功清除病原体（如铜绿假单胞菌），如能持续作用则可显著改善预后。

胰腺病变 该病全称为胰腺囊性纤维化，指的是外分泌胰腺组织大量破坏、纤维化瘢痕形成和（或）脂肪替代、囊肿增生、腺泡组织丧失、正常胰腺结构消失。与肺部一样，外分泌腺黏稠的分泌物（有时称为凝固物）可阻塞胰管，影响消化酶的产生及向十二指肠的流动。胰腺外分泌功能障碍导致慢性吸收不良、生长迟缓、脂溶性维生素不足、血清免疫反应胰蛋白酶原水平增高（用于新生儿筛查的诊断性试验）和胰岛细胞数量的丧失。超过 30%的成年人出现 CF 相关性糖尿病，其原因可能是多方面的（包括内分泌胰腺进行性破坏、应激激素所致的胰岛素抵抗和其他因素）。

其他器官系统损害 如同 CF 肺和胰腺，黏稠的分泌物也可以累及许多其他外分泌组织。在病理标本中常常能观察到肝内胆管梗阻及肝实质纤维化，4%～15%CF 患者有多小叶硬化并引起成人显著的肝功能不全。肠腔内容物往往难以排泄，导致胎粪肠梗阻（10%～20%CF 新生儿有此表现）或老年人远端肠梗阻综合征。男性典型表现为输精管完全退化和不育（尽管有正常精子产生），约 99%的 CF 男性患者出现不育。这种突出的男性生殖泌尿系统解剖缺陷的病因还不清楚，可能是继发于输精管分泌障碍的发育异常。女性 CF 患者不孕发病率增加可能与女性生殖道分泌异常相关。绝大多数 CF 患者有鼻窦炎的影像学证据，鼻窦病原菌与下呼吸道缓解期的病原菌相似，提示鼻窦可作为细菌播散的储存库。

发病机制

囊性纤维化跨膜转导调节因子（CFTR） CFTR 是具有上皮细胞阴离子通道作用的膜整合蛋白，它由 1480 个氨基酸分子编码，依赖电化学驱动力，通过上皮组织质膜对氯化物和碳酸氢盐进行转运，离子流的方向依赖于电化学驱动力。CFTR 的门控包括开放和关闭的构象循环，由三磷酸腺苷（ATP）水解而增强。由 CFTR 介导的阴离子流动不包括逆浓度梯度的主动运输，但利用 ATP 水解提供的能量。这是离子通道机械力化学和门控的主要特征。

CFTR 位于腺泡和其他上皮细胞的顶端质膜，调节外分泌腺分泌液的量和组分变化。在多数上皮细胞中，氯化物和碳酸氢盐的释放使水被动流动，以移出并清除外分泌产物。CFTR 对于保证呼吸道黏膜纤周液体层（periciliary fluid layer，PCL）具有足够的深度十分重要，它能使纤毛伸展及黏液纤毛运输正常进行。CFTR 缺陷的气道细胞 PCL 缺失、纤毛倒伏、不能清除覆盖的黏液。在气道黏膜下腺体中，CFTR 在腺泡高表达，可能参与黏液的形成及腺体分泌物达气道表面（图 9-1）。在其他黏液输送受阻的外分泌腺（如胰腺腺泡和导管、毛细胆管、肠腔）中，也有相似

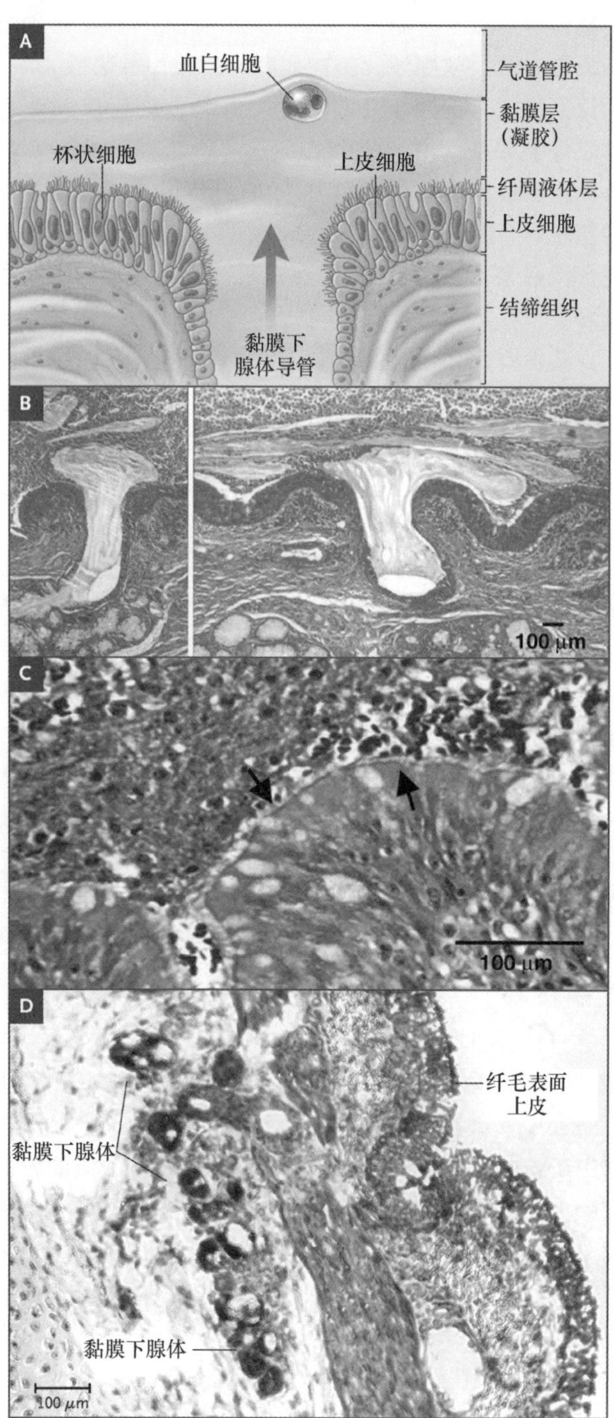

图 9-1（见书后彩图） 黏液分泌物至囊性纤维化气道上皮细胞表面。A. 人气道上皮细胞和支撑腺体结构示意图。**B.** 囊性纤维化患者黏膜下腺体充满黏液，黏液脓性碎片覆盖气道表面，基本掩埋上皮细胞。**C.** 高倍放大的黏液栓紧紧黏附于气道表面，箭头所示为感染性炎性分泌物与分泌物下方上皮细胞的分界面（B 和 C 是苏木精-伊红染色）。感染性分泌物阻塞气道，随着时间推移，极大地破坏肺的正常结构。**D.** 在猪肺标本中，CFTR 在表面上皮细胞和位于黏膜下腺体基底部的浆液性细胞中表达，如图所示，深染处是 CFTR 抗体结合上皮细胞部位（辣根过氧化物酶与苏木精复染氨基乙基咔唑检测）（*From SM Rowe，S Miller，EJ Sorscher：N Engl J Med* 352：1992，2005.）

的发病机制。在这些组织中，顶端氯化物和（或）碳酸氢盐的分泌可促进 CFTR 介导的液体和电解质释放到管腔，从而使黏蛋白和其他外分泌产物能正常流动，这一机制障碍会破坏腺体分泌物的正常水化和输送，普遍认为这是胆管梗阻伴组织损伤的最可能原因。

肺部炎症和重塑 CF 气道以持续进展的、伴有蛋白酶和氧化剂释放的中性粒细胞炎症反应为特点，最终出现气道重塑和支气管扩张，强烈的肺部炎症很大程度上是由慢性呼吸道感染所致。CF 肺内巨噬细胞的驻留促进了促炎细胞因子的释放，这有助于先天性和获得性免疫反应。据报道，CFTR 依赖性气道表面液体组分异常（例如 pH 值）有助于减弱 CF 肺部细菌的致病力。CFTR 作为炎症反应和（或）肺重塑的直接调节因子，其作用值得进一步研究。

分子遗传学

全球患者（和其他人）的 *CFTR* DNA 测序已证实有近 2000 种等位基因突变，其中约 10%已明确是致病性基因突变，但很难区分是单核苷酸易位还是与病因相关的其他基因多态性。CFTR2 数据库（*www.cftr2.org/*）描述了有明确致病作用的基因突变。

已知的致病性 CFTR 缺陷常常根据分子机制进行分类。例如，常见的 F508del 突变［CFTR 508 位置有一个苯丙氨酸残基（F）缺失］可导致折叠异常，细胞质量控制途径可识别该现象。CFTR 编码的 F508del 保留了部分离子通道的功能，但蛋白质成熟停止于内质网，CFTR 不能到达质膜；或 F508del CFTR 被误传且经蛋白酶体作用在内质网降解。这种干扰蛋白质成熟的 CFTR 突变被称为Ⅱ类缺陷，是目前为止最常见的基因异常。在美国，仅 F508del 就占 CFTR 等位基因缺陷的 70%，约 90%CF 患者携带至少一个 F508del 突变基因。

其他基因功能缺陷包括 CFTR 离子通道适时到达顶端细胞表面但却无法打开，这些异常通道蛋白包括 G551D（CFTR551 位置甘氨酸置换了天冬氨酸），导致即使有 ATP 也无法转运 Cl^- 或 HCO_3^-（Ⅲ类异常）。至少有一个 G551D 等位基因的个体占北美 CF 患者的 4%～5%。除了基因重大缺陷或破坏，CFTR 无义等位基因如 G542X、R553X 和 W1282X（提前终止密码子在 542、553、1282 的位置分别取代甘氨酸、精氨酸和色氨酸）是常见的Ⅰ类缺陷。例如，W1282X 突变在德系犹太人后裔中普遍存在，是以色列人主要的CF基因型。其他类型的CFTR基因突变包括离子通道孔缺陷（Ⅳ类）、RNA剪接（Ⅴ类）、质膜转化加速（Ⅵ级）（图9-2）。

诊断

临床症状、家族史或新生儿筛查阳性可提供部分CF的诊断依据，*CFTR*基因突变分析和汗液电解质测定是重要的诊断性试验。对DNA评估需要调查大量与疾病相关的基因突变，通过商业化公司可鉴定20～80个基因缺陷。对于疑难病例，可得到完整的*CFTR*外显子序列、结合位点分析及关键调控元件等。毛果芸香碱离子透入后的汗液电解质分析是极其重要的诊断方法，与非CF相比，CF患者氯化物水平显著增高。汗液测试结果特异性高，在能够

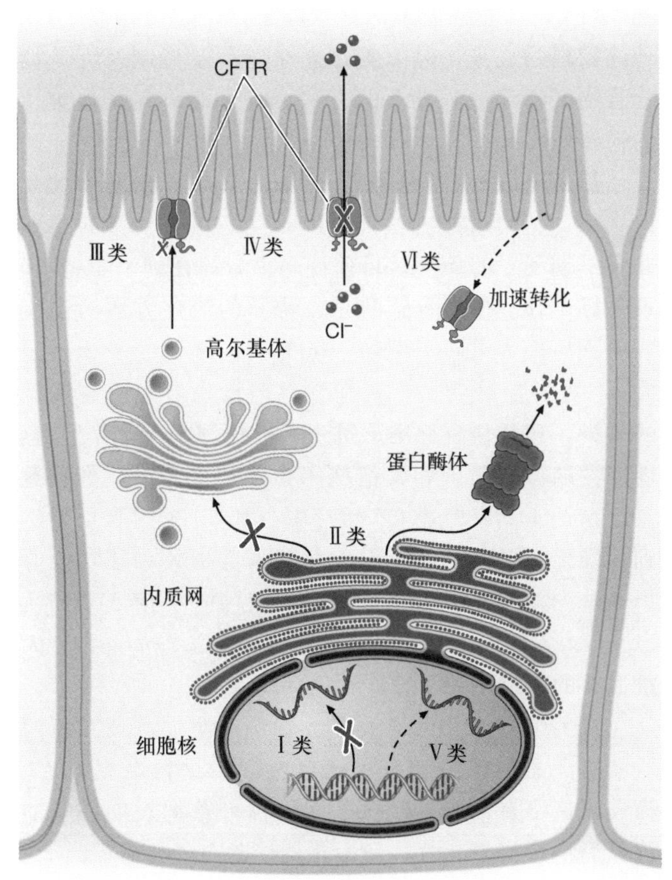

图9-2 CFTR基因突变的分类。CFTR基因缺陷包括：合成缺乏（Ⅰ类）；蛋白质成熟缺陷和过早降解（Ⅱ类）；门控/调节紊乱，如三磷酸腺苷（ATP）结合减少和水解（Ⅲ类）；经离子通道孔的传导缺陷（Ⅳ类）；因启动子或剪接异常，CFTR转录数量减少（Ⅴ类）；细胞表面转化加速（Ⅵ类） （From SM Rowe，S Miller，EJ Sorscher：N Engl J Med 352：1992，2005.）

进行*CFTR*基因分型之前，几十年来汗液测试一直作为诊断的主要依据。值得关注的是，外分泌腺汗液的高黏滞度并不是该病的临床特征。初始汗液由汗腺产生，汗腺导管从初始汗液中重吸收氯化物。CFTR功能障碍导致从腺体导管腔摄取氯化物减少，皮肤表面汗液氯化物水平显著升高。对于*CFTR*基因型和汗液电解质都不能确定诊断的罕见情况，体内测定跨鼻气道离子转运可作为CF特异性实验，并已在多个定点中心应用。例如，跨气道上皮组织经上皮电荷分离增加（钠依赖性）及异丙肾上腺素依赖性的氯化物分泌衰竭（通过CFTR），反映了该病生物电学结果的高度特异性。也可通过直肠黏膜活检来测定CFTR活性。

CF表型的复杂性

儿童期CF典型表现是慢性咳嗽、咳痰、吸收不良所致的脂肪泻、发育迟缓。该病最常见于白人（1/3300活产儿），少见于非洲裔美国人（1/15 000）或亚洲人群（1/33 000）。几种降低CFTR活性的“严重”缺陷（包括F508del，G551D和截断等位基因）可预测胰腺功能不全，80%～90%CF患者有明显临床表现。这是为数不多的特异的基因型-表型相关性，通常来说基因型并不能准确预测呼吸系统总体预后。

一系列与典型CF有相似临床表现的CFTR相关性疾病已有描述。除了多器官受累，顿挫型如仅有先天性双侧输精管缺如或胰腺炎（无其他器官系统的表现），与至少一个*CFTR*等位基因突变密切相关。虽然CF是一种典型的单基因遗传病，但非*CFTR*基因修饰因子和蛋白质的重要性日益受到关注，因为它们可调节离子流量、炎症通路和气道重塑，影响临床进程。例如，在CF气道，跨上皮重吸收钠的水平有助于控制纤周液体的深度及成分且很大程度受CFTR影响，可作为疾病干预的分子靶点。

针对CF后遗症的治疗

加强门诊CF患者的标准化治疗，方案包括随餐服用外源性胰酶、补充营养、抗炎药、支气管扩张药、长期或定期口服或雾化吸入抗生素（例如，可作为铜绿假单胞菌患者的维持治疗）。常规管理包括重组DNA酶气雾剂（降解DNA链从而降低黏液稠度）、雾化高渗盐水（增加PCL深度、激活黏液纤毛清除能力、促进浓缩的气道分泌物流动）。每日数次胸部理疗

是一种促进气道黏液清除的标准方法。老年CF、吸收不良、慢性炎症和内分泌异常可导致骨骼矿化不足，需要维生素D、钙剂及其他治疗措施。家庭治疗时间长、治疗方案复杂且费用支出大，给患者和其家庭带来巨大负担。

严重的呼吸系统症状恶化常需入院，进行频繁的胸部物理治疗和肠外应用直接针对严重（往往是多重耐药）细菌病原体的抗生素。积极的治疗干预可以恢复大部分肺功能，但进行性累积性肺储备损失反映了该病的自然病程。CF患者需严密监测预后不良的指标，如痰培养出现洋葱伯克霍尔德菌、黏液型铜绿假单胞菌或非典型分枝杆菌。已发现耐甲氧西林金黄色葡萄球菌的发病率越来越高，其临床意义尚未完全阐明。典型住院患者抗生素应用包括联合氨基糖苷类和β-内酰胺类，疗程长达14天。这种治疗，通常8～10天肺功能达到最大程度的改善。许多家庭选择在家行肠外抗生素治疗，但需要进一步对药物组合、治疗时间、家庭或住院治疗进行综合评估。其他可能需要住院治疗的CF呼吸系统后遗症包括咯血和气胸。约5%CF患者并发曲霉高反应性（过敏性支气管肺曲霉病），常规治疗无效时应怀疑此症。

CF终末期肺功能衰竭可选择肺移植，术后5年生存率为50%～60%。如何确定手术最佳时机仍是个难题，特别是严重肺部疾病患者的总体预后有时很难预测，且移植相关的死亡率高（1年生存率约80%）。第1秒用力呼气容积（FEV_1）小于30%预计值，结合其他临床特征，常作为备选移植的起码条件，但等待健康供肺的时间漫长。基于临床转归和健康供肺有限，许多CF患者和家属并不期待肺移植。

CFTR调节

增强突变CFTR门控　通过对大规模化合物文库（含数百万个样本制剂）中高通量药物的分析，已鉴定出新型的、有效的CF治疗方法。经批准的化合物如ivacaftor，可显著增强CFTR通道开放并刺激离子转运。ivacaftor可纠正G551D CFTR门控缺陷，携带这种突变基因的患者仅口服治疗几周后，肺功能、体重及其他临床指标明显改善。值得注意的是，此治疗使G551D CFTR患者汗液氯化物值显著提高，而既往没有任何一种临床干预能够纠正汗液氯化物异常，目前正在对G551D CFTR患者进行长期随访。ivacaftor直接针对CF最根本病因，被视为是CF治疗新时代的里程碑。

纠正F508del加工异常　针对CFTR特异性缺陷（蛋白质折叠和成熟障碍）的新药有了进步，这得益于F508del补救联合ivacaftor的临床研究。所谓的“校正因子”（区别于CFTR门控“强化因子”如ivacaftor），是通过化合物文库筛选发现，它可促进F508del蛋白在细胞表面定位。在初期临床试验中，强化因子/校正因子联合治疗使F508del纯合子患者肺功能明显改善，几种备选分子正有待评估。

个体化的分子疗法　调节因子的问世对临床影响巨大，为CF患者的治疗带来了新的希望。毫无疑问，未来的干预措施将个体化针对特定的基因型异常。药物筛选和其他研究已鉴定出能够抑制CFTR无义等位基因、增强强化因子活性、促进F508del校正作用的制剂。它们的应用将有利于携带F508del单拷贝的CF患者（即第二个等位基因上有显著的或罕见的*CFTR*基因突变），这是未来最基本和首选的治疗方法。CF药物发现的进步，标志着建立在以分子机制及无偏倚化合物文库筛选基础上的方法，有可能攻克其他难治的遗传性疾病。

提高全球CF健康状况　作为基础研究进步的直接结果，新的治疗方法使CF不再是一个典型的导致儿童早期死亡的疾病，目前许多患者往往到了40岁仍可良好生存。值得肯定的是，特异的治疗方法对于疾病的预后极为重要。例如，全美国标准化的临床措施使CF人群显著受益。现在针对门诊患者也已有明确的举措，包括住院标准、抗生素治疗方案、营养指南、周期性的诊断测试和其他临床参数。这些治疗推荐意见已在约110家专业CF治疗中心和55个附属项目达到标准化，提高了如体重、身高体重指数和肺功能等指标。与CF标准化治疗相关的信息可从（*www.cff.org/treatments/cfcareguidelines/*）或大量优秀的综述中获得。

在美国、加拿大绝大多数省份、澳大利亚、新西兰和欧洲的大部分地区，已普遍开始进行新生儿CF筛查，这将有助于CF的早期干预。数据表明，早期营养等治疗措施有效，新生儿期诊断有望显著提高CF人群的健康状况。在世界范围内推行质量控制措施和新的治疗方法已成为当务之急。例如，在中美和南美许多地区CF患者的中位生存年龄不到20岁（美国和加拿大为40岁），应用现代化的管理方法避免CF患者漏诊和缺少治疗，有望未来能改善CF患者预后并缩短健康差距。

第十章　慢性阻塞性肺疾病

Chronic Obstructive Pulmonary Disease

John J. Reilly, Jr.，Edwin K. Silverman，Steven D. Shapiro　著
（何婉媚　译　曾勉　校）

慢性阻塞性肺疾病（chronic obstructive pulmonary disease，COPD）是一种以不完全可逆的气流受限为特征的肺部疾病（*http*：//*www.goldcopd.com*）。COPD 包括肺气肿（指呈现肺泡破坏及扩张的解剖学改变）、慢性支气管炎（具有慢性咳嗽、咳痰的临床表现）和小气道疾病（存在细支气管狭窄）。COPD 的诊断只在慢性气流阻塞存在时才能成立，而无慢性气流阻塞的慢性支气管炎不属于 COPD。

在美国，COPD 位于死亡原因的第三位，患者数超过一千万人。全世界范围内，COPD 对公共卫生越来越重要。预计至 2020 年，COPD 将从全球常见死亡原因的第六位上升至第三位。

发病机制

小气道阻塞和肺气肿均可以引起气流受限，后者是 COPD 的主要生理学改变。细胞增生和积聚、黏液和纤维化可引起小气道狭窄。值得注意的是，激活转化生长因子 β（transforming growth factor β，TGF-β）可引起气道纤维化，而缺乏 TGF-β 则可能引起肺实质炎症及肺气肿。由于动物与人类的肺泡的相似性高于气道，因此我们对肺气肿的发生机制的认识比小气道阻塞的深入。

肺气肿主要发病机制涉及 4 个部分，且互为关联（图 10-1）：①长期吸烟导致肺部终末气腔内炎症反应和免疫细胞聚集。②炎症细胞分泌破坏肺细胞外基质弹性蛋白酶等其他蛋白酶。③结构性细胞（内皮和上皮细胞）死亡。细胞损伤和衰老可由香烟烟雾诱导的氧化应激直接引起，也可由基质黏着的蛋白质水解物减少间接导致。④弹性蛋白和其他细胞外基质成分的无效修复导致气腔扩大，形成肺气肿。

“弹性蛋白酶：抗弹性蛋白酶”假说

弹性纤维中的主要成分是弹性蛋白，它是细胞外基质中高度稳定的成分，对维持肺部完整性起关键作用。20 世纪 60 年代中期提出“弹性蛋白酶：抗弹性蛋白酶”假说，该假说认为弹性蛋白降解酶和其抑制因子间的平衡决定气腔扩大的肺部结构破坏易感性。这个假说基于遗传性 α_1 抗胰蛋白酶（α_1AT）（丝氨酸蛋白酶弹性蛋白酶抑制剂）缺乏患者患肺气肿的风险增加的临床观察研究。此外，向实验动物气道内滴入弹性蛋白酶（包括中性粒细胞弹性蛋白酶）可引起实验动物肺气肿。“弹性蛋白酶：抗弹性蛋白酶”假说目前仍是公认的肺气肿发生机制。但进一步的研究证实，肺气肿的发生机制还涉及免疫细胞、炎性细胞及其他蛋白酶所组成的复杂网络。

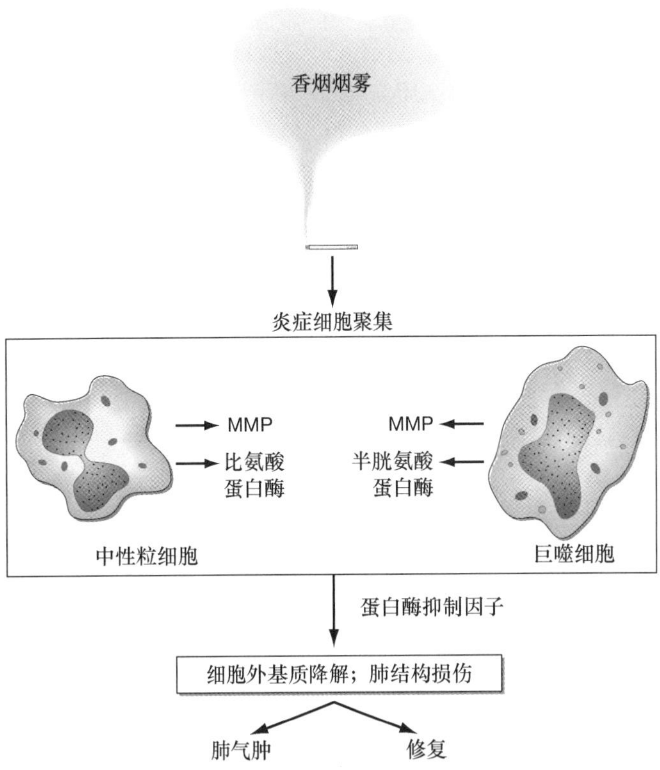

图 10-1　肺气肿的发病机制。长期暴露于香烟烟雾之后，炎症细胞在肺部聚集；它们释放大量蛋白酶，其作用超过了抑制因子作用，而且如果不能正常修复，会导致气腔的破坏和扩大或肺气肿（MMP，基质金属蛋白酶）

炎症和细胞外基质蛋白水解

巨噬细胞和上皮细胞在暴露于香烟烟雾中的氧化成分后被激活，继而产生蛋白酶和趋化因子吸引其他炎症细胞和免疫细胞。巨噬细胞激活的机制之一是：氧化成分诱导组蛋白去乙酰化酶-2（HDAC2）失活，使得平衡向乙酰化转化或生成松散的染色质，核转录因子（NF-κB）位点暴露，导致基质金属蛋白酶、促炎细胞因子如白介素 8（IL-8）和肿瘤坏死因子 α（TNF-α）转录，进而导致中性粒细胞的募集。香烟烟

雾刺激 $CD8^+$ T 细胞聚集并释放干扰素诱导蛋白-10（IP-10，CXCL-7），后者可引起巨噬细胞分泌巨噬细胞弹性蛋白酶（基质金属蛋白酶-12，MMP-12）。基质金属蛋白酶和丝氨酸蛋白酶（其中以中性粒细胞弹性蛋白酶的研究最多）共同作用降解彼此的抑制因子，引起肺部损伤。作为巨噬细胞的趋化因子的弹性蛋白裂解产物通过正反馈破坏肺部结构。

自身免疫可促进疾病进展。COPD 患者体内（尤其是晚期疾病患者中）B 细胞和淋巴滤泡增多。患者体内也发现存在抗弹性蛋白片段的抗体以及对肺上皮细胞有亲和力和具有介导细胞毒性作用的 IgG 自身抗体。

吸烟可导致气道上皮细胞纤毛减少和巨噬细胞吞噬能力降低，使人体易患细菌感染、中性粒细胞增多。即使已戒烟很长时间，终末期肺疾病患者仍存在广泛炎症反应，提示吸烟诱导的炎症反应发生机制与戒烟后持续存在的炎症反应机制不同。

细胞死亡　香烟烟雾氧化成分介导的结构性细胞死亡可由多种导致细胞死亡、炎症和蛋白质水解的机制引起，包括 rt801 抑制哺乳类动物雷帕霉素靶蛋白（mammalian target of rapamycin，mTOR）。由于涉及 mTOR 和其他衰老标志物，因此近期有观点认为肺气肿与提前衰老的肺类似。正常情况下，巨噬细胞吞噬凋亡细胞后，产生生长因子和减轻炎症反应，促进肺的修复。而香烟烟雾削弱巨噬细胞吞噬凋亡细胞的能力使得肺修复受限。

无效修复　肺泡是肺发育过程中形成的，因此成人肺部受损肺泡的修复能力有限。干细胞的作用仍处于研究观察阶段。成人细胞外基质，尤其是功能弹性纤维，一旦损伤难以完全恢复。

病理学

吸烟可影响大气道、小气道（直径≤2 mm）和肺泡。大气道的病变会导致咳嗽和咳痰，小气道和肺泡的病变则引起生理改变。肺气肿和小气道病变均存在于大部分 COPD 患者；然而两者的发生机制并不相关，且两者对患者气道阻塞的影响因人而异。

大气道

吸烟通常导致黏液腺肥大和杯状细胞增生，引起咳嗽和咳痰增多，即慢性支气管炎的表现，但是这些变化与气流受限无关。杯状细胞不但数量增加，而且沿着支气管树范围扩大。支气管鳞状化生易出现癌变，破坏黏膜纤毛清除功能。虽不如哮喘明显，但 COPD 患者可能会存在支气管平滑肌增生和气道高反应性，并导致气流受限。上呼吸道感染时的脓痰与中性粒细胞浸润有关。中性粒细胞弹性蛋白酶除具有蛋白水解活性外，也是已知的最强的促分泌素之一。

小气道

气道直径≤2 mm 定义为小气道，是多数 COPD 患者气道阻力增加的主要部位，其特征性改变是分泌黏液的杯状细胞化生，并取代分泌表面活性物质的 Clara 细胞。此外，也可出现平滑肌细胞增生肥大。小气道内纤维化、大量黏液、水肿和细胞浸润可导致气道管腔狭窄。表面活性物质减少引起组织-空气界面表面张力增加，使气道更易出现狭窄或陷闭。呼吸性细支气管炎时，聚集于远端气道的单核炎症细胞可引起肺泡入口周围的呼吸性细支气管和肺泡管的弹性纤维蛋白水解破坏。小气道狭窄和陷闭早于肺气肿样结构破坏。

肺实质

肺气肿的特征是进行气体交换的肺气腔，如呼吸性细支气管、肺泡管和肺泡的遭受破坏。气腔壁断裂使原本独立的小气腔融合成体积更大的异常气腔。年轻吸烟者的呼吸性细支气管有多量的巨噬细胞聚集，他们的支气管肺泡灌洗液中分离出的巨噬细胞数量大约是非吸烟者的 5 倍。吸烟者的肺泡灌洗液中，巨噬细胞数量占细胞总数 95%以上，而非吸烟者肺泡灌洗液中性粒细胞几乎没有，仅占细胞总数 1%～2%。吸烟者的肺泡内同时存在 T 淋巴细胞，尤其 $CD8^+$ 细胞数增加。

肺气肿有不同病理类型，其中以小叶中央型和全小叶型为最常见。小叶中央型肺气肿常与吸烟有关，其特征是与呼吸性细支气管相关的气腔扩大。小叶中央型肺气肿常好发于上肺叶和下肺叶上部，通常呈局灶性。全小叶型肺气肿是指肺泡内和肺泡间气腔均匀地异常扩大。全小叶型肺气肿通常见于 α_1 抗胰蛋白酶（α_1AT）缺乏的患者，好发于下肺叶。

病理生理学

用力呼气流速持续下降是 COPD 最典型的表现。此外，还有残气量及残气量/肺总量比值增加、通气分布不均和通气-血流比例失衡等表现。

气流受限

气流受限，即气流受阻，主要借助肺功能检测。测量时，要求受试者深吸气至肺总量后用力呼气。利用肺量计获取的主要参数包括第 1 秒用力呼气容积（FEV_1）和用力肺活量（FVC），气流受阻的 COPD 患者表现为慢性 FEV_1/FVC 比值下降。在 COPD 中，吸入支气管扩张药对 FEV_1 的改善率常可达 15%，但再有更显著的改善者则少见，这点与哮喘相反。而慢性（不完全可逆）气流受限也可见于哮喘患者。

用力呼气气流取决于肺弹性回缩力和气道阻力对气流的影响。正常人及 COPD 患者呼气时肺内含气量减少，肺内最大呼气流速也逐渐降低，这是因为此时肺组织弹性回缩力逐渐减少、气道横断面积减少，而引起气流阻力增大。从流速-容积曲线中的呼气支中即可明显看到气流流速与肺容量下降趋势一致。在 COPD 早期，肺容量相当于或低于功能残气量（接近残气量），表现为流速-容积曲线下降支下部凹陷，这提示存在气流异常。病情进一步加重时，则与正常人相比，COPD 患者整条呼气流速曲线下降。

肺过度充气

肺容量可通过常规肺功能检查监测。在 COPD 中晚期中常出现“气体陷闭”（残气量增加和残气量占肺总量的比值增加）和进行性的肺过度充气（肺总量增加）。潮式呼吸时，随着肺容量增大，弹性回缩力增加，气道扩张使气道阻力减小，因此，过度充气的肺可保持最大呼气气流。

虽然肺过度充气对气流受阻有缓解作用，但过度充气使膈肌下移低平，伴随许多不良影响。第一，由于缩短了膈肌和腹壁之间的膈肌附着区，吸气时腹腔正压不能有效地作用于胸壁，使胸廓运动和吸气过程受阻。第二，由于低平的膈肌肌纤维长度比正常曲率的膈肌肌纤维短，因此前者收缩时产生的吸气压力比后者小。第三，根据拉普拉斯定律（Laplace's law）：$p=2t/r$，低平膈肌曲率（r）增大，必须要产生更大的张力（t）以便生成足以维持潮式呼吸的跨肺压（p）。此外，由于胸廓的扩大超出其正常静息容量，因此潮式呼吸时，吸气肌必须做功以克服胸廓进一步扩张的阻力，而不是辅助使胸壁向外回弹至静息容量。

气体交换

简要概括 FEV_1 和其他生理指标，即便 COPD 患者这些指标的异常值存在较大变异。直至 FEV_1 降至低于 50%的预计值，动脉血氧分压（PaO_2）才可能出现异常。更有甚者，在静息状态下 FEV_1 即使非常低，氧分压亦能维持正常。直至 $FEV_1<25\%$ 的预计值，才可能出现动脉血二氧化碳分压（$PaCO_2$）升高，甚至不升高。COPD 相关的严重肺动脉高压引起肺源性心脏病和右心衰竭的情况最常见于 FEV_1 显著降低（$FEV_1<25\%$ 预计值）和慢性缺氧（$PaO_2<55$ mmHg）的个体；然而近期有证据表明，部分患者可以出现与 COPD 严重程度无关的显著肺动脉高压。

非均一性通气和通气-血流灌注比例失衡是 COPD 的特征，反映了 COPD 气道和肺实质疾病的异质性。生理学研究表明，由于顺应性和气道阻力存在区域差异，多个肺实质间隔的通气比率表现不同。COPD 患者 PaO_2 下降主要是由于通气-血流比例失衡，极少数是由于分流引起。这提示适当提高吸氧浓度有效治疗 COPD 低氧血症的原因。倘若难以通过适度吸氧纠正低氧血症，则需考虑存在 COPD 以外疾病。

危险因素

吸烟

在 1964 年，美国外科医师顾问委员会已得出吸烟是慢性支气管炎和肺气肿患者死亡的主要危险因素的结论。随后的纵向研究显示 FEV_1 加速下降和吸烟指数［常以包年（平均每天吸烟包数×吸烟年数）表示］存在剂量-反应关系。肺功能减退和吸烟指数之间的剂量-反应关系提示随着年龄增长 COPD 发生率升高。历史上男性吸烟率较高，这或许是罹患 COPD 者以男性为主的原因所在。然而过去 50 年吸烟率的性别差异缩小，因此女性 COPD 的患病率也逐渐增高。

虽然已经证实吸烟和 COPD 发展的因果关系，但是个体对吸烟的反应多样。虽然吸烟指数是预测 FEV_1 最重要的指标（图 10-2），但是吸烟指数仅能解释 15%的 FEV_1 的变化。这个发现提示吸烟引起气流受阻的作用也受环境因素和（或）基因因素影响。

雪茄和烟斗式吸烟也可能与 COPD 的发展有关，但是支持证据不强，吸雪茄和烟斗式吸烟时吸入的较低剂量的烟草副产物很可能与 COPD 发展有关。

气道反应性和 COPD

各种外源性刺激物，包括乙酰甲胆碱和组胺的刺

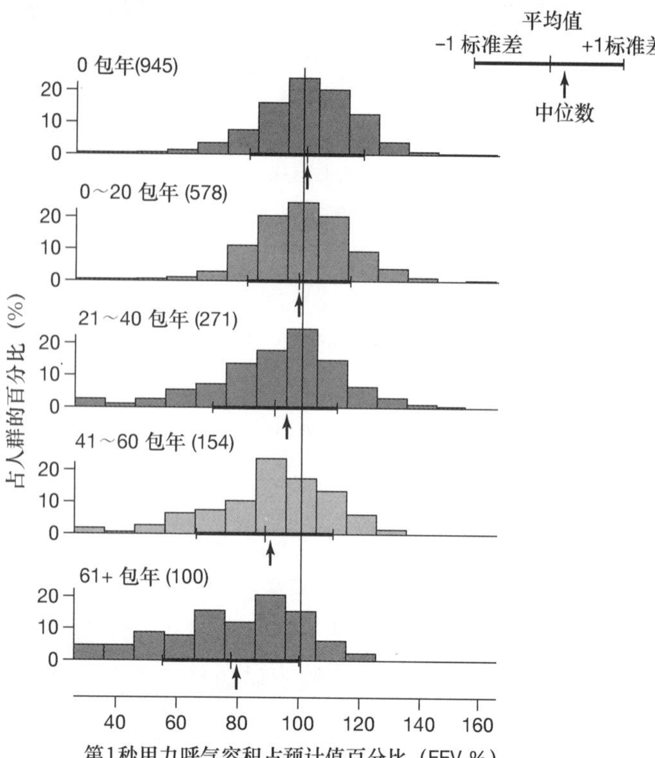

图 10-2　第 1 秒用力呼气容积（FEV$_1$）在包年分层的吸烟人群与普通人群中的分布情况。各吸烟组 FEV$_1$ 以均数±标准差，或中位数表示。虽然吸烟强度和 FEV$_1$ 之间呈剂量-反应关系，但吸烟史相似的受试者却显示出他们的肺功能有很大的差异（From B Burrows et al：Am Rev Respir Dis 115：95，1977；with permission）

激引起支气管收缩加剧是哮喘的标志性特征之一（第五章）。然而，许多 COPD 患者亦存在这种气道高反应性。哮喘和 COPD 在气道反应性、气流受阻和肺部症状方面重叠较多，由此提出 Dutch 假说。这个假说认为哮喘、慢性支气管炎和肺气肿是同一种基础疾病的不同表型，在环境和基因因素的调控下产生病理不同的疾病个体。British 假说则认为哮喘和 COPD 根本上是不同疾病：哮喘很大程度上是一种过敏现象，而 COPD 是由吸烟引起的炎症和损伤。究竟是 Dutch 假说还是 British 假说更可信，有待于明确哮喘和（或）COPD 的所有遗传易感因素以及这些假设的遗传因素和环境风险因素间相互作用。

在一项对比初始和日后肺功能下降时的气道反应性的纵向研究表明，气道反应性明显增加是肺功能下降的重要预测指标。所以，气道高反应性是 COPD 的一个危险因素。

呼吸道感染

成年人呼吸道感染对肺功能下降的影响存在争议，但是一次支气管炎发作或肺炎后长期的显著肺功能下降并不常见。由于缺乏足够纵向研究数据，难以评估儿童时期呼吸道感染疾病对日后发展成 COPD 的影响。因此，尽管呼吸道感染是 COPD 急性加重的重要原因，成人及儿童呼吸道感染与 COPD 发生发展的关联仍有待证实。

职业暴露

工作中暴露于粉尘和烟雾可引起显著的呼吸道症状和气流受阻。多种特殊的职业暴露，例如煤矿、金矿和棉质粉尘已被认为是慢性气流受限的危险因素。虽然这些职业的非吸烟者部分可出现 FEV$_1$ 下降，但是仍不确定粉尘暴露是否可作为香烟以外的 COPD 重要危险因素，已证实煤矿工人中，煤矿粉尘暴露是吸烟和非吸烟者患肺气肿的重要危险因素，在大多数情况下，这些职业暴露发生 COPD 的风险可能低于吸烟的影响。

环境空气污染

有研究报道城市居民呼吸道症状比农村居民多，这可能与城市日益增加的空气污染有关。然而，空气污染和慢性气流受阻的关系还未被证实。烧柴仍是某些农村中普遍的烹饪手段，长期暴露于柴火的烟雾也可能是这些农村妇女罹患 COPD 的重要危险因素。但是对于多数人罹患 COPD 的风险因素来说，环境空气污染远不如吸烟作用强。

被动吸烟或二手烟暴露

孕妇吸烟可导致儿童肺部生长发育显著减慢，儿童出生前烟草暴露也导致出生后肺功能显著降低。虽然被动吸烟与肺功能的降低有关，但仍未明确被动吸烟在 COPD 严重肺功能下降发展过程中的重要性。

遗传因素

吸烟是 COPD 发生发展的主要危险因素，但吸烟者的气流受阻变化变异明显。已证实严重的 α_1AT 缺乏是 COPD 的遗传危险因素。越来越多的证据也表明存在其他遗传有关的决定因素。

α_1 抗胰蛋白酶缺乏　编码 α_1AT 的蛋白酶抑制剂（PI 或 SERINA1）位点存在多种变异。通常来说，M 等位基因与正常的 α_1AT 水平相关；S 等位基因与 α_1AT 水平轻微下降相关；Z 等位基因与 α_1AT 水平显著下降相关，其在大部分白人中的发生频率>1%。少数个体是无效等位基因，后者通过异构集合突变导致各种 α_1AT 产生缺乏。最常见的严重 α_1AT 缺乏类型为 Pi^Z，是指个体有两个 Z 等位基因或一个 Z 等位基因和一个无效等位基因。

大约仅 1%的 COPD 患者的病因是由于严重缺乏 α_1AT，但是这些患者印证了遗传因素对 COPD 易感性的重大影响。Pi^Z 个体常早期发展为 COPD，但是有关 Pi^Z 的文献报道中存在评估偏倚，在这些文献中纳入许多 Pi^Z 受试者，而这些受试者是从 COPD 患者中经检测确认 α_1AT 缺乏后才被筛选出来，这意味着 Pi^Z 个体发展为 COPD 的比例与出现 COPD 的初始年龄分布仍是个谜。在美国，严重 α_1AT 缺乏遗传的概率大概是 1/3000，但仅能鉴定出这部分人群中的极少数。常用于检测 α_1AT 缺乏的实验室方法是检测血清 α_1AT 的免疫学水平（见“实验室检查”）。

Pi^Z 个体中肺功能的变异性多数是由吸烟引起；α_1AT 缺乏的吸烟者可能更容易在年轻时发展为 COPD。然而无论是非吸烟、现仍吸烟还是曾经吸烟的 Pi^Z 个体，都不一定发生 COPD。非吸烟的 Pi^Z 个体中气流受阻存在明显的可变性。哮喘和男性也是 Pi^Z 个体患 COPD 的危险因素。其他遗传和（或）环境因素也可能引起这种可变性。

每周静脉输注一次 α_1AT 强化治疗药物成为治疗严重 α_1AT 缺乏的特异性治疗方法（见以下“治疗”）。

具有中等血浆 α_1AT 水平（约为 Pi^{MM} 水平的 60%）的杂合子 Pi^{MZ} 个体发展成肺疾病的风险仍存在争议。最近几项大型研究显示，Pi^{MZ} 个体出现气流受限的风险略增加，但仍不清楚是否所有 Pi^{MZ} 个体发生 COPD 的风险均增加，也不清楚其他遗传和环境因素是否会增加一部分 Pi^{MZ} 个体发生 COPD 的风险。

其他的遗传危险因素　正常人群中的肺功能研究结果提示除蛋白酶抑制因子（PI）以外，尚存在影响肺功能变异的其他遗传因素。目前证实 COPD 患者家庭中存在家族性聚集的气流受阻现象。

相关研究比较了 COPD 患者和对照组中被假定与 COPD 发生有关的候选基因变异性分布。然而由于研究的效能较低，导致研究结果并不十分一致。一项效能较好的包含了 8300 名患者和 7 个独立队列的研究结果显示：一个与 *MMP*12（rs2276109）表达下降相关的 *MMP*12 的次要等位基因的单核苷酸多态性（SNP）对哮喘儿童和成人吸烟者的肺功能具有保护作用。近期的全基因关联研究已经鉴定了几种和 COPD 易感性相关的位点，包括一个位于 4 号染色体的靠近刺猬信号通路相互作用蛋白（*HHIP*）基因的区域，一簇位于 15 号染色体的基因（包含了烟碱乙酰胆碱受体的亚基），还有一个位于一条功能未知的基因（*FAM*13*A*）的区域。一个 HHIP 基因上游的调控性 SNP 被鉴定出来具有潜在的功能性的变异；在其他基因组区域的特定的遗传标志仍有待鉴定。

自然病史

吸烟对肺功能的影响取决于个体吸烟的强度、开始吸烟的年龄以及基础肺功能，环境因素或许也对此有影响。在儿童时期和青少年时期，大多数人肺功能随着年龄的增长稳定增加，但在成年后则逐渐下降。环境和遗传因素决定了个体的肺功能的发展方向。COPD 死亡的风险与 FEV_1 下降的水平密切相关。图 10-3 显示 COPD 自然病程中 FEV_1 不同的进展轨迹。如图所示，因 COPD 死亡或残疾的患者常见以下三种 FEV_1 变化：①青少年时期 FEV_1 增长速率低下，随后以正常速率下降（曲线 C）；②开始增长速率正常，随后提前下降（曲线 B）；③增长速率正常，但下降速率加快（曲线 D）。可通过改变环境暴露（例如戒烟）改变肺功能的下降速率。与肺功能出现明显下降后才戒烟者比较，越早戒烟获益越大。遗传因素很可能影响着个体成长期间的肺功能水平、吸烟后肺功能下降速率以及对其他环境因素的反应。

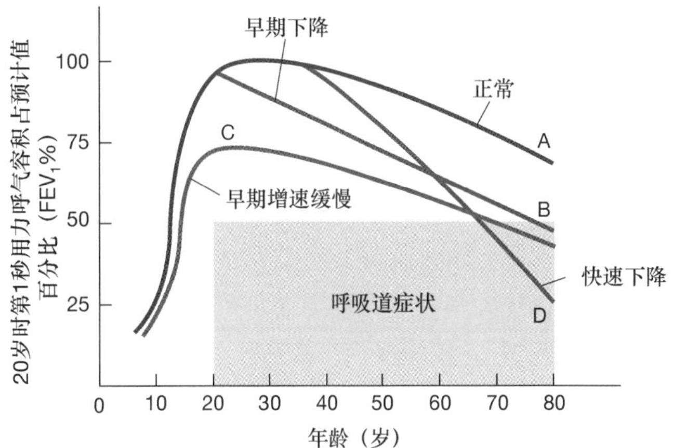

图 10-3（见书后彩图）　对个体终身 FEV_1 的预测曲线。FEV_1 随年龄增长和下降的正常速率如曲线 A 所示。青少年时期 FEV_1 增长速率低下（指 20 岁前 FEV_1 低于预计值的 65%），随后以正常速率下降（曲线 C）；开始增长速率正常，随后提前下降（曲线 B）；或者，增长速率正常，但下降速率加快（曲线 D）(From B Rijcken：Doctoral dissertation，p 133，University of Groningen，1991；with permission)

临床表现

病史

COPD最常见的三大症状为咳嗽、咳痰和劳力性呼吸困难。许多患者在就医前这些症状已持续了数月至数年。气流受阻是一个逐步进展过程，许多患者会把疾病初发时间追溯到某次急性疾病或疾病加重期，但是仔细追问病史常能发现症状在急性加重期之前就已出现。劳力性呼吸困难常隐匿发展，其表现为呼吸费力、胸闷、呼吸困难和喘息。最好详细地了解患者体力活动的病史以及体力活动时的耐力变化，包括上肢运动，尤其是肩膀水平或以上的活动，对COPD的患者而言尤为困难。相反，允许患者支撑手臂和运用辅助呼吸肌的活动则较易耐受。此类活动包括推购物车和在跑步机上行走。随着COPD进展，最显著的特征是劳力性呼吸困难逐渐加重，难以进行工作和日常活动。更严重阶段，患者在进行日常简单活动时就出现呼吸困难症状。

伴随日益加重的气流受阻，COPD急性加重的频率增加（下文叙述）。患者或许会出现静息时低氧血症而需要吸氧治疗。

体格检查

COPD早期，患者的体格检查通常完全正常。吸烟者会有吸烟相关的迹象，如烟味和指甲黄染。对于更严重的患者，体格检查可有明显的呼气相延长或呼气相哮鸣音，肺过度充气体征包括桶状胸和肺容量增大、膈肌下移和移动幅度减小，均可通过叩诊检出。严重气流受阻的患者会动用到辅助呼吸肌，他们端坐成“三脚架”的姿势以利用胸锁乳突肌、斜方肌和肋间肌辅助呼吸。患者嘴唇和甲床上可出现发绀。

尽管传统教学认为，以显著肺气肿为表现的患者称为“红喘型”，体型瘦长，静息时无发绀，常需动用辅助呼吸肌进行呼吸；慢性支气管炎的患者有严重的发绀表现（“紫肿型”）。但是现有证据表明，多数患者同时具有支气管炎和肺气肿的症状，而体格检查并不能把两种患者有效区分。

晚期患者可伴恶病质，其表现为体重显著下降，双颞消瘦和皮下脂肪组织丢失，这种症状与摄食不足和炎症因子（TNF-α）升高有关，是COPD预后差的独立危险因素。一些重病患者吸气时出现胸廓向内收缩的矛盾运动［胡佛征（Hoover's sign）］，这是膈肌收缩方向改变、使胸廓长期过度膨胀的结果。

明显的右心衰竭体征又称为肺源性心脏病，其在长期氧疗普及之后出现的概率相对降低。

杵状指并非COPD的标志，它的出现提醒临床医生着手查明其病因。在这些患者人群中，肺癌的发生最有可能解释新近出现的杵状指。

实验室检查

COPD的标志是气流受阻（上文已论述）。肺功能检测显示气流受阻会出现FEV_1和FEV_1/FVC下降（第二章）。随着疾病严重程度的增加，肺的容量可能增加，包含肺总量、功能残气量和残气量的增加。肺气肿患者的弥散功能可下降，反映了该病可导致肺实质破坏。气流受阻的分级是COPD重要的预后因素，也是慢性阻塞性肺疾病全球倡议（GOLD）对疾病严重程度分级的基础（表10-1）。近期研究显示，与单一肺功能比较，气流受阻程度、运动能力、呼吸困难和体重指数（BMI）等多因素指标综合在一起能更有效地预测死亡率。在2011年，GOLD把整合的症状和急性加重病史加入到分级系统里面，然而这种分级方法的实用性仍有待验证。

动脉血气和氧含量可说明静息或劳力性的低氧血症。通过测量动脉的$PaCO_2$和pH值，动脉血气可提供肺泡通气及酸碱平衡状态的额外信息。pH值与$PaCO_2$的比值变化在急性期是0.08units/10 mmHg和慢性期是0.03units/10 mmHg。因此，以$PaCO_2 >$ 45 mmHg定义为呼吸衰竭，根据动脉pH值和病情急缓，将呼吸衰竭分为急性或慢性情况。对于急性加重患者动脉血气是一个重要的评价指标。血细胞比容升高提示存在慢性低氧血症和右心室肥大征象。

表10-4 COPD的气道阻塞严重程度的GOLD分级标准

GOLD分级	严重程度	肺功能
Ⅰ	轻度	$FEV_1/FVC<0.7$且$FEV_1 \geq 80\%$预计值
Ⅱ	中度	$FEV_1/FVC<0.7$且$FEV_1 \geq 50\%$但$<80\%$预计值
Ⅲ	重度	$FEV_1/FVC<0.7$且$FEV_1 \geq 30\%$但$<50\%$预计值
Ⅳ	极重度	$FEV_1/FVC<0.7$且$FEV_1 \geq 30\%$预计值

缩写：COPD，慢性阻塞性肺疾病；GOLD，慢性阻塞性肺疾病全球倡议。

来源：From the Global Strategy for Diagnosis，Management and Prevention of COPD 2014，c Global Initiative for Chronic Obstructive Lung Disease（GOLD），all rights reserved. Available from *http：//www.goldcopd.org.*

影像学检查可协助区分 COPD 类型。明显的肺大泡、肺实质纹理稀少或透亮度增高提示存在肺气肿。肺容量增加和膈肌低平提示肺过度充气，但不能提供关于慢性病变相关信息。CT 扫描是目前确定患者是否存在肺气肿的有效检查（图 10-4）。从实际角度看，除了某些个体的疾病（下文叙述）需要考虑外科治疗以及筛查肺癌外，CT 扫描不影响 COPD 患者的治疗。

近期的指南建议所有 COPD 患者及有长期气流受阻的哮喘患者都要检测 α_1AT 是否缺乏。血清 α_1AT 水平的检测是比较合理的初筛检查。对于 α_1AT 水平低的受试者，明确诊断 α_1AT 缺乏需要提供蛋白酶抑制因子（PI）的测定结果。这个通常通过血清的等电点聚焦来测定，其可反映 PI 位点的基因型，包括普通的等位基因和稀有的等位基因。DNA 的分子的基因型也可用来测定 PI 的等位基因（M，S 和 Z）。

治疗　慢性阻塞性肺疾病

COPD 稳定期

目前仅 3 种干预措施，即戒烟、对慢性缺氧者氧疗和部分肺气肿患者施行的肺减容术，被认为可影响 COPD 患者的病程。虽尚无明确证据证实，但是目前有证据表明吸入性糖皮质激素或许能改善患者死亡率（但肺功能无变化）。其他现有的治疗策略主要是以改善症状、降低急性加重的发作频率和严重程度为目标。此外，治疗中应包含对症状、潜在风险、治疗费用和治疗获益评估，并据此评估治疗的疗效来决定是否继续治疗。

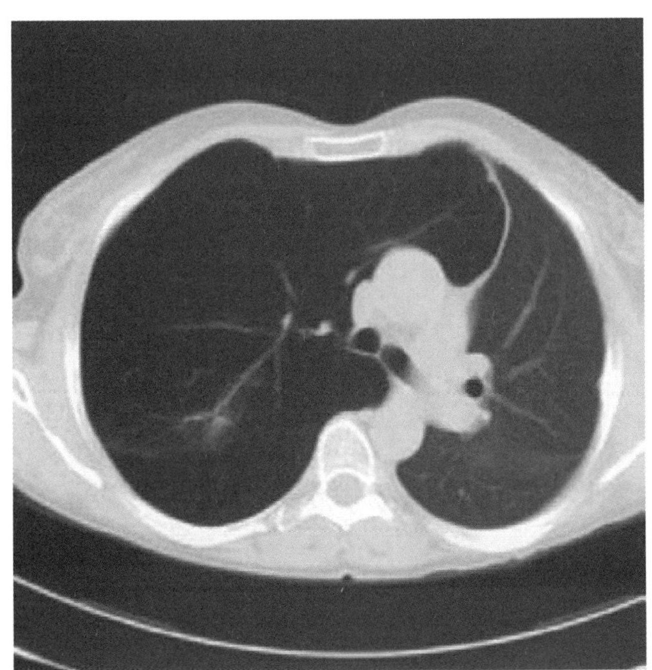

图 10-4　一位接受了左肺移植的 COPD 患者的胸部 CT 扫描图像。可注意到右肺（图片左侧）与左肺相比，肺实质影减少，表明右肺受到了肺气肿性破坏；并且，纵隔左移，显示右肺过度膨胀

药物

戒烟　研究表明那些可以成功戒烟的中年人肺功能下降速率显著降低，甚至可接近非吸烟者的每年肺功能变化速度。因此，应严格要求 COPD 患者戒烟，并告知他们戒烟的获益。大量涌现的证据显示药物和传统的支持疗法相结合可增加戒烟的成功率。3 种主要的戒烟药物治疗方法是：安非他酮，通过口香糖、经皮片、含片、吸入剂、喷鼻等方式的尼古丁替代治疗，以及伐尼克兰（一种烟碱酸激动剂/拮抗剂）。目前美国外科协会建议在无禁忌证的情况下，所有成年非妊娠吸烟者采用药物戒烟。

支气管扩张药　一般情况下，支气管扩张药可缓解 COPD 患者的症状。首选吸入法，因副作用的发生率比静脉途径低。

抗胆碱药　异丙托溴铵可改善症状及短期提高 FEV_1。长效抗胆碱药物噻托溴铵已经被证实可改善症状及减少急性加重发作。然而异丙托溴铵和噻托溴铵两种药物都未能证实能影响 FEV_1 的下降速率。一项大型的临床随机研究中发现给予噻托溴铵治疗的患者死亡率有下降趋势，但无统计学意义。由于吸入性抗胆碱能药副作用小，因此推荐用于有症状的 COPD 患者。近期的回顾性分析指出，抗胆碱药物可能与 COPD 患者心血管事件的发生增加相关。但在噻托溴铵的前瞻性随机试验中并未得到证实。

β 受体激动药　这类药物有助于改善症状。主要的副作用为震颤和心动过速。长效吸入型 β 受体激动药，如沙美特罗或福莫特罗，作用与异丙托溴铵相当。长效制剂比短效制剂使用更方便。一种 β 受体激动药联合吸入型抗胆碱药物治疗方案已经被证实可显著提高疗效。最近有关哮喘的研究显示（尤其是非裔美国人）仅使用长效 β 受体激动药而不联合吸入性糖皮质激素治疗的哮喘患者，死于呼吸疾病的死亡风险增加。但目前缺乏 COPD 患者中相关的数据资料。

吸入性糖皮质激素　虽然最近一项临床试验显示规律吸入糖皮质激素可使肺功能下降程度改善，但其他一些设计良好的随机对照试验并未能证实这点。通常情况下，轻至重度气流受限、吸烟及戒烟的人群是临床试验的对象，而对吸入性β受体激动药有显著反应者却被列入排除标准内，其原因是这部分人群可能影响研究结果分析。吸入糖皮质激素与口咽念珠菌病发病率以及骨密度降低相关。现有数据显示吸入糖皮质激素可使急性发作频率降低25%。吸入糖皮质激素对COPD患者死亡率的影响仍存在争议。一项meta分析和部分回顾性研究结果显示吸入糖皮质激素可降低死亡率，但最近一项随机试验却显示死亡率虽有差异，但没有统计学意义。对于每年发作2次或以上的频繁发作患者以及对吸入支气管扩张药有反应的患者应考虑吸入性糖皮质激素治疗。

口服糖皮质激素 考虑到获益与风险比并不突出，因此不推荐COPD患者长期口服糖皮质激素。长期口服糖皮质激素能引起严重副作用，包括骨质疏松症、体重增加、白内障、糖耐量异常、感染风险增加。最近有研究表明，逐渐减量至长期服用低剂量泼尼松（10 mg/d）并不会对急性发作次数、健康相关的生活质量或肺功能产生不利影响。停服糖皮质激素后，患者体重平均下降约4.5 kg（10 lb）。

茶碱 茶碱可以改善患者呼气流速、肺活量，并轻度改善中重度COPD患者动脉血氧和二氧化碳水平。恶心是茶碱的常见副作用，心动过速、震颤也见报道。为减轻茶碱毒性作用，应监测血药浓度水平。选择性磷酸二酯酶4（PDE4）抑制剂——罗氟司特已被证实可以减少COPD患者急性发作频率，它对缓解气道阻塞和临床症状的作用一般。

抗生素 强有力的数据证实细菌感染是COPD急性加重的主要原因。早期的试验结果认为季节性或每年按时预防性应用抗生素并不能减少COPD急性加重次数。最新的一项随机临床试验显示，对过去6个月有急性加重病史的患者每日给予阿奇霉素（选择阿奇霉素是因为它的抗炎和抗菌作用）后急性发作次数减少，以及距离下一次发作的时间间隔延长（风险比0.73）。

氧疗 吸氧是唯一明确被证实可降低COPD患者死亡率的治疗策略。对于静息状态低氧患者（静息血氧饱和度≤88%或<90%，合并肺动脉高压或右心衰竭表现），氧疗被证实对死亡率有显著影响。具有这些特征的患者应不断给予氧疗，因患者死亡率的改善情况与每日给氧的小时数成正比。输氧装置有多种，包括患者可以随身携带的便携式输氧装置。

对于劳力性低氧血症或夜间低氧血症患者普遍会给予吸氧。虽然从生理学上看，吸氧的地位不容置疑，但氧疗的获益并未得到充分证实。

其他药物 乙酰半胱氨酸具有祛痰和抗氧化功能，并被用于治疗COPD患者。前瞻性试验并未发现乙酰半胱氨酸能改善肺功能下降或预防急性加重。对于严重缺乏α_1抗胰蛋白酶的个体给予静脉推注α_1抗胰蛋白酶的增强疗法，该特异性治疗方式是可行的。虽然血制品灭菌，且还没有因这种治疗方法感染病毒的报道，但有医生建议在开始增强治疗前进行乙型肝炎病毒疫苗接种。虽然有报道显示α_1抗胰蛋白酶强化治疗的有效作用，但随机对照试验并没有明确证实它可以减慢肺功能下降速率。血清α_1抗胰蛋白酶<11μmol/L（约50 mg/dl）适合采用α_1抗胰蛋白酶强化治疗。通常情况下，α_1抗胰蛋白酶严重缺乏患者经治疗可以恢复正常。虽然其他与α_1抗胰蛋白酶严重缺乏相关的罕见类型也符合α_1抗胰蛋白酶强化治疗的条件，但是Pi^Z个体具有代表性。由于α_1抗胰蛋白酶严重缺乏的人当中只有一小部分会发展成为COPD，因此α_1抗胰蛋白酶强化治疗不推荐用于肺功能和胸部CT扫描正常的严重α_1抗胰蛋白酶缺乏的患者。

非药物治疗

常规内科治疗 COPD患者应每年接种流感疫苗、多价肺炎球菌疫苗和百日咳疫苗，不过后两者对于患者的疗效尚不确定。

肺康复 肺康复是一种融教育和心血管功能训练为一体的治疗方案。在COPD患者中，肺康复可提高患者生活质量、呼吸困难和运动能力。它还可以减少6～12个月内患者的住院次数。

肺减容术（LVRS） 早在20世纪50年代，有人提出外科方式减少肺气肿患者的肺容量，但成功率较低，但在20世纪90年代肺减容术再次被提出。有明显的胸膜疾病、肺动脉收缩压>45 mmHg，严重功能失调，充血性心力衰竭或合并其他严重并发症的患者不宜行肺减容术。FEV_1<20%预计值，CT扫描呈弥漫性肺气肿或一氧化碳弥散量（D_LCO）<20%预计值的患者行肺减容术后死亡率显著增加，因此此类患者不适合行肺减容术。

全国肺气肿治疗临床试验显示肺减容术可以改善某些肺气肿患者症状和死亡率。肺气肿的解剖分布及术后康复训练是影响预后的重要因素。上叶显著肺气肿患者和康复锻炼后运动能力低的患者可从肺减容术中获益。

肺移植 （参见第十六章）COPD 是目前肺移植的第二大适应证（图 10-4）。目前建议，肺移植的适应证为内科治疗无效的严重肺功能下降，并且无肝、肾、心脏疾病的患者。与肺减容术不同，肺气肿的解剖分布部位与肺动脉高压不是肺移植的禁忌证。

COPD 急性加重期

急性加重是 COPD 病程中的一个突出特征。急性加重的症状包括呼吸困难、咳嗽加重，痰量和性质发生变化，伴或不伴发热、肌痛、喉咙痛。与气流受阻程度相比，急性加重发生的频率与生活质量的相关程度更密切。经济学分析显示，在美国，COPD 相关的医疗保健支出中超过 70%用于急诊和住院治疗，相当于每年 100 亿美元。急性发作频率随着气流阻力增加而增加；中重度气流受阻患者（GOLDⅢ或Ⅳ期；表 10-1）平均每年急性加重的次数为 1～3 次。然而，一些重度气流受阻患者没有频繁出现急性加重，那么以前急性加重的病史可作为日后急性加重的有力的预测因子。

最近的研究发现，CT 上肺动脉直径/主动脉直径增加与增加的 COPD 急性加重发生风险相关。治疗急性加重期患者的方法是评价疾病严重程度（包括急性和慢性因素）、寻找急性加重的诱发因素、制订治疗方案。

诱因及减少急性加重发作频率的策略 许多刺激因素可能导致终末气道炎症反应并增加 COPD 急性加重的症状。研究表明，新的细菌感染可以增加短期内急性加重的风险，并且急性加重期患者 50%以上存在细菌感染/重叠感染。约 1/3 的 COPD 急性加重期患者存在病毒性呼吸道感染，极少数（20%～35%）不能明确诱因。

药物在减少急性加重发作次数方面的作用的有关研究尚不够深入，基于此原因，不推荐长期口服糖皮质激素。大多数研究中发现吸入性糖皮质激素可以降低 25%～30%的急性发作。吸入性糖皮质激素适用于急性加重频繁发生的 COPD 患者或者哮喘患者，例如肺功能检测显示气道具有显著可逆性或吸入支气管扩张药后症状明显改善的患者。类似的减少发作的报道也见于抗胆碱药物和长效 β 受体激动药的治疗中。有资料显示流感疫苗能降低 COPD 患者急性发作频率。上面也提及过，既往有急性加重病史的 COPD 患者每日服用阿奇霉素，这些患者急性加重频率减少。

患者评估 我们应该尝试评估 COPD 急性加重的严重程度以及之前已存在的 COPD 严重程度。两者中任何一种情况越严重，患者住院的概率就越大。病史采集包括患者在日常生活中气促的情况，并以此来判断呼吸困难的严重程度。还应询问发热、痰液性状改变、接触危险因素和伴随症状，如恶心、呕吐、腹泻、肌痛、寒战等。询问以往急性加重的发生频率及严重程度可以提供重要的信息。

体格检查应包括评估患者的痛苦程度，尤其应注意有无心动过速、呼吸急促、口周或末梢发绀、动用辅助呼吸肌、语句连贯性和患者的心理状态。胸部检查应注意局部体征、气流运动，是否存在喘息、胸廓不对称（提示大气道阻塞或气胸，两者症状与急性加重相似）以及腹壁反常运动。

中重度呼吸困难或存在局部体征的重度 COPD 患者应行胸部 X 线检查。约 25%的患者 X 线检查异常，最常见的是肺炎和充血性心力衰竭的 X 线表现。既往有高碳酸血症、精神状态改变（意识丧失、嗜睡）或严重呼吸困难的进展期 COPD 患者应监测动脉血气分析。高碳酸血症（指二氧化碳分压>45 mmHg）对治疗有重要的提示意义（下面讨论）。肺功能检查无助于 COPD 急性加重期的诊断或者治疗管理，这与哮喘急性发作的管理策略相反。

目前缺乏明确的有关急性加重患者住院治疗需要的指南。有呼吸性酸中毒、高碳酸血症、显著低氧血症或严重的基础疾病或处于不利于看护观察，以及给予治疗措施的环境中的患者应住院治疗。

急性加重期

支气管扩张药 通常情况下采用吸入 β 受体激动药联合抗胆碱药物治疗急性加重期患者。两者可单独使用或联合使用，用药频次取决于急性加重的严重程度。患者通常初始给予雾化吸入，因其更易于被老年或那些呼吸窘迫患者接受。经教育和培训患者及工作人员，雾化吸入转换为定量吸入器也是有效的。改用定量吸入器有显著的经济获益，并使得患者更容易过渡到门诊治疗。尽管缺乏有力的疗效证据，仍然可以考虑加用甲基黄嘌呤（如茶碱）治疗。如果合用茶碱，应监测血茶碱浓度以尽量减少毒性。

抗生素 COPD患者常存在呼吸道病原菌定植，通常很难确定某种临床症状是由哪类细菌引起。包括肺炎链球菌、流感嗜血杆菌、卡他莫拉菌在内的细菌常会引起COPD急性加重。另外，在5%～10%的急性加重期患者中可发现肺炎支原体或肺炎衣原体。抗生素的选择应根据该地区上述病原体对抗生素的敏感性和患者的临床情况来决定。大多数医生在未确定病原体的情况下对中重度急性加重期患者加用抗生素治疗。

糖皮质激素 在住院患者中，使用糖皮质激素可以减少住院时间，加快恢复，减少6个月内急性加重或复发的概率。研究表明，2周与8周的糖皮质激素治疗时间对疾病的改善程度无明显区别。GOLD指南推荐口服泼尼松30 mg～40 mg或它的相等剂量10～14天。糖皮质激素治疗最常见的急性并发症是高血糖，特别是有糖尿病病史的患者。

氧疗 COPD患者应给氧以维持SaO_2＞90%。COPD患者低氧呼吸驱动起小部分作用。研究表明，急慢性高碳酸血症的患者吸氧并没能降低分钟通气量，而吸氧的确可以导致一些患者动脉PCO_2升高，这主要是由于肺内通气-血流比例改变所致。但医生仍然应该给氧以纠正低氧血症。

机械通气支持 呼吸衰竭（指$PaCO_2$≥45 mmHg）的患者使用无创正压通气（NIPPV）可以减少死亡率、气管插管率、治疗的并发症以及住院时间。机械通气治疗的禁忌证包括血流动力学不稳定，精神异常或无法合作，气道分泌物过多或排痰不利，颅面部畸形或影响使用面罩的面部创伤，极度肥胖，或重度烧伤。

通过气管插管进行的侵入性（常规）机械通气适合用于尽管已积极初始治疗但仍严重的呼吸窘迫、危及生命的低氧血症，严重的高碳酸血症和（或）酸中毒，明显精神异常，呼吸停止，血流动力学不稳定或合并其他并发症的患者。机械通气的目的是纠正上述情况。在机械通气支持期间应该为存在严重气流受阻和内源性呼气末正压通气（iPEEP）的患者（两者的存在会导致患者需要更多的呼吸做功）提供足够的呼气时间，需要机械通气支持的住院患者死亡率为17%～30%。年龄＞65岁需要进入重症监护治疗病房（ICU）治疗的患者，无论是否需要机械通气支持，其死亡率到下一年会成倍增长达60%。

第十一章 间质性肺疾病

Interstitial Lung Diseases

Talmadge E. King，Jr. 著
（宋贝贝 曲芳芳 译 阎锡新 校）

间质性肺疾病（ILD）患者常常由于进行性活动性呼吸困难或顽固性干咳而就医，也有部分患者因咯血、喘息和胸痛，或者发现胸部影像学间质性改变，才被考虑诊断为ILD。

间质性肺疾病是一大组影响肺实质，包括肺泡、肺泡上皮细胞、毛细血管内皮细胞及其腔隙、血管周围及淋巴组织的疾病。这组异质性疾病具有相似的临床、影像学、病生理表现，所以被归入同一类疾病。这些疾病的患病率和死亡率都相当高，而且对其中大部分疾病目前尚无公认的有效治疗措施。

一直以来，间质性肺疾病很难进行分类。有超过200种已知的疾病表现为弥漫性实质性肺疾病。肺部病变可以是原发性，也可以表现为多器官损害的一部分，如结缔组织病（CTD）的肺内表现。根据组织病理学特点，间质性肺疾病可分成两大类：①一类主要是炎症和纤维化；②另一类是存在肺间质或血管区的肉芽肿性增生（表11-1）。还可根据是否有已知病因进一步分类。每一种间质性疾病都有急性期与慢性期。在亚临床的发病间期，偶尔呈现复发性。

表11-1 主要的肺泡和肺间质炎症性疾病

肺部反应：肺泡炎、间质炎症和纤维化	
病因已知的	
石棉肺	急性呼吸窘迫综合征后遗症期
烟雾，气体	吸烟相关性间质性肺疾病
药物（抗生素，胺碘酮，金制剂）和化疗药物	脱屑型间质性肺炎
放射线	呼吸性细支气管炎伴间质性肺病
吸入性肺炎	肺朗格汉斯细胞组织细胞增生症
病因未知的	
特发性间质性肺炎	肺泡蛋白沉积症
特发性肺纤维化（寻常型间质性肺炎）	淋巴细胞浸润性疾病（结缔组织疾病相关的淋巴细胞间质性肺炎）
急性间质性肺炎（弥漫性肺泡损伤）	嗜酸性粒细胞肺炎

表 11-1 主要的肺泡和肺间质炎症性疾病（续）

肺部反应：肺泡炎、间质炎症和纤维化	
隐源性机化性肺炎	淋巴管平滑肌瘤病
非特异性间质性肺炎	遗传性疾病
特发性淋巴细胞间质性肺炎 罕见的不明确的疾病 特发性胸膜间质弹力纤维化 急性纤维蛋白和机化性肺炎 支气管中心型间质性肺炎	结节性硬化症、神经纤维瘤病、尼曼-皮克病、高雪病、Hermansky-Pudlak 综合征
结缔组织疾病 系统性红斑狼疮，类风湿性关节炎，强直性脊柱炎，系统性硬化病，干燥综合征，多肌炎-皮肌炎	胃肠或肝疾病（克罗恩病，原发性胆汁性肝硬化，慢性活动性肝炎，溃疡性结肠炎）
肺出血综合征 肺出血-肾炎综合征，特发性肺含铁血红素沉着症，孤立性肺毛细血管炎	移植物抗宿主病（骨髓移植，实体器官移植）
淀粉样变	
肺部反应：肉芽肿性疾病	
已知原因	
过敏性肺炎（有机粉尘）	无机粉尘：铍、硅
未知原因	
结节病 肉芽肿性血管炎 多血管炎性肉芽肿病（Wegener） 嗜酸性肉芽肿血管炎（Churg-Strauss）	支气管中央型肉芽肿病 淋巴瘤样肉芽肿病

病因不明的间质性肺病中，最常见的有结节病、特发性肺纤维化（IPF）和 CTD 相关的肺间质病等。在已知病因的间质性肺疾病中，最多见的是职业和环境因素暴露，特别是吸入无机和有机粉尘以及各种烟雾或气体所致（见第七章）。多学科的诊断方法需要临床、影像与病理科医生之间的密切沟通。在某些时候，常常需要病理科医生做出诊断。高分辨率计算机断层扫描（HRCT）可以提高诊断的准确性，并免去某些类型间质性肺疾病的组织学检查，特别是 IPF。而对于其他类型的间质性肺病来说，组织学检查对于确定诊断至关重要，常经胸腔镜肺活检获得。

发病机制

间质性肺疾病属于未知感染性因素引起的非恶性疾病。肺损伤后纤维化的机制目前尚不明确，虽然有多种诱发肺损伤的始动因子，但对其免疫致病机制所知甚少，其修复的过程却有某些共同特点（图 11-1）。

正如上文所述，现已发现 ILD 有两种主要的病理类型：一种是肉芽肿型，另一种则以炎症和纤维化为主。

肉芽肿性肺疾病 这类疾病的特点是 T 淋巴细胞、巨噬细胞和上皮细胞在肺实质内聚集并形成独立的结构（肉芽肿）。肉芽肿性病变可以发展成为纤维化。许多肉芽肿性肺病患者并没有严重的肺功能损害，而且即使患者有临床症状，经过治疗也会改善。对结节病与过敏性肺炎进行鉴别很重要（第六章）。

炎症和纤维化 最初，病变是肺泡上皮表面的损伤造成肺泡腔和肺泡壁的炎症。如果这种病变慢性发展，就会播散到邻近的肺间质和血管部分，并最终造成间质纤维化。其他重要的 ILD 病理类型包括寻常型间质性肺炎（UIP），非特异性间质性肺炎（NSIP），呼吸性细支气管炎/脱屑型间质性肺炎，机化性肺炎，弥漫性肺泡损伤（急性或机化性），以及淋巴细胞性间质性肺炎。影响这些疾病预后的最棘手问题是发生肺

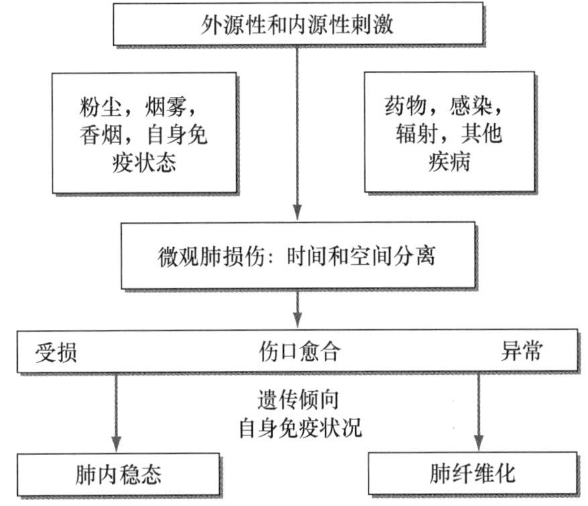

图 11-1 肺纤维化的发病机制。 肺自然暴露于各种外源性和内源性刺激的重复伤害。几个局部的和系统性因素（如成纤维细胞、循环纤维细胞、趋化因子、生长因子、凝血因子）促进组织愈合和功能恢复。失调的错综复杂的网络通过遗传倾向、自身免疫状况或叠加疾病会导致异常的伤口愈合，最终导致肺纤维化。另外，过度肺损伤压倒完整的修复机制可导致肺纤维化（From S Garantziotis et al：J Clin Invest 114：319，2004）

泡壁、气道或血管不可逆的瘢痕形成，即纤维化。因为这种纤维化的过程通常进行性发展，并可引起严重的肺通气功能和气体交换的障碍。

病史

起病情况 尽管急性发病（数天到数周）相对少见，但仍见于药物、真菌、寄生虫等诱发的过敏性肺炎，急性特发性间质性肺炎和嗜酸性粒细胞肺炎等。这些疾病在X线胸片上可表现为弥漫性肺泡病变，容易与不典型肺炎（非典型肺炎）相混淆。亚急性发病（数周到数月），虽然所有的ILD都可能表现为亚急性发病，但亚急性发病更多见于结节病、药物引起的ILD、肺泡出血综合征、隐源性机化性肺炎（COP）以及系统性红斑狼疮（SLE）或多发性肌炎合并的急性免疫性肺炎。多数ILD患者呈现慢性临床过程（数月到数年），例如，特发性肺纤维化、结节病、肺朗格汉斯细胞增生症（PLCH）、尘肺及结缔组织病。肺间质病并不常呈现复发性，但可见于嗜酸性粒细胞肺炎、过敏性肺炎、隐源性机化性肺炎、血管炎、肺出血以及Churg-Strauss综合征。

年龄 多数结节病、结缔组织病相关的ILD、淋巴管平滑肌瘤病（LAM）、PLCH、遗传性ILD（家族性特发性肺间质纤维化、高雪病、Hermansky-Pudlak综合征）的患者多于20岁至40岁之间发病，多数IPF患者年龄大于60岁。

性别 LAM和结节性硬化症的肺损害只发生于生育期的女性。同样，Hermansky-Pudlak综合征和结缔组织病引起的肺间质疾病在女性中更常见，但例外的是类风湿性关节炎引起的肺间质性疾病更常见于男性。因为有职业性因素，尘肺也多见于男性。

家族史 家族性肺纤维化和表面蛋白C基因、表面蛋白A2基因、端粒酶逆转录酶基因（*TERT*）、端粒酶RNA组件基因（*TERC*）和黏蛋白基因的启动子基因（*MUC5B*）突变相关。该疾病有几个间质性肺炎的特点，包括非特异性间质性肺炎、脱屑型间质性肺炎、UIP。高龄、男性、吸烟史为家族性肺纤维化的高危因素。结节性硬化症和神经纤维瘤具有家族遗传性（常染色体显性遗传）。在结节病中也发现了越来越多的家族聚集现象。另外几个罕见的肺间质疾病，如肺泡微石症、高雪病、Hermansky-Pudlak综合征和尼曼氏疾病的相关基因也已经被确定；调节肺泡蛋白质表面活性剂平衡，控制LAM相关细胞的生长和分化的基因也已被确定。

吸烟史 2/3～3/4的IPF和家族性肺间质纤维化患者有吸烟史。PLCH、呼吸性支气管炎/脱屑型间质性肺炎（DIP）、肺出血肾炎综合征、呼吸性支气管炎、肺泡蛋白沉积症的患者通常都是吸烟者或有吸烟史。

职业和环境暴露史 必须严格地按时间顺序追问患者一生的职业史，包括特殊的职业史和已知的环境因素暴露史。过敏性肺炎（图6-1）患者的呼吸系统症状、发热、发冷、寒战及胸片异常和患者的嗜好（养鸽者肺）或工作场所（农民肺）存在时间上的关联（第六章）。症状可在患者离开暴露地点几天后减轻或消失；相反，当患者回到暴露地点后症状又可再次出现。

其他重要的既往史 寄生虫可引起肺嗜酸性粒细胞增多症，所以对已经确诊ILD或疑诊ILD的患者应当追问旅行史。对所有ILD患者还应查找HIV感染的高危因素，这是由于HIV感染、机化性肺炎、AIP、淋巴细胞性间质性肺炎和弥漫性肺泡出血等情况可能在疾病的开始阶段或临床发病阶段出现ILD表现。

呼吸系统症状和体征 呼吸困难是ILD患者，特别是特发性肺间质纤维化、过敏性肺炎、COP、结节病、嗜酸性粒细胞肺炎及PLCH患者的常见而突出的主诉。一些患者，尤其是结节病、硅肺、PLCH、过敏性肺炎、类脂性肺炎或癌性淋巴管炎患者，特别是在疾病的早期，X线胸片上有广泛的肺实质病变，却可能没有明显的呼吸困难。喘鸣也不常见。但在慢性嗜酸性粒细胞肺炎、Churg-Strauss综合征、呼吸性细支气管炎以及结节病的患者常有喘息等症状。大多数ILD患者无明显胸痛的表现，但常见胸骨后不适。突发急性呼吸困难，尤其是与急性胸痛相关时，提示自发性气胸可能，这种情况可发生于PLCH、结节性硬化症、LAM及神经纤维瘤病。ILD罕见咯血或痰中带血，但可见于弥漫性肺泡出血综合征（DAH）、LAM、结节性硬化症和肉芽肿性血管炎。乏力和体重减轻是所有ILD的常见症状。

体格检查

ILD查体通常没有特异性体征。体检最常见的体征是呼吸频数和双侧肺底吸气末爆裂音，大多数ILD患者可闻及吸气末湿啰音，但在肉芽肿性疾病并不常见。啰音常与炎症相关。部分患者胸片未显示异常也可有湿性啰音。在细支气管炎患者，可闻及散在的吸气末高调的干鸣音，即所谓的吸气性哮鸣音。心脏体检除在疾病的中期或末期出现肺动脉高压或肺心病外，一般无明显异常。病情严重者可出现发绀和杵状指。

实验室检查

部分患者即使无明确的CTD时也可检测到抗核抗体、抗免疫球蛋白抗体（类风湿因子）。乳酸脱氢酶（LDH）升高是ILD常见的非特异性表现。结节病时血清血管紧张素转化酶水平常升高。怀疑过敏性肺炎时血清沉降素提示有过敏原的暴露，但并非疾病的诊断性指标。怀疑血管炎，应检测血抗中性粒细胞胞质抗体或抗基底膜抗体。一般除非有肺动脉高压，否则心电图是正常的；在肺动脉高压时心电图可表现为电轴右偏或右心室肥厚。同样，超声心动图在有肺动脉高压时可表现为右心室肥厚和（或）右心室扩张。

胸部影像学检查

胸部X线片　胸部X线异常通常是最早出现的ILD的诊断线索，常见双下肺网格状阴影，结节样改变或肺泡实变和网状纹理增加的混合阴影。一部分患者表现为上肺为主的结节样阴影，如结节病、PLCH、慢性过敏性肺炎、硅肺、铍肺、类风湿性关节炎（渐进性坏死性结节型）、强直性脊柱炎等。但胸部X线的表现并不能准确地反映疾病的临床和组织病理学分期。胸片上蜂窝肺的表现与病理上的小囊状气腔和进行性纤维化有关。出现蜂窝肺则提示预后不良。大多数情况下胸片的表现无特异性，不能据此做出确定诊断。

计算机断层扫描　HRCT在早期发现和确诊可疑ILD方面优于胸部平片（图11-2），同时也更适用于病变严重程度的评估，尤其是对于胸部平片未发现异常的患者。

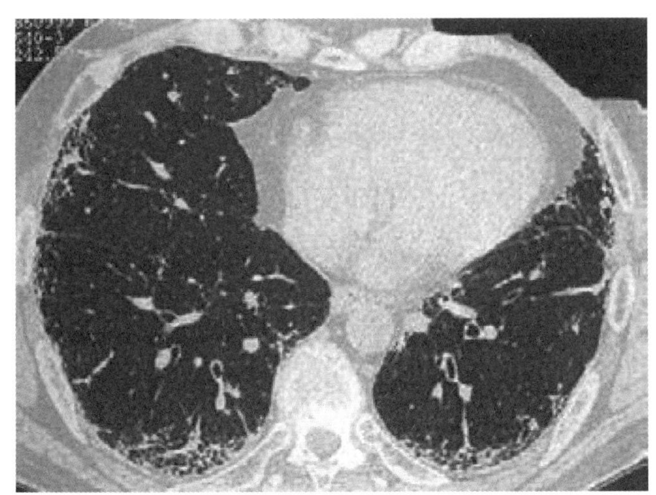

图11-2　特异性肺纤维化。高分辨率CT扫描显示双侧胸膜下为主的异常网格状阴影、牵拉性支气管扩张、蜂窝肺。肺活检显示寻常型间质性肺炎的典型特征性表现

HRCT扫描还常常更有助于发现伴随的疾病，例如纵隔淋巴结肿大、癌或肺气肿。在某些临床情况下，HRCT可能足以诊断IPF、结节病、过敏性肺炎、石棉肺、癌性淋巴管炎和PLCH，而不需要进行肺活检。当需要肺活检时，HRCT有助于确定最佳的取材部位。

肺功能检测

肺活量测定与肺容量　肺功能检测是评价ILD患者肺受累程度的重要手段。多数类型的ILD可见限制性通气功能障碍，表现为肺总量（TLC）、功能残气量、残气量降低（第二章），第1秒用力呼气容积（FEV_1）及用力肺活量（FVC）降低，但两者的下降与TLC的下降有关，FEV_1/FVC比值通常正常或增加。随着病情进展，肺更加僵硬，弹性下降与顺应性下降造成肺容量进一步下降。只有几种疾病（在结节病和过敏性肺炎不常见，而在结节性硬化症和LAM常见）在胸部X线出现间质影，而肺功能表现为阻塞性通气功能障碍。肺功能已被证实对特发性间质性肺炎患者，尤其是IPF和非特异性间质性肺炎（NSIP）的患者有非常好的预后判断价值。

弥散功能　多数ILD患者可见肺一氧化碳的弥散量（D_LCO）降低，但无特异性。D_LCO下降与肺泡毛细血管消失及通气-血流灌注比例（$\dot{V}/\dot{Q}$）的不匹配相关。纤维化或细胞浸润造成顺应性降低的肺区通气差，但仍然保持充分的血流，因而这些区域$\dot{V}/\dot{Q}$就像真正的静脉血掺杂真性分流。但D_LCO下降的程度与疾病分期不相关。

动脉血气　休息时血气可以正常或提示低氧血症（继发于通气灌注不匹配）及呼吸性碱中毒。静息时动脉氧分压正常（或氧饱和度）并不能除外运动或睡眠中存在显著的低氧血症。CO_2潴留罕见，往往为疾病终末期的表现。

心肺运动试验

由于静息时不一定存在低氧血症，而且可能检测不到运动导致的严重低氧血症，可通过进行运动试验同时检测血气分析来发现气体交换的异常。动脉失氧合、死腔气量不能随运动成比例下降，如高V_D/V_T比值（第二章），以及呼吸频率的额外增加伴有潮气量补偿低于预计值，可以对生理异常及疾病程度提供有用的信息。动态观察静息和运动时气体交换为监测疾病活动度及治疗反应的有效方法，尤其是IPF患者。6分钟步行测试在全球范围内越来越多地被用于评价ILD患者的

亚极量运动能力。步行距离和氧饱和度的水平往往与患者的基线肺功能有关且反映患者的临床病程。

纤维支气管镜及支气管肺泡灌洗（BAL）

选择某些疾病（例如，结节病、过敏性肺炎、DAH 综合征、肿瘤、肺泡蛋白沉积症）进行灌洗液的细胞分析可以在各类 ILD 中缩小鉴别诊断的范畴（表 11-2）。BAL 在确定疾病分期、评价疾病进展及治疗反应中的作用方面有待深入研究，因此尚需确立 BAL 检测在 ILD 诊断与治疗上的应用价值。

组织和细胞检查

肺活检是确定诊断及评价疾病活动的最有效的方法。该检查可以发现比原来预期疗效更好的病理过程，特别是慢性过敏性肺炎、COP、呼吸性支气管炎相关的 ILD 或结节病。应在开始治疗前进行活检。确定诊断可以避免无效治疗或由此引起严重合并症后的困惑和焦虑。

表 11-2　支气管肺泡灌洗液在间质性肺疾病诊断中的价值

疾病	肺泡灌洗液结果
结节病	淋巴细胞 CD4/CD8 比值>3.5 时，诊断特异性强
过敏性肺炎	淋巴细胞显著增加（>50%）
机化性肺炎	泡沫巨噬细胞；混合型细胞增加；CD4/CD8 比值下降
嗜酸性粒细胞肺疾病	嗜酸性粒细胞>25%
弥漫性肺泡出血	含铁血黄素巨噬细胞，游离红细胞
弥漫性肺泡损伤，药物中毒	非典型增生Ⅱ型肺泡细胞
机会性感染	卡氏肺孢子菌，真菌，巨细胞病毒
癌性淋巴管炎，肺泡细胞癌，肺淋巴瘤	细胞学检查见恶性细胞
肺泡蛋白沉积症	外观呈乳白色，肺泡内有泡沫状巨噬细胞和脂蛋白有沉积（过碘酸希夫染色阳性）
类脂性肺炎	含脂肪的巨噬细胞
肺朗格汉斯细胞组织细胞增生症	增加 $CD1^+$ 朗格汉斯细胞，电子显微镜下可见灌洗液巨噬细胞中的伯贝克颗粒
石棉肺相关疾病	灰尘颗粒，铁质
铍中毒	铍淋巴细胞转化试验阳性
硅肺	偏光显微镜可见灰尘颗粒
脂质沉积	肺泡巨噬细胞特异性脂色素沉积

通过纤维支气管镜进行多次经支气管壁活检（4～8 块活检）通常是最初步的选择，特别是在疑诊结节病、淋巴管性肿瘤转移、嗜酸性粒细胞肺炎、Goodpasture 综合征或感染时。如果经支气管壁活检没有确定诊断，则有经电视辅助胸腔手术或开胸活检的指征。需多部位取材，通常为两叶，以便获得足够大的活检组织。肺活检的相对禁忌证包括严重心血管疾病、“蜂窝肺”等提示弥漫性终末期病变的放射线表现、严重肺功能减退或高龄患者等，应视为手术的主要危险因素。

治疗　间质性肺疾病

尽管 ILD 的病程各异，但病情多隐匿，并进行性发展。应仔细考虑各种治疗手段的可能。由于任何治疗都不能逆转纤维化，所以治疗的理想目标是永久去除已知的致病因素，早期识别并积极抑制急性和慢性炎症过程，从而减少进一步肺损伤。静息和（或）运动时低氧血症（PaO_2<55 mmHg）需要吸氧；如果发展为肺心病，则治疗复杂；肺康复治疗可改善 ILD 患者的生活质量。

药物治疗

糖皮质激素为抑制 ILD 炎症反应的主要治疗，但有效率低。尚无有关糖皮质激素治疗 ILD 的安慰剂对照研究，因此没有直接证据表明类固醇可以改善此类疾病的预后。推荐糖皮质激素用于有症状的 ILD、嗜酸性粒细胞肺炎、COP、CTD、结节病、过敏性肺炎、急性无机粉尘暴露、急性放射性肺炎、DAH 及药物导致的 ILD 患者。对于有机粉尘所致急性和慢性肺间质病，均推荐使用糖皮质激素。

多数 ILD 患者糖皮质激素治疗的最佳剂量和疗程尚无定论，常用的起始剂量为泼尼松 0.5～1 mg/kg（基于患者的去脂体重），每日 1 次口服。这一剂量维持 4～12 周后，对患者进行重新评价。如果患者病情稳定或有所改善，可逐渐减量至 0.25～0.5 mg/kg，依病程再维持此剂量 4～12 周。糖皮质激素减量过快或使用时间过短，可导致复发。如果患者病情持续恶化，在应用糖皮质激素的同时应加用下列药物联合治疗，泼尼松剂量减量或维持在每日 0.25 mg/kg。

在联合治疗药物中，环磷酰胺、硫唑嘌呤［每日 1～2 mg/kg（去脂体重）］和吗替麦考酚酯（加或不加用糖皮质激素）已试验性用于 IPF、血管炎、系统性硬化症及其他各种 ILD，并取得不同程度的成功。客观症状改善通常至少需要8～12周，如果上述药物无效或不能耐受，可试用包括甲氨蝶呤和环孢素在内的其他药物。但这些药物在ILD治疗中的地位有待进一步确定。

尽管采取了上述治疗，多数ILD仍为慢性、不可逆性疾病，届时则可以考虑肺移植（第十六章）。

不同类型的ILD

特发性肺纤维化（IPF）

IPF是特发性间质性肺炎（IIP）最常见的类型。将IPF从其他肺纤维化类型中分别出来是对所有表现为ILD患者进行评估的重要一步。IPF对治疗的反应较差且预后不良。

临床表现 劳力性呼吸困难、干咳，查体可闻及吸气性爆裂音，伴或不伴杵状指。典型的HRCT表现为以肺底部、胸膜下为主的分布不均的网格状影，常伴有牵张性支气管扩张和蜂窝样改变（图11-2）。HRCT诊断的UIP类型与外科肺活检诊断的UIP结果一致性高。对于包括弥漫的磨玻璃影、结节影、肺上野或肺中野密度增高影、肺门或纵隔淋巴结肿大等在内的不典型表现，建议选择HRCT和外科肺活检中的一种方法明确诊断。肺功能检查常显示限制性通气功能障碍，D_LCO下降及运动加重或诱发的低氧血症。

组织学特点 组织学检查确定存在UIP为确诊的依据。经支气管肺活检对于UIP的诊断没有帮助，常需要外科活检。UIP的组织学特点和主要诊断标准为低倍镜下分布不均的病变，包括正常肺组织、间质炎症、成纤维细胞增殖、胶原蛋白聚集和蜂窝样改变的复合表现。这些病理改变对周边和胸膜下肺组织的影响最为严重。间质炎症常呈不规则表现，肺泡间隔有淋巴浆细胞浸润，伴有Ⅱ型肺泡上皮细胞的增殖。尽管总能见到散在灶状分布的成纤维细胞增殖，纤维化区域主要还是由致密胶原组成。成纤维细胞增殖程度预示着疾病的进展。蜂窝样改变区域由囊性纤维化的气腔组成，常衬以支气管肺泡上皮细胞，充满黏液。在纤维化和蜂窝样改变区域常存在平滑肌增生。类似于UIP的纤维化改变也可见于几种特定疾病，如尘肺（例如石棉肺）、放射损伤、一些药物导致的肺病（例如呋喃妥因）、慢性吸入性肺炎、结节病、慢性过敏性肺炎、机化性慢性嗜酸性粒细胞肺炎和PLCH。由于这些疾病常存在其他组织病理学特征，故可从UIP中分离出来。因此，UIP这一概念用于定义病变原因不明且与其他疾病无关的患者。

治疗　特发性肺纤维化

未接受治疗的IPF患者表现为病情持续进展，且死亡率较高。IPF缺乏有效的治疗手段。沙利度胺也许可改善IPF患者的咳嗽症状。继发于胃食管反流的慢性吸入性损伤可能参与了IPF的发病与自然病程。胃食管反流病的治疗可能对IPF患者有益。在IPF患者中，泼尼松、硫唑嘌呤、N-乙酰半胱氨酸或华法林（用于缺乏其他抗凝适应证的IPF患者）的三联药物治疗方案被证明能增加患者的住院和死亡的风险。

与未合并肺气肿的IPF患者相比，同时存在肺气肿的患者［肺纤维化合并肺气肿（CPFE）］可能更需要长期氧疗，也更容易发展成肺动脉高压，预后可能更差。

感染、肺栓塞、气胸可能引发IPF急剧恶化。心力衰竭和局限性缺血性心脏病是IPF患者共同存在的并发症，并占死亡人数的1/3。这些患者可能都经历了临床迅速恶化的疾病加速期（即IPF的急性加重），其往往预示着预后不良。患者在数天到4周内出现呼吸困难的加重；与UIP类型一致的新出现的弥漫分布的磨玻璃改变和（或）在网格状或蜂窝状病变基础上出现磨玻璃样改变；进行性加重的低氧血症；且不存在感染性肺炎、心力衰竭和脓毒血症。急性加重的发生率为10%～57%，当然这一数据取决于随访时间的长短。在急性加重期，常可发现UIP基础上的弥漫性肺泡损伤的组织病理学表现。目前尚未发现针对IPF急性加重的有效的治疗方法。急性加重患者通常需要机械通气，但机械通气并不能成功救治该患者，其住院死亡率高达3/4。而在那些幸存者中，急性加重的再发生率是相同的，再发生期间常引起患者死亡。

由于疾病进程（如急性加重）的不可预测性，建议患者早期接受肺移植治疗（第十六章）。

非特异性间质性肺炎（NSIP）

非特异性间质性肺炎是特发性间质性肺炎的一个亚型，临床和病理上均不同于UIP、DIP、AIP和COP。重要的是，已知许多病因亦可引发与NSIP相似的肺间质改变，如CTD、药物导致的ILD或慢性过敏性肺炎。

临床表现 NSIP 患者的临床、血清学、影像学和病理学特征高度提示自身免疫性疾病，并且符合未分型的 CTD 的诊断标准。NSIP 表现为亚急性限制性疾病进程，与 IPF 类似，但通常在年轻时起病，在非吸烟的女性患者中更多见。NSIP 多与发热性疾病相关。HRCT 多表现为双边性、胸膜下分布的磨玻璃影，通常引起肺下叶容积缩小（图 11-3），也可表现斑片状气腔性实变与网格状影，但很少表现为蜂窝影。

组织学特点 NSIP 的主要组织病理学特征为均匀一致的间质改变，这种间质改变主要由细胞或纤维化组成。相较于 UIP，NSIP 缺少时间和空间特异性，很少或没有蜂窝状改变，也罕见细胞变异。

治疗 大多数 NSIP 患者预后良好（5 年死亡率<15%），多数患者经糖皮质激素联合硫唑嘌呤或吗替麦考酚酯治疗后症状有所改善。

急性间质性肺炎（AIP）（Hamman-Rich 综合征）

临床表现 AIP 是一种罕见的、爆发性肺损伤，以弥漫性肺泡损伤为组织学特征。大多数患者 40 岁以后发病。AIP 和急性呼吸窘迫综合征（ARDS）（第十八章）的临床表现相似，可能与特发性 ARDS 的亚型对应。AIP 常表现为平素健康者急骤起病，多有持续 7～14 天的前驱症状。表现为发热、咳嗽和呼吸困难等。胸部 X 线表现为弥漫性、双侧气腔密度增高影。HRCT 扫描表现为分布不均、对称性双肺磨玻璃样改变，也可表现为双侧的气囊腔实变。这些病变可以呈明显胸膜下分布。

组织学特点 AIP 的诊断常需借助特发性 ARDS 的临床表现，确诊常需外科肺活检显示存在机化性弥漫性肺泡损伤。

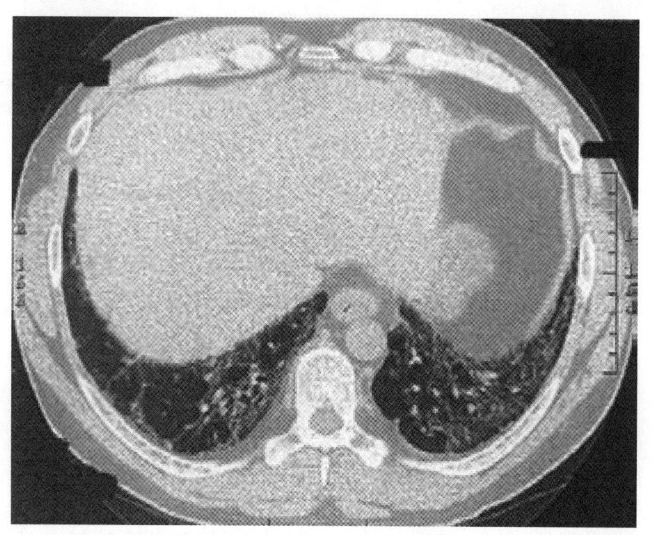

图 11-3 非特异性间质性肺炎。 HRCT 表现为肺下部肺容积缩少，伴弥漫的磨玻璃影，网格影和牵张性支气管扩张，肺部病变易累及邻近胸膜。组织学表现为炎症反应合并轻度纤维化

治疗 多数患者存在中度到重度的低氧血症，即 I 型呼吸衰竭。通常需要机械通气治疗。死亡率高达 60%以上，多数死于出现症状 6 个月内。也有复发的报道。然而，那些经治疗好转的患者，肺功能通常有实质性的改善。主要的治疗方案是以支持治疗为主，糖皮质激素是否有效目前尚不明确。

隐源性机化性肺炎（COP）

临床表现 COP 是一组病因不明的临床综合征。多发病于五六十岁，临床表现可以类似流感，伴咳嗽、发热、疲乏和体重减轻。查体时常可闻及吸气相爆裂音。常伴有限制性通气功能障碍为主的肺功能损伤和低氧血症。X 线表现为双侧明显的斑片影或弥漫性肺泡实变影，肺容量正常。复发性和游走性肺部阴影呈多变性。HRCT 表现为气腔实变、磨玻璃影、小结节影及支气管壁增厚和扩张，且多见于肺的外周和肺下野。

组织学特点 肺活检表现为小气道、肺泡管和肺泡腔有肉芽组织增生，周围肺泡有慢性炎症。机化性肺炎是对肺损伤的非特异性反应，亦可见于其他原发性肺病，如隐球菌病、血管炎性肉芽肿（韦格纳）、淋巴瘤、过敏性肺炎和嗜酸性粒细胞肺炎等。因此，临床医生对于发现此类病变的患者必须再进行仔细检查以除外这些可能疾病。

治疗 2/3 的患者经糖皮质激素治疗可临床治愈。而另一些患者虽经糖皮质激素治疗，病情仍迅速进展而死亡。

吸烟相关的 ILD

脱屑性间质性肺炎（DIP）·临床表现 DIP 少见，仅见于吸烟者。临床和病理过程完全不同于其他类型 ILD。DIP 的组织学特点为肺泡腔内弥漫性巨噬细胞聚集伴有轻微纤维化。发病高峰在 40～50 岁。多数患者表现为呼吸困难和咳嗽。肺功能检查表现为限制性通气功能障碍，伴有 D_LCO 减低和低氧血症。胸片和 HRCT 扫描表现为双肺弥漫性模糊阴影。

组织学特点 DIP 的典型病理特点是弥漫性、均匀肺泡内巨噬细胞聚集，巨噬细胞内吞噬有金色、棕色、黑色香烟烟雾颗粒，可能会有纤维化导致的肺泡壁轻微增厚，但没有炎症细胞浸润。

治疗 本病预后较好，10 年生存率为 70%，并且对戒烟治疗反应良好，因此临床识别 DIP 很重要。目

前尚无确切数据证实全身使用糖皮质激素对 DIP 治疗有效。

呼吸性细支气管炎 ILD（RB-ILD）·临床表现 RB-ILD 被视为 DIP 的一个亚型，以支气管旁肺泡的巨噬细胞聚集为特征，其临床表现也类似于 DIP。胸部查体时通常可闻及吸气相的全程爆裂音，有时可持续到呼气相。HRCT 表现为支气管壁增厚、小叶中心结节、磨玻璃影和伴随着气体陷闭的肺气肿，标志着疾病进展。无症状吸烟者及老年无症状者也可表现出上述某些 CT 特征，但不足以诊断该病。

组织学特点 RB-ILD 的组织学表现为呼吸性细支气管内肺泡巨噬细胞聚集，伴有细支气管和肺泡壁周围的各种慢性炎症细胞浸润，偶尔伴有支气管旁肺泡隔纤维化。肺实质可表现为吸烟相关的肺气肿。

治疗 多数 RB-ILD 患者仅通过戒烟即可改善病情。

肺朗格汉斯细胞组织细胞增生症（PLCH）·临床表现 PLCH 是一种罕见的、吸烟相关性弥漫性肺病，多见于 20～40 岁的男性。其临床表现不一，可无症状，也可急速进展。最常见表现是咳嗽、呼吸困难、胸痛、体重下降和发热。约 25％的患者可发生气胸。咯血、尿崩症罕见。影像学特征随病期不同，边缘模糊或星状结节影（直径 2 mm～10 mm）、网状或结节状阴影、肺上野不规则气囊、肺容积正常、肋膈角锐利均是 PLCH 的典型影像学特征。HRCT 显示同时存在结节影和薄壁囊性变对 PLCH 具有诊断价值。PLCH 的肺功能可存在不同程度的限制性通气功能障碍、气流受阻和运动能力下降，但以 D_LCO 的显著降低最常见。

组织学特点 PLCH 的典型组织病理学表现是结节性硬化，内含朗格汉斯细胞与相伴随的混合细胞浸润。结节性损伤分布在细支气管中心，介于正常肺实质间，不易发现。随着疾病进展，邻近肺组织出现纤维化改变，导致瘢痕周围气囊腔扩大，构成了结节周围的囊性改变。

治疗 戒烟是治疗的关键，1/3 患者可因此获益。多数 PLCH 患者病情持续或进展，10％患者可因呼吸衰竭导致死亡。

结缔组织病相关的 ILD（CTD-ILD）

对任何一个 ILD 患者都必须寻找 CTD 的临床证据（骨骼肌肉疼痛、无力、疲劳、发热、关节痛或肿胀、光过敏、雷诺现象、胸膜炎、眼干、口干）。由于肺部症状可出现于系统典型症状前数月或数年，因此很难除外 CTD。最常见的肺受累表现为非特异性间质性肺炎的病理模型。因为食管功能紊乱（引起吸入性肺炎或继发感染）、呼吸肌无力（引起肺不张和继发感染）等疾病引起的并发症，以及与治疗相关的并发症（机会感染）、恶性肿瘤等累及肺的概率较高，因此多数 CTD 患者很难确定肺受累的确切性质。除了进行性系统性硬化症，对于大多数结缔组织病来说，推荐初治方案包括口服糖皮质激素和一种免疫抑制剂（通常为口服或静脉注射环磷酰胺或口服硫唑嘌呤）或吗替麦考酚酯。

进行性系统性硬化症（PSS）·临床表现 约半数进行性系统性硬化症患者存在 ILD 的临床证据，3/4 有病理学的证据。患者的肺功能检查显示为限制性通气功能障碍和弥散功能障碍，常出现于临床症状或影像学表现之前。PSS 相关间质肺 HRCT 表现从磨玻璃影到网格影各异，且大多数影像学表现类似于 NSIP。

组织学特点 NSIP 是大多数系统性硬化症相关间质性肺疾病患者（约 75％）的病理组织学类型，UIP 则比较罕见（＜10％）。

治疗 此类 ILD 患者的治疗与特发性 NSIP 类似，其中 UIP 型预后优于 IPF。初治最常使用小剂量糖皮质激素疗法和免疫抑制剂，通常为口服或静脉注射环磷酰胺。尚无确切数据显示该疗法有效，同时需考虑类固醇激素造成的肾危象风险。目前的治疗方法对单纯或伴随肺纤维化、胸膜炎或反复吸入性肺炎患者无效。

类风湿关节炎（RA）·临床表现 与类风湿关节炎相关的 ILD 在男性中更常见。RA 相关的肺部表现包括伴或不伴有渗出性胸膜炎，约占 ILD 的 20％，以及伴或不伴有空洞的渐进性坏死结节（非尘肺性肺内类风湿结节）、Caplan 综合征（类风湿尘肺）、继发于类风湿性肺血管炎的肺动脉高压症、机化性肺炎及由杓关节炎导致的上气道阻塞。

组织学特点 RA 相关性 ILD 患者有两种主要的组织病理学类型：NSIP 型和 UIP 型。

治疗 治疗 RA 相关性 ILD 的临床数据较少。如需治疗，通常的初治方案为口服糖皮质激素，应试验性治疗 1～3 个月。RA 相关性 ILD 患者接受抗 TNF-α 治疗，偶尔可以诱发致命性肺部病变进展，因此，抗 TNF-α 疗法的潜在益处受到质疑。

系统性红斑狼疮（SLE）·临床表现 肺部疾病是 SLE 的常见并发症。伴或不伴有渗出性胸膜炎是最常见肺部表现。其他肺部表现包括：肺不张、膈肌功能障碍伴肺容积减少、肺血管疾病、肺出血、尿毒症性肺水肿、感染性肺炎以及机化性肺炎。急性狼疮性肺炎表现为导致肺泡出血的肺毛细血管炎者少见，慢性进展性 ILD 也不常见（＜10%）。诊断 ILD 进展需首先除外肺部感染。尽管临床上没有胸膜或肺受累的证据，许多 SLE 患者仍然存在肺功能（特别是 D_LCO）异常。

组织学特点 最常见病理类型包括 NSIP、UIP 和 LIP，有时可见机化性肺炎和淀粉样变性。

治疗 目前仍缺乏 SLE 相关性 ILD 治疗的对照研究。治疗方案包括单独使用糖皮质激素或与免疫抑制剂联合使用。

多发性肌炎和皮肌炎（PM/DM）• 临床表现 ILD 可见于约 10%的 PM/DM 患者。影像学表现为好发于肺底部、伴或不伴有肺泡成分的弥漫性网格影或结节影（NSIP 型）。ILD 在组氨酰 tRNA 合成酶相关抗 Jo-1 抗体阳性的患者多见。该疾病患者可出现呼吸肌无力所致的吸入性肺炎。以弥漫性肺泡损伤为特征的患者病情进展迅速，可导致呼吸衰竭。

组织学特点 NSIP 型多于 UIP 型、机化性肺炎或其他间质性肺炎类型。

治疗 尚无最佳治疗方案。最常用的初始治疗方案是口服糖皮质激素。爆发型患者可能需要高剂量的静脉注射甲泼尼龙（1.0 g/d），连用 3 天～5 天。

干燥综合征（SS）• 临床表现 干燥及气道分泌物缺乏是导致声音嘶哑、咳嗽和支气管炎等症状的病理生理基础。

组织学特点 肺部疾病的确诊通常要做肺活检。纤维化性 NSIP 为最常见表现。淋巴细胞间质性肺炎、淋巴瘤、假性淋巴瘤、细支气管炎及闭塞性细支气管炎等改变与本病相关。

治疗 糖皮质激素已用于干燥综合征相关性 ILD 的治疗，并取得了一定疗效。

药物导致的 ILD（DI-ILD）

临床表现 多种药物具有潜在致 ILD 的风险，常表现为劳力性呼吸困难和干咳。需要详细询问患者的用药史，包括非处方药物、油性滴鼻剂或化工产品（矿物油），以鉴别药源性疾病。目前药物相关性 ILD 发病机制不明确，多数情况下，似乎为药物（或其代谢产物）的直接毒副作用和间接炎症或免疫反应共同造成的。起病可突发或暴发，也可隐匿起病，长达数周到数月。可能用药数年后起病（例如胺碘酮），也可停药数周至数年后才出现肺部病变（例如卡莫司汀）。通常，疾病的严重程度与剂量相关。

组织学特点 肺损伤的类型差别很大，取决于致病的药物。

治疗 包括停用任何可能的致病药物并给予相应的支持治疗。

嗜酸性粒细胞肺炎

见第六章。

肺泡蛋白沉积症（PAP）

临床表现 PAP 从严格意义上来说并非 ILD，但考虑到两者的相似性，常将其归入 ILD 叙述。目前认为巨噬细胞的功能缺陷，特别是处理表面活性物质的功能障碍，可能在 PAP 发病机制中起一定作用。PAP 是一种自身免疫性疾病，存在免疫球蛋白 G 同型的抗粒细胞-巨噬细胞集落刺激因子（GM-CSF）的中和抗体。这些发现提示抗体中和了 GM-CSF 的生物活性，导致肺泡巨噬细胞功能紊乱，进而使肺泡表面活性物质清除减少。PAP 可分为三个类型：获得性（占全部病例 90%以上）、先天性和继发性。先天性 PAP 是由肺泡表面活性物质相关蛋白 B（SP-B）基因中纯合子基因移码突变（第 121 位点中插入 2 个碱基）造成的常染色体隐性遗传性疾病。基因突变导致 SP-B mRNA 不稳定，使蛋白质表达水平降低，并引起肺泡表面活性物质相关蛋白 C（SP-C）合成障碍。继发性 PAP 在成人中较为罕见，可见于赖氨酸尿性蛋白不耐受症、严重的硅肺及其他吸入性肺损伤、免疫缺陷性疾病、恶性肿瘤（几乎均起源于造血系统）及血液系统疾病。

典型发病年龄为 30～50 岁，男性多见。临床表现常隐匿，表现为渐进性劳力性呼吸困难、乏力、体重减轻和低热。多见干咳，或可咳出“厚实”胶冻状物质。常伴有红细胞增多症、高 γ 球蛋白血症及血清乳酸脱氢酶升高。在 PAP 患者的血清中可见肺表面活性蛋白 A 和 D 的水平明显升高。PAP 的病因尚未明确，血清中抗 GM-CSF 抗体浓度的测定对于获得性 PAP 的诊断具有高度敏感性和特异性。支气管肺泡灌洗液中抗 GM-CSF 抗体浓度与血清浓度比值更能反映 PAP 的严重程度。放射影像学显示双侧对称的肺泡阴影，位于中下肺野的中心区形成“蝙蝠翼”样的分布。HRCT 表现为磨玻璃影，小叶间结构和小叶内间隔增厚。

组织学特点 这种弥漫性疾病以非结晶、过碘酸希夫染色（PAS）阳性脂蛋白物质的沉积为特征。可保留基本的肺结构，同时几乎无肺部感染征象。

治疗 通过双腔气管插管进行全肺灌洗可以使许

多有呼吸困难和进行性低氧血症患者的症状缓解，也有利于长期预后。

肺淋巴管平滑肌瘤病（pulmonary lymphangioleiomyomatosis）

临床表现 肺 LAM 是一种罕见疾病，多见于绝经前女性，对于存在肺气肿、反复发作性气胸或乳糜胸的年轻女性，应怀疑本病可能。本病常被误诊为哮喘或慢性阻塞性肺疾病。白种人较其他人种更易受影响。本病在妊娠期加重，卵巢切除术后减轻。常见症状为呼吸困难、咳嗽和胸痛。发生咯血时可危及生命。约 50%的患者出现自发性气胸，可以为双侧，并需要行胸膜固定术。脑膜瘤和肾血管平滑肌脂肪瘤（错构瘤）常见于遗传性结节性硬化症，在 LAM 患者中同样常见。其他并发症包括乳糜胸、乳糜腹（腹水呈乳糜状）、乳糜尿及乳糜样心包积液。肺功能检查常表现为阻塞性或阻塞性合并限制性通气功能障碍，并通常伴有气体交换异常。HRCT 可见薄壁的囊性变，周围为正常肺组织，病变区与正常组织间无明显区域差异。

组织学特点 病理上，LAM 以非典型肺间质平滑肌细胞增生和囊性变为特征。未发育成熟的平滑肌细胞与单克隆抗体 HMB45 结合，HMB45 抗体是一种可识别 100 kDa 糖蛋白（GP100）的抗体，最初在人体黑色素瘤细胞中发现。

治疗 本病通常为进行性加重，明确诊断后中位生存期为 8～10 年。目前尚无治疗 LAM 的有效措施。西罗莫司是一种哺乳类动物雷帕霉素靶蛋白（mTOR）抑制药，该药物可能是治疗 LAM 的一种有效药物。它可在 12 个月后稳定肺功能（FVC，FEV_1 和功能残气量），并且可以减轻患者症状和提高生活质量。临床实验表明，西罗莫司治疗组中患者更容易出现不良反应（比如口腔黏膜炎、腹泻、恶心、高胆固醇血症、痤疮以及外周性水肿），但并未增加严重的不良反应。受试者继续应用 12 个月的西罗莫司，其肺功能下降的速率与安慰剂组相同。孕激素和促黄体素释放激素类似物也曾被用于治疗。目前已不再推荐卵巢切除术，也不推荐服用任何含雌激素的药物。尽管有肺移植后疾病复发的报道，但肺移植仍是治疗该疾病唯一的希望。

伴有弥漫性肺泡出血的 ILD 综合征

临床表现 通常急性起病，出现咳嗽、发热和呼吸困难。初次发病时可有严重呼吸窘迫而需通气支持治疗。多见咯血，但也有约 1/3 患者发病时无咯血症状。对于无咯血的患者，新出现的肺泡阴影、血红蛋白水平下降和血性支气管肺泡灌洗液可支持诊断。胸片无特异性，多见新发斑片或弥漫性肺泡浸润影。反复发作的弥漫性肺泡出血（DAH）可导致肺纤维化，在胸片上出现间质阴影。实验室指标中常出现白细胞计数增高和血细胞比容降低。亦可呈伴新月体形成的局灶节段坏死性肾小球肾炎及肾功能损害。可出现不同程度的低氧血症，严重者需要机械通气支持。D_LCO 可增加，这是由肺泡内血红蛋白增加所致。

组织学特点 对动静脉及肺泡间隔（肺泡壁或间质）毛细血管的损伤可导致肺泡-毛细血管基底膜的破坏，引起咯血。结果导致血液进入肺泡腔，为 DAH 的特征。肺毛细血管炎以肺泡间隔的中性粒细胞浸润为特征，可导致这些结构坏死、毛细血管结构完整性丧失和红细胞流入肺泡腔。偶可见到肺泡间隔的纤维素性坏死和间质间隙中存在红细胞。也可发生单纯性肺出血（即不伴有肺泡炎症的 DAH）。

通过免疫荧光技术测定肺或肾组织发现，在 Wegener 肉芽肿病、显微镜下多动脉炎、无免疫肾小球肾炎和孤立性肺毛细血管炎，没有免疫复合物存在（无免疫）；而在结缔组织病中，特别是系统性红斑狼疮中可发现颗粒状沉积物；在肺出血肾炎综合征（Goodpasture 综合征）中可发现特征性的线状沉积物；Henoch-Schonlein 紫癜可见包含 IgA 的颗粒样免疫复合物沉积。

治疗 与系统性血管炎、CTD、Goodpasture 综合征和孤立性肺毛细血管炎相关的 DAH 的主要治疗方法为静脉注射甲泼尼龙，0.5～2.0 g/d，分次给予，可用至 5 天，后逐渐减量至口服维持。早期、及时的治疗至关重要，特别是面临肾功能不全时，及早治疗就抓住了保护肾功能的最佳时机。依据疾病的严重程度来决定是否积极开始使用免疫抑制剂（环磷酰胺或咪唑硫嘌呤）。

肺出血肾炎综合征（Goodpasture 综合征）• 临床表现 肺出血和肾小球肾炎为本病患者的特征，存在抗肾小球及肺泡基底膜的自身抗体。患者亦可缺乏肾小球肾炎的表现，仅呈现 DAH 症状，亦可为复发性。在这种情况下，循环中往往缺乏抗基底膜抗体，因此确立诊断的唯一方法就是通过免疫荧光技术在肺组织中发现线状免疫沉积物。

组织学特点 基本的组织学特征为单纯性出血或 DAH 相关的毛细血管炎。

治疗 血浆置换也被推荐为辅助治疗。

与 ILD 相关的遗传性疾病

典型的 ILD 的肺部阴影和呼吸症状可见于相关的家庭成员和几种遗传病患者。这些疾病包括斑痣性错构瘤病，结节性硬化症，神经纤维瘤，溶酶体贮积症，尼曼-皮克病及戈谢病。Hermansky-Pudlak 综合征是一种常染色体隐性遗传病，可发生肉芽肿性结肠炎和 ILD。该症以眼皮肤白化病、血小板功能障碍导致的出血以及网状内皮系统细胞中的色素和脂褐质沉积三联征为主要特征。肺活检可发现肺组织纤维化，肺泡巨噬细胞胞质内可能包含蜡样物质。

具有肺组织或血管结构肉芽肿反应的 ILD

吸入有机粉尘可导致过敏性肺炎，而吸入无机粉尘（如二氧化硅）引起肉芽肿性炎症反应所导致的 ILD 及其他病因明确的疾病已在第六章和第七章进行了讨论（见表 11-1）。结节病是以 ILD 为重要特征的原因不明肉芽肿性疾病中最为突出的。

肉芽肿性血管炎 肉芽肿性血管炎以伴有肉芽肿形成（即淋巴细胞、浆细胞、上皮样细胞或组织细胞浸润，伴或不伴有多核巨细胞，偶有组织坏死）的肺血管炎（即血管的炎症及坏死）为特征。尽管任何器官都可受影响，但总有肺组织受累情况。多血管炎性肉芽肿病（Wegener 肉芽肿）和嗜酸性肉芽肿性多血管炎（Churg-Strauss 综合征）常影响肺，但也与系统性血管炎相关。常局限于肺的肉芽肿性血管炎包括坏死性结节性肉芽肿病及良性淋巴细胞性血管炎和肉芽肿病。肉芽肿性感染和由异物（如滑石粉）刺激导致的肺脉管炎是已知的肺血管炎的重要原因。

淋巴细胞浸润性疾病

这组疾病以肺实质淋巴细胞和浆细胞浸润为特征。这些疾病或是良性或为低度恶性淋巴瘤。包括伴有异常蛋白血症的血管免疫母细胞性淋巴结病，这是一种罕见的淋巴组织增生疾病，以弥漫性淋巴结肿大、发热、肝脾大和溶血性贫血为特点，某些患者可伴 ILD。

淋巴性间质性肺炎 为一种发生于成年人的罕见 ILD，某些患者存在自身免疫性疾病或异常蛋白血症。在干燥综合征和 HIV 感染患者中可见。

淋巴瘤样肉芽肿病 **临床表现** 肺淋巴瘤样肉芽肿可见于各年龄段患者，多发生于 30～50 岁的男性。尽管在西方国家诊断率更高，但种族和地理环境对该病发病率的影响尚不清楚。任何器官均可受累，最常受累部位依次为：肺部（＞90%）、皮肤和中枢神经系统。最常见的症状和体征为咳嗽、发热、皮疹或结节、乏力、体重下降、精神异常、呼吸困难和胸痛。

组织学特点 这种病因不明的多系统疾病是一种血管中心性恶性（T 细胞）淋巴瘤，以多形淋巴细胞浸润、血管炎和肉芽肿病为特点。

治疗 淋巴瘤样肉芽肿病的临床特点各异。轻者可未经治疗自行缓解，重者可在 2 年之内死于恶性淋巴瘤。治疗方法的选择应该以临床表现、用药史、肺外组织受累程度和病变组织病理分级的细致评估为依据。推荐向血液肿瘤学专家进行咨询。

支气管中央型肉芽肿病（BG）

临床表现 支气管中央型肉芽肿病（BG）用于描述一种罕见的和非特异性的针对各种气道损伤的病理反应，而并非某种特定的临床表现。有证据表明，支气管中央型肉芽肿病是由哮喘患者对曲霉菌或其他真菌的过敏反应所致。据统计，约半数患者患有慢性哮喘，并伴有严重喘息和外周血嗜酸性粒细胞增多症。在哮喘患者中，BG 可能是患者发生变应性支气管肺曲菌病或其他过敏性霉菌病的一种病理反应。在非哮喘患者中，BG 被认为与类风湿性关节炎以及一些感染有关，包括结核、包虫病、组织胞浆菌病、球孢子菌病和奴卡菌病。胸部 X 线片显示通常为单侧单发的、形状不规则且边缘模糊的结节或占位病变，肺上叶为著。

组织学特点 BG 的组织学特点为支气管和细支气管周围坏死性肉芽肿性炎症。气道壁和相邻肺实质的破坏导致了黏膜和黏膜下层被含有栅栏状多核上皮细胞的肉芽肿组织所代替，而肺动脉通常不受累。

治疗 可选择糖皮质激素治疗，疗效良好，但在治疗减量或停药时可能复发。

全球性考虑

目前有限的流行病学数据显示了 ILD 在普通人群的发病率。除少数情况（如患有结节病和存在某些职业以及环境危险因素者）外，各种族人群中间质性肺病的发病率并无显著差异，但结节病可因环境、种族和基因的不同有明显差异。

第十二章　胸膜疾病

Disorders of the Pleura

Richard W. Light　著

（黄宏　译　余超虹　校）

胸腔积液

胸膜腔位于肺和胸壁之间，正常情况下包含一层非常薄的液体。该液体是两者之间的耦合系统。胸腔积液就是指胸膜腔存在过量液体。

病因　当胸液的产生超过了其吸收时，胸液就会聚集。正常情况下，液体从壁层胸膜的毛细血管进入胸膜腔，并通过壁层胸膜的淋巴管吸收。液体也可通过脏层胸膜从肺间质间隙、或者通过膈肌上的小孔从腹膜腔进入胸膜腔。淋巴管的吸收能力为正常形成液体的20倍以上。因此，当来自肺间质间隙、壁层胸膜或腹腔的胸液产生过量时，或淋巴管对胸液的吸收减少时，就会出现胸腔积液。

诊断步骤　当怀疑患者有胸腔积液时，应该进行胸部影像学检查确定胸腔积液的范围。用胸部超声检查而不用侧卧位X线检查来评估胸腔积液和指导胸腔穿刺。当发现患者有胸腔积液时，应设法确定胸腔积液的原因（图12-1）。首先应该确定胸腔积液是漏出性还是渗出液性。当影响胸液产生和吸收的全身性因素发生变化时，就会出现漏出性胸腔积液。在美国，漏出性胸腔积液的首要原因是左心衰竭和肝硬化。当影响胸液产生和吸收的局部因素发生改变时，就会出现渗出性胸腔积液。渗出性胸腔积液的主要原因有细菌性肺炎，恶性肿瘤，病毒感染和肺栓塞。对渗出性胸腔积液和漏出性胸腔积液进行鉴别的主要意义在于：如果是渗出性胸腔积液，就需要做进一步检查来确定局部疾病的病因。

漏出性胸腔积液和渗出性胸腔积液的鉴别是通过测定胸腔积液中的乳酸脱氢酶（LDH）和蛋白质的水平来实现的。渗出性胸腔积液诊断必须符合以下至少一条标准，而漏出性胸腔积液则一条标准都不符合：

1. 胸腔积液中蛋白质定量/血清蛋白质浓度＞0.5
2. 胸腔积液中的LDH/血清LDH＞0.6
3. 胸腔积液中LDH值大于正常血清LDH上限的2/3

使用上述标准大约有25％的漏出性胸腔积液会被误诊为渗出性胸腔积液。如果一个患者满足一条以上的渗出性胸腔积液诊断标准，而临床上考虑其患有导致漏出性胸腔积液的疾病，则应该检测其血清蛋白质水平和胸腔积液中蛋白质水平的梯度差。如果两者的梯度差＞31 g/L（3.1 g/dl），就可以不按上述标准归类，因为在这种情况下几乎所有的胸腔积液都是漏出性。

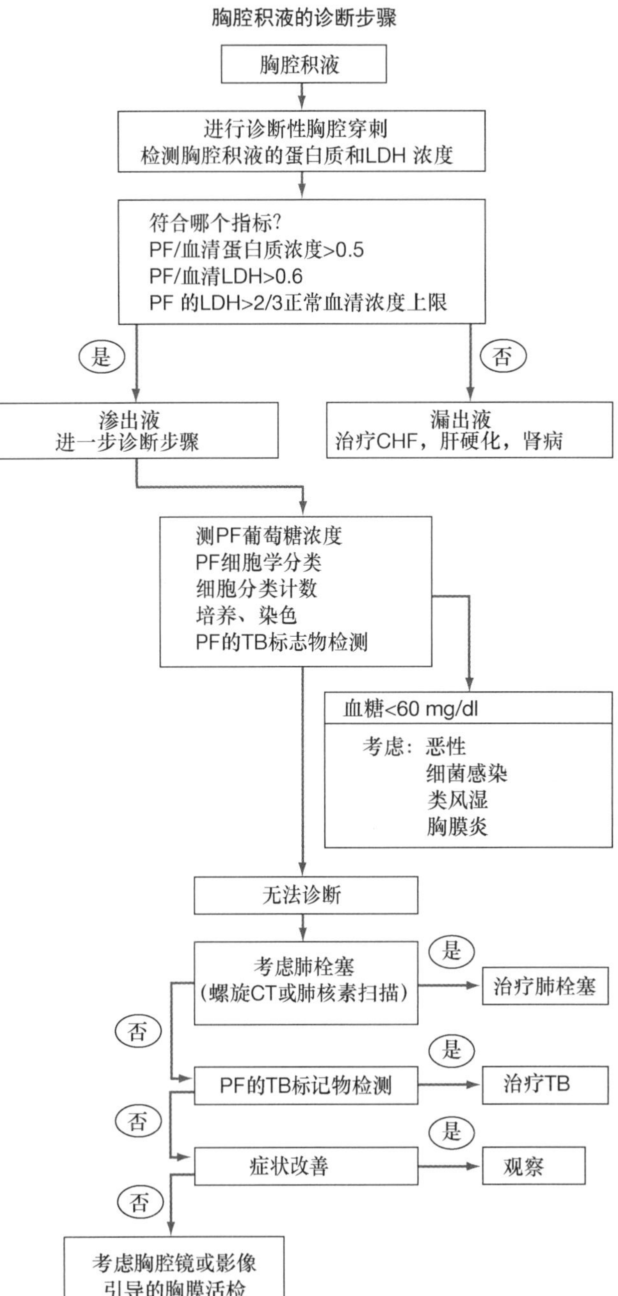

图12-1　胸腔积液的诊断步骤。CHF，心力衰竭；CT，计算机断层扫描；LDH，乳酸脱氢酶；PF，胸腔积液；TB，结核菌

如果患者的胸腔积液为渗出性，应对胸腔积液做如下检查：胸腔积液的外观性状，葡萄糖水平，细胞分类计数，微生物学检查和细胞学检查。

心源性胸腔积液 左心衰竭是胸腔积液最常见的原因。由于左心衰竭，肺间质间隙的过量液体一部分从脏层胸壁滤出。当其超过了壁层胸膜淋巴管的吸收能力时就会出现胸腔积液。对于心力衰竭患者，如果胸腔积液为单侧或者两侧胸腔积液量不同、发热或者患者出现了胸膜炎性胸痛，就必须行诊断性胸腔穿刺术以确定胸腔积液是否为漏出性。如果胸腔积液是漏出性，就按照心力衰竭治疗。如果胸腔积液经过心力衰竭治疗持续存在，亦应行诊断性胸膜穿刺术。如果胸液中N末端脑型钠尿肽（NT-proBNP）＞1500pg/ml，几乎就可以确定胸腔积液是继发于充血性心力衰竭。

肝性胸腔积液 大约5%的肝硬化和腹水的患者会出现胸腔积液。其主要的机制是腹水通过膈肌上的小孔从腹膜腔进入胸膜腔。胸腔积液多出现在右侧，且积液量通常较多，会导致严重呼吸困难。

肺炎旁胸腔积液 肺炎旁胸腔积液与细菌性肺炎，肺脓肿，或者支气管扩张有关。在美国，肺炎旁胸腔积液是渗出性胸腔积液最常见的原因。脓胸是指严重化脓性胸腔积液。

需氧细菌性肺炎合并胸腔积液患者呈急性发热性疾病的特征，包括胸痛、痰量增多和白细胞增多。厌氧菌感染的患者则表现为体重减轻，白细胞增生活跃，轻度贫血等亚急性疾病表现，并且存在容易导致误吸的因素。

在最初评估任何一个有细菌性肺炎的患者时，就应该考虑到肺炎旁胸腔积液的可能性。是否存在游离性胸腔积液可以通过侧卧位胸片，胸部CT，或者超声检查证实。如果游离性胸腔积液隔开肺和胸壁10 mm以上，就应行治疗性胸膜穿刺。出现下列因素（各因素重要性往下递增）提示很可能需要进行比胸膜穿刺术更具损伤性的手术：

1. 包裹性胸腔积液
2. 胸腔积液的pH值＜7.20
3. 胸腔积液中葡萄糖水平＜3.3 mmol/L（＜60 mg/dl）
4. 革兰氏染色或者胸腔积液细菌培养阳性
5. 严重脓胸

如果行初次治疗性胸穿后胸腔积液再发，而且上述情况持续存在，必须再行胸腔穿刺术。如果胸液经过胸腔穿刺治疗后不能完全消除，应该考虑放置胸导管并且向胸腔注入纤维蛋白溶解剂（例如，组织型纤维蛋白溶解酶原激活剂，10 mg）及脱氧核糖核酸酶（5 mg），或者行胸腔镜手术去除胸膜粘连。如果上述方法无效应考虑胸膜剥离术。

继发于恶性肿瘤的胸腔积液 继发于转移性疾病的恶性胸腔积液是第二大类型的渗出液性胸腔积液。所有恶性胸腔积液中约75%是由三大肿瘤引起：肺癌、乳腺癌和淋巴瘤。大多数患者诉呼吸困难，通常呼吸困难的程度与胸腔积液量不成比例。恶性胸腔积液是渗出液且在胸膜腔中肿瘤负荷较高时，胸腔积液中的葡萄糖的水平会降低。

恶性胸液的诊断主要根据胸腔积液的细胞学检查。如果早期细胞学检查结果为阴性，但高度怀疑恶性肿瘤，下一步最好是进行胸腔镜检查。在胸腔镜的操作过程中，应实施胸膜摩擦术以产生固定胸膜的效果。除胸腔镜检查外，另一种方法是在CT或超声引导下对胸膜增厚部位或结节部位的行针刺抽吸活检。大多数情况下，恶性胸腔积液的治疗是控制症状，因为恶性胸积液提示肿瘤已扩散，而且化疗无法治愈大部分伴有胸腔积液的恶性肿瘤。唯一能归因于胸腔积液的症状是呼吸困难。如果呼吸困难影响到患者的生活质量且呼吸困难通过治疗性胸穿后有所缓解，就应该考虑下述手术：①胸腔插入并留置小型引流管，或者②行管状胸廓造口术结合胸腔内注入硬化剂，例如多西环素（500 mg）。

间皮瘤 恶性间皮瘤为原发肿瘤，起源于衬垫胸膜腔的间皮细胞。大多数间皮瘤多与石棉接触有关。临床表现为胸痛和气短。胸片提示胸腔积液，广泛胸膜增厚和患侧胸廓萎缩。通常是通过影像检查引导下的针吸活检或胸腔镜检查而确诊。

继发于肺栓塞的胸腔液 在诊断不明的胸腔积液中，肺栓塞是鉴别诊断中最常被忽略的。呼吸困难是肺栓塞最常见的症状。胸腔积液几乎全为渗出液。可以通过螺旋CT扫描或者肺动脉造影术进行诊断。继发于肺栓塞的胸腔积液的治疗与肺栓塞的治疗相同。如果抗凝后胸腔积液增加，说明患者可能出现了再发血栓或者其他并发症，例如血胸或者胸膜感染。

结核性胸腔积液 在世界许多地方，渗出性胸腔积液最常见的原因是结核。但在美国结核性胸腔积液并不常见。结核性胸腔积液常与原发性肺结核有关，并被认为主要是对胸腔内结核菌蛋白的超敏反应。结核性胸膜炎患者常表现为发热、体重减轻、呼吸困难和（或）胸痛。胸液为渗出性，主要含小淋巴细胞。可通过检查渗出液中有较高的结核的标记物水平（腺苷脱氨酶＞40IU/L或干扰素γ＞140pg/ml）而得出诊断。另外，还可通过胸液培养、针刺活检，或者胸腔镜检查得出诊断。结核性胸腔积液和肺结核的治疗是一致的。

病毒性胸腔积液 在诊断不明的渗出性胸腔积液中，病毒感染性胸腔积液可能占相当大的比例。很多情况下，大约20%的渗出性胸腔积液无法做出诊断，而且，此种胸腔积液通常自发消退，不留长期的残余病灶。对于这类胸腔积液，重要的是不要急于对这些病因不明的胸腔积液做确定诊断，尤其是在患者临床上逐渐好转的情况下。

乳糜胸 胸导管破裂且乳糜聚集在胸膜腔，会形成乳糜胸。乳糜胸的常见原因是创伤（最常见的是胸外科手术创伤），其也可由纵隔肿瘤造成。乳糜胸的患者表现为呼吸困难，胸片显示胸腔大量积液。胸膜穿刺会发现胸液呈乳白色；生物化学检查示三酰甘油（甘油三酯）水平超过1.2 mmol/L（110 mg/dl）。没有明显外伤的乳糜胸患者应行淋巴管造影检查和纵隔CT扫描检查纵隔淋巴结。乳糜胸的首选治疗是胸导管引流及奥曲肽治疗。如果上述治疗失败，则应放置胸腹膜分流管，除非患者合并有乳糜性腹水。其他的方法包括胸导管结扎术和经皮腹腔导管结扎术。乳糜胸患者胸腔穿刺术后胸导管引流置管时间不宜过长，否则会导致营养不良和人体免疫功能受损。

血胸 胸腔穿刺术检查发现血性胸腔积液，应检查胸腔积液的血细胞比容。如果血细胞比容大于外周血中血细胞比容的一半以上，可考虑有血胸。大多数血胸系由创伤引起。其他原因包括血管的破裂或者肿瘤。大部分血胸患者应行胸廓造口术置入胸管以动态监测出血量。如果出血系由胸膜撕裂造成，那么两层胸膜表面贴合可止血。如果胸膜出血超过200 ml/h，可考虑胸腔镜手术或者开胸术。

其他原因的胸腔积液 其他很多病因可导致胸腔积液（表12-1）。这些疾病有如下特点：如果胸腔积液淀粉酶水平升高，就有可能是食管破裂或者胰腺疾病。如果患者发热，胸腔积液中主要是多形核细胞，考虑腹腔内脓肿。石棉导致胸腔积液的诊断需要排除其他肺实质病变。

如卵巢过度刺激综合征一样，良性卵巢肿瘤也可产生腹腔积液和胸腔积液（梅格斯综合征）。有几种药物可以引起胸腔积液，通常呈嗜酸性。冠状动脉旁路移植（搭桥）术后的患者常出现胸腔积液。出现在术后第1周的胸液通常发生在左侧且呈血性，含有大量的嗜酸性粒细胞，1～2次治疗性胸腔穿刺有效。出现在旁路移植术几周后的胸腔积液通常发生在左侧，呈亮黄色，主要含小淋巴细胞，且容易复发。其他可引起胸腔积液的医疗处理包括腹部手术，放射治疗，心、肝、肺移植以及中心静脉插管。

表12-1 胸腔积液的鉴别诊断

漏出性胸腔积液
1. 充血性心力衰竭 2. 肝硬化 3. 肾病综合征 4. 腹膜透析 5. 上腔静脉阻塞 6. 黏液性水肿 7. 尿胸
渗出性胸腔积液
1. 肿瘤性疾病 a. 转移性疾病 b. 间皮瘤 2. 传染病 a. 细菌感染 b. 结核 c. 真菌感染 d. 病毒感染 e. 寄生虫感染 3. 肺栓塞 4. 胃肠道疾病 a. 食管穿孔 b. 胰腺疾病 c. 腹腔内脓肿 d. 膈疝 e. 腹部手术后 f. 食管静脉曲张硬化内镜治疗术后 g. 肝移植后 5. 胶原血管疾病 a. 类风湿性胸膜炎 b. 系统性红斑狼疮 c. 药物性狼疮 d. 免疫母细胞性淋巴结病 e. 干燥综合征 f. 多血管性肉芽肿病（Wegener） g. Churg-Strauss综合征 6. 冠状动脉旁路移植（搭桥）术后 7. 石棉暴露 8. 结节病 9. 尿毒症 10. 梅格斯综合征 11. 黄甲综合征 12. 药物性胸膜病变 a. 呋喃妥因 b. 丹曲林 c. 麦角新碱 d. 溴隐亭 e. 甲基苄肼 f. 胺碘酮 g. 达沙替尼 13. 萎陷肺 14. 放射治疗 15. 心脏损伤后综合征 16. 血胸 17. 医源性损伤 18. 卵巢过度刺激综合征 19. 心包疾病 20. 乳糜胸

气胸

胸膜腔含有气体称为气胸。自发性气胸为没有胸壁创伤而出现的气胸。如果没有基础性的肺部疾病就称为原发性自发性气胸，而如果存在基础性肺部疾病则为继发性气胸。创伤性气胸是由穿透性或者非穿透性胸部创伤引起的。张力性气胸是指在整个呼吸周期中胸膜腔均呈正压。

原发性自发性气胸 原发性自发性气胸通常是由于肺尖脏层胸膜下或胸膜内气疱破裂所致。原发性自发性气胸大多出现在吸烟的患者，提示这些患者有亚临床肺疾病。大约一半的原发性自发性气胸患者会复发。首选的治疗是简单的抽气。如果患者抽气后肺没有复张或者抽气后复发，则需行胸腔镜术以闭合气疱或者行胸膜磨损术治疗。胸腔镜术，或者开胸术联合胸膜磨损法可以完全防止气胸的复发。

继发性气胸 继发性气胸多继发于慢性阻塞性肺气肿，但是气胸实际上可来源于几乎所有的肺部疾病。有肺部疾病的气胸患者比没有基础肺病的气胸患者更危急，因为前者缺乏肺的储备功能。几乎所有的继发性气胸患者需要行管状胸廓造口术引流治疗。大部分患者还需要行胸腔镜检查术，或者开胸术切除肺大泡和胸膜磨损术治疗。如果患者不能耐受手术或者拒绝手术治疗，应尝试胸膜固定术并胸腔内注入硬化剂，例如多西环素。

创伤性气胸 创伤性气胸可发生于穿透性或非穿透性损伤。创伤性气胸应行管状胸廓造口术治疗，除非是极少量气胸。如果出现血气胸，应在血胸上部置管以利于排出气体，并在下部置管以利于排出血性液体。医源性气胸是创伤性气胸的一种，并逐渐变得常见起来。最常见的原因是经胸壁针刺抽吸、胸腔穿刺术和中心静脉插管导致。大部分用氧疗和抽气治疗。但是，如果这些措施不成功，应行管状胸廓造口术治疗。

张力性气胸 张力性气胸常发生于接受机械通气和心肺复苏的患者。张力性气胸是危及生命的临床急症，因为会严重影响通气，并且胸腔内正压传递到纵隔会导致静脉回心血量减少，降低心排血量。

心肺复苏中患者呼吸困难，或者机械通气的时候吸气压明显升高高度提示胸腔内正压。体格检查发现一侧胸廓增大而呼吸音消失，叩诊空嗡音，纵隔移向对侧即可以诊断。张力性气胸必须紧急处理，否则患者可能因为心排血量减少或者严重低氧血症死亡。紧急情况下应在第二前肋插入大孔针，如果有大量气体溢出，张力性气胸诊断确立。大孔针应保留到胸腔置管之后。

第十三章 纵隔疾病

Disorders of the Mediastinum

Richard W. Light 著

（郭志金 译 徐思成 校）

纵隔是位于两侧胸膜腔之间的区域，有 3 个分区（表 13-1）。前纵隔是指自胸骨后延伸至心包、头臂干血管之前的区域，包括胸腺、前纵隔淋巴结、内乳动脉和静脉。中纵隔位于前纵隔和后纵隔之间，包括心脏、升主动脉和主动脉弓、上腔静脉、头臂干动脉和静脉、膈神经、气管、主支气管以及邻近的淋巴结、肺动脉和肺静脉。后纵隔以心包和气管为前界，以脊柱为后界，其中有降主动脉胸段、食管、胸导管、奇静脉、半奇静脉和后组纵隔淋巴结。

表 13-1 纵隔的 3 个分区

	前纵隔	中纵隔	后纵隔
解剖分界	胸骨后为前界，心包膜、头臂干血管为后界	前纵隔为前界，后纵隔为后界	心包、气管为前界，脊柱为后界
包含组织、器官	胸腺，前纵隔淋巴结，乳内动脉和静脉	心包膜、心脏、升主动脉和主动脉弓、上腔静脉、头臂干动脉和静脉、膈神经、气管、主支气管和邻近的淋巴结、肺动脉和肺静脉	降主动脉胸段、食管、胸导管、奇静脉、半奇静脉、交感神经干和后组纵隔淋巴结
常见疾病	胸腺瘤，淋巴瘤，畸胎瘤，甲状腺肿块，甲状旁腺肿块，间质瘤，巨大淋巴结增生，Morgagni 氏疝（胸骨旁疝）	转移性淋巴结肿大，肉芽肿性淋巴结肿大，胸膜-心包囊肿，支气管囊肿和血管瘤	神经源性肿瘤、脊膜瘤、脊髓脊膜瘤、胃肠囊肿、食管憩室、Bochdalek 裂孔疝、骨髓外造血

纵隔肿块

评估纵隔肿块的性质，首先要明确肿块位于纵隔内的哪个位置，因为每一个纵隔分区都有不同的特征性病变（表 13-1）。前纵隔最常见的病变是胸腺瘤、淋巴瘤、畸胎瘤和甲状腺肿块。中纵隔最常见的肿块是血管瘤、转移性或肉芽肿性肿大的淋巴结，以及胸膜-心包囊肿和支气管囊肿。而在后纵隔中，神经源性肿瘤、脊膜瘤、脊髓脊膜瘤、胃肠囊肿和食管憩室等最为常见。

计算机断层扫描（CT）是判断纵隔肿块性质最有价值的一项影像学技术方法，并且在大多数情况下是唯一应该完成的影像学检查。胃肠道钡剂研究显示许多患者有后纵隔病变，目前疝气、憩室和失弛缓症已使用这种诊断方法。碘-131 扫描能有效地确诊胸内甲状腺肿。

通过纵隔镜或前纵隔切开活检术，许多位于前中纵隔的肿块可以被明确诊断。在不开胸的情况下经皮细针针刺抽吸活检术经食管或支气管超声引导下肺活检，多数病例可以得到明确诊断。另外一个诊断方法是可视胸腔镜检查。在多数情况下，通过胸腔镜不仅可以明确纵隔肿块的诊断，还可以切除纵隔肿块。

急性纵隔炎

大多数急性纵隔炎患者是由于食管穿孔或发生于正中切口开胸的心脏手术。食管破裂患者起病急，表现为由纵隔感染引起的胸痛以及呼吸困难。食管破裂可以是自发性的，或是食管镜检查或插入 Blakemore 管的一个并发症。合适的治疗包括探查纵隔，一期修复食管裂孔，并充分引流胸膜腔和纵隔。

正中切口时纵隔炎的发病率是 0.4%～5.0%。患者常表现为切口引流不畅，其他表现包括脓毒症和纵隔增宽。明确诊断通常要纵隔细针针刺抽吸。治疗包括立即引流、清创和全身使用抗生素，但死亡率仍高于 20%。

慢性纵隔炎

慢性纵隔炎是指从纵隔淋巴结肉芽肿性炎症至纤维化性纵隔炎的一组疾病。

大多数病例是由肺组织胞浆菌和肺结核引起，但结节病、硅肺和其他真菌病有时亦为致病原因。肉芽肿性纵隔炎的患者通常没有症状，而纤维化性纵隔炎的患者通常有纵隔结构的受压征象，譬如上腔静脉或大气道受压，膈神经或喉返神经麻痹，或者肺动脉或近端肺静脉阻塞。结核性纵隔炎，除了抗结核治疗外，尚无证据表明其他药物或外科治疗对纵隔纤维化是有效的。

纵隔积气

在一定条件下纵隔间隙内有气体，造成纵隔积气。主要原因有 3 个：①肺泡破裂，空气进入纵隔；②食管、气管或主支气管的穿孔或破裂；③空气从颈部或腹腔进入纵隔。典型表现为剧烈的胸骨下疼痛，伴或不伴颈部和上肢的放射痛。在体格检查时通常有胸骨上凹皮下气肿和 Hamman 征，其表现为每次心脏搏动时，可闻及摩擦音或咔嗒音，尤其以左侧卧位时听诊最为清晰。纵隔积气可以借助 X 线胸片确诊，通常情况下不需要治疗。但是，如果患者吸入高浓度的氧气，则纵隔空气吸收加快。如果纵隔结构受压，则随着细针吸引，压迫症状减轻。

第十四章 通气功能紊乱性疾病

Disorders of Ventilation

John F. McConville，Babak Mokhlesi，Julian Solway 著
（吴运福 译 宋立强 校）

通气的概念和生理

海平面静息状态下，健康人群动脉血二氧化碳分压（$PaCO_2$）维持在 37～43 mmHg 之间。但所有通气功能紊乱性疾病均可出现 $PaCO_2$ 水平的异常。本章将综述慢性通气功能紊乱性疾病。

细胞代谢过程中持续产生 CO_2，迫使人体呼吸系统必须有效清除源源不断产生的 CO_2。CO_2 产量与血中 $PaCO_2$ 之间的关系可用公式表示为：$PaCO_2=(k)(\dot{V}co_2)/\dot{V}A$，$\dot{V}co_2$ 表示二氧化碳产量，k 为常数，$\dot{V}A$ 为肺泡通气量（第二章）。$\dot{V}A$ 可计算为分钟通气量×（1-Vd/Vt）；死腔比值（Vd/Vt）表示潮气呼吸时，吸气末残留于传导气道中的生理无效腔气体占潮

气量的比例，肺泡通气并不包含这部分气体。因此，所有 $PaCO_2$ 异常必然反映 CO_2 产量、分钟通气量或者死腔分数的病理性改变。

造成 $\dot{V}co_2$ 变化的多为急性疾病，譬如脓毒症、烧伤、发热等。其对通气异常和（或）呼吸衰竭的促进作用将在其他章节讨论。慢性通气紊乱性疾病通常涉及不恰当的分钟通气量水平或者死腔比值增加。在阐述此类疾病之前，需要首先回顾正常的人体呼吸周期。

自主的吸气和呼气周期由脑干自觉的冲动产生。位于髓质内的两组神经元尤为重要，分别是背侧呼吸组（dorsal respiratory group，DRG）和腹侧呼吸组（ventral respiratory column，VRC）。这些神经元有广泛分布的投射，包括下行投射于对侧脊髓，并在此处发挥多种作用。首先，这些神经元启动膈神经/横膈的活动，投射至上气道肌肉群和脊柱呼吸神经元，以及支配参与正常呼吸的肋间肌和腹肌。其次，颈动脉和主动脉的化学感受器以及压力感受器接受关于 PaO_2、$PaCO_2$、pH 值和血压的信息。这些信息经由多种不同的神经传递至中枢神经系统（central nervous system，CNS），而这些神经的起始整合部位就在 DRG。另外，位于肺实质和胸壁的牵张感受器及肺泡毛细血管旁感受器所接受的信息，也经由迷走神经传递至 DRG。呼吸节律产生于 VRC 和位于更唇侧的侧颜区呼吸组（pFRG），而后者更侧重于产生主动呼气。VRC 内存在一个特别重要的区域，即所谓的前布茨格复合体（pre-Bötzinger complex）。这个区域负责产生各种形式的吸气活动，前布茨格复合体的损毁会导致呼吸的完全停止。这些髓质呼吸网络的神经传出，将自发地受到来自更高水平的大脑中枢及自主神经系统神经传入冲动的抑制或放大。在正常睡眠过程中，人体对高碳酸血症和低氧血症的反应减弱，导致轻度的夜间低通气，这种低通气在清醒时恢复正常。

一旦神经传入信号输送至呼吸肌肉泵，为完成正常的气体交换就需要足够的呼吸肌肉力量以克服呼吸系统的弹性负荷和阻力负荷（图 14-1A）。正常情况下，呼吸肌肉的力量可轻易地完成这个过程，呼吸周期可以无限期地继续下去。呼吸驱动的降低，或者神经肌肉能力的减退，或者呼吸负荷的大幅增加，均会降低分钟通气量，从而导致高碳酸血症（图 14-1B）。若呼吸肌肉力量正常，出现过度的呼吸驱动，则会发生肺泡过度通气，从而导致低碳酸血症（图 14-1C）。

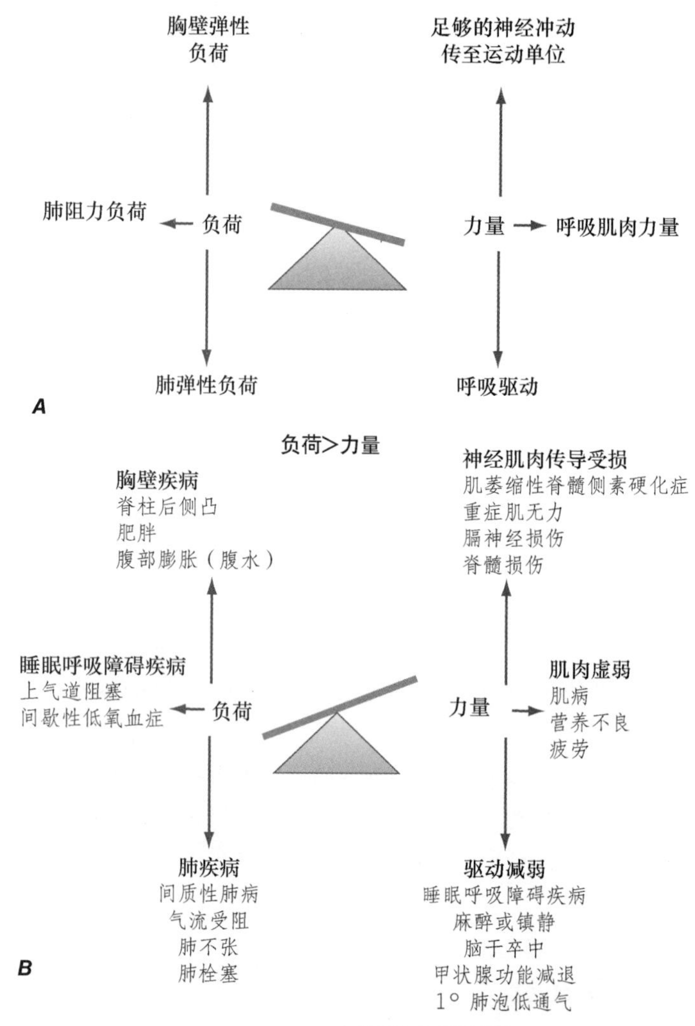

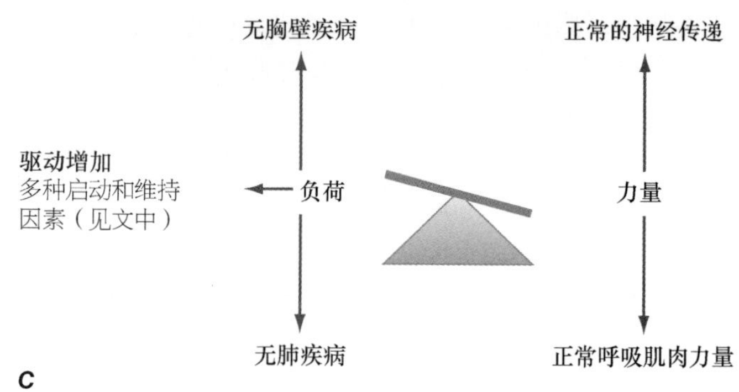

图 14-1 呼吸系统力量与负荷的平衡。A. 健康人有着足够的呼吸肌肉力量；**B.** 负荷大于力量；**C.** 力量尚可且驱动增加

低通气性疾病

临床特点

减少分钟通气量或者增加死腔的疾病主要分为 4

类：肺实质和胸廓疾病、睡眠呼吸疾病、神经肌肉疾病以及呼吸驱动疾病（图 14-1B）。低通气综合征无特异性的临床表现（表 14-1），低通气严重程度、高碳酸血症的发生速度、呼吸性酸中毒的代偿程度以及基础疾病，均会使临床表现发生多样性改变。存在肺实质或胸廓疾病的患者，通常出现气短和运动耐受力降低。反复呼吸困难加重和痰液量增加是阻塞性肺疾病的标志，如慢性阻塞性肺疾病；而进行性加重的呼吸困难和咳嗽常见于间质性肺疾病。过度的日间嗜睡、睡眠质量不足以及打鼾常见于有睡眠呼吸障碍疾病的患者。睡眠呼吸障碍和端坐呼吸也见于神经肌肉疾病。随着神经肌肉乏力的进展，仰卧位时，由于腹部内容物的上移使呼吸肌肉（包括膈肌）处于不利的机械位置。新发生的端坐呼吸通常是呼吸肌肉力量减退的标志。然而，对于神经肌肉疾病，如脊髓侧索硬化症（ALS）或者肌营养不良，更常见的情况是四肢无力和延髓症状先于睡眠呼吸障碍发生。呼吸驱动疾病的患者并不存在特别的症状，使得其能与其他导致慢性低通气的疾病相鉴别。

神经肌肉疾病或者胸廓疾病导致慢性低通气的患者，其临床进程符合特征性的顺序：首先是无临床症状期，此时患者日间 PaO_2 和 $PaCO_2$ 正常。继而有夜间低通气，起始发生于快速动眼睡眠（REM）期，后发生于非快速动眼睡眠期。最后如果潮气量进一步下降，则会发生日间高碳酸血症。症状可在这个进程的任何点发生出现，通常取决于呼吸肌肉功能下降的速度。不管何种原因，肺泡低通气综合征发生的标志是肺泡 Pco_2（$PAco_2$）升高以及进而 $PaCO_2$ 升高。由此发生的呼吸性酸中毒最终导致血浆碳酸氢盐浓度的代偿性增加。$PAco_2$ 的增加必然导致 PAo_2 的下降，通常导致低氧血症。如果低氧严重，患者临床表现为发绀，可刺激红细胞生成进而导致继发性红细胞增多症。慢性低氧血症合并高碳酸血症可引起肺血管收缩，最终导致肺动脉高压、右心室肥厚和右心衰竭。

表 14-1 低通气的症状和体征
日常活动时呼吸困难
患有影响膈肌功能的疾病时端坐呼吸
睡眠质量差
日间嗜睡
晨起头痛
焦虑
神经肌肉疾病时咳嗽功能受损

诊断

血浆碳酸氢盐升高而未见血容量不足则提示低通气。动脉血气显示 $PaCO_2$ 升高而 pH 值正常则能证实系慢性肺泡低通气。基于此种异常血气，在临床判断病因时，应首先考虑患者是否有肺部疾病或者胸廓异常。体格检查、影像学［胸部 X 线和（或）CT］以及肺功能等检查，足以鉴别出大多数导致高碳酸血症的肺或胸廓疾病。当这些评估发现异常，临床医师应筛查是否存在肥胖低通气综合征（obesity hypoventilation syndrome，OHS）。OHS 是最常见的导致慢性低通气的睡眠疾病，且通常伴有阻塞性睡眠呼吸暂停（obstructive sleep apnea，OSA）。现已有多种筛查工具来鉴别发生 OSA 风险的患者。柏林问卷已在初级医疗程序中得到验证，能够鉴别可能发生 OSA 的患者。埃普沃思睡眠评分（Epworth sleepiness scale，ESS）和 STOP-Bang 问卷在门诊患者的初级医疗程序中尚未得到证实，但其具备使用快捷而简单的优点。ESS 检测日间睡眠，评分≥10 分的人需要行进一步的检查。STOP-Bang 问卷已被用于术前检查以筛选有发生 OSA 风险的患者。在这些人群中，STOP-Bang 问卷敏感性为 93%，阴性预测值为 90%。

如果慢性高碳酸血症并非由通气器官（包括肺、气道、胸廓）结构异常所致，则需要关注呼吸驱动和神经肌肉疾病。呼吸驱动疾病患者的 CO_2 升高和（或）O_2 降低可引起分钟通气量轻度增加。但这类疾病的诊断困难。当患者出现高碳酸血症，而呼吸肌肉力量、肺功能以及肺泡-动脉氧分压差正常时应考虑此类疾病。呼吸驱动缺陷的患者，睡眠时低通气更加显著，多导睡眠图通常提示中枢性呼吸暂停、呼吸减弱或者低通气。头部影像学［CT 或者磁共振检查（MRI）］有时可鉴别导致低通气的脑桥或髓质结构是否异常。长期服用安眠药，或者显著的甲状腺功能减退，也能抑制呼吸中枢驱动并导致慢性高碳酸血症。

在肺容积受损以及发展为高碳酸血症之前，呼吸肌肉的乏力常是隐匿存在的。通常体格检查提示主要肌肉群力量减弱发生于高碳酸血症之前。最大吸气压和呼气压或者用力肺活量（FVC）的检测可用于监测进行性肌肉衰弱疾病所涉及的呼吸肌肉。这些患者睡眠呼吸紊乱的发生风险也增加，包括呼吸减弱、中枢性或阻塞性呼吸暂停以及低氧血症。夜间多导睡眠图监测中测定血氧和二氧化碳有助于更好地描述此类患者的睡眠障碍。

夜间无创正压通气（noninvasive positive-pressure ventilation，NIPPV）已成功应用于低通气、中枢性或阻塞性呼吸暂停、神经肌肉疾病及胸廓疾病患者的治疗。夜间 NIPPV 可改善日间高碳酸血症、远期存活率以及健康相关的生活质量。肌萎缩性脊髓侧索硬化症（amyotrophic lateral sclerosis，ALS）指南推荐存在低通气症状和以下标准中的 1 项时应考虑夜间应用 NIPPV：$PaCO_2$≥45 mmHg；夜间指脉氧饱和度监测提示连续 5 分钟≤88%；最大吸气压＜60 cmH_2O；FVC＜50%预计值；嗅鼻压＜40 cmH_2O。然而，目前为止，对于仅夜间存在高碳酸血症的神经肌肉疾病或胸廓疾病患者，暂无明确证据支持抢先将 NIPPV 在夜间应用于所有此类患者。然而，在某些时候，对进行性加重的神经肌肉疾病患者，需要送至能够给予持续通气支持的医疗机构，且通气策略可以采用压力目标模式或容量目标模式。但目前仍缺乏具有试验依据的临床指征来指导医师决定患者需要给予通气支持的时机。当患者出现需要辅助呼吸的通气性呼吸衰竭，或者缺乏有效咳嗽相关的肺部感染等特征时，通常被认为是建立持续通气支持的起始点。

应基于呼吸紊乱机制指导肺或神经肌肉疾病所导致的慢性低通气的治疗。关于将刺激呼吸的药物（如甲羟孕酮和乙酰唑胺）用于慢性低通气治疗的研究较少，所以不能将其替代基础疾病的治疗。无论病因如何，应纠正过度的代谢性碱中毒，因为血浆碳酸氢盐水平升高超过慢性呼吸性酸中毒程度一定比例时可造成额外的低通气。当有适应证时，氧疗对治疗轻度低氧血症、红细胞增多症和肺动脉高压有效。然而，氧疗可加重某些患者的高碳酸血症。

对于高位颈部脊髓损伤或呼吸驱动疾病导致的低通气患者，膈神经和膈肌起搏是一种潜在的治疗方式。在外科植入起搏器之前，应对患者进行神经传导检测以保证双侧膈神经功能正常。小规模病例提示有效的膈肌起搏可改善此类患者的生活质量。

低通气综合征

肥胖-低通气综合征（OHS）

OHS 的诊断需要体重指数（BMI）≥30kg/m^2 以及长期日间肺泡低通气，后者定义为 $PaCO_2$≥45 mmHg，并排除其他原因引起的高碳酸血症。在睡眠呼吸障碍疾病中，OSA 占近 90%。多项针对不同人群的国际性研究证明了 OSA 的流行病学特点，OSA 综合征的定义为呼吸暂停低通气指数（AHI）≥5 以及日间嗜睡，发生于 3%～4%的中年男性和 2%的中年女性。因此，随着世界范围内肥胖的流行，发生 OHS 的风险人群持续增加。尽管没有基于人群的 OHS 流行病学研究，但估计美国可能有 500 000 人患有 OHS。

有研究证实，严重肥胖（BMI＞40kg/m^2）和严重 OSA（AHI＞30）是发生 OHS 的风险因素。此类人群发生低通气的机制包括 OSA、呼吸做功增加、呼吸肌肉受损、通气/血流比例失调以及中枢对低氧血症和高碳酸血症反应降低在内的多种生理学变化和情况。中枢驱动的不足随着治疗会逐渐改善，这提示中枢通气性反应降低是 OHS 的结果而不是主要病因。OHS 的治疗与 OSA 的治疗相似：减肥和夜间 NIPPV。有证据显示仅减肥就可降低 OHS 患者 $PaCO_2$ 的水平。然而，当患者尝试减肥时，NIPPV 治疗也不应推迟。对于超过半数的 OHS 伴 OSA 患者，持续气道正压（CPAP）通气可改善日间高碳酸血症和低氧血症。对于不能耐受高水平 CPAP 支持和即使消除阻塞性呼吸事件后仍低氧血症的患者，应使用双水平气道正压。如果经 CPAP 治疗几周之后，仍存在持续高碳酸血症的患者，应着重考虑双水平正压通气的 NIPPV。患有 OHS 而无 OSA 的患者，通常起始应用双水平正压通气，出现急性失代偿性 OHS 的患者也是如此。最后，并发通气受损状况（如慢性阻塞性肺疾病）的患者，应对合并的 OHS 进行积极治疗。

中枢性低通气综合征

中枢性低通气综合征可在老年或新生儿期发生，后者常被称作奥丁之诅咒（Ondine's curse）或先天性中枢性低通气综合征。PHOX2b 是调控新生儿神经元发育的一种转录因子，其编码基因异常与中枢性低通气综合征的发病机制有关。无论在何种年龄发病，此类患者呼吸系统对低氧血症或高碳酸血症的反应缺失，$PaCO_2$ 在清醒时轻度增加，在非快速动眼睡眠期则显著升高。有趣的是，此类患者在运动时和快速动眼睡眠期可增加通气并使 $PaCO_2$ 回归“正常”。此类患者通常需要 NIPPV 或者机械通气治疗，或者应考虑在有经验的医疗机构放置膈神经或膈肌起搏器。

过度通气

临床特点

过度通气定义为在过度代谢需求（产生 CO_2）情况下出现 $PaCO_2$ 降低的通气。对长期过度通气患者的生理机制仍了解不足，患者也没有典型的临床表现。症状可包括呼吸困难、感觉异常、抽搐、头疼、头晕、视觉障碍以及不典型的胸痛。由于症状的多样性，长期过度通气的患者通常求助于不同的医疗部门，包括内科、神经科、精神科、心理科以及呼吸科医生。

研究过度通气的起始因素和持续因素具有临床意义。一些研究者认为，某个起始事件能引起患者肺泡通气增加，$PaCO_2$ 可下降至 20 mmHg；继而患者出现明显的胸痛、气短、感觉异常或意识改变。为缓解这些急性症状而反应性增加的分钟通气量只会使症状恶化，同时这些恶化的症状常常被患者和医务工作者错误地归咎于心肺疾病。对这些症状病因的不准确评估，经常使得患者处于对要遭受更多打击的焦虑与担心之中。值得注意的是，焦虑症和恐慌症与过度通气的意义并不相同。焦虑症可为慢性过度通气发生机制的始动因子和持续因子，但并非发展为慢性低碳酸血症的必要条件。

诊断

急性过度通气相关的呼吸症状可能是系统性疾病（如糖尿病酮症酸中毒）的始发表现。在考虑诊断慢性过度通气之前应先排除急性过度通气的常见原因。为确诊慢性过度通气进行的动脉血气检测，结果应提示代偿性呼吸性碱中毒，但 pH 值正常、$PaCO_2$ 降低以及碳酸氢盐计数降低。在考虑诊断慢性过度通气之前，其他引起间断性呼吸性碱中毒的病因应被诊治，如轻度哮喘。因为体格检查很难发现分钟通气量的增加，所以临床诊断需要很高的疑似指数评分。一旦确定为慢性过度通气，肺泡通气量持续增加 10%就足以保持低碳酸血症。呼吸形式的微小改变就都就可实现这部分分钟通气量的增加，譬如偶尔叹气呼吸或者每分钟打呵欠 2～3 次。

治疗　过度通气

由于过度通气的特点多样且缺乏普遍接受的诊断程序，因此很少有优异的治疗性对照研究。临床医师常常耗费大量时间来鉴别始动因子、排除其他诊断以及讨论患者的关注点和担心点。对于一些过度通气患者，可以予以安慰和坦率的讨论。鉴别和消除导致低碳酸血症的习惯（如频繁的打呵欠或叹气呼吸）是有益的。一些证据显示，呼吸锻炼和膈肌再训练可能使一些患者受益。应用药物治疗过度通气的证据不足。对于有心悸和颤抖等交感神经介导症状的患者，β 受体阻滞药可能是有益的。

第十五章　睡眠呼吸暂停

Sleep Apnea

Andrew Wellman，Susan Redline　著
（赵俊杰　徐勤福　译　许爱国　校）

阻塞性睡眠呼吸暂停/低通气综合征（obstructive sleep apnea/hypopnea syndrome，OSAHS）和中枢性睡眠呼吸暂停（central sleep apnea，CSA）都归类为睡眠呼吸障碍。OSAHS 和 CSA 有共同的危险因素和生理基础，但也有各自的特点。两者都与睡眠中和睡眠中断时的通气受损有关，其诊断需要结合详细的病史、体格检查和生理检测。OSAHS 发病率比 CSA 高，多表现为白天嗜睡，可严重影响患者日常工作，是引起成年人心血管疾病和儿童行为异常的主要因素。CSA 较少见，可能作为原发因素或继发于其他疾病或药物，与阻塞性睡眠呼吸暂停同时发生。CSA 减弱夜间气体交换，可能会导致失眠或嗜睡的症状。

阻塞性睡眠呼吸暂停/低通气综合征（OSAHS）

定义　OSAHS 的诊断以夜间和白天的症状及睡眠监测结果为依据，需满足以下条件：①夜间呼吸紊乱的症状（打鼾、重鼻息、喘息、睡眠中呼吸暂停）、白天嗜睡或充足睡眠后疲劳且无法用其他疾病解释；②一次睡眠监测中平均每小时阻塞性睡眠呼吸暂停或低通气发作 5 次或以上［呼吸暂停低通气指数（apnea-hypopnea index，AHI），即发作次数除以睡眠小时数］。AHI>15 时，没有症状也可诊断 OSAHS。每次呼吸暂停或低通气发作指呼吸减弱至少持续 10 s。血氧饱和度下降≥3%和（或）大脑皮质觉醒也支持 OSAHS 的诊断。OSAHS 的严重程度基于睡眠中呼吸紊乱的频率（AHI）、呼吸事件时血氧饱和度下降程度、

呼吸暂停或低通气持续时间、睡眠片段化及白天嗜睡程度。

病理生理 吸气时，咽腔内负压越来越大，形成“吸”力。因为咽部气道无骨性或软骨结构，气道通畅依赖于咽扩张肌的稳定性作用。虽然这些肌肉在觉醒时持续兴奋，但睡眠时神经肌肉冲动减少。易塌陷气道的患者中，神经肌肉冲动减少可导致短暂发作的咽腔塌陷（表现为一次“呼吸暂停”）或不完全塌陷（表现为一次“低通气”）。在通气反射激活并引起觉醒，刺激神经肌肉兴奋性增加、气道开放时，气道塌陷终止。气道塌陷可能发生在多个部位：软腭（最常见）、舌根、咽侧壁和（或）会厌（图 15-1）。OSAHS 可能在快速动眼睡眠（REM）期和仰卧位时最严重，前者是由于传导至骨骼肌的神经肌肉冲动非常少，后者则考虑重力作用。

咽腔狭窄的个体在清醒时需要相对高水平神经肌肉的神经支配以保持气道开放，而睡眠时则易发生气道塌陷。气道管腔狭窄可能因脂肪堆积、淋巴组织增生和遗传变异造成的软组织（舌、上颚、悬雍垂）增大。如下颌后移或小颌畸形等反映遗传变异或发育异常的颅面因素，也可使管腔狭窄。另外，肺容量也会影响使咽部向后的牵引力和由此产生的咽壁硬度。卧位时肺容量减小，导致气道塌陷，在肥胖者尤为明显。高鼻腔阻力（例如，由于鼻中隔偏曲或息肉）通过增加管腔内吸气负压导致气道塌陷。高鼻腔阻力也可能引发睡眠时张口呼吸，破坏舌与牙齿之间的密闭，使舌后坠，从而阻塞气道。

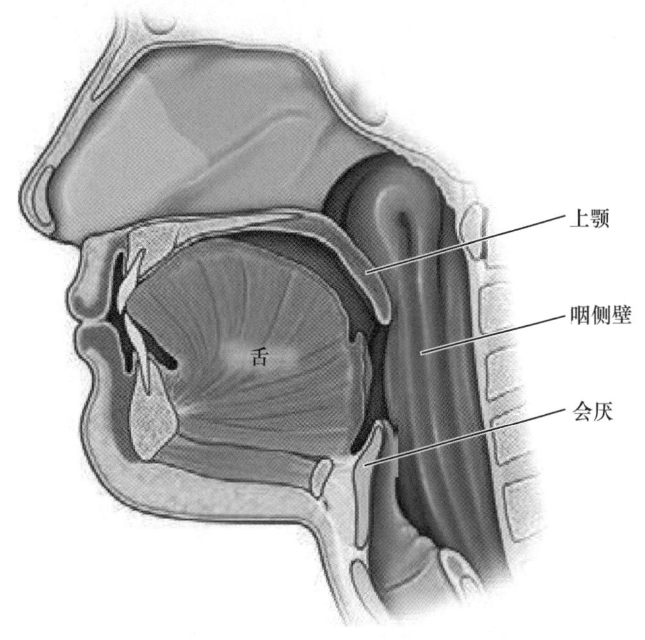

图 15-1 气道塌陷的常见部位。例如，上颚、舌和（或）会厌（Ep）都可向后移位，咽侧壁（LW）可塌陷

咽肌兴奋与通气驱动密切相关。因此，与通气控制相关的因素，特别是通气敏感性、唤醒阈值、神经肌肉对 CO_2 的反应，是导致 OSAHS 的发病机制。睡眠期间 CO_2 升高刺激膈肌和咽肌，使上气道紧张，对抗吸气时的吸入压力，保持气道通畅，其通畅程度取决于气道塌陷的解剖学倾向。然而，当通气控制系统对 CO_2 过度敏感时，引起通气、通气驱动的大幅波动和上气道的不稳定性，咽壁塌陷就会发生。此外，睡眠中 CO_2 水平增高引起中枢神经系统兴奋，导致人从深睡眠转入浅睡眠或觉醒。低唤醒阈值（例如因较低水平的 CO_2 或通气驱动而觉醒）可以抵消 CO_2 介导的咽肌代偿而妨碍气道稳定性。反之，高唤醒阈值可能妨碍呼吸暂停的适当终止，延长呼吸暂停时间，增加氧合血红蛋白的下降程度。总之，睡眠过程中任何肌肉代偿能力受损都会导致咽部塌陷。这些危险因素对不同个体的相对作用差异较大。这些因素在临床诊断中的检测，以及随之提高的个性化干预治疗措施的增加，正成为研究的热点。

危险因素与患病率 OSAHS 的主要危险因素是肥胖和男性。其他危险因素包括下颌后缩和小颌畸形，OSAHS 阳性家族史，妨碍上气道开放的遗传综合征（如唐氏综合征、特雷切-柯林斯综合征），腺样体扁桃体肥大（特别是儿童），更年期妇女以及各种内分泌综合征（如肢端肥大症、甲状腺功能减退症）。

40%～60% 的 OSAHS 因超重引起。肥胖者因上气道脂肪增多使咽腔狭窄而易患 OSAHS。肥胖还降低胸壁的顺应性、减少肺容量，导致上气道结构失去向后的牵引。肥胖者患 OSAHS 的风险是正常体重同龄人的 4 倍或更高。体重增加 10%，AHI 相应增加 $>$ 30%。适度的体重减轻或增加也会影响 OSAHS 的患病风险和严重程度。然而体重正常不能排除 OSAHS 的诊断。

男性 OSAHS 的患病率是女性的 2～4 倍以上。男性易患 OSAHS 的因素有中心型肥胖（导致上气道脂肪堆积）和相对较长的咽部，这些因素增加了气道的易塌陷性。性激素对通气驱动的影响可保护绝经前妇女避免患 OSAHS。老年人患病的性别差异降低与绝经后妇女 OSAHS 的患病率增加有关。

颅面形态变异导致的后气道空间减少，增加了 OSAHS 的患病风险。坚硬的组织结构特征对非肥胖 OSAHS 患者的作用最为明显。颅面形态变异特征的识别，如颌后缩，可影响治疗方案的决策。

OSAHS 具有很强的遗传基础，已被其显著的家族聚集性和遗传倾向证实。一级亲属患 OSAHS 的个体患病比值比是无亲属患病者的 2 倍左右。

OSAHS 患病率随年龄而变化，中年人患病率为2%～15%，老年人患病率＞20%。3～8 岁儿童由于淋巴组织肥大，其患病率呈现一个高峰，而后，随着气道发育和淋巴组织退化，其患病率下降。然后，由于中年人肥胖的增加和女性进入更年期，OSAHS 的患病率再次增加。

糖尿病或高血压患者 OSAHS 患病率尤其高。亚裔个体身高体重指数相对较低，OSAHS 风险似乎反而增加，这可能是因为颅面风险因素导致鼻咽腔狭窄。非裔美国人患 OSAHS 的风险比白种人高，尤其是儿童和青少年。其中大多数成年患者未被确诊。

疾病进程 OSAHS 通常隐匿起病，多始于童年时期，在诊断 OSAHS 前已有多年打鼾病史。随着体重增加，患者症状加重而寻求诊治。减肥后，尤其是行减肥手术后，OSAHS 可能会减轻。除非伴有体重变化，AHI 的明显增加和减少并不常见。

睡眠呼吸暂停/低通气综合征患者的处理方法

对有临床症状和一个或多个危险因素的 OSAHS 患者应进行病情评估。OSAHS 筛查对象包括有 OSAHS 症状和有高血压、糖尿病及心脑血管等与 OSAHS 发病率高度相关疾病的患者。

症状和病史

问诊所得的睡眠时症状应尽可能由床伴证实。打鼾是常见的主诉；但是没有打鼾不能排除诊断，因为咽部塌陷可能发生在没有组织振动时。也有报道睡眠中喘息或重鼻息症状，反映了气道突然开放的呼吸暂停终止。呼吸困难并不常见，缺失呼吸困难症状常被用于 OSAHS 与夜间阵发性呼吸困难、夜间哮喘、伴有喉痉挛的胃酸反流的鉴别诊断。患者也可能自诉频繁的觉醒或睡眠中断，这在妇女和老年人中更常见。白天最常见的症状是嗜睡，相关病史很难获得，且不易与运动相关性疲劳、去适应作用和萎靡相鉴别。与真正的嗜睡不同，后者一般可通过休息缓解。其他症状包括口干、夜间烧心、颈胸部多汗、夜尿症、晨起头痛、注意力不集中、易怒和情绪障碍。一些评估打鼾频率、自我记录呼吸暂停及白天嗜睡的调查问卷有助于筛查 OSAHS。考虑患者是否为男性、是否有肥胖或高血压等危险因素可提高调查问卷的预测能力。

体格检查

体格检查往往反映疾病的病因和合并症，尤其是血管疾病。在检查中，患者可表现为高血压和区域性（向心性）肥胖，如腰围、颈围增大。舌体增大、悬雍垂肥大所致的软腭凹陷、扁桃体肿大、高腭穹和（或）小颌或颌后缩畸形等使口咽部表现为管径狭小。因为高鼻腔阻力增加咽腔的易塌陷性，鼻腔检查应包括鼻息肉、鼻中隔偏曲及其他阻塞性病变。心力衰竭患者患 OSAHS 和 CSA 的风险增大，应行详细的心脏检查以识别可能的左心或右心功能障碍。肺源性心脏病提示重度 OSAHS 或合并心肺疾病。还需行神经疾病评估以识别会增加 OSAHS 风险的神经肌肉和脑血管疾病等。

实验室检查

诊断性检查 由于症状和体征不能准确预测睡眠呼吸障碍的严重程度，OSAHS 严重程度的确诊和分类要求客观检测睡眠期间的呼吸状态。诊断 OSAHS 的金标准是夜间多导睡眠图（polysomnogram，PSG）。实验室 PSG 结果阴性可排除 OSAHS 诊断，个别情况除外——如不充足的 REM 睡眠或仰卧位睡眠。仅记录几个呼吸和心脏数据的家庭睡眠监测，效益成本比高，常用于具有 OSAHS 高患病风险且无明显合并症患者的诊断。然而，如果不能准确评估睡眠时间，家庭睡眠监测会得出假阴性结果，因此可能需要进一步评估。

OSAHS 睡眠监测需要收集的生理信息主要包括：呼吸测量（气流改变，呼吸幅度），氧合（血氧饱和度），体位和心律。此外，PSG 和家庭睡眠监测可以测量睡眠连续性和睡眠分期（通过脑电图、夹在下颌的肌电图和眼电图），肢体动作（通过腿部传感器）和打鼾强度。这些信息用来量化睡眠中异常呼吸事件的频率和类型及相关的血氧饱和度的变化、觉醒和睡眠分期的分布。表 15-1 和表 15-2 列出了在睡眠监测中呼吸相关事件的分级和严重程度指标。图 15-2 显示睡眠呼吸事件的例子。一份典型的睡眠监测报告应提供定量数据如 AHI、夜间氧饱和度的概况（平均值、最低值、最低水平的时间）。报告还可包括呼吸紊乱指数，即呼吸努力相关觉醒的次数加上呼吸暂停和低通气次数。实验室 PSG 也可量化睡眠潜伏期（从“熄灯”到首次入睡时间），睡眠效率（睡眠时间相对于卧床时间的百分比），觉

表 15-1 呼吸事件的定义

- 呼吸暂停：睡眠期间气流中断≥10 s，伴：
  - 持续性吸气努力（阻塞性呼吸暂停，图 15-2A），或
  - 无吸气努力（中枢性呼吸暂停，图 15-2B）
- 低通气：睡眠期间气流下降≥30%持续 10 s 以上，伴氧饱和度下降≥3%或觉醒（图 15-2C）
- 呼吸努力相关觉醒（respiratory effort-related arousal，RERA）：部分阻塞性呼吸，未达到低通气标准，但提供了被觉醒打断的吸气努力的证据（常通过胸腔压力监测）（图 15-2D）
- 呼吸气流受限：部分阻塞性呼吸，常发生于低通气或 RERA 期间，被扁平或（凹陷）的吸气流速波形所识别（图 15-3）

表 15-2 OSAHS 的量化和严重程度分级

- 呼吸暂停低通气指数（AHI）：[a] 每小时睡眠中呼吸暂停和低通气的次数总和
- 呼吸紊乱指数（RDI）：每小时睡眠中呼吸暂停、低通气和 RERA 的次数总和
- 轻度 OSAHS：AHI 5～14
- 中度 OSAHS：AHI 15～29
- 重度 OSAHS：AHI≥30

[a] 每个级别的 AHI 可被嗜睡及相关低氧血症的水平进一步量化分级

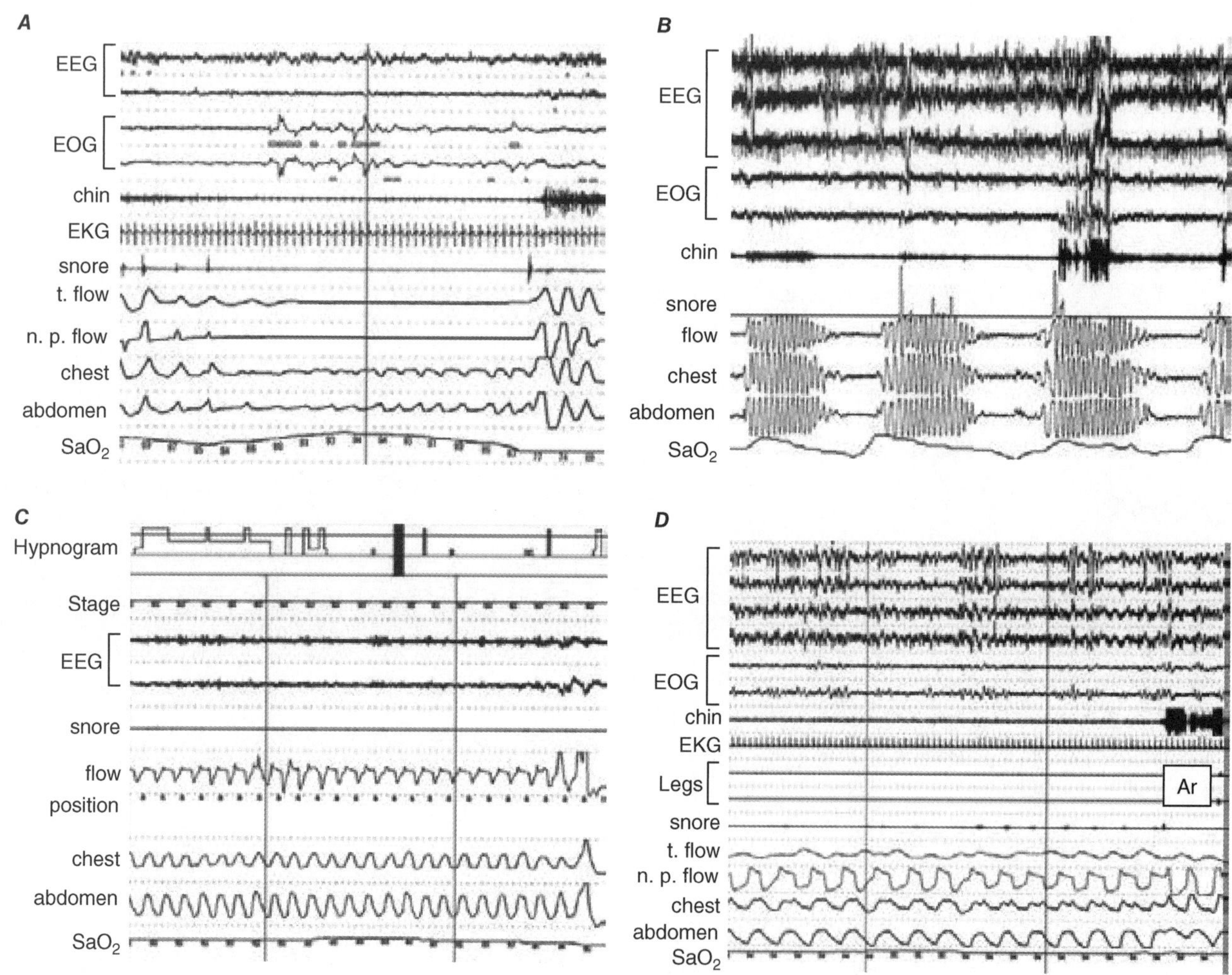

图 15-2 **A.** 阻塞性呼吸暂停：正如鼻部压力（n. p. flow）和热敏电阻测流（t. flow）所示，有长达 30 s 的时间没有气流。记录到胸腹运动的存在表明对抗阻塞气道的呼吸努力。**B.** 因充血性心力衰竭而表现为陈-施呼吸的中枢性呼吸暂停。平坦的胸腹部描记曲线表明中枢性呼吸暂停时不存在吸气努力。**C.** 低通气：咽部气道部分阻塞会限制通气，导致氧饱和度下降（此病例为轻度下降，从 93%到 90%）和觉醒。**D.** 呼吸努力相关觉醒（RERA）：觉醒（Ar）使最小程度的气流下降终止而不导致氧饱和下降，形成一次 RERA。EEG，脑电图；EOG，眼电图；EKG，心电图；chin，下巴；snore，打鼾；chest，胸部；abdomen，腹部；SaO_2，动脉血氧饱和度；Hypnogram，睡眠时相系列图；Stage，睡眠分期；position，体位；legs，腿部

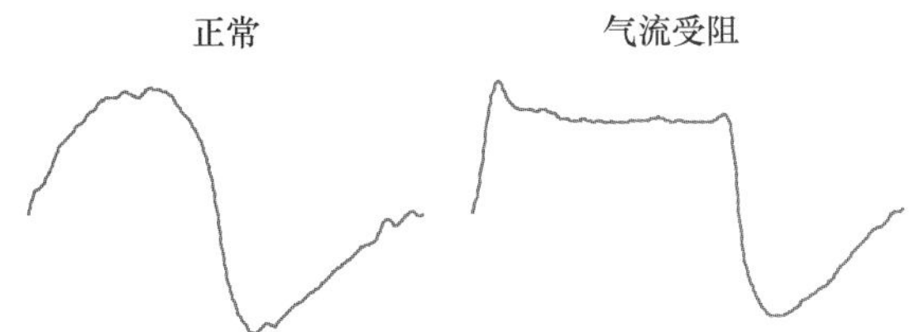

图 15-3　气流受限举例。正常气道的吸气流速波形为弧形、峰值在中间。相反，部分阻塞气道的吸气流速波形具有早高峰、随之吸气中间扁平产生一个凹陷

醒指数（每小时睡眠中皮质觉醒次数），睡眠各期时间和周期性肢体运动指数。依据呼吸紊乱相关的睡眠片段化程度可以对 OSAHS 的严重程度进一步分级。相关的指标包括每小时皮质微觉醒或觉醒的频率，睡眠连续性下降（睡眠效率低），深睡眠（N3 相和 REM 睡眠）时间减少，浅睡眠（N1 相）增加。自动觉醒的监测，如血压波动、心率变化、心律异常，也为 OSAHS 严重程度的分级提供相关的信息。

其他实验室检查　多种影像学检查，如头颅 X 线测量术、MRI、CT 和纤维支气管镜检查，可用来确定 OSAHS 的解剖学危险因素。心脏检查可提供心室收缩或舒张功能受损及心脏结构异常的证据。夜间血压监测通常显示“非杓型”高血压（缺乏典型的睡眠较觉醒时 10 mmHg 的血压下降）。觉醒时的动脉血气检测结果通常是正常的。觉醒时缺氧或高碳酸血症提示合并肺部疾病或低通气综合征。严重夜间低氧血症患者可有血红蛋白水平升高。多次睡眠潜伏期试验或维持觉醒状态的检测可以量化嗜睡，帮助区分 OSAHS 和发作性睡病。

对健康的影响与合并症　OSAHS 是导致心脏病、脑血管疾病、代谢紊乱和早逝的主要因素，也是引起白天嗜睡、生活质量下降的最常见医学原因。对健康状况的广泛影响是由于睡眠片段化、皮质觉醒和间歇性低氧血症对血管、心脏、代谢和神经系统功能的影响。OSAHS 相关呼吸事件刺激交感神经过度兴奋，导致睡眠过程中血压急剧上升，血管内皮损伤及夜间和白天高血压。OSAHS 相关低氧血症刺激急性时相蛋白和活性氧的释放，加重胰岛素抵抗和脂肪分解，增强血栓前和促炎状态。对抗气道阻塞的吸气努力导致较大的胸腔负压波动，改变心脏前后负荷，导致心脏重塑和心功能下降。低氧血症和交感-副交感神经系统失衡也可能导致心脏电重塑和心肌细胞损伤。

高血压　OSAHS 可使血压升高从而导致高血压前期甚至引发高血压病，增加非杓型高血压的发生率和难治性高血压的患病风险。血压升高是由于交感神经系统和肾素-血管紧张素-醛固酮系统激活及体液平衡改变所致。夜间持续气道正压（CPAP）方法治疗 OSAHS 已被证实可以降低 24 小时动态血压平均水平。虽然 CPAP 对 OSAHS 患者血压水平的总体影响相对较小（平均 2～4 mmHg），但对 AHI 较高或嗜睡的患者却有良好改善。

心血管、脑血管和代谢性疾病　对心脏功能和代谢功能的影响是 OSAHS 最严重的并发症。流行病学研究表明 OSAHS 明显增加以下疾病的患病风险：冠心病、伴或不伴有射血分数下降的心力衰竭、房性或室性心律失常、动脉粥样硬化和冠状动脉病变、卒中、糖尿病。治疗 OSAHS 可以降低心血管疾病的风险指标，改善胰岛素抵抗，减少心房颤动的复发率，改善心血管疾病的各项预后。一些正在进行的大型研究被用来评估治疗 OSAHS 在降低心脏事件发生率和延长心脏病患者生存期中的作用。

嗜睡　50%以上的中重度 OSAHS 患者有白天嗜睡。有 OSAHS 症状的患者发生职业性意外事故的风险增加 1 倍。AHI 增高者交通事故的发生率是 AHI 正常者的 7 倍以上。对调查问卷或客观测试结果进行随机对照研究表明经鼻罩 CPAP 治疗 OSAHS 可以改善嗜睡症状，但嗜睡改善程度差别很大。顽固嗜睡可能有以下几种原因：治疗依从性差，睡眠时间不足，其他睡眠障碍，或者由于缺氧导致的大脑觉醒区域损伤。OSAHS 患者的内脏脂肪组织增多，可能释放引起嗜睡的细胞因子。因此，即使在治疗后，评估和监测患者的嗜睡症状、评估和优化治疗依从性、改善睡眠模式、识别可能引起嗜睡的其他疾病都是非常重要的。

生活质量和情绪　OSAHS 患者因健康相关的生活质量下降很常见，这在生理和活力量表中表现为大幅度降低。CPAP 治疗会改善患者预后。抑郁症，尤其是躯体表现出的抑郁症状（易怒、疲劳、乏力），在 OSAHS 患者中常见。

治疗　阻塞性睡眠呼吸暂停/低通气综合征（OSAHS）

OSAHS 需要一种综合性管理方法以减少危险因素和并发症。临床医师应识别和处理可能加重 OSAHS 的生活方式、行为因素和合并症。相应地，治疗目标应为减轻体重、优化睡眠持续时间（7～9 h）、调节睡眠规律（每周相似的作息时间）、鼓励患者避免仰卧位睡眠、治疗过敏性鼻炎、加强体育锻炼、睡前 3 小时避免酒精摄入以及减少安眠药物

应用。还应该告知患者避免疲劳驾驶。

高级别证据表明 CPAP 是有效的标准治疗方法。通过鼻罩或口-鼻面罩，CPAP 像机械夹板一样保持气道开放，从而维持睡眠期间气道通畅。整夜 CPAP 滴定研究，无论实验室监测还是家庭自动调节监测，均可被用来确定最佳压力水平，以减少睡眠期间呼吸暂停/低通气次数、改善气体交换、减少觉醒次数。CPAP 治疗的依从性变化范围较大（平均 50%～80%），由能熟练处理 CPAP 副作用的健康护理团队支持可提高依从性（表 15-3）。尽管 CPAP 治疗具有局限性，但对照研究证实其对血压、警觉性、情绪和胰岛素敏感性有改善作用。非对照研究也表明其对心血管疾病的预后、心脏射血分数、心房颤动复发率和病死风险的有益作用。

口腔矫治器可以前提下颌，进而使下颚重置、舌体前移，气道开放。个人特制设备效果更好，适应度在几周后达到最佳。虽然疗效研究数据大部分来源于轻度 OSAHS 患者，但研究结果表明这些设备可使 2/3 患者的 AHI 降低 50%。口腔矫治器最常用于轻度 OSAHS 或不能耐受 CPAP 的患者，副作用有颞下颌关节痛和牙齿松动。然而，因为坚持使用口腔矫治器的依从性有时超过 CPAP，这些设备对于严重 OSAHS 患者的治疗作用正在研究中。

上气道手术治疗 OSAHS 的效果不及 CPAP，常用作打鼾、轻度 OSAHS 和不能耐受 CPAP 者的保留治疗方法。悬雍垂腭咽成形术（切除悬雍垂和软腭边缘）是最常见的术式，尽管效果差别很大，但其缓解率近似或稍低于口腔矫治器。上气道手术对重度 OSAHS 及肥胖者的疗效较差。由经验丰富的外科医生施行的多部位手术（包括一个以上部位/结构）的效果可能更好，但对患者的选择是一个重要因素，且依赖于手术部位的精确定位。减肥手术是肥胖 OSAHS 患者的一种选择，不仅能改善 OSAHS 的症状，还可以改善其他肥胖相关的健康状况。其他可以减少打鼾但对 OSAHS 影响轻微的方法有软腭注射药物（导致硬化）、射频消融、激光辅助悬雍垂腭咽成形术和腭部种植体。

表 15-3	持续气道正压通气（CPAP）的副作用和处理
副作用	处理
鼻充血	加温加湿，使用生理盐水/类固醇激素鼻喷剂
幽闭恐惧症	改变面罩接口（如连接鼻罩的接口），培养习惯（如清醒时训练呼吸配合 CPAP）
呼气困难	暂时降低压力，使用双水平气道正压通气
鼻梁压伤	改变面罩界面，使用保护性填充物
吞气症	给予制酸剂

辅助氧疗可以改善血氧饱和度，但只有有限的证据显示其有缓解 OSAHS 症状和降低 AHI 的作用。

中枢性睡眠呼吸暂停

CSA 比 OSAHS 少见，可能单发或常与阻塞性事件并发，后者被称为混合型呼吸暂停。CSA 往往由于中枢对 CO_2 的敏感性升高，导致不稳定的呼吸类型，而表现为过度通气和呼吸暂停交替出现。肺毛细血管和颈动脉化学感受器循环延迟的延长是 CSA 的诱因之一，因此，充血性心力衰竭患者有患 CSA 的风险。因循环延迟的延长而出现的递增-递减呼吸类型，被称为陈-施呼吸（图 15-2B）。CSA 其他的危险因素包括阿片类药物应用（对 CSA 的影响似乎表现为剂量依赖性）和缺氧（如高原地区呼吸）。对某些个体，CPAP 可能诱发 CSA，尤其在高压力水平；这种情况称为复杂型睡眠呼吸暂停。CSA 可能由先天性疾病（先天性中枢性低通气综合征）或后天因素造成的化学敏感性钝化引起，但很罕见。CSA 的治疗困难，治疗方法取决于根本病因。有限的数据显示氧疗可以降低 CSA 的发作频率，对于低氧血症者尤其明显。针对陈-施呼吸的治疗包括心力衰竭的治疗，或其中有些个体可以使用联合或不联合氧疗的 CPAP 治疗。伺服通气是一种在呼吸暂停和低通气期间自动调节吸气支持水平的支持通气模式，可减小会引起中枢性呼吸暂停的 $PaCO_2$ 水平大幅波动，从而有效治疗 CSA。

第十六章　肺移植

Lung Transplantation

Elbert P. Trulock　著
（庞晓清　张洁　译　黎毅敏　校）

肺移植是非恶性肿瘤所致的终末期肺病唯一有效的治疗方法，对于合适的受者，肺移植可以延长其生存时间和改善生活质量。自 1985 年以来，全球范围内记录在案的肺移植约 40 000 例，自 2009 年以来，每年报道的肺移植病例超过 3000 例。

适应证

肺移植的适应证涵盖所有的肺部疾病，但在疾病谱的分布方面，不同国家有所差别。来自全球范围整合的数据显示，近几年来肺移植最常见的适应证为慢性阻塞性肺疾病（COPD，29%）、特发性肺纤维化（IPF，28%）、囊性纤维化（CF，16%）、α_1 抗胰蛋白酶缺乏所致的肺气肿（3.5%）、特发性肺动脉高压（IPAH，3%）。肺移植的适应证还包括其他疾病，其中再次肺移植大约占所有肺移植手术的 3%。

受者选择

经过充分的内科治疗无效，且预期患者的预后有可能在肺移植后得到改善者，应该考虑肺移植手术。在肺移植术前评估时，可以将移植术后的生存率与患者基础疾病本身的预后指数进行比较，但必须同时考虑每位患者所需经历的临床过程。此外，对许多患者而言，进行移植的主要动机是改善生活质量，所以即使移植后未能显著延长生存时间，但生活质量的大幅度改善对他们也具有较大的吸引力。

针对不同基础疾病的患者，用于肺移植评估及其进程的指南不尽相同，见表 16-1。不同疾病的临床、生理学、影像学和病理学特点影响患者的预后。肺移植候选受者也要经过全面的筛选，因其并存疾病可能影响移植的预后。高血压、糖尿病、假如胃食管反流和骨质疏松症等是常见的基础疾病，病情较为简单或已经得到充分控制，患者并不会失去移植资格。大多数的移植中心，受者的年龄上限是 70 岁，近 10 年来受者的平均年龄在逐渐上升，2009 年在美国，22%肺移植受者的年龄≥65 岁。

肺移植的排除标准包括 HIV 感染、慢性乙型或丙型活动性肝炎、难以控制或无法治愈的肺部或肺外感染、不可治愈的恶性肿瘤、大量吸烟者、药物或酒精依赖者、不可逆的躯体障碍、对治疗依从性差、其他重要器官（如心脏、肝或肾）的重大疾病。精神或心理状态会在较大程度上影响移植术后的管理。其他可能影响预后的因素视为相对禁忌证，一些典型的情况包括依赖呼吸机的呼吸衰竭、既往胸科手术病史、肥胖症和冠状动脉疾病。如果囊性纤维化患者合并对抗生素耐药的假单胞菌、伯克霍尔德菌、曲霉菌或非结核分枝杆菌引起的慢性感染，需引起特别关注。在决定每一位候选受者是否适合移植的时候，都要评估这些情况和其他因素对临床的潜在影响。

表 16-1 不同原发疾病的肺移植备案和手术指征

不同原发疾病的肺移植备案和手术指征
慢性阻塞性肺疾病
备案指征：
BODE 指数>5
手术指征：
BODE 指数 7～10
或者符合以下任何 1 项标准：
因急性加重而住院治疗，伴 $PaCO_2$>50 mmHg
已经接受了氧疗，但仍出现肺动脉高压或者肺源性心脏病
FEV_1<20%预计值，且 D_LCO<20%预计值或弥漫性肺气肿
囊性纤维化
备案指征：
FEV_1<30%预计值或 FEV_1 迅速下降
因急性加重入住 ICU 治疗
急性加重的频率增加
顽固性或复发性气胸
支气管动脉栓塞术不能控制的反复咯血
手术指征：
依赖氧疗的呼吸衰竭
高碳酸血症
肺动脉高压
特发性肺纤维化
备案指征：
组织病理学或影像学支持的 UIP，无论肺活量如何
手术指征：
组织病理学或影像学支持的 UIP
且符合以下任何 1 项标准：
D_LCO<39%预计值
在 6 个月的观察期内 FVC 下降≥10%
6 分钟步行试验期间 SpO_2<88%
HRCT 表现为蜂窝肺改变（纤维化评分>2 分）
特发性肺动脉高压
备案指征：
NYHA 分级Ⅲ或Ⅳ级，不管治疗如何，病情进展迅速
手术指征：
静脉使用依前列醇（或类似药物）治疗无效
在积极充分的药物治疗后 NYHA 分级仍为Ⅲ或Ⅳ级
6 分钟步行试验距离<350 m 或呈下降趋势
心脏指数<2 L/（min·m^2）
右心房压力>15 mmHg

缩写：BODE，体重指数、气道阻塞、呼吸困难、运动耐力；D_LCO，一氧化碳弥散量；FEV_1，第 1 秒用力呼气容积；FVC，用力肺活量；HRCT，高分辨率计算机断层扫描；ICU，重症监护治疗病房；NYHA，纽约心脏病学会；$PaCO_2$，动脉血二氧化碳分压；SpO_2，外周动脉血氧饱和度；UIP，普通型间质性肺炎

来源：

JB Orens et al：J Heart Lung Transplant 25：745，2006. For BODE index，BR Celli et al：N Engl J Med 350：1005，2004.

等候名单和器官配给

器官配给政策受医学、伦理、地理和政治等因素的影响，不同国家间的体系不一。但无论体系如何，潜在的器官移植受者均被列入等候名单，且受者与供者必须要符合血型相容，肺的大小尽可能相匹配。大

多数供者肺来源于已出现全脑功能衰竭（脑死亡）的捐献者（脑死亡供者），仅 15%～20%脑死亡供者的单肺或双肺可用于移植。心源性死亡捐献者的肺的可用程度有限（在美国 2009 年的肺源捐赠者中仅占 2%）。最近，根据移植的标准条件，部分移植中心利用体外肺灌注的方法来评估捐献者的肺是边缘性供体还是高风险供体；如果体外测试结果满意的话，这些供者肺可被成功地用于移植。

美国按照供肺配给评分系统对等候者进行优先排序。“供肺配给评分（LAS）”的依据是等候者如不进行肺移植在未来 1 年内的死亡风险和移植后第 1 年内的生存率。LAS 的范围是 0～100 分，从最高到最低排列，分值越高越具有优先权。肺部基础疾病及其严重程度均影响患者的 LAS，必须每半年将 LAS 更新一次，如患者的情况发生变化时必须重新计算 LAS。所有移植候选受者的 LAS 平均分值约为 35 分，但通常 IPF 和 CF 患者的 LAS 比 COPD 和 IPAH 的更高。

在美国，根据 LAS 系统，移植候选受者的平均等待时间约为 135 天。等待期间的全因死亡率是 6.5%，但不同疾病患者间的死亡率有明显差异（例如 COPD 患者是 3%，IPF 患者是 7%），不同 LAS 分值患者间的死亡率也有差别（例如 40～49 分的约为 7%，50～59 分的为 15%，大于或等于 60 分的为 25%）。移植的适应证不仅取决于不同肺部疾病的发病情况和自然病程，还取决于与这些疾病相关的 LAS。尽管 IPF 患者占等候名单的 20%，但他们占所有肺植受者的 34%，因为他们的配给评分明显高于其他疾病患者的分数。

移植过程

双肺移植常用于 CF 和其他形式的支气管扩张的患者，因为单肺移植后另一侧自体肺的感染扩散至移植肺的风险很高。艾森曼格综合征的患者由于合并复杂的解剖结构异常，进行肺移植时吻合口较难修补，必须实施心-肺联合移植，而对于同时存在终末期肺病和心脏疾病患者也应选择心-肺联合移植。然而，肺心病患者不需进行心脏移植，因为右心室功能将随肺移植后肺血管后负荷恢复正常而得以改善。

对其他疾病而言，除非考虑到特殊因素，选择双肺或单肺移植均可，对大多数适应证而言，双肺移植越来越广泛。最近，在美国实施的肺移植手术中约 65%是双肺移植；另外，据国际上登记的数据，不同的疾病接受双肺移植的比例分别是 COPD（70%），IPF（55%），IPAH（95%）。

活体供者肺叶移植对成人肺移植作用有限，现在已很少开展。它主要是用于儿童或年轻的 CF 患者，通常只用于那些可能无法等到常规（已故）供者肺的患者。

肺移植术后管理

免疫抑制治疗可分为诱导治疗和维持治疗两个阶段。55%的移植中心使用抗淋巴细胞球蛋白或白介素-2 受体拮抗药进行诱导治疗。传统的维持治疗的三联方案包括钙调神经磷酸酶抑制剂（环孢霉素或他克莫司）、嘌呤合成拮抗剂（硫唑嘌呤或麦考酚酸前体）和泼尼松。目前，由于各种因素的影响，其他药物（如西罗莫司）有可能成为替代的选择。预防性治疗肺孢子菌肺炎是术后的标准治疗，预防巨细胞病毒（CMV）感染和真菌感染也是许多方案的一部分。环孢霉素、他克莫司或西罗莫司的给药剂量均需通过监测的血药浓度来调整。这些药物的代谢均是通过肝细胞色素 P450 系统，因此影响该通道的药物可以改变它们的清除率和血药浓度。

常规的管理主要集中在移植物的监测、免疫抑制治疗方案的调整，以及对问题或并发症的快速识别。出院后患者应定期联系肺移植团队的护士协调员、随访医生，常规进行胸部影像学检查、血液检测、肺功能检查，在某些情况下还需定期行纤维支气管镜检查。如果术后恢复得比较顺利，在移植后患者的肺功能可以快速改善并在术后 3～6 个月达到稳定。此后，肺功能检查结果的变异较小，如果肺功能持续下降≥10%～15%，表明可能存在较严重的问题。

结局

生存率 大多数肺移植中心每年都会在线发布肺移植患者的生存率（表 16-2）和其他结局（详见网站 www.ishlt.org；www.srtr.org）。据国际移植协会报道，IPF 受者的中位生存期是 4.4 年，IPAH 受者是 5 年，COPD 受者是 5.3 年，CF 受者是 7.5 年。然而，年龄和肺移植过程对临床结局均有显著影响。对于 18～59 岁的受者，其中位生存期为 5～6 年；对 60～65 岁的受者，已降至 4.4 年；大于 65 岁的受者则为 3.6 年。对原发疾病为 COPD、α_1-抗胰蛋白酶缺乏性肺气肿、IPF 和 IPAH 的患者而言，行双肺移植后超过 15 年的生存率远高于行单肺移植者。

围术期死亡的主要原因包括外科手术技术相关的并发症、原发性移植肺功能障碍和感染。虽然急性排斥和 CMV 感染是术后第 1 年较为常见的问题，但通常不是致命的原因。移植 1 年以后，慢性排斥和非 CMV 感染成为受者死亡的主要原因。

表 16-2 不同原发疾病受者的肺移植术后生存率（1990—2010 年）

诊断，移植类型	生存率，%						
	n	3 月	1 年	3 年	5 年	10 年	15 年
慢性阻塞性肺疾病							
双肺	5147	92	83	68	57	34	20
单肺	6797	90	81	63	49	21	7
α_1 抗胰蛋白酶缺乏性肺气肿							
双肺	1403	88	80	68	59	39	22
单肺	1086	87	78	62	52	29	14
囊性肺纤维化	5608	90	82	69	59	42	32
特发性肺纤维化							
双肺	3057	84	75	62	52	33	19
单肺	4481	86	74	57	43	20	8
特发性肺动脉高压							
双肺	1037	78	72	61	53	38	24
单肺	271	71	63	51	41	25	18
结节病	849	84	73	58	51	30	

来源： *Data from www.ishlt.org/registries/slides.asp? slides=heartLungRegistry.*

国际和美国的移植协会均对患者死亡的危险因素进行分析。结果发现，与死亡风险增加相关的因素（尤其在移植后第 1 年内）主要包括：受者于移植前住院治疗，受者于移植时需要机械通气支持、体外膜氧合支持、使用缩血管药物以及透析治疗，或者为再次移植受者。然而，其他因素也同样起作用。对于每年移植例数少于 20～30 例的中心，受者的死亡风险更大。

功能 无论基础疾病如何，成功的肺移植可使心肺功能得以重建。双肺移植后，肺功能检查通常是正常的；单肺移植后，即使另一侧自体肺存在轻度异常也会成为显著的问题。正规的运动测试发现，在进行最高强度的工作和最大耗氧量的运动时，肺功能都存在一定程度的异常，但关于受者日常生活受限的报道有限。

生活质量 总体的以及健康相关的生活质量评分都有所提高。除非慢性排斥反应或其他并发症出现，肺移植受者的生活质量在多方面都得到较大程度及较为持久的改善。其他影响生活质量的问题包括肾功能不全和药物副作用。

费用 肺移植的费用取决于卫生健康系统、其他卫生健康政策和经济因素，各国之间有差异。据美国 2011 年的数据显示，从双肺移植前 30 天至出院后 180 天的平均费用是 797 300 美元。总费用包括以下项目：移植前 30 天内的护理费用为 21 400 美元，摘取器官所需的费用为 90 300 美元，肺移植期间的住院费用为 458 500 美元，移植住院期间需支付给医生的费用为 56 300 美元，出院后 180 天内所有的住院和门诊的护理费用为 142 600 美元，出院后 180 天内所有的门诊药物（包括免疫抑制药）费用为 28 200 美元。

并发症 肺移植术后可以并发多种问题（表 16-3）。

表 16-3 肺移植术和免疫抑制药所引起的主要的潜在并发症

类型	并发症
移植物	原发性移植物功能障碍，吻合口裂开或狭窄，支气管狭窄或支气管软化所致气道缺血性损伤，排斥反应，感染，原发疾病复发（例如：结节病、淋巴管肌瘤病、巨细胞间质性肺炎、弥漫性泛细支气管炎、肺泡蛋白沉积症、朗格汉斯细胞组织细胞增生症）
胸部	膈神经损伤/膈肌功能障碍，复发性喉神经损伤/声带功能障碍，颈神经节损伤/霍纳综合征，气胸，胸腔积液，乳糜胸，脓胸
心血管	术中或围术期空气栓塞，术后心包炎，围术期心肌损伤/梗死，静脉血栓栓塞，室上性心律失常，系统性高血压
胃肠道	食管炎［尤其是念珠菌、疱疹病毒或巨细胞病毒（CMV）］，胃轻瘫，胃食管反流、腹泻（梭状芽胞杆菌相关；药物相关，尤其是霉酚酸酯和西罗莫司），结肠炎（梭状芽胞杆菌、CMV）
肝胆	肝炎（尤其是 CMV 感染性或药物引起），非结石性胆囊炎
肾	钙调磷酸酶抑制剂相关肾损害，溶血-尿毒综合征（血栓性微血管病）
神经系统	围术期脑卒中，震颤，癫痫，可逆性后部白质脑病，头痛
肌肉骨骼	类固醇肌病，横纹肌溶解［环孢霉素＋羟甲基戊二酸单酰辅酶 A（HMG-coA）还原酶抑制药治疗］，骨质疏松，股骨头坏死
内分泌	肥胖，糖尿病，高脂血症，特发性高氨血症
血液系统	贫血，白细胞减少，血小板减少，血栓性微血管病
肿瘤	淋巴增殖性疾病和淋巴瘤，皮肤癌，其他恶性肿瘤

除了移植相关的特有的问题以外，免疫抑制药物的副作用和毒性可能引起新的医学问题或者使原有的问题恶化。

原发性移植物功能障碍 原发性移植物功能障碍(PGD)，是移植过程中固有的、多种潜在因素对供者器官的攻击所导致的一系列急性肺损伤的综合临床表现。主要的临床特征为移植后72小时内出现的弥漫性肺部渗出和低氧血症；然而这些表现也可能是由肺静脉阻塞、超急性排斥反应、肺水肿和肺炎所引起。

由于PGD的严重程度不一，目前已经建立了一套标准的评分系统。高达50%的肺移植患者可能出现不同程度的PGD，10%～20%的患者发生严重的PGD。治疗方法可依照急性肺损伤的常规支持处理。对于严重的病例可以通过吸入一氧化氮和进行体外膜肺氧合治疗；也有患者需要进行再次肺移植，但如果在移植后的头30天内需要再次肺移植，其预后通常不佳（术后第1年的生存率约为30%）。大多数轻度PGD的患者可以康复，但严重PGD患者的死亡率可达40%～60%。PGD使患者术后机械通气的时间、ICU和总体的住院时间均有所延长，医疗费用及死亡率增加，且严重的PGD是慢性排斥反应的危险因素（见下文）。

气道并发症 供者支气管的血供在获取过程中已被破坏。在某些情况下，肺移植过程中实施支气管的血运重建在技术上是可行的，但尚未广泛推行。因此，移植后的供者支气管血流来源于肺循环向支气管动脉的逆流，容易出现缺血现象。

广义的气道问题还包括吻合口坏死和裂开、肉芽组织增生所致的阻塞、吻合口或支气管狭窄，以及支气管软化。上述并发症的发生率为7%～18%不等，但相关的死亡率都比较低。这些问题通常可以通过纤维支气管镜进行处理，例如简单的内镜下清创术、激光切除、球囊扩张以及放置支气管支架。

排斥反应 排斥反应是影响中-长期生存率的主要因素。在这个识别同种异体抗原的免疫反应过程中，细胞免疫和体液免疫介导的级联反应都起到一定的作用。细胞性排斥反应是自身的T淋巴细胞和供者的异体抗原之间的相互作用，主要是主要组织相容性抗原(MHC)；体液排斥反应是由针对供者MHC的抗体所引发，也可能是由针对上皮细胞或者内皮细胞的非MHC抗原的抗体所引发。

若非仅按其机制分类，排斥反应常被分为急性或者慢性排斥反应。急性排斥反应是细胞免疫所介导，其发生率在移植后的最初的6～12个月内最高。相反，慢性排斥反应通常出现得比较晚，同种免疫和非同种免疫的纤维增殖反应都有可能导致其发病。

急性细胞性排斥反应 在现有的免疫抑制方案条件下，30%～40%的受者在第1年会经历急性排斥反应。急性细胞性排斥反应（ACR）可以没有临床症状，也可以表现为非特异性的症状或体征，包括咳嗽、低热、呼吸困难、低氧血症、吸气相湿啰音、肺间质渗出和肺功能下降；然而，这些临床症状并不可靠。ACR的确诊需要依靠经纤维支气管镜组织活检证实，其形态学改变主要是小动脉或者细支气管周围有特征性的淋巴细胞浸润，并有标准的病理活检评分。

临床症状稳定受者的病理活检评分较低，这些轻微的ACR通常不需治疗，但评分高的受者无论其临床症状如何，通常都需要治疗。治疗方法通常包括短疗程大剂量的糖皮质激素治疗和调整免疫抑制药物的剂量。大部分情况下这些治疗都有效，然而，持久的或反复发作的排斥反应需要更多深入的治疗方法。

慢性排斥反应 该并发症是影响长期生存的主要因素，也是造成死亡的主要原因，因为它主要影响肺功能和生活质量。临床上，慢性排斥反应的生理学特征为气流受限，病理学特征为细支气管阻塞，该过程也被定义为闭塞性细支气管炎综合征（BOS)。经支气管镜活检对明确细支气管闭塞的情况并不敏感，因此临床上并未将病理诊断作为确诊BOS的必需依据。FEV_1的轻度下降（≥10%）或$FEF_{25\%\sim75\%}$的轻度下降也预示BOS，当排除了其他原因导致的移植肺功能障碍后，主要可以根据FEV_1下降≥20%来诊断BOS。目前，根据肺功能的情况来诊断BOS和确定BOS的分期都已标准化。

移植后5年BOS的发生率接近50%。之前提到的ACR是发生BOS主要的危险因素，但PGD、CMV肺炎、其他社区获得性呼吸道病毒感染以及胃食管反流也可导致BOS。BOS可以表现为急性和类似支气管炎症反应，或可以表现为肺功能的隐匿下降。胸部影像学表现不典型，CT可以表现为马赛克征、空气潴留征、磨玻璃样结节，或细支气管扩张。支气管镜检查可以排除其他疾病，但经支气管活检仅在少数病例里能识别闭塞性细支气管炎（BO)。

通常是通过强化的免疫抑制策略来治疗BOS，但尚没有针对这方面的共识意见。治疗策略包括改变维持药物的处方，包括增加阿奇霉素、抗淋巴细胞球蛋白、光分离置换法以及全淋巴放射治疗。尽管这些治疗可以稳定肺功能，但整体的治疗结局是令人失望的；平均生存时间是发病后的3～4年。在没有明显的临床禁忌证和其他合并症的情况下可以考虑肺再移植，但其生存率较首次移植要低。

体液排斥反应 针对体液排斥反应的专家共识仍

在完善过程中。超急性排斥反应是由受者的 HLA 抗体介导的，但在移植前已经将所有可能的供者与受者进行实际上的或直接的交叉配型进行筛选，以使其影响降至最低。经移植后的供者的器官在受者体内可产生高达 50%的特异性的 HLA 抗体，且它们的出现增加了 ACR 及 BOS 的风险，也导致总体生存率的下降。然而，关于这些抗体是如何介导 ACR 或 BOS 的，是否通过其他途径，均还未完全明了。对于肾移植，目前已有正式的关于抗体介导的排斥反应的诊断标准，但目前满足这些标准的肺移植数量较少。另外，急性同种异体移植肺功能障碍偶尔也会直接导致抗体介导的损伤。如果治疗恰当的话，包括血浆置换和静脉使用免疫球蛋白、利妥昔单抗、硼替佐米或依库丽单抗在内的治疗方案可能都是有效的。

感染 同种异体肺移植特别容易受到感染，也是肺移植受者死亡的一个主要原因。除使用免疫抑制药物导致免疫反应低下外，其他正常的防御反应也受抑制，包括：移植肺的咳嗽反射减弱，黏膜纤毛清除能力受到损伤。感染的病原体包括机会性和非机会性病原体。

细菌性支气管炎或者肺炎可发生于任何时间，但常见于围术期。随后，支气管炎主要频繁发生于 BOS 患者，铜绿假单胞菌或耐氧西林金黄色葡萄球菌（MRSA）是常见的致病菌。

CMV 是病毒感染最常见的病原体。虽然肠胃炎、结肠炎和肝炎也可以发生，但 CMV 血症和 CMV 肺炎是最主要的。大多数发生于头 6 个月，若非耐药，使用更昔洛韦治疗通常是有效的。感染其他社区获得性的病毒，例如流感病毒、副流感病毒、呼吸道合胞病毒，也常引起呼吸道并发症。最复杂的真菌感染是曲霉菌感染，可表现为肺部定植、气管支气管炎、侵袭性肺曲霉病以及播散性曲霉病，治疗方法根据临床表现而定。

其他并发症 其他潜在的并发症可见表 16-3。多数与免疫抑制药物的毒副作用有关。虽然有标准的治疗方案指导我们如何管理这些医学问题，但由于肺移植的复杂性，相关人员之间需要保持紧密的合作和良好的沟通。

第二篇 危重症医学
SECTION 2 Respiratory Critical Care

第十七章 危重症患者的处理方法
Approach to the Patient with Critical Illness

John P. Kress，Jesse B. Hall 著
（毕晶 译 蒋进军 校）

危重症患者的治疗需要深入了解其病理生理学特征并对处于极端恶化的生理状态的患者采取复苏治疗。这种复苏治疗通常是快节奏的并早期实施，且没有来得及了解该患者的慢性疾病问题。虽然生理学稳态正在发生，危重症医生仍试图收集重要的医学背景信息以实时评估患者目前的生理学状态。有许多工具有助于危重症医生准确评估患者的病理生理学状态并治疗早期器官衰竭，有助于诊断和治疗稳定期患者的潜在疾病。实际上，重症监护治疗病房（ICU）经常采用有创的治疗措施，如机械通气和肾替代治疗。评估这些有创治疗措施的风险和获益对于确保最佳的预后至关重要。尽管如此，危重症医生还必须认识到当一位患者康复的机会微乎其微或根本不存在时，必须劝告和安慰临终期的患者及其家人。当患者疾病无法治愈时，危重症医生经常必须将治疗目标由复苏和治愈转为安慰。

评估疾病严重程度

在 ICU，通常会根据严重程度对疾病进行分类。在过去的 30 年间产生了许多的疾病严重度（SOI）评分系统并获批准。虽然这些评分系统已经获批作为评估危重症患者的工具，但它们对于个体化患者的预后评估价值尚不明确。SOI 评分系统对于确诊危重症的患者十分重要。这些系统评分有助于对进入临床试验的患者进行比较。为了证明某种治疗措施的有效性，研究者必须保证进入临床试验不同组别的患者疾病严重程度相似。SOI 评分同样有助于指导医院的管理政策，指导医疗资源分配（如护理和辅助护理），并有助于评估重症监护病房的护理质量。评分系统的确立基于以下因素，如年龄、慢性基础疾病、与死亡率上升相关的生理学紊乱。所有现存的 SOI 评分系统都是基于已经进入 ICU 治疗的患者。

SOI 评分系统不能用于评估个体患者的预后。虽然医生决策是否将患者收入重症监护治疗病房的这种模式正在发生变化，但没有一个明确的评分系统可用于指导临床决策。因此，目前尚不推荐应用 SOI 评分系统指导治疗和临床决策，但这些工具可作为辅助制定临床决策的重要资料来源。

最广泛使用的评分系统是急性生理学及慢性健康状况评分系统（APACHE）和简明生理学评分系统（SAPS）。

APACHE Ⅱ

APACHE Ⅱ是北美地区最常用的 SOI 评分系统。该评分系统是基于患者年龄，入住 ICU 的类型（择期手术后患者、非手术患者或急诊手术后患者），慢性基础疾病，以及 12 项生理学变量（入住重症监护病房后 24 小时内每一项的最差值）。预测住院死亡率的公式考虑了 APACHE Ⅱ评分、急诊手术的需求及特定疾病的诊断分类（表 17-1）。APACHE Ⅱ评分与死亡率的关系见图 17-1。最新的 APACHE 评分系统（A-PACHE Ⅲ和 APACHE Ⅳ）已经发表。

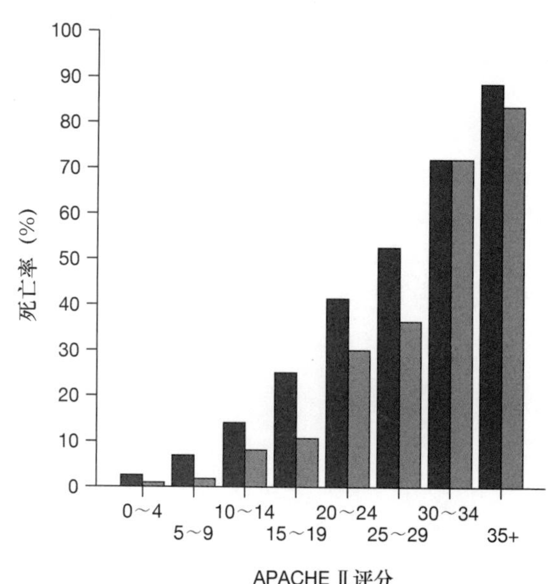

图 17-1 APACHE Ⅱ生存曲线。深灰色：非手术患者，浅灰色：手术患者

表 17-1 急性生理学及慢性健康状况评分系统（APACHE Ⅱ）[a]

急性生理学评分									
评分	4	3	2	1	0	1	2	3	4
直肠温度（℃）	≥41	39.0～40.9		38.5～38.9	36.0～38.4	34.0～35.9	32.0～33.9	30.0～31.9	≤29.9
平均血压（mmHg）	≥160	130～159	110～129		70～109		50～69		≤49
心率（次/分）	≥180	140～179	110～139		70～109		55～69	40～54	≤39
呼吸频率（次/分）	≥50	35～49		25～34	12～24	10～11	6～9		≤5
动脉血 pH 值	≥7.70	7.60～7.69		7.50～7.59	7.33～7.49		7.25～7.32	7.15～7.24	<7.15
氧合									
如果 FiO_2＞0.5，用（A－a）Do_2	≥500	350～499	200～349		<200				
如果 FiO_2≤0.5，用 PaO_2					>70	61～70		55～60	<55
血钠（meq/L）	≥180	160～179	155～159	150～154	130～149		120～129	111～119	≤110
血钾（meq/L）	≥7.0	6.0～6.9		5.5～5.9	3.5～5.4	3.0～3.4	2.5～2.9		<2.5
血肌酐（mg/dl）	≥3.5	2.0～3.4	1.5～1.9		0.6～1.4		<0.6		
血细胞比容（%）	≥60		50～59.9	46～49.9	30～45.9		20～29.9		<20
白细胞计数（10^3/ml）	≥40		20～39.9	15～19.9	3～14.9		1～2.9		<1

格拉斯哥昏迷评分[b,c]

睁眼	语言（非插管患者）	语言（插管患者）	肢体运动
4—自然睁眼	5—可应答且定向正确	5—看起来能应答	6—可依指令动作
3—语言刺激睁眼	4—可应答但有定向障碍	3—语言能力受质疑	5—可定位疼痛位置
2—疼痛刺激睁眼	3—不能对答只能说单字	1—几乎没有反应	4—对疼痛刺激肢体会回缩
1—无任何反应	2—只能发出声音		3—对疼痛刺激肢体会弯曲
	1—无任何反应		2—对疼痛刺激肢体会伸直
			1—无任何反应

年龄和慢性疾病

年龄（岁）	评分
<45	0
45～54	2
55～64	3
65～74	5
≥75	6

慢性健康状况[d] 评分

无	0
择期手术后就诊	2
急诊手术后或非择期手术后的原因就诊	5

[a] APACHE Ⅱ评分是急性生理学评分（生命体征，氧合，实验室指标）、格拉斯哥昏迷评分、年龄和慢性健康指数的总和。要使用进入 ICU 第一个 24 小时内的最差值。[b] 格拉斯哥昏迷评分（GCS）＝睁眼反应评分＋语言评分（插管或不插管）＋运动评分。[c] GCS 是急性生理学评分的组成部分，用 15－GCS 得到评分值。[d] 肝：肝硬化门静脉高压症或肝性脑病；心血管：Ⅳ级心绞痛（在休息或最小自理活动时出现）；肺：慢性低氧或高碳酸血症、红细胞增多症、呼吸机依赖；肾：慢性腹膜或血液透析；免疫：免疫低下宿主。

缩写： D（A－a）O_2，肺泡-动脉血氧分压差；FiO_2，吸入气氧浓度；PaO_2，血氧分压；WBC，白细胞计数

SAPS 评分系统

普遍用于欧洲国家的 SAPS Ⅱ评分与 APACHE 评分模式相类似。这种评分不是疾病特异性的而是包含 3 种潜在疾病变量：获得性免疫缺陷综合征（AIDS）、转移性肿瘤和血液系统恶性肿瘤。2005 年发表的 SAPS 3 把评估生理学恶化的时间窗由 24 小时改为 1 小时。

休克

也可参见第二十章。

最初评估

休克被定义为多系统终末期器官低灌注，是入住ICU的常见病因或发生于重症监护过程中的一种现象。临床指标包括平均动脉压下降，心动过速，呼吸急促，皮肤和肢端冰冷，急性意识状态改变和少尿。低血压是经常发生但并非总是发生的现象。多脏器低灌注可导致组织缺血，并常合并代谢性酸中毒。由于平均动脉压取决于心排血量和系统血管阻力，故心排血量和（或）系统血管阻力下降均可导致血压下降。因此，一旦考虑到休克，对低血压患者的最初评估应包括早期床旁心排血量的评估（图 17-2）。心排血量下降的临床证据包括脉压（与每搏输出量相关）变小以及由于毛细血管再灌注延迟所造成的肢端冰冷。心排血量增大的标志包括脉压增大（特别是伴有舒张压下降），肢端温暖伴脉搏有力，以及毛细血管再灌注加快。如果一位低血压患者有心排血量增加的临床标志，则意味着血压的下降是由系统血管阻力下降所致。

对于存在心排血量下降征象的低血压患者需评估血管内容量状态。血管内容量下降的低血压患者可能有相关的病史提示大出血或其他容量丢失（如呕吐、腹泻、多尿）。虽然人们经常在探寻颈静脉压力下降的证据，但是静态测量右心房压力不能够有效预测输液试验的反应性；由于自主呼吸的作用，右心房压力的变化是输液试验反应性更好的预测指标（图 17-3）。由于机械通气时呼吸的作用，对输液试验有反应性的休克患者（如低血容量性休克）也可表现为脉压的巨大变化（图 17-4）。血管内容量增加和心功能不全的低血压患者查体时可能会出现第三心音和（或）第四心音，颈静脉压力升高，肢端水肿，肺部听诊可闻及湿啰音。胸片可见心影增大、血管影增宽，Kerley B 线和肺水肿。由于缺血可能并发胸痛和心电图变化（第二十二章）。

对伴有心排血量增加的低血压患者需查找系统血管阻力下降的原因。引起高心排血量低血压的最常见的原因是脓毒症（第二十一章）。其他原因包括肝衰竭、重症胰腺炎、烧伤和其他导致系统性炎症反应综合征的创伤、过敏反应、甲状腺功能亢进症，以及外周动静脉分流。

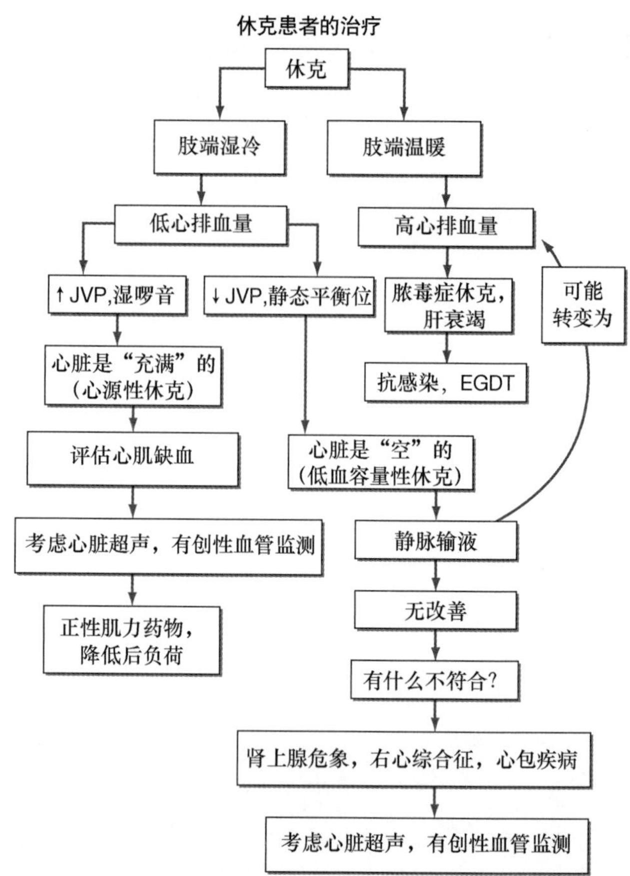

图 17-2 休克患者的治疗。EGDT，早期目标导向治疗；JVP，颈静脉搏动

总之，最常见的低休克类型包括低血容量性、心源性和高心排血量伴低外周血管阻力性休克（高输出量低血压）。当然，患者同时发生不止一种类型的休克（如低血容量性和脓毒性休克）。

对休克患者的最初评估需在几分钟内完成。重要的是，进一步的复苏措施是基于最初评估的结果，特别是对于脓毒性和心源性休克的早期复苏能够改善预后（见下文）。如果最初的床旁评估结果模棱两可或

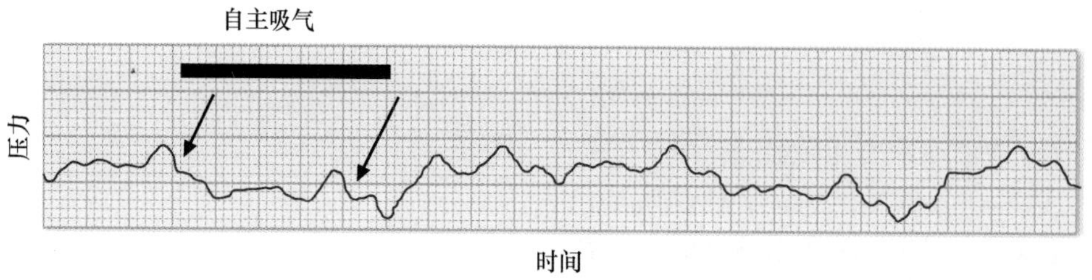

图 17-3 静脉输液可增加心排血量的休克患者自主呼吸时右心房压力的变化。右心房压力由 7 mmHg 降至 4 mmHg。横坐标是自主吸气的时间

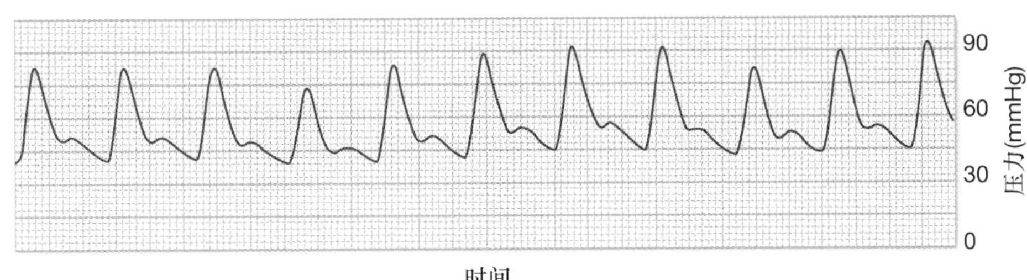

图 17-4 静脉输液可增加心排血量的休克患者机械通气时脉压的变化。脓毒性休克患者机械通气时脉压（收缩压减去舒张压）的变化

使人困惑，则更多的客观评估可能会更有帮助，如心脏超声和（或）有创性血管监测。早期复苏的目标是确保足够的组织灌注从而避免或减轻终末器官的损伤。

机械通气支持

（也见于第十九章）对休克患者的最初复苏需遵循高级心脏生命支持的原则。由于此类患者通常反应迟钝且不能保护气道，故必须早期对气道进行评估。常常需要早期插管和机械通气。其原因包括急性低氧血症性呼吸衰竭和通气功能障碍，通常与休克共存。急性低氧血症性呼吸衰竭常见于心源性休克和肺水肿患者（第二十二章），也见于肺炎或急性呼吸窘迫综合征（acute respiratory distress syndrome，ARDS）导致的脓毒性休克患者（第十八章和第二十一章）。通气功能障碍常见于急性代谢性（通常为乳酸）酸中毒导致呼吸系统负荷增大或由肺水肿所致肺顺应性下降。休克发生时呼吸肌灌注不足可能是导致患者早期插管和机械通气的另一个原因。正常情况下呼吸肌仅需要一小部分的心排血量灌注。但当休克患者合并呼吸窘迫时，供给呼吸肌的心排血量可能增至 10 倍或更高。无效的呼吸肌运动产生的乳酸产物导致了额外的呼吸负荷。

机械通气可以替代呼吸功能从而使有限的心排血量再分布到其他重要脏器。出现呼吸窘迫的患者不能说出完整的句子，需要呼吸肌辅助通气，出现反常的腹肌活动，极度呼吸急促（>40 次/分），以及呼吸驱动增加但呼吸频率下降。当休克患者采用机械通气治疗时，其主要目标是替代全部或绝大部分的呼吸工作，从而最大程度地减轻呼吸肌的工作量。用机械通气治疗休克患者常常导致其平均动脉压进一步下降。原因包括正压通气阻碍静脉回流，随着呼吸衰竭的改善内源性儿茶酚胺分泌减少，以及气管插管所用的辅助药物（如异丙酚、鸦片制剂）。因此，在进行气管插管时可能会发生低血压。由于这些患者大部分对输液有反应性，故应该给予静脉输液补充血容量。图 17-2 总结了不同类型休克的诊断和治疗方法，个别类型休克的进一步讨论见于第二十章、第二十一章和第二十二章。

呼吸衰竭

呼吸衰竭是入住 ICU 最常见的原因之一。在一些重症监护病房，≥75%的患者需要机械通气。根据发病机制不同，呼吸衰竭可按照导致呼吸功能异常的病理生理学特点进行分类。

I 型：急性低氧血症性呼吸衰竭

这种类型的呼吸衰竭见于肺泡水肿及由此造成的肺内分流。肺泡水肿可见于肺水肿、肺炎或肺泡内出血。肺水肿可进一步分类到由肺毛细血管压力升高所致，见于心力衰竭和血管内容量负荷过高或 ARDS（“低压力肺水肿”，第十八章）。这种综合征常急性起病（≤1 周），胸部影像学可见双肺斑片影，不能完全用心功能衰竭或容量负荷过重解释，存在生理学分流并需要呼气末正压通气（PEEP）。I 型呼吸衰竭可见于脓毒症，误吸胃内容物，肺炎，溺水，多次输血和胰腺炎。ARDS 患者的死亡率很高（50%～70%），一些治疗方法的该进已使死亡率降至 30%左右（见下文）。

多年以来，临床医生怀疑对 ARDS 患者采用机械通气治疗可能加重肺损伤。周期性肺泡陷闭和复张可能是导致这种不良反应的部分原因。如图 17-5 所示，ARDS 患者肺的压力-容积关系不是线性的。肺容积很低时肺泡可能发生陷闭。受损肺泡在机械通气过程中受到牵拉和过度扩张可能导致进一步肺损伤。考虑到这种肺泡的过度扩张，即呼吸机所致“容量伤”，一项前瞻性的临床试验比较了常规的机械通气模式（大潮气量：12 ml/kg）和小潮气量机械通气（6 ml/kg）治疗 ARDS 的疗效。这项研究显示小潮气量组的死亡率显著低于大潮气量组（31% *vs.* 39.8%）。此外，采用“保守性液体”管理策略（维持较低的中心静脉压或肺毛细血管楔压）与非限制性液体管理策略（维持相对

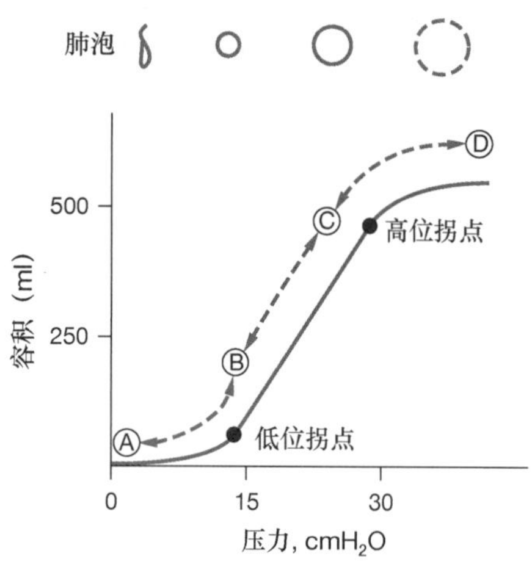

图 17-5 急性呼吸窘迫综合征（ARDS）患者肺压力-容积曲线。 在低位拐点，陷闭的肺泡开始复张，肺顺应性发生改变。在高位拐点，肺泡变得过度通气。在图上方是肺泡形状和大小的说明

较高的中心静脉压或肺毛细血管楔压）相比，可缩短 ARDS 患者的机械通气时间。

Ⅱ型呼吸衰竭

这类呼吸衰竭是由于肺泡低通气导致二氧化碳清除能力下降。其发病机制可分为呼吸中枢神经系统受损、呼吸系统神经肌肉功能受损，以及呼吸系统负荷增大。呼吸中枢神经系统受损包括药物过量、脑干损伤、睡眠紊乱的呼吸，以及严重甲状腺功能减退。呼吸系统神经肌肉功能减退可由于神经肌肉传导受损（如重症肌无力，吉兰-巴雷综合征，肌萎缩性脊髓侧索硬化症）或呼吸肌乏力所致（如肌病，电解质紊乱，疲乏）。

导致呼吸系统负荷增加的原因可进一步分为阻力负荷增加（如支气管痉挛），肺顺应性下降［如肺水肿，肺不张，内源性呼气末正压（自发性 PEEP）——见下文］，胸壁顺应性下降（如气胸，胸腔积液，腹胀），以及分钟通气量增加（如肺栓塞导致死腔通气增加，脓毒症）。

Ⅱ型呼吸衰竭的主要治疗方法是治疗导致呼吸衰竭的原发疾病。通过面罩或鼻罩无创正压通气治疗，无需气管插管，常可使此类患者病情稳定。这种治疗方法可使慢性阻塞性肺疾病急性加重患者获益；虽然此种方法较少用于其他类型的呼吸衰竭患者，但只要没有禁忌证（血流动力学不稳，缺乏气道保护能力，呼吸暂停）就均可试用。

Ⅲ型呼吸衰竭

这种类型的呼吸衰竭源自肺不张。由于肺不张常发生于围术期，这种类型也被称为围术期呼吸衰竭。全身麻醉后功能残气量下降导致相应肺单位陷闭。这种肺不张可通过频繁改变体位，肺部理疗，直立位及控制切口和（或）腹痛。无创正压通气也可用于治疗局部肺不张。

Ⅳ型呼吸衰竭

这种类型的呼吸衰竭是由休克患者呼吸肌低灌注所致。正常情况下，呼吸肌所需血流和氧供占心排血量的比例＜5％。休克患者常因肺水肿（如见于心源性休克）、乳酸酸中毒和贫血导致呼吸窘迫。在这种情况下，呼吸肌所需的血流灌注增至 40％的心排血量。在治疗休克的同时，气管插管和机械通气将使心排血量重新分配到其他重要脏器。

机械通气患者的治疗

（也见于第十九章）对呼吸衰竭病理生理学机制的深入了解有助于对患者采取最佳的治疗方案，识别患者脱离机械通气的意愿也很重要。大量研究表明每日自主呼吸试验有助于识别哪些患者可以准备拔管。因此，所有气管插管机械通气的患者需要每日监测其呼吸功能。如果氧合稳定［如血氧分压/吸入氧气浓度（PaO_2/FiO_2）＞200 且 PEEP≤5 cmH_2O］，咳嗽和气道反射功能未受损，及未再使用血管加压药物和镇静剂，则该患者已经通过初筛试验，应该进入自主呼吸试验。这个试验要求在没有呼吸机支持［可使用 5 cmH_2O 的持续性气道正压（CPAP）和开放 T 管呼吸系统］的前提下通过气管插管呼吸 30～120 分钟。如出现以下任何 1 项则宣告自主呼吸试验失败并应停止：①呼吸频率＞35 次/分、持续＞5 分钟，②氧饱和度＜90％，③心率＞140 次/分或较基线值增加或下降 20％，④收缩压＜90 mmHg 或＞180 mmHg，或⑤出现焦虑或大汗。如果在试验结束时没有出现上述情况，且呼吸频率与潮气量的比值（f/V_T）＜105，则该患者可以拔管。该方法可影响患者机械通气和入住 ICU 的时间。尽管采用如此谨慎的脱机方法，仍有 10％以上的患者在拔管后出现呼吸窘迫并可能需要再次机械通气。这些患者大部分需要重新插管。拔管失败的患者采用无创机械通气比立即重新插管的患者预后差。

机械通气的患者通常需要镇静药和镇痛药。鸦片制剂是机械通气患者最主要的镇痛药。在给予足够的镇痛治疗后，额外需要镇静剂的指征包括：抗焦虑；

治疗主观的呼吸困难；治疗精神错乱；便于护理工作；降低过度活跃（可能导致心肌缺血）的自主活动；降低总耗氧量（VO_2）。

对于已经给予足够的镇静治疗后仍然存在严重的人机对抗的患者，偶尔需要使用神经肌肉阻滞药，特别见于严重的 ARDS 患者。使用这些药物后可能会出现持续的乏力——一种被称为麻醉后综合征的肌病。因此，神经肌肉阻滞药仅作为当采取积极的镇静治疗后仍不能达到人机协调时的最后一项措施。由于神经肌肉阻滞药可导致药物性麻痹而不改变精神状态，因此当使用这类药物时必须同时使用镇静药使患者遗忘。

苯二氮䓬类镇静剂（如劳拉西泮和咪达唑仑）以及静脉麻醉药异丙酚可导致患者记忆缺失。除了使用药物性麻痹的患者，几乎没有资料支持对气管插管和机械通气的患者必须使用镇静药使患者遗忘。由于大部分危重症患者存在肝肾功能受损，持续给予镇静药和鸦片制剂可能导致药物在体内蓄积。对进入镇静状态的机械通气患者进行规范的护理，或每日间断给予镇静治疗并每日进行自主呼吸试验预防药物蓄积，可缩短机械通气和入住 ICU 的时间。

多脏器功能衰竭

危重症患者常常发生多脏器功能衰竭，即同时存在两个或两个以上器官功能障碍和（或）衰竭。这种综合征常见于严重脓毒症、各种类型的休克，严重炎症状态（如胰腺炎），以及创伤。事实上，多脏器功能衰竭常发生在 ICU，是对我们目前稳定和支持单器官衰竭能力的一种检测。对单器官衰竭的支持治疗（如机械通气或肾替代治疗）有力地降低了患者危重症早期的死亡率。因此，危重症患者通常不会死于最初的复苏治疗阶段。相反，很多危重症患者常在 ICU 治疗的后期死亡，即便是最初的功能障碍已经稳定。

尽管关于脏器衰竭的确切定义仍有争议，关于管理多脏器功能衰竭的原则已经发布。首先，脏器衰竭，不管它如何被定义，必须持续超过 24 小时。其次，脏器衰竭使死亡风险增加。再有，脏器衰竭的时间越长预后越差。这些对各种危重症治疗均适用（如内科和外科）。全身炎症反应综合征（systemic inflammatory response syndrome，SIRS）是导致多脏器功能衰竭的常见基础。虽然感染是导致 SIRS 的常见原因，“无菌性”诱因如胰腺炎、创伤和烧伤，也常常导致多脏器功能衰竭。

ICU 的监测

由于危重症患者经常发生呼吸衰竭和循环衰竭，故需对呼吸和心血管系统进行密切监测。危重症患者需常规进行呼吸系统气体交换功能的监测。“金标准”仍然是动脉血气分析，其中 pH 值、PaO_2、$PaCO_2$ 和氧饱和度是直接测量得到的。事实上，具有重要呼吸驱动作用的血 pH 值仅能通过该方法测得。虽然采集动脉血通常是安全的，但它可能对患者造成痛苦且不能提供持续的检测信息。鉴于这些不足之处，现常采用无创的呼吸功能监测。

脉搏氧饱和度仪

作为最常用的无创呼吸功能监测手段，脉搏氧饱和度仪是利用氧化血红蛋白和去氧血红蛋白光吸收量的不同的特点设计而成。在光波波长 660nm 下，氧化血红蛋白反射的光线比去氧血红蛋白要多，而在红外光谱（940nm）下则刚好相反。脉搏氧饱和度仪对血流灌注的肢端（如手指）发射两种光波，这两种波长光的相对光传送量被记录下来。基于这些信息可算出氧化血红蛋白的相对含量。由于动脉搏动可导致光传送量的周期性变化，脉搏氧饱和度仪被设计为仅检测有变化的光强度。此特征有助于区分动脉和静脉氧饱和度。

呼吸系统力学

机械通气的患者可进行呼吸系统力学检测（第十九章）。当使用容量控制机械通气模式时，只要患者不抵抗就可以很容易地测出伴随的气道压力。气道峰压由两个变量决定：气道阻力和呼吸系统顺应性。在吸气末，吸气气流会短暂停止。这种吸气末暂停（平台压）是静态测量，仅受呼吸系统顺应性影响而与气道阻力无关。因此，在容量控制通气中，气道峰压（气道阻力＋呼吸系统顺应性）与气道平台压（仅与呼吸系统顺应性有关）的差值可评估气道阻力。故在容量控制通气中，当吸气流速为 1L/s 时气道阻力增加通常导致气道峰压增高同时伴有气道峰压和平台压梯度异常增高（通常＞15 cmH_2O）。呼吸系统顺应性定义为每单位容积变化时呼吸系统压力的变化。

呼吸系统可分为两个部分：肺和胸廓。正常情况下，呼吸系统顺应性约为 100 ml/cmH_2O。在一些病理生理学状态下，如胸腔积液、气胸和腹围增加，均可降低胸廓顺应性。肺炎、肺水肿、间质性肺病或自发性 PEEP 可降低肺顺应性。因此，呼吸系统顺应性异常［肺和（或）胸廓］的患者气道峰压和平台压均增高，而两者之间的梯度正常。在下一个吸气周期到来之前，没有足够的时间排空肺泡内气体即可产生自发性 PEEP。由于肺泡没有完全排空，在呼气末肺泡内仍为正压（功能残气量）。这种情况常见于远端气道狭窄的疾病，如哮喘和 COPD。自发性 PEEP 导致肺泡过度充气可降低肺顺应性，表现为气道平台压异常升高。现代呼吸机可显示呼吸压力和气流变化，以发现诸如人机不协调、气流受阻、自发性 PEEP 的问题（图 17-6）。

循环状态

氧输送（oxygen delivery，QO_2）体现心排血量和动脉血氧含量（CaO_2）。CaO_2 取决于血红蛋白浓度，动脉血中血红蛋白饱和度，以及未与血红蛋白结合的溶解氧。对正常成人而言：

QO_2＝50dl/min×［1.39×15 g/dl（血红蛋白浓度）×1.0（动脉血氧饱和度％）＋0.0031×100（PaO_2）］

＝50dl/min（心排血量）×21.6 ml/dl（CaO_2）

＝1058 ml/min

显然，几乎所有输送到组织的氧气都与血红蛋白结合，而溶解氧（PaO_2）对动脉血氧含量或氧输送量影响不大。正常情况下，当混合静脉血饱和度为 75％时混合静脉血氧含量（C_VO_2）为 15.76 ml/dl。因此，正常组织摄氧率等于（$CaO_2-C_VO_2$）/CaO_2［（21.16～15.76）/21.16］，约为 25％。通过肺动脉导管可测量氧输送量和摄氧率。

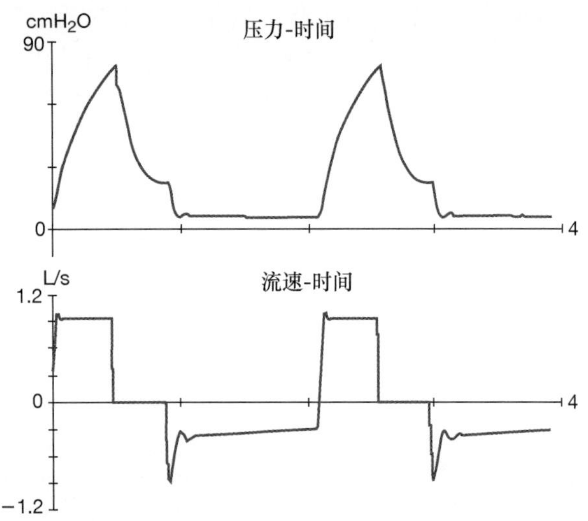

图 17-6　自发性呼气末正压增加气道阻力。上方的波形（气道压力 *vs.* 时间）气道峰压（80 cmH_2O）和平台压（20 cmH_2O）的巨大差异。下方的波形（流速 *vs.* 时间）显示呼气时气流持续存在（横坐标下方的曲线）直至下一个吸气开始

混合静脉血氧饱和度可评估组织灌注情况。混合静脉血氧饱和度下降可由于心排血量不足、血红蛋白含量下降和（或）动脉血氧饱和度下降所致。如果氧输送没有相应增加，异常增高的 VO_2 也可导致混合静脉血氧饱和度下降。发热、兴奋、寒战和甲状腺功能亢进症均可导致外周组织 VO_2 异常增高。

肺动脉导管最初是作为指导急性心肌梗死的工具，现已用于 ICU 多种疾病的评估和治疗，如 ARDS、脓毒性休克、充血性心力衰竭和急性肾衰竭。但该方法从未被证实可降低发病率和死亡率。实际上，众多的前瞻性研究从未报道使用肺动脉导管有利于降低发病率和死亡率。因此，对大部分危重症患者而言并不推荐通过常规的肺动脉插管术来监测循环状态。

静态测量的循环参数（如 CVP，PCWP）不能够提供危重症患者循环状态的可靠信息。相反，动态测量呼吸对循环系统的影响是评估静脉输液试验更可靠的指标。自主呼吸的患者吸气时 CVP 下降＞1 mmHg 可能提示静脉输液后心排血量增加。同样，脓毒性休克的患者在机械通气时脉压的变化提示静脉输液后心排血量增加。

预防危重症疾病并发症

ICU 脓毒症

（也见第二十一章）脓毒症，是由已知或可疑的感染引起的全身炎症反应综合征，是护理危重症患者的一个重要问题，这些患者常进展为严重的脓毒症伴单个或多个器官衰竭。在美国脓毒症是非心血管 ICU 患者的首要死亡原因，且随着人口年龄的增长和易感人群的增加，预计脓毒症的发生率会增加。

ICU 院内感染

在 ICU，许多有创的治疗措施使患者容易继发感染。这些措施包括气管插管，血管内置管，经尿道膀胱置管，以及其他体内无菌腔隙的置管（如胸腔置管，经皮腹腔置管引流）。置管时间越长，患者继发感染的可能性越大。例如，呼吸机相关肺炎的发生与气管插管和机械通气的时间明显相关。因此，一项重要的预防感染措施就是及时拔除不必要的有创装置。此外，在 ICU 容易发生多重耐药菌感染。

ICU 的感染控制至关重要。一些护理措施（如勤洗手）是有效的，但未被充分利用。其他护理措施也

经常会被用到，如对感染多重耐药菌的患者进行隔离。据报道镀银气管导管可减少呼吸机相关性肺炎的发生。研究表明采用多方面、基于循证医学的措施来降低导管相关的血流感染可改善患者预后，这些措施包括洗手、置管时全屏障防护、用氯己定消毒皮肤、避开股动脉区域、及时拔除导管。

深静脉血栓形成（DVT）

所有 ICU 的患者因卧床不动所以均有发生 DVT 的高危因素。因此，所有患者均应接受相应的预防措施。最常用的是皮下注射低分子肝素和下肢序贯加压装置。观察性研究表明尽管采取了标准的预防措施，DVT 的发生率仍很惊人。此外，预防性应用肝素可能导致肝素相关血小板减少症，以及其他院内并发症。

对高危患者（如整形外科术后）而言，低分子肝素，如依诺肝素，比未分段的肝素能更有效地预防 DVT 的发生，并较少发生肝素相关血小板减少症。对于高危的整形外科术后患者，磺达肝癸钠，一种选择性 Xa 抑制药，比依诺肝素能更有效地预防 DVT 的发生。

应激性溃疡

大多数 ICU 患者需要预防应激性溃疡；通常给予组胺 H_2 受体阻滞药或质子泵抑制药。已有资料表明这种预防措施可使高危患者，如凝血障碍、休克或呼吸衰竭需要机械通气的患者获益。

营养和血糖控制

有一些营养相关情况可能与呼吸衰竭伤口愈合不良和免疫功能受损相关。早期肠内营养是合理的，虽然没有资料表明这种治疗方法本身可以改善患者的预后。当然，如果可能的话，肠内营养还是优于肠外营养，后者可导致许多并发症，如高血糖、脂肪肝、胆汁淤积和脓毒症。当必须使用肠外营养来补充肠内营养时，尽量延迟到入住 ICU8 天以后给予可改善患者预后并减少并发症。是否应该严格控制血糖仍有争议。虽然一项研究表明严格控制血糖至正常水平可降低外科 ICU 患者的死亡率，但最近一项大样本的研究表明严格控制血糖可增加内科和外科 ICU 患者的死亡率。

ICU 获得性肌无力

ICU 获得性肌无力常见于危重症患者，尤其是 SIRS 和（或）脓毒症患者。包括神经源性和肌源性病变，最常发生于入住 ICU1 周后。ICU 获得性肌无力的发病机制尚未明确。强化胰岛素治疗可降低重症患者多发性周围神经病变的发生率。据报道对机械通气患者早期进行物理治疗和职业治疗可显著改善患者出院时的自主能力并减少机械通气的时间和谵妄的发生。

贫血

研究表明大多数 ICU 患者会发生慢性炎症相关的贫血。失血也可导致 ICU 相关贫血。传统观念认为危重症患者需要的血红蛋白水平为 100 g/L（10 g/dl）。然而，一项大样本、多中心，纳入多种 ICU 类型的临床研究结果却颠覆了这一观念，研究表明输血目标为 7 g/dl 患者的预后与 10 g/dl 的患者相仿。输注红细胞与免疫功能受损相关，并增加感染、ARDS 及容量负荷过重的风险。这些均可解释该研究的结果。最近的研究表明，对活动性上消化道出血的患者采用保守的输血策略可改善患者生存率。

急性肾衰竭

大部分危重症患者会发生急性肾衰竭。最常见的原因是低灌注和（或）肾毒性药物导致的急性肾小管坏死。目前没有有效的药物可预防急性肾衰竭。研究结果已经有力地证明低剂量多巴胺不能有效保护肾免于急性损伤。

危重症患者神经系统功能障碍

谵妄

谵妄的定义为：①意识状态的急性改变或波动，②注意力无法集中，③思维障碍，④意识水平改变（如，除警觉以外的状态）。据报道大部分接受机械通气的患者会发生谵妄，并可通过 ICU 意识紊乱评估方法（CAM-ICU）或重症监护谵妄筛查检查表来评估。应用这些工具可以在床旁进行评估，只需要患者回答一些简单的问题及完成一些简单的任务即可。对 ICU 谵妄患者的鉴别诊断包括感染性病因（包括脓毒症），药物（特别是镇静药和止痛药），药物戒断症状，代谢/电解质紊乱，颅内病变（如卒中，颅内出血），癫痫，缺氧，高血压危象，休克，维生素缺乏（特别是维生素 B_1）。ICU 谵妄延长患者住院时间及机械通气时间，增加出院时认知障碍的发生率及 6 个月死亡率。减少

ICU谵妄发生的方法十分有限。镇静药右旋美托咪啶比咪达唑仑更少引起ICU谵妄。此外，如前所述，早期进行物理治疗和职业治疗有助于减少机械通气患者发生谵妄的概率。

缺氧性脑损伤

这种情况常见于心脏停搏后患者并常导致严重且永久的脑损伤。对心脏停搏患者采用主动减温疗法可减轻神经系统的损伤。因此，对于室性颤动或无脉性室性心动过速导致心脏停搏的患者应采用主动减温疗法，使核心体温达到32～34℃。

脑卒中

脑卒中是一种常见的神经系统危重症。必须谨慎地控制血压以防血压突然下降导致进一步脑缺血和损伤。在起病3小时内给予组织型纤溶酶原激活药（tPA）可改善急性缺血性脑卒中患者的预后。但与安慰剂相比，tPA并不能改善患者的死亡率。tPA可使患者脑出血的风险显著增高。起病3小时以后再给予tPA治疗不能使患者获益。肝素并不能改善急性缺血性脑卒中患者的预后。开颅减压术可缓解由于颅内占位或卒中后脑水肿导致的颅内压升高；虽然可能增加了一些患者致残的风险，但是已有足够的证据表明该手术可改善一部分患者的生存率（年龄≤55岁）。

蛛网膜下腔出血

蛛网膜下腔出血可继发于动脉瘤破裂且常并发脑血管痉挛、再出血和脑积水。经颅多普勒检查或脑血管造影术可发现脑血管痉挛；治疗方法通常包括应用钙离子通道阻滞药尼莫地平，积极静脉输液，应用血管活性药物（如去甲肾上腺素）来升高血压。静脉输液和血管活性药物（高压高容量治疗）可控制脑血管痉挛。提倡早期手术切除或血管内栓塞治疗动脉瘤，以防止再出血相关的并发症。出现脑积水时，通常伴有意识水平下降，需行脑室引流。

癫痫持续状态

反复复发或持续的癫痫活动是内科急症。及时终止癫痫发作，以防不可逆的神经系统损伤。劳拉西泮是治疗癫痫持续状态最有效的苯二氮䓬类药物，同时也可作为紧急控制癫痫的药物。因劳拉西泮的半衰期短，需同时给予苯妥英或磷苯妥英。对于有使用苯妥英禁忌证（如过敏或妊娠）或使用苯妥英后癫痫仍持续的患者可选用其他药物，如加巴喷丁、卡马西平、苯巴比妥。

脑死亡

虽然危重症患者通常因为不可逆的循环或呼吸功能衰竭而死亡，但对于全脑功能已经不可逆丧失的患者，包括脑干功能丧失者，即使循环和呼吸系统仍有功能，也可诊断为死亡。确诊脑死亡需要证明大脑功能丧失（对任何外界刺激均无反应）和脑干功能丧失［如瞳孔对光反射消失，转头或冰水刺激耳道时眼球无运动，呼吸暂停试验阳性（无呼吸驱动）］。脑功能丧失需有明确的原因且持续不可逆转；必须除外镇静作用，低体温，低氧血症，神经肌肉麻痹和严重的低血压。如不能明确昏迷的原因，需检查脑血流量并进行脑电图检查。

中止或放弃治疗

在ICU经常发生中止或放弃治疗。危重症医学会伦理工作组报告称，如果患者或其代理人要求或医生判断治疗目标不能达到时，采取中止或放弃治疗是符合伦理的。评估所有治疗方法预期的获益，中止或放弃这些治疗可能造成的损伤；这两种行为的判断是基本相似的。该报告指出应尊重患者对维持生命治疗的意愿。这一规定隐含的意思是需要确保患者完全准确地了解各种治疗方法的合理性和预期结果。

告知患者和（或）代理决策者是医生和其他卫生保健提供者的职责。如果医生判断患者或其代理人要求的治疗方法是无效的，则医生没有义务提供该治疗方法。相反，可安排该患者由其他人护理。到底应该由医生还是由代理决策人来决定是否放弃生命支持尚未明确。一项研究表明，略多于一半的代理决策者倾向于接受这样的建议，而剩余的则不接受。当开始考虑中止或放弃治疗时，危重症医生需与患者和（或）代理人讨论患者的预后。当医护人员之间已经达成共识后，这些信息应该被传达给患者和（或）代理决策者。如果决定对一个患者中止或放弃生命支持治疗，应积极关注镇痛和抗焦虑治疗。

第十八章　急性呼吸窘迫综合征

Acute Respiratory Distress Syndrome

Bruce D. Levy，Augustine M. K. Choi　著
（靳丽妍　译　朱光发　校）

急性呼吸窘迫综合征（acute respiratory distress syndrome，ARDS）是一种以急性起病的严重呼吸困难、低氧血症、弥漫性肺浸润并进展为急性呼吸衰竭为特征的临床综合征。ARDS 是由许多内、外科基础疾病所致弥漫性肺损伤引起。肺损伤的发生原因可以是直接的，如有毒物质吸入，亦可以是间接因素导致的，如脓毒症（表 18-1）。表 18-2 为 ARDS 的临床特征。参照专家共识，根据氧合指数（PaO_2/FiO_2）确立 ARDS 诊断，并将其按严重程度分为轻度、中度和重度 3 级（表 18-2）。严重程度与患者病死风险及幸存者机械通气时间有关。

据估计，全世界 ARDS 的年发病率高达 60/100 000。重症监护治疗病房（ICU）收治的患者中，大约 10%为急性呼吸衰竭患者，后者中又有约 20%患者符合 ARDS 的标准。

病因学

虽然很多内、外科疾病都与 ARDS 的发生有关，但绝大多数（>80%）ARDS 由以下几种疾病引起：脓毒症和（或）细菌性肺炎（占 40%～50%）、创伤、反复输血、误吸胃内容物、药物过量。在创伤患者中，引起 ARDS 的最常见原因包括肺挫伤、多发性骨折、胸壁创伤/连枷胸，而头部外伤、溺水、吸入有毒物质和烧伤引起 ARDS 者则较为少见。当患者有多重内、外科易患因素时，其发生 ARDS 的风险就会随之增加。

表 18-1　ARDS 的常见病因

直接肺损伤	间接肺损伤
肺炎	脓毒症
误吸胃内容物	严重创伤
肺挫伤	多发性骨折
溺水	连枷胸
吸入有毒物质	头部外伤
	烧伤
	多次输血
	药物过量
	胰腺炎
	体外循环

表 18-2　ARDS 的诊断标准

严重程度：氧合	起病	胸部 X 线	无左房压力增高
轻度：200 mmHg < PaO_2/FiO_2 ≤ 300 mmHg 中度：100 mmHg < PaO_2/FiO_2 ≤ 200 mmHg 重度：PaO_2/FiO_2 ≤100 mmHg	迅速	双测肺泡或间质浸润	PCWP≤18 mmHg 或无左心房压力增高证据

缩写：ARDS，急性呼吸窘迫综合征；FiO_2，吸入氧浓度；PaO_2，动脉血氧分压；PCWP，肺毛细血管楔压

其他与 ARDS 发生有关的临床因素，包括：高龄、慢性酗酒、代谢性酸中毒、疾病严重程度。在外伤患者中，急性生理学及慢性健康状况评分系统（APACHE）Ⅱ评分≥16（第十七章）的患者，其发生 ARDS 的风险是 APACHEⅡ评分≤9 的患者的 2.5 倍，而 APACHEⅡ评分>20 的患者，ARDS 发生率则比 APACHEⅡ评分≤9 患者高 3 倍以上。

临床过程和病理生理

ARDS 的自然病程分为 3 个阶段：渗出期、增生期和纤维化期。每个阶段都有其独特的临床及病理学特点（图 18-1）。

渗出期　在这个阶段（图 18-2），肺泡毛细血管内皮细胞及Ⅰ型肺泡上皮细胞受损，肺泡屏障原本的紧密连接遭到破坏，液体和大分子物质漏出，使得富含蛋白的渗出液积聚在间质和肺泡间隙。在这个急性期中，肺内细胞因子［如白细胞介素（IL）-1、IL-8、肿瘤坏死因子（TNF）-α］和脂质介质（如白三烯 B_4）显著增加。这些促炎性介质趋化白细胞（尤其是中性粒细胞）进入肺间质和肺泡腔。此外，由浓缩凝

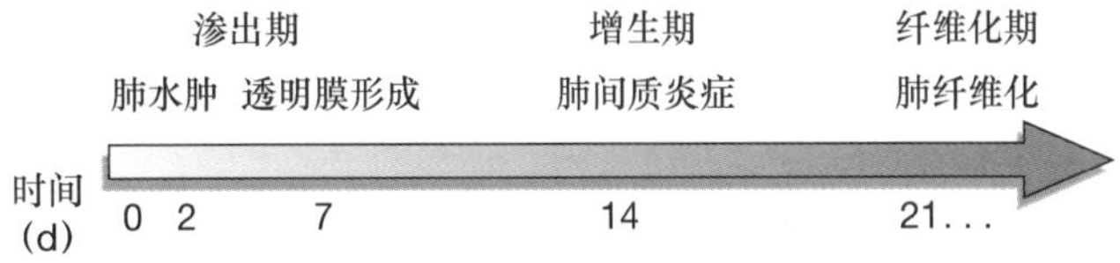

图 18-1　ARDS 发生和吸收时间过程示意图。渗出期的典型特点是早期形成肺水肿及以中性粒细胞为主的白细胞肺内浸润，造成弥漫性肺泡损伤，进而形成透明膜。7d 内进入增生期，表现为肺间质炎症反应和早期肺纤维化改变。至肺损伤后 3 周左右，多数患者可康复，亦可有部分患者进入纤维化期，肺内广泛纤维化和肺大疱形成

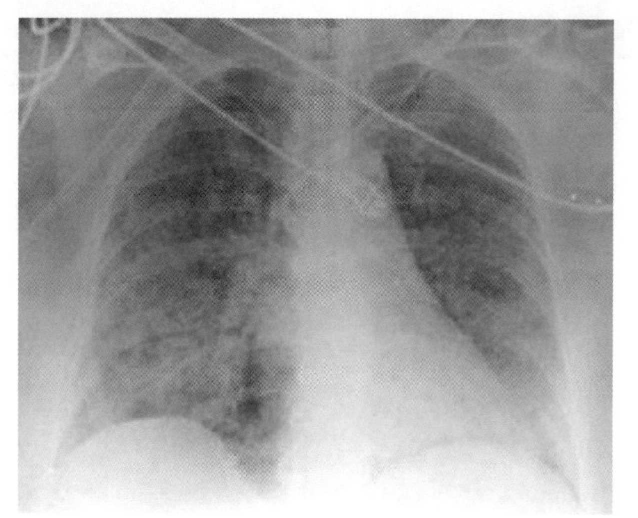

图 18-2　**ARDS 渗出期典型胸部 X 线后前位征象。**表现为弥漫性肺泡及间质浸润，可能不易与左心衰竭引起的肺水肿进行鉴别

结的血浆蛋白、细胞碎片、纤维素及失活的肺泡表面活性物质混合形成透明膜。ARDS 早期也会出现肺血管损伤，伴有因微血栓形成及纤维细胞增殖造成血管闭塞（图 18-3）。

肺泡水肿主要发生在肺的重力依赖区，伴有部分肺组织含气减少和肺不张。大面积坠积部位肺组织塌陷导致肺顺应性降低、肺内分流增加、低氧血症，进而导致患者呼吸功增加和呼吸困难。另外，微血管闭塞会导致通气肺区血流量减少（死腔增大）和肺动脉高压，进一步加剧发生在肺泡腔内的病理生理改变。因此，除了严重低氧血症，因肺泡死腔增加所致的高碳酸血症也是 ARDS 早期显著特征。

渗出期一般为暴露于 ARDS 危险因素起病后最初 7 d，患者出现呼吸道症状。虽然常于起病后 12～36 h

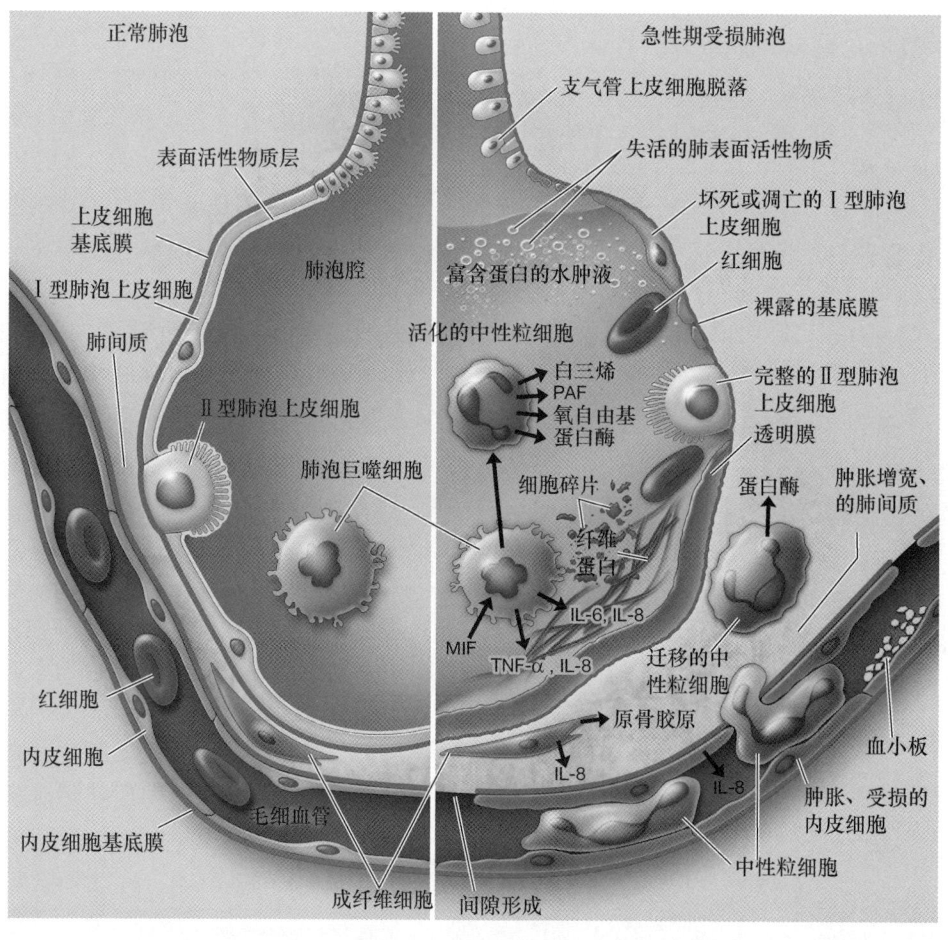

图 18-3　**正常的肺泡（左）和急性肺损伤/急性呼吸窘迫综合征急性期受损的肺泡（右）。**在 ARDS 急性期（右），支气管和肺泡上皮细胞脱落，在裸露的基底膜上形成富含蛋白质的透明膜。中性粒细胞附着在受损的毛细血管内皮，穿过肺间质，进入到充满富含蛋白质水肿液的肺泡腔内。在肺泡腔内，肺泡巨噬细胞分泌细胞因子（如 IL-1、IL-6、IL-8、IL-10 和 TNF-α）局部趋化和活化中性粒细胞。巨噬细胞还可以分泌其他细胞因子，包括 IL-1、IL-6、IL-10，IL-1 可促进成纤维细胞释放细胞外基质。中性粒细胞可以释放氧自由基、蛋白酶、白三烯和其他促炎因子，如血小板激活因子（PAF）。肺泡周围也存在有大量的抗炎因子，如 IL-1 受体拮抗药，可溶性 TNF-α 受体，IL-8 自身抗体，以及细胞因子 IL-10 和 IL-11 等（图中未显示）。富含蛋白质的水肿液渗入到肺泡腔导致肺表面活性物质失活。IL，白细胞介素；TNF，肿瘤坏死因子；MIF，巨噬细胞移动抑制因子（*From LB Ware，MA Matthay：N EnglJ Med* 342：1334，2000，*with permission.*）

出现症状，但可延迟至 5～7 d。主要症状为进行性呼吸困难，表现为呼吸浅快、费力，呼吸窘迫，导致呼吸功增加和呼吸肌疲劳，最终发生呼吸衰竭。实验室检查通常为非特异性，主要能够显示原发基础疾病。胸部 X 线表现为至少 3/4 肺野发生肺泡及间质渗出性阴影（图 18-2）。与 ARDS 本身的特征性相比，其胸部 X 线检查是非特异性的，有时不能与心源性肺水肿（第二十二章）相鉴别。与心源性肺水肿不同，ARDS 胸部 X 线上很少显示心脏扩大、胸腔积液及肺血管的再分布。胸部 CT 显示 ARDS 肺为广泛性不均一受累（图 18-4）。

由于 ARDS 的早期特征不具特异性，必须进行鉴别诊断。最常见的鉴别诊断包括心源性肺水肿、弥漫性肺炎和肺泡出血。不常见的鉴别诊断包括急性间质性肺疾病（如急性间质性肺炎，第十一章），急性免疫性肺损伤（如过敏性肺泡炎，第六章），有毒物质相关性肺损伤和神经源性肺水肿。

增生期 这个阶段通常为 ARDS 发病后 7～21 d。大多数患者在此阶段迅速恢复并可脱离机械通气。尽管如此，多数患者仍有胸闷、气促和缺氧症状。在增生期，部分患者肺损伤进一步发展，出现早期纤维化。典型组织学改变是炎性渗出液和肺透明膜吸收、消散，肺组织开始修复，亦可见肺泡渗出液机化，其中淋巴细胞增多而取代中性粒细胞。此外，作为修复过程的一部分，Ⅱ型肺泡上皮细胞沿肺泡基底膜增殖，其分泌合成新的肺表面活性物质，并可分化为Ⅰ型肺泡上皮细胞。

纤维化期 尽管多数 ARDS 患者发病 3～4 周后，肺功能得以恢复，但仍有部分患者将进入纤维化期，可能需要长期机械通气和（或）氧疗。组织学上，早期的肺泡水肿和炎性渗液转化为肺泡管和肺间质的广泛纤维化。腺泡结构的显著破坏导致肺组织呈肺气肿样改变和肺大疱形成。肺循环微循环血管内膜的纤维化导致进行性肺血管闭塞和肺动脉高压。上述病理改变导致患者易发生气胸、肺顺应性降低和死腔增加。处于纤维化期患者并发症发生率增加。任何阶段 ARDS，若肺活检有纤维化，死亡风险均会增加。

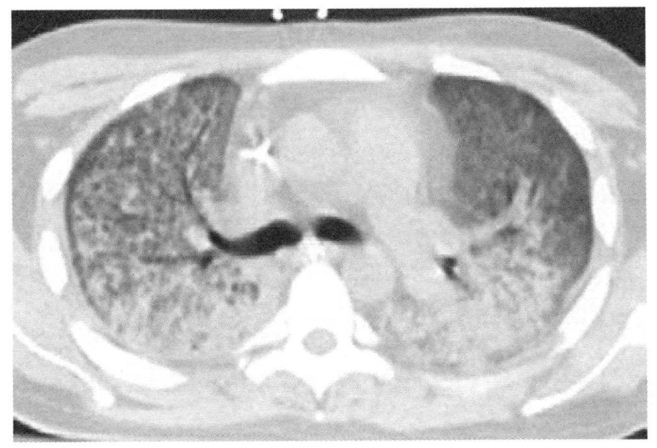

图 18-4 ARDS 渗出期的典型胸部 CT 影像。重力依赖区肺水肿和肺不张

治疗 ARDS

一般治疗

近年来 ARDS 病死率已经下降了，主要归功于危重症监护水平的提高（第十七章）。治疗 ARDS 患者，需要密切关注以下方面：①明确和治疗引起 ARDS 的各种内、外科原发病（如脓毒症、误吸、创伤）；②最大限度减少侵入性操作及其并发症；③预防静脉血栓栓塞症、胃肠道出血、误吸、过度镇静和中心静脉导管相关性感染；④及时发现院内感染；⑤提供足够营养支持。

机械通气

管理大多数 ARDS 患者的过程中，因为呼吸功增加和进行性低氧血症导致呼吸疲劳，所以需要机械通气进行呼吸支持治疗（参见第十九章）。

呼吸机诱导性肺损伤 机械通气是救治 ARDS 患者的重要生命支持手段，但其使用不当亦可能加重肺损伤。动物模型研究表明，呼吸机诱导性肺损伤发生与两个环节有关：肺泡反复过度膨胀与塌陷。如胸部 CT 所示（图 18-4），ARDS 是一种非均质性肺损伤，主要累及重力依赖区，肺实变、不张较重，而非重力依赖区相对正常。由于重力依赖区与非依赖区肺顺应性不同，机械通气时试图让实变区域的肺泡开放的高通气压力或大潮气量（V_T）可能会导致相对正常肺组织过度膨胀和损伤。呼吸机诱导性肺损伤在急性肺损伤动物模型的研究中已得到证实：大 V_T 机械通气可以在原来肺损伤的基础上附加或协同形成新的肺泡损伤。

在一项由美国国立卫生研究院资助 ARDS 协作网实施的大型随机对照临床研究中，分别对 ARDS 患者进行小 V_T（6 ml/kg）和常规 V_T（12 ml/kg）机械通气（译者注：潮气量单位为毫升每千克预计体重），结果发现小 V_T 组病死率（31%）明显低于常规 V_T 组（40%）。小 V_T 机械通气是迄今发现的最有效的降低 ARDS 病死率的治疗手段。

预防肺泡塌陷 发生 ARDS 时，肺泡和间质渗出、肺表面活性物质失活导致肺顺应性显著降低。

机械通气时如果不增加呼气末正压（PEEP），呼气末就会形成大面积肺泡萎陷，肺氧合功能受损。临床设置呼吸机参数时，多数会经验性地设定一个PEEP值，能够用最低吸入氧浓度（FiO_2）获得最高动脉血氧分压（PaO_2）。大多数现代呼吸机能够描绘一条静态呼吸系统压力-容积曲线。该曲线上有一个低位拐点代表肺泡开放（或募集）点，这一点的压力，ARDS肺为12～15 mmHg，被认为是肺泡开放的“最佳PEEP”。如果设定PEEP使其处于压力-容量曲线低位拐点上，则可能维持肺泡开放、改善氧合并保护肺免于损伤。目前已有3项大型临床随机对照试验以PEEP保持肺泡开放为基础的机械通气策略。研究结果显示，患者肺功能均有明显改善，但病死率并未显著降低。在高PEEP的临床应用得到更多的试验数据支持之前，PEEP的设定方法还是遵循传统策略，即设定PEEP使得FiO_2能够最小而PaO_2能够最大（第十九章）。对于部分患者，通过测定食管内压估测跨肺压帮助确立“最佳PEEP”。

用反比通气增加平均气道压也可改善氧合。反比通气是指延长吸气时间（Ⅰ），使之长于呼气时间（E），即Ⅰ∶E＞1∶1。呼气时间减少引发肺内产生动态过度充气和呼气末压力增高，相当于呼吸机设定的PEEP。与常比通气相比，反比通气的优势是在较低气道峰压下就达到改善氧合的目的。尽管反比通气可以改善氧合，并可使$FiO_2 \leqslant 0.6$，避免产生氧中毒风险，但并未降低ARDS的病死率。肺复张手法通过暂时增加PEEP复张肺不张，增加氧合，但其也未能降低ARDS的病死率。

有几个随机对照临床试验发现，俯卧位机械通气可以改善动脉血氧，但其对患者生存率和其他主要预后的影响尚不明确。此外，俯卧位通气需要在富有经验重症监护团队中进行，变动危重症患者体位可能导致危险事件发生，如气管插管和中心静脉道管脱出以及骨损伤。

其他机械通气策略

几种特殊类型机械通气策略亦尝试用于治疗ARDS，这些通气方式需要特定设备，且大多数疗效各家报道不一或并不理想。高频通气（HFV）包括极高呼吸频率（5～20次/s）和小潮气量（1～2 ml/kg）。部分液体通气（PLV），用全氟化碳（一种惰性、高密度液体，易溶解氧和二氧化碳）进行通气，前期研究结果可喜，可改善ARDS患者的肺功能，但也没能提高存活率。使用体外膜肺氧合（ECMO）进行肺替代治疗，已经证实能提高新生儿呼吸窘迫综合征患者的存活率，也许能选择性地用于治疗某些成人ARDS。

支持上述“辅助性”呼吸支持治疗方法（包括高PEEP、反比通气、肺复张手法、采取俯卧位、HFV、ECMO和PLV）疗效的临床数据还有待完善。因此这些方法目前都不能作为基本治疗方法，而只能作为营救性治疗措施。

液体管理

（参见第十七章）肺血管通透性增加导致肺泡间隙和肺泡腔内富含蛋白质的水肿液增加是ARDS的一个显著特征。此外，由于ARDS肺血管完整性被破坏，如果患者左心房压力高，其诱发血管外肺水作用会显著增加。维持较低的左心房充盈压，可以减轻肺水肿、防止动脉血氧和肺顺应性进一步降低、改善肺力学，进而缩短住ICU和机械通气时间，改善内、外科ICU患者的病死率。因此，限制摄入液体量和使用利尿药降低左心房充盈压是ARDS管理的重要方面，但该方法不适合有低血压和重要脏器（如肾）低灌注的患者。

神经肌肉阻滞

重症ARDS患者采用肺保护性机械通气时，单纯使用镇静药不足以保证人机同步。最近一项多中心、随机、安慰剂对照试验解决了这一临床问题，即48 h内早期使用神经肌肉阻滞药（顺阿曲库铵）。ARDS早期使用神经肌肉阻滞药可提高患者生存率，减少呼吸机使用天数，且不会增加ICU获得性肌肉麻痹风险。这一研究结果提示在重症ARDS患者，可以早期应用神经肌肉阻滞药以利于械通气顺利进行。当然在其广泛应用于临床之前还需更多研究加以验证。

糖皮质激素

在ARDS早期和晚期，均有许多研究试图用糖皮质激素减轻肺内肺炎反应，但很少能证明糖皮质激素的益处。故目前证据不支持用大剂量糖皮质激素治疗ARDS患者。

其他治疗方法

肺表面活性物质替代疗法治疗ARDS等临床试

验结果都令人失望。吸入一氧化氮和依前列醇可短期改善氧合，但都不能提高 ARDS 患者存活率，也不能缩短机械通气时间。

治疗推荐

为了改善 ARDS 患者的预后，人们进行了很多临床试验。尽管大多数研究结果未能改变 ARDS 的自然进程，但是大型临床试验的结果还是可以慎重地应用于个体患者的。表 18-3 归纳了基于循证医学的 ARDS 治疗推荐；图 18-5 提供了一个 ARDS 初始管理流程和目标。

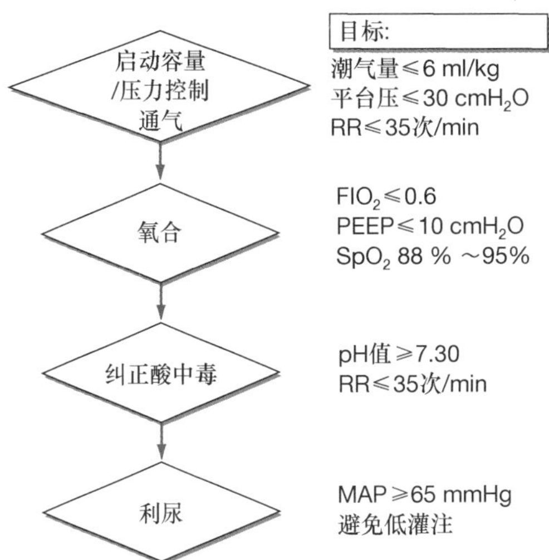

图 18-5　ARDS 初始管理流程。临床试验为危重 ARDS 患者提供了基于循证医学的阶梯式治疗目标，即早期机械通气、改善氧合、纠正酸中毒和利尿。FiO_2，吸入氧浓度；MAP，平均动脉压；PEEP，呼气末正压；RR，呼吸频率；SpO_2，动脉血氧饱和度

预后

病死率　近年来，ARDS 的病死率为 26%～44%。尽管各地报道存在较大差异，但预后不断改善的趋势是显而易见的。有意思的是，ARDS 患者的死亡很大程度上归因于肺外因素，如脓毒症、肺外脏器衰竭在 ARDS 的死因中占 80%以上。因此，生存率的提高似乎归功于对脓毒症/感染患者及多脏器功能衰竭患者监护水平的提高（第十七章）。

ARDS 死亡的主要危险因素是肺外因素。高龄是一个重要的危险因素。年龄>75 岁的患者病死率（约 60%）明显高于年龄<45 岁的患者（约 20%）。此外，年龄>60 岁的 ARDS 合并脓毒症患者病死率也高出年龄<60 岁患者的 3 倍以上。其他危险因素包括由于慢性临床疾病导致的器官功能障碍——尤其是慢性肝病、肝硬化、慢性酗酒、慢性免疫抑制、脓毒症、慢性肾病、任何肺外器官衰竭和 APACHEⅢ评分的增加（第十七章）。由直接肺损伤（包括肺炎、肺挫伤和误吸，表 18-1）导致的 ARDS 患者，其病死率近乎是间接肺损伤所致 ARDS 患者的 2 倍，而没有直接肺损伤的外科手术和创伤所致的 ARDS 患者，其存活率比任何其他病因导致 ARDS 的患者的存活率都高。

表 18-3　基于循证医学的 ARDS 治疗推荐

治疗方法	推荐级别[a]
机械通气	
低潮气量	A
降低左房充盈压	B
高 PEEP 或“肺开放”	C
俯卧位	C
肺复张手法	C
高频通气	D
ECMO	C
早期神经肌肉阻滞	A
糖皮质激素治疗	D
肺表面活性物质替代、吸入 NO、吸入依前列醇及其他抗炎药物治疗（如酮康唑、PGE_1、NSAID）	D

[a]注：A，基于随机对照研究的强临床证据推荐治疗方案；B，基于支持性有限临床证据推荐治疗方案；C，基于临床证据尚不确定的备选治疗方案；D，临床证据证明无效，不予推荐的治疗方案。

缩写：ARDS，急性呼吸窘迫综合征；ECMO，体外膜肺氧合；NO，一氧化氮；NSAID，非甾体类抗炎药；PEEP，呼气末正压；PGE_1，前列腺素 E_1

如 ARDS 早期（24 h 内）出现肺内死腔增大（>0.60）和严重低氧血症（PaO_2/FiO_2<100 mmHg），预示死亡风险增加，而令人吃惊的是，其他评估肺损伤严重程度的指标对于 ARDS 死亡不再有额外的预测作用，包括 PEEP 水平（>10 cmH_2O）、呼吸系统顺应性（≤40 ml/cmH_2O）、胸部 X 线上肺浸润程度和校正的分钟呼气量（≥10 L/min）。

ARDS 幸存者功能恢复　虽然 ARDS 患者常常经历漫长呼吸衰竭时间并依靠机械通气维持生命，但是肺的修复能力很强大，大多数患者肺功能都能恢复到接近正常的水平。肺功能的恢复一般在 6 个月内达到最好状态。气管插管拔管后 1 年，1/3 以上的患者肺通气和弥散功能都会恢复到正常水平，剩下的患者大多数仅遗留轻度肺功能下降。与死亡风险不同的是，肺功能的恢复和 ARDS 早期肺损伤严重程度有着密切的关系。低肺顺应性、高 PEEP、长时间机械通气、

高肺损伤评分都与肺功能恢复不佳有关。值得注意的是，对 ARDS 患者 5 年后身体体能评估发现尽管肺功能已经正常或接近正常，有些患者还是经常会出现运动受限和生活质量下降。在护理 ARDS 幸存者时，要注意患者及家庭照顾者的心理负担，包括抑郁和创伤后应激障碍。

网站

ARDS 患者教育支持中心：www. ards. org

国家心肺血液研究所（NHLBI）ARDS 临床实验信息：www. ardsnet. org

ARDS 基金会：www. ardsusa. org

致谢：作者向前任作者 Dr. Steven D. Shapiro 对本章节的贡献表示感谢。

第十九章 机械通气技术

Mechanical Ventilatory Support

Bartolome R. Celli 著
（王 颖 译 解立新 校）

机械通气技术

机械通气用于辅助或者替代患者自主呼吸，通过特殊的医疗设备和应用高浓度氧及正压通气来实现通气功能的支持及氧合的改善。机械通气最主要的适应证是呼吸衰竭，可分为以下两种基本类型：①低氧血症，经常由于通气-血流比例失调或分流导致，尽管提高吸入氧浓度，患者动脉血氧饱和度（SaO_2）仍然<90%；②高碳酸血症，其典型特征是动脉血二氧化碳分压升高（$PaCO_2$）（通常>50 mmHg），其病理生理特点是每分通气量不足或者生理死腔增大导致肺泡通气量不能满足人体代谢需求。若为慢性呼吸衰竭，无论是低氧血症或者高碳酸血症，均没有必要应用机械通气治疗，但若为急性呼吸衰竭，机械通气可能是挽救生命的重要手段。

适应证

实施机械通气最常见的适应证为急性低氧性呼吸衰竭（如：急性呼吸窘迫综合征、心源性肺水肿、肺炎、脓毒症，以及手术和创伤的并发症），占总机械通气患者的 65%。其他机械通气患者为合并高碳酸血症的呼吸衰竭，如：昏迷（15%），慢性阻塞性肺疾病急性加重（13%）和神经肌肉疾病（5%）。机械通气最主要的目的是减少呼吸功以避免呼吸肌疲劳，逆转威胁生命的低氧血症及进行性加重的呼吸性酸中毒。

在某些情况下，机械通气可以作为其他治疗的辅助手段。如对颅内压增高的患者，机械通气可以减少脑血流，进而降低患者颅内压。另外通过气管插管对有高危胃内容物误吸风险的患者进行有创机械通气，如对怀疑服用药物过量且病情不稳定的患者进行洗胃治疗或进行胃肠道内窥镜检查时，可以起到气道保护作用。对于有发生呼吸衰竭的风险的危重症患者，在明确诊断及实施治疗前，应及时行气管插管及机械通气。

机械通气类型

目前有两种基本的机械通气类型：无创通气（NIV）和有创通气（或传统机械通气）（MV）。

无创通气 无创通气对急性或慢性呼吸衰竭等疾病具有一定的治疗价值，同时还能减少诸如呼吸机相关性肺炎、气管咽部损伤等并发症，因而获得认可。无创通气通过应用紧密贴合于面部的面罩或鼻罩来实现，类似于传统上用于治疗睡眠呼吸暂停的面罩。无创通气已经被证实对慢性阻塞性肺疾病急性加重的呼吸衰竭患者十分有效。临床常规应用双水平正压通气或者压力支持通气，这两种通气方式均是通过面罩在吸气相提供一个提前设置好的压力，在呼气相提供一个相对较低的压力，意识清楚的患者对无创通气的耐受性较好，并且能够提高人－机同步性。正因如此，对无创通气的不耐受，成为了限制无创通气广泛应用主要因素，比如无创通气要求面罩紧贴面部，而这会导致患者身体及心理的不适；另外，无创通气在成功治疗急性缺氧性呼吸衰竭方面作用有限，气管插管及传统的有创机械通气仍是这类患者选择的主要通气方式。

在无创通气中获益的主要群体为慢性阻塞性肺疾病急性加重合并呼吸性酸中毒（pH 值<7.35）的患者。一些随机试验表明，若患者动脉血 pH 值在 7.25 到 7.35 之间，无创机械通气失败率较低（15%～20%），预后较好（通过插管率、重症监护时间、病死率评价）。而对于一些动脉血 pH 值<7.25 的更加危

重的患者来说，其无创机械通气的失败率与呼吸性酸中毒的严重程度呈负相关，即 pH 值越低失败率越高。在轻度呼吸性酸中毒的患者中（pH 值＞7.35），无创机械通气在控制吸氧流量，药物治疗慢性阻塞性肺疾病急性加重（全身应用糖皮质激素、支气管扩张药、按需应用抗生素）等方面与传统治疗相比，并未体现出明显优势。

尽管无创通气能够获得良好的预后，但对诸多呼吸衰竭患者并不适用，无创通气应用的禁忌证见表 19-1。事实上在这些情况下应用无创通气会延迟采取能够挽救患者生命的机械通气治疗时机，还会导致误吸及肺通气不足。一旦无创通气开始实施，应该对患者进行监护，若患者呼吸频率下降及呼吸辅助肌群（斜角肌、胸锁乳突肌、肋间肌）使用较少，表明治疗使患者充分获益。动脉血气分析需要在治疗开始数小时内完成以明确无创通气是否达到预期效果。如果在限定时间范围内患者未从无创通气中获益则提示医生可能需要对患者实施传统机械通气治疗。

传统机械通气 传统机械通气（有创机械通气）是通过将插管插入气管，在高于大气压的压力下使（温暖的、充分氧合的及湿润的）气体输送至气道和肺部而实现的，插管期间应避免脑部缺氧性损伤。大多数情况下，给予轻度镇静可能会有利于气管插管，可选择阿片类和苯二氮䓬类等药物，但对心功能减退或外周血管阻力降低患者的血流动力学会产生不利影响；吗啡可以促进肥大细胞释放组胺，可能会导致哮喘患者的支气管痉挛症状加剧，可以选择芬太尼、舒芬太尼和阿芬太尼作为替代药物；氯胺酮可以增加全身的动脉压力但可能出现幻觉反应；短效制剂如依托咪酯、丙泊芬用于麻醉诱导和机械通气患者的维持治疗，这些药物对血流动力学影响较小，但价格明显高于传统药物。必须指出的是，对于插管合并有肾衰竭、肿瘤溶解综合征、挤压伤、药物作用致血清钾水平升高及肌肉萎缩症的气管插管患者应避免应用神经肌肉阻滞药，尤其是要避免使用作用于神经肌肉接头去极化的药物，如氯化琥珀酰胆碱等。

表 19-1 无创通气禁忌证
心跳或呼吸停止
严重的脑病
严重的消化道出血
血流动力学不稳定
不稳定性心绞痛和心肌梗死
面部手术或创伤
上呼吸道阻塞
误吸高风险和（或）无气道保护能力
无排痰能力

机械通气的原则

一旦患者进行了气管插管，机械通气的基本目标就是改善氧合同时避免由于肺泡过度牵张和萎陷而出现呼吸机相关肺损伤，称之为“保护性通气策略”（见图 19-1）。研究证据表明高气道压力和容积以及肺的过度牵张和萎陷会导致患者预后变差（气压伤和容积伤）。尽管需要清除二氧化碳使 pH 值恢复正常，但由于高容量和高压力具有继发肺损伤的风险，因此临床上可以接受允许性高碳酸血症，这种情况下通过体液代偿 pH 缓冲可以避免过度酸中毒，保证患者具有良好的耐受性。

通气模式

通气模式是指呼吸机触发、切换、限制完成潮气呼吸的方式。触发就是吸气努力或时间指令信号，呼吸机检测到一个触发信号，从而启动一次辅助呼吸。切换是指吸气结束的设定条件。比如，在容积切换通气模式中，当输送一个设定的目标潮气量后吸气结束，其他的切换形式还包括压力切换及时间切换。限制参数是由操作者设定的，例如气道压，由传感器监测内部呼吸回路从而反映整个呼吸过程；如果超出设定的

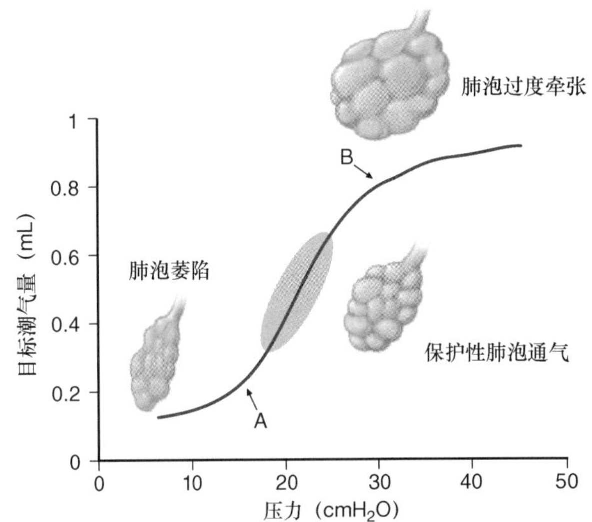

图 19-1 假设患者接受机械通气期间的肺压力-容积曲线。如果压力低于低位拐点（A），肺泡易于萎陷；如果压力高于高位（B），肺泡易于过度膨胀。急性呼吸衰竭患者肺泡的萎陷和扩张与不良预后具有相关性。通过应用小潮气量（6 ml/kg）及持续呼气末正压，防止肺泡过度牵张和萎陷/开放肺泡的保护性通气策略（阴影区域），提高了接受机械通气治疗患者的生存率

参数，吸气气流终止，呼吸机回路压力释放至大气压水平或设定的呼气末压力（呼气末正压，PEEP）。大多数患者应用辅助-控制通气，间歇指令通气，或者压力支持通气，后两种模式经常同时使用（表 19-2）。

辅助-控制通气（ACMV） ACMV 是应用最广泛的一种通气模式，这种模式下，吸气周期可以由患者的吸气努力触发，如果在触发窗内未监测到自主呼吸，则由呼吸机内部设置的一个时间指令信号触发。每一次送气，无论是患者触发还是时间触发，都是输送由操作者指定的潮气量。通气的频率取决于操作者设定的后备频率或者是患者触发的相对较高的频率。ACMV 通常被用于机械通气的起始阶段，因为它能在患者缺乏完整的呼吸驱动能力时确保后备每分通气量，同时也能够使呼吸机切换与患者的吸气努力同步。

在应用 ACMV 模式时，如果患者因非呼吸或非代谢性因素出现呼吸急促，例如焦虑、疼痛、气道激惹等，可能会发生呼吸性碱中毒并继发肌阵挛或癫痫发作。如果患者呼气时间不充分，有可能导致肺动态过度通气而进一步致胸内压升高（称为自发性 PEEP），而自发性 PEEP 可以限制静脉回流，减少心排血量，并增加气道压力，诱发气压伤。

间歇指令通气（IMV） 此种模式下，呼吸机以操作者设定的呼吸频率输送固定潮气量。在两次指令呼吸间期允许患者自主呼吸，临床上最常使用的是同步间歇指令通气模式（SIMV），呼吸机输送的指令通气与患者的自主吸气用力同步。如果患者未能有效触发一次呼吸，呼吸机则以固定的目标潮气量送气并且在下一呼吸周期里重置患者自主呼吸触发窗，SIMV 与 ACMV 的不同之处只在于预设的呼吸频率为呼吸机辅助通气频率。

SIMV 允许患者在辅助呼吸过程中有完整的呼吸驱动使呼吸肌得以锻炼，因此它对同时需要呼吸支持和准备撤机的气管插管患者是有益的。SIMV 模式不适合用于呼吸急促的患者，因为他们可能试图在呼吸机设定的吸气周期过程中呼气。因此，气道压力可能超过限定的吸气压力，呼吸机辅助呼吸将被中止，并且分钟通气量可能会低于操作者设定的参数。在这种情况下，若出现呼吸急促提示可能存在呼吸或代谢性酸中毒，建议将模式更改为 ACMV 通过增加分钟通气量使 pH 值恢复正常，进一步评估病情并对治疗作出相应调整。

压力支持通气（PSV） 该通气模式是由患者触发，流速切换以及压力限制，它提供分级辅助。与以上两个通气模式不同的是，压力支持通气模式依据操

表 19-2 常用机械通气模式特征

模式	设置参数（独立）	监测数据（非独立）	触发切换限制	优点	缺点
ACMV（辅助-控制通气）	目标潮气量 呼吸频率 吸氧浓度 PEEP 水平 压力限制	峰压、平均气道压、平台压 每分通气量 动脉血气 I/E	患者自主努力 时间切换 压力限制	患者控制 通气保证	潜在过度通气风险 气压伤和容积伤 每次有效呼吸产生一次通气量
IMV（间歇指令通气）	目标潮气量 指令通气呼吸频率 吸氧浓度 PEEP 水平 压力限制 辅助呼吸之间自主呼吸	峰压、平均气道压、平台压 每分通气量 动脉血气 I/E	患者自主努力 时间切换 压力限制	患者控制 舒适性得益于自主呼吸 通气保证	潜在不同步性 潜在的肺通气不足
PSV（压力支持通气）	吸气压力水平 吸氧浓度 PEEP 水平 压力限制	目标潮气量 呼吸频率 每分通气量 动脉血气	压力限制 吸气流速	患者控制 舒适 保证同步性	无后备通气 潜在的肺通气不足
NIV（无创通气）	吸气及呼气压力水平 吸氧浓度	目标潮气量 呼吸频率 每分通气量 动脉血气	压力限制 吸气流速	患者控制	面罩交界面可能会导致不适和面部损伤 漏气普遍存在 通气不足

缩写：PEEP，呼气末正压；I/E，吸气时间与呼气时间的比值

作者设定的压力水平（而不是容量）以增强患者的每一次呼吸努力。压力水平的设定通过观察患者的呼吸频率来调整。在应用PSV模式期间，当吸气流速下降至某一特定水平时吸气终止，而且大多数呼吸机流速不能由操作者设置。在PSV模式下，患者只有在呼吸机监测到有吸气努力时才能得到呼吸辅助。PSV通常与SIMV联合应用以容量保障作为后备通气来保证呼吸驱动减弱患者的有效通气。PSV模式在大多数准备撤机的患者中体现出了良好的耐受性，通过设置PSV参数可以提供充分的通气支持，同时可以逐渐降低PSV水平，让呼吸肌得到锻炼，直至撤机。

其他通气模式 以下各种通气模式在临床具有各自的应用范围，通过正压通气作用于患者气道和肺，调整呼吸机和患者呼吸努力的相互作用。尽管这些通气模式临床应用有限，但仍有不同程度的应用。

压力-控制通气（PCV） 这种通气模式是时间触发、时间切换和压力限制，在吸气相施加预设特定压力于气道开口。吸气压力是由操作者特殊设置的，而目标潮气量、吸气流速是可变的，不是由操作者预先设置的。PCV是需要控制气道峰压患者的首选通气模式，诸如已存在气压伤、胸外科术后及切口刚缝合需要限制压力的患者等。应用PCV模式时，通过改变呼吸频率或者压力控制参数来改变分钟通气量，目标潮气量亦随之改变。

反比通气（IRV） 这种模式是在PCV模式基础上改变的，通过延长吸气时间并适当缩短呼气时间来实现，应用于严重缺氧性呼吸衰竭的患者。这种模式增加平均气道压而不增加气道峰压，并通过联合应用PEEP来打开萎陷的肺泡进而改善氧合。但是尚无临床数据证实IRV模式能改善患者预后。

持续气道正压通气（CPAP） CPAP并非真正的支持通气模式，因为所有的通气均需要患者的自主努力。操作者设置一个特定的压力，随着患者的每一次吸气，呼吸机输送新鲜和持续的气体到呼吸回路中。CPAP被用来评估撤机拔管的可能性，以及对有完整呼吸系统功能但需要气管插管进行气道保护的患者进行低水平的通气支持。

新型通气策略 目前一些新型通气技术能够通过改善进行性缺氧性呼吸衰竭患者氧合来降低病死率，包括高频震荡通气（HFOV）、气道压力释放通气（APRV），体外膜肺氧合（ECMO）和应用全氟化碳进行部分液体通气（PLV）。尽管病例报告和小型的队列研究已经表明其优势，但随机对照研究未能证明这些通气模式能够明确改善患者预后。最近一项ECMO的随机试验得到了积极成果，但具体技术仍存在争议，因为以前的研究未能证明积极的结果。目前，这些通气策略作为“挽救性”治疗应用于通过常规治疗难以改善的低氧血症的危重症患者。俯卧位通气治疗顽固性低氧血症亦在研究，其可以通过改善通气/血流失调进而改善氧合，但几个俯卧位通气治疗急性肺损伤的随机对照临床研究发现可以改善患者生理指标，但没有得出改善生存率的优势。吸入一氧化氮气体可以起到支气管扩张剂和肺血管扩张剂的作用，对进展期缺氧性呼吸衰竭患者能够改善其动脉氧合，但不能改善急性肺损伤患者的预后。

研发新的机械通气模式，即通过让患者自己努力触发呼吸机并整合新的算法，当达到预设指标时就会终止并切换，从而改善人机同步性——这是在机械通气期间一个重要问题，这极大地提高了患者的舒适度。新通气模式已经被开发，其同步性不仅体现在时间同步，还能够根据患者吸气努力程度提供与其相匹配的辅助水平，如成比例辅助通气（PAV）和神经调节通气-辅助通气（NAV）。这两种模式通过不仅仅是整合了压力、容积和时间参数，同时包括呼吸阻力、顺应性（PAV模式的情况下）和膈肌的神经激活（NAV模式的情况下）的算法来提供辅助通气。虽然这些模式会提高患者呼吸机同步性，但是其临床应用价值尚需进一步研究。

肺保护性通气策略

无论在急性呼吸衰竭时选择哪种机械通气模式，几个重要的临床对照研究证实，通过遵循以下原则（图19-1）实施保护性通气策略是安全的并能够改善患者预后：①设定目标潮气量接近6 ml/kg。②避免平台压力（吸气末静态气道压）大于30 cmH_2O。③使用尽可能低的吸入氧浓度（FiO_2）保持血氧饱和度≥90%。④调整PEEP水平保持肺泡开放，同时防止肺泡过度膨胀和关闭/重新开放。随着这些技术的应用，急性呼吸衰竭患者的病死率在10年中从接近50%降低至30%。

患者管理

一旦患者病情稳定、达到了理想的气体交换状态，需要明确并实施针对导致呼吸衰竭潜在原因的治疗方案。后续呼吸治疗的调整必须结合患者病情变化同步进行。若呼吸功能得到改善，首先应当降低机械通气支持水平。在通气支持过程中，应该严密监测患者通气情况，设定目标尽早撤机，及时切换通气模式。若医生不在，相关医疗人员如护士可以依据操作和指南流程管理呼吸机，这被证明可以缩短机械通气时间和住重症监护治疗病房（ICU）时间，改善患者预后。若患者接受机械通气支持后，病情仍继续恶化，可能就需要增加吸氧浓度及 PEEP 水平，或用另一种通气模式替代。

机械通气期间的常规支持

已经开始机械通气的患者，经常需要应用镇静药和镇痛药来保证其耐受性，通常用苯二氮䓬类和阿片制剂组合静脉内给药，这些药物包括劳拉西泮、咪达唑仑、地西泮、吗啡和芬太尼。在 ICU 期间须避免过度镇静，因为大多数（并非所有）研究表明，对于通气状态已经得到改善的患者镇静期间进行每日唤醒会缩短患者机械通气时间以及在 ICU 的入住时间。

接受机械通气支持的患者有发生深静脉血栓和褥疮的风险。可应用皮下注射肝素和（或）充气加压泵加以预防，低分子肝素对预防血栓形成同样有效。对于褥疮的预防，可通过经常改变患者体位和应用柔软的气垫床来实现。胃肠道弥漫性黏膜损伤的预防对于进行通气治疗的患者来说是十分必要的，组胺受体（H_2 受体）拮抗药、抑酸药和黏膜保护药（如硫糖铝）都具有一定的效果。无论通过鼻胃管或者口胃管的方式，要尽早建立并维持肠内营养支持。应用镇静药物的危重患者常发生胃排空障碍，应用促动力药物［如甲氧氯普胺（胃复安）］对其有效。对于长时间进行机械通气治疗的患有严重胃肠道疾病的患者，可用肠外营养替代肠内营养。

机械通气并发症

气管插管及机械通气对肺、上气道、心血管系统、消化系统有着直接或间接的影响。肺部并发症包括气压伤、院内获得性肺炎、氧中毒、气管狭窄、呼吸肌萎缩。气压伤和容积伤破坏肺组织，临床表现可能为间质性肺气肿，纵隔气肿，皮下气肿或气胸，并能促进细胞因子的释放，进一步导致组织损伤。临床出现明显的气胸时需要行胸腔置管。气管插管患者是呼吸机相关肺炎的高危患者，这是由于上气道分泌物由气管插管管周缝隙流入导致吸入性肺炎；在这种情况下最常见的致病菌是铜绿假单胞菌、革兰氏阴性肠杆菌和金黄色葡萄球菌。由于呼吸机相关肺炎与病死率有很高的相关性，所以推荐早期针对可能的致病原进行经验性抗感染治疗。胸膜腔内压升高及静脉回心血量减少容易引起低血压。患者因肺水肿导致呼吸衰竭，但是心源性还是肺源性尚不清楚，应用肺动脉导管进行血流动力学监测的价值在于帮助明确肺水肿的原因。正压通气对胃肠道的影响包括应激性溃疡及轻度至中度胆汁淤积。

机械通气撤机

撤机时机的选择　一旦潜在的呼吸系统疾病开始好转后，考虑何时停止机械通气非常重要。尽管一直在探索临床多样性和个体生理的差异性，机械通气撤机专家小组还是提出以下共识指导撤机：①肺损伤趋于稳定或者已经缓解。②气体交换充足，较低水平的 PEEP 或 FiO_2，即 PEEP＜8 cmH_2O、FiO_2＜0.5。③血流动力学指标稳定，患者不再应用血管活性药物。④患者能够开始自主呼吸。“撤机时间窗”基于上述这些变量，需要每日至少评估一次。若考虑患者具有撤机可能时，建议进行自主呼吸试验（SBT），这种方法的价值已在几项临床随机研究中被证实（图 19-2）。在实施 SBT 过程中，患者仅需要低水平的通气支持或完全自主呼吸，医生需要对患者进行综合评估。SBT 通常使用一个 T 型管实施，通过呼吸机给予 1～5 cmH_2O CPAP 或 5～7 cmH_2O PSV，以抵消气管导管阻力。一旦确定患者能自主呼吸，需要做出拔除人工气道的决定，且只有当能够确定患者有保护气道的能力时才能实施，包括咳嗽及清除气道分泌物的能力，并且能对指令做出及时反应。此外，还需要将其他因素也需纳入考虑范畴，如更换套管可能遇到的困难。

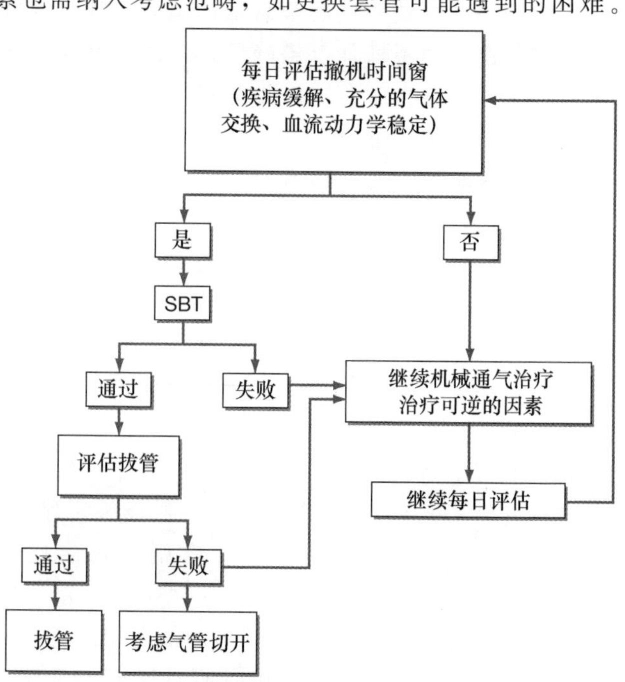

图 19-2　指导正在考虑撤机患者的日常管理方法的流程图。 如果尝试拔管失败，应考虑气管切开。SBT：自主呼吸试验

若怀疑上气道存在问题，一些内科医师认为可使用气囊-漏气（cuff-leak）试验评估（评估松气囊后气管插管管周气体流动情况）。尽管做了所有的防范措施，仍有10%～15%的患者拔管后需要再插管。一些研究显示，无创通气治疗可以避免再插管，尤其是继发于慢性阻塞性肺病急性加重的通气失败的患者。在这种情况下，早期拔管并预防性使用无创通气有较好的效果。使用无创通气是否能辅助其他病因所导致的呼吸衰竭撤机，其结论尚不明确。

长期机械通气及气管切开 有5%到13%进行机械通气的患者需要延长机械通气时间（>21天）。在这些情况下，医务人员必须决定是否以及何时进行气管切开。这些决策应当遵循个体化原则，权衡气管切开术和延长插管时间的利弊及患者的意愿和预期效果。相比而言，气管切开可能更舒适，可减少镇静，提供更安全的气道，也可能减少撤机时间。当然，气管切开同样也有发生并发症风险，其发生率为5%～40%，包括出血、心搏呼吸骤停、缺氧、结构破坏、气胸、纵隔气肿及伤口感染。随着患者气管切开时间延长，可出现瘢痕狭窄、肉芽组织形成和对无名动脉的侵蚀等复杂并发症。一般来说，如果患者需要机械通气超过10～14天，若一般情况可耐受需要考虑行气管切开。至于是否能在床旁完成或作为一种手术方式，取决于当地医疗资源和操作经验。5%～10%的患者在监护室不能完成撤机，这些患者需转运到特殊医疗单位，应用多学科综合疗法，包括营养优化，物理治疗与康复和较慢的撤机方法（包括SIMV联合PSV），撤机成功率可达到的30%。不幸的是，接近2%的患者最终可能需要依赖机械通气来维持生命。这类患者大部分在长期居住在护理机构，在强大的社会、经济和家庭支持下，应用家庭机械通气的治疗方式使患者的生活得以满足。

第二十章　休克患者的处理方法

Approach to the Patient with Shock

Ronald V. Maier　著

（徐小勇　孙辉明　译　赵蓓蕾　校）

休克是由于组织灌注不足导致的一系列临床综合征。不管何种病因，低灌注引起氧和底物的供求失衡导致了细胞功能紊乱。氧气及底物供给不足造成的细胞损伤还会诱导生成和释放损伤相关分子模式（DAMPs或“危险信号”）及炎症介质，这些会进一步通过改变微血管的功能和结构，使灌注进一步恶化。这就形成了一个恶性循环，即灌注不足诱发细胞损伤，而后者造成的血流分布紊乱反过来又会加重细胞的灌注不足，最终形成多器官功能衰竭。如果这一过程无法阻断的话，最终会导致患者死亡。休克的临床表现也部分因为人体对低灌注及严重细胞功能紊乱诱发的器官功能衰竭的自主神经内分泌反应（图20-1）。

在严重和（或）持续的氧供不足导致不可逆的细胞损伤后，只有快速恢复氧供才能逆转休克的进程。因此，休克救治的基本原则就是及时识别明显的或即将发生的休克，并紧急进行干预以恢复组织灌注。为达此目的，常需扩充血容量。对任何诱发休克的病理过程（如持续出血、心功能受损或感染等）必须同时进行控制。

临床休克常伴有低血压［如：既往血压正常的患者，出现平均动脉压（MAP）<60 mmHg］。为综合分析各种看似互有差异的休克病程，现已提出了数种分类策略。从临床角度看，严格依从某一种分类策略尚有困难，因为对任一患者，其可能同时存在两种或以上的休克病因，但表20-1所示的分类方法为进一步讨论和理解休克的深层机制提供了有益参考。

发病机制和器官反应

微循环

通常，当心排血量减少时，体循环阻力会相应升高以维持血压稳定，从而保证心脏和脑得到充足的血供，但代价是一些其他的组织（如肌肉、皮肤尤其是胃肠道）的血供减少。体循环阻力的大小主要取决于动脉的管径。心脏和大脑的代谢率高，能量物质储存少，这些器官对氧气和营养的持续供应尤为依赖，同时对严重缺血的耐受时间也短（数分钟）。低血压时，血管的自我调节（在较宽的灌注压范围内维持血流的稳定）对维持大脑和冠状动脉的灌注极为重要。然而，当MAP降至≤60 mmHg时，心、脑的血流减少，继而发生功能障碍。

动脉血管平滑肌具有肾上腺素受体α和β。α_1受体介导血管收缩，而β_2受体介导血管舒张。传出交感神经纤维释放去甲肾上腺素，主要作用于α_1受体，是灌注压降低时最为基础的代偿反应之一。大多数类型的休克中，含量增加的其他缩血管物质包括血管紧张

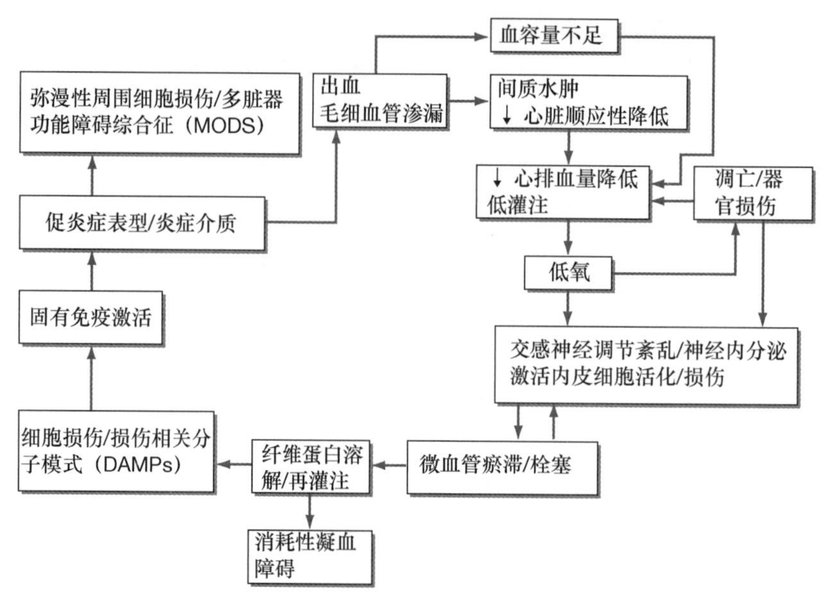

图 20-1　休克诱导的恶性循环

表 20-1　休克的分类

低血容量性	脓毒性
创伤性	高动力性（早期）
心源性	低动力性（后期）
真性	神经源性
压缩性	肾上腺功能减退性

素Ⅱ、血管加压素、内皮素 1 及血栓素 A_2。去甲肾上腺素和肾上腺素均由肾上腺髓质释放，休克时血液中两种儿茶酚胺含量均会升高。休克时循环中的扩血管物质包括前列环素［前列腺素（PG）I_2］、一氧化氮（NO），以及尤为重要的局部代谢产物（如腺苷）等，这些物质改善血流以匹配局部的组织代谢需求。这些缩血管物质和扩血管物质之间的平衡影响微循环，并决定局部的组织灌注。

人体向组织细胞的转运有赖于微循环血流，毛细血管通透性，氧气、二氧化碳、营养物质、代谢产物的跨间质弥散，以及这些产物的跨细胞膜交换。微循环受损是各种类型休克后期的核心病理生理学改变，可引起细胞代谢的改变并最终导致器官衰竭。

轻、中度低血容量时，人体会通过改变自身静水压及渗透压以恢复血管内容量。小动脉收缩使得毛细血管静水压降低以及被灌注的毛细血管床数量减少，从而限制了毛细血管的表面积和与之相关的滤过面积。当血浆滤过减少而血管内渗透压保持不变或增高时，根据毛细血管间质液体交换的 Starling 定律，间质液体重吸收进入血管床。代谢改变（包括高血糖及糖酵解、脂肪分解、蛋白质分解产物增多）使细胞外渗透压升高并形成渗透压梯度，增加了间质及血管内容量，但代价是细胞内容量减少。

细胞反应

休克时，间质营养运输受阻，细胞内高能磷酸存储量减少。线粒体功能障碍及氧化磷酸化的解偶联是造成三磷酸腺苷（ATP）产量降低的最可能原因。由此，氢离子、乳酸、活性氧簇及其他无氧代谢产物在细胞内蓄积。随着休克病情的进展，这些扩血管的代谢产物消除了血管张力，使低血压及低灌注进一步加重。通常认为细胞膜功能障碍是各种类型休克晚期的一种共同病理生理学改变。正常的跨膜电位下降，细胞内水、钠含量升高，导致细胞肿胀并进一步阻碍了微血管灌注。细胞死亡前，细胞通过膜通道调节钙稳态的功能丧失，使得钙离子涌入胞内，同时细胞外出现低钙血症。有证据显示此时会出现广泛但有选择性的细胞凋亡（程序性细胞死亡），引起器官及免疫功能衰竭。

神经内分泌反应

压力感受器与化学感受器可感受低血容量、低血压及低氧，并自动反馈调节以期恢复血容量，维持重要脏器灌注及保证代谢底物的供给。低血压可使血管舒缩中枢脱抑制，导致肾上腺素释放增加，迷走神经活性减弱。肾上腺素能神经元释放的去甲肾上腺素可显著收缩外周及内脏血管，这是维持重要脏器灌注的一种主要方式；而迷走神经活性减弱可增加心率和心排血量，并且认为，抑制迷走活性还能上调固有免疫炎症反应。休克时肾上腺髓质释放入循环中的肾上腺素的主要作用在于影响人体代谢，可使肝糖原分解及糖异生增加，并减少胰腺的胰岛素释放。但是，肾上腺素也能通过刺激固有免疫细胞的β肾上腺素受体抑制炎症介质的生成与释放。

剧烈的疼痛或其他应激可刺激下丘脑促肾上腺皮质激素（ACTH）的释放。ACTH进一步促进皮质醇的分泌，后者可减少外周对葡萄糖及氨基酸的摄取，促进脂肪分解，增加糖异生水平。应激时胰高血糖素的分泌加速肝糖原异生并进一步升高血糖水平。这些激素协同作用可增加血糖浓度，以利于特定的组织代谢和血容量的维持。近年来，发现许多重症患者血浆皮质醇水平降低且对ACTH的刺激反应低下，这些患者的生存率也相应降低。肾上腺皮质功能不全患者出现严重循环衰竭揭示了应激时皮质醇反应的重要性。

肾上腺素能释放增加及肾的肾小球旁器灌注减少，使得肾素释放增加。肾素诱导血管紧张素Ⅰ的形成，后者可被血管紧张素转化酶转化成血管紧张素Ⅱ，而血管紧张素Ⅱ是一个强有力的缩血管物质，并可刺激肾上腺皮质释放醛固酮及垂体后叶释放血管加压素。醛固酮通过促进肾小管重吸收钠而维持血管内容量，从而产生低容、浓缩及无钠的尿液。血管加压素可直接作用于血管平滑肌，使得血管收缩，并可作用于远端肾小管以促进水的重吸收。

心血管反应

心室充盈（前负荷）、心室射血阻力（后负荷）和心肌收缩力是决定每搏输出量的三大最重要变量。心排血量，作为决定组织灌注的主要因素，是每搏输出量和心率的乘积。血容量不足导致心室前负荷降低，进而减少每搏输出量。心率的增加是维持心排血量的有效代偿机制，但效果有限。休克导致的心肌顺应性降低很常见，这会减少心室舒张末期容积，因此无论心室充盈压大小，每搏输出量都会减少。恢复血管内容量仅在充盈压升高时可以使每搏输出量恢复正常。充盈压的升高会刺激脑利钠肽（BNP）分泌，后者可促进人体排钠、减少容量而减轻心脏的压力。BNP的水平与严重应激的后果相关。此外，脓毒症，缺血，心肌梗死（MI），重度创伤，低体温，全身麻醉，长时间低血压，以及酸中毒均可在任意心室舒张末期容积下，降低心肌收缩力和减少每搏输出量。心室射血阻力显著受全身血管阻力影响，后者在大多数休克中增加。但是，在脓毒症休克和神经源性休克的早期高动力阶段，阻力是降低的（第二十一章），故其初始心排血量得以维持正常或增高。

静脉系统容纳了全身近2/3的循环血量，其中大部分存于小静脉，可作为自血输注的动态储存器。α肾上腺素能活性增加后，静脉收缩增加，这是维持静脉回流及休克时心室充盈的重要代偿机制。反之，在神经源性休克中发生的静脉扩张，会减少心室充盈量，进而减少每搏输出量，并且可能减少心排血量。

肺反应

肺血管床对休克的反应与全身血管床相似，肺血管阻力相对升高，尤其在脓毒症休克中可以超过全身血管阻力，将导致右心衰竭。休克导致的气促减少了潮气量，增加死腔和每分通气量。相对缺氧及随之而来的气促可引起呼吸性碱中毒。疼痛时的卧位姿势和下意识的限制通气，会降低功能残气量，并导致肺不张。休克，尤其是复苏引起的活性氧（氧自由基）的产生是公认的急性肺损伤和随后发生的急性呼吸窘迫综合征（ARDS；第十八章）的主要病因。两者均以非心源性肺水肿为特征，继发于弥漫性肺毛细血管内皮和肺泡上皮损伤、低氧血症和双侧弥漫性肺浸润。低通气与未通气肺泡的灌注导致低氧血症。表面活性物质缺失，肺容量减少，加之间质和肺泡性水肿，使肺顺应性降低。呼吸功和呼吸肌的氧需求量增加。

肾反应

急性肾损伤是休克和血流灌注不足的严重并发症，但由于早期积极地容量补充，已不常见。目前，急性肾小管坏死更常见于休克、脓毒症、使用肾毒性药物（例如氨基糖苷类和血管造影剂）、横纹肌溶解等因素的综合作用，横纹肌溶解在骨骼肌创伤中可非常严重。肾对血流灌注不足的生理反应是保存盐和水。除了肾血流量减少、入球小动脉阻力增加导致肾小球滤过率降低之外，醛固酮和血管加压素的分泌增加，也使得尿液生成减少。中毒性损伤导致肾小管上皮细胞坏死，细胞碎片阻塞肾小管并造成小管液的反渗。长期的肾血流灌注不足使肾的ATP储备逐渐耗竭，并导致进一步的肾功能损害。

代谢紊乱

休克时，碳水化合物、脂质和蛋白质代谢的正常循环被破坏。通过柠檬酸循环，丙氨酸与乳酸盐结合，后者在缺氧条件下在周围组织中由丙酮酸盐转化而来，增加肝葡萄糖的产生。随着氧供的减少，葡萄糖分解为丙酮酸盐，并最终生成乳酸，相当于一个无效的底物循环，仅产生极少的能量。作为判断无氧代谢和反映组织灌注不足的指标，血浆乳酸/丙酮酸比值升高优于单独的乳酸测定。外源性三酰甘油（甘油三酯）类清除减少和肝脂肪生成增加可使血清三酰甘油浓度显著升高。此外，蛋白质分解增加以用作能量底物，人体负氮平衡形成，如果病程延长，会导致严重的肌萎缩。

炎症反应

固有免疫系统产生的广泛的促炎介质信号网络的激活在休克进展中发挥显著作用，并且是导致多器官损伤、多脏器功能障碍（MOD）和多脏器衰竭（MOF）（图 20-2）发生的重要因素。急性期打击后的幸存患者，体内很长时间里仍存在内源性反向调节反应来“关闭”或平衡过度的促炎症反应。若平衡恢复，则患者状态较好。若反应过度，则会抑制获得性免疫，患者极易继发院内感染，这会进一步驱动炎症反应并导致延时的 MOF。

休克和组织损伤会激活多种体液介质。经典和旁路通路激活的补体级联反应，可产生过敏毒素 C3a 和 C5a。补体直接附着于损伤组织上，形成 C5～C9 攻击复合物，产生进一步的细胞损伤。凝血级联的激活导致微血管血栓的形成，以及后续的纤维蛋白溶解，造成反复发生缺血与再灌注。凝血系统的成分（如凝血酶）是强力的促炎介质，能够促进内皮细胞黏附分子的表达，激活中性粒细胞，导致微血管损伤。凝血作用还能活化激肽释放酶-激肽原级联反应，造成低血压。

类花生酸类是花生四烯酸代谢中作用于血管并具有免疫调节作用的产物，包括前列腺素（PGs）和血栓素 A_2，以及脂氧合酶衍生的白三烯类和脂氧素类。血栓素 A_2 是造成休克过程中肺动脉高压和肾小管坏死的强有力的血管收缩剂。PGI_2 和 PGE_2 是增加毛细血管通透性和水肿形成的强效血管扩张剂。半胱氨酰白三烯类 LTC_4 和 LTD_4 是介导过敏性血管反应和脓毒症或组织损伤导致的休克状态的关键介质。LTB_4 是强力的中性粒细胞趋化剂和促分泌剂，刺激活性氧的形成。血小板活化因子，是一种以醚连接的包含二十碳四烯醇的磷脂介质，能够造成肺血管和支气管收缩，全身血管舒张，毛细血管通透性增加，并能激活巨噬细胞和中性粒细胞产生更高水平的炎症介质。

肿瘤坏死因子 α（TNF-α），由活化的巨噬细胞产生，可诱导人体出现多种休克相关表现，包括低血压、乳酸酸中毒和呼吸衰竭。白细胞介素 1β（IL-1β），最初被定义为“内源性致热源”，由组织中的巨噬细胞分泌，对炎症反应起关键作用。这两种因子在创伤和休克的早期显著升高。IL-6 也主要由巨噬细胞分泌，尽管其峰浓度的出现稍有延迟，但它是休克后延缓恢复导致 MOF 的最佳独立预测因子。炎症趋化因子如 IL-8，是中性粒细胞强烈的趋化剂和激活剂，能够上调中性粒细胞黏附分子表达来增强细胞的聚集、黏附，并且损伤血管内皮。尽管正常情况下，内皮可合成低水平 NO，但炎症反应刺激诱导性 NO 合酶亚型（iNOS）的生成，iNOS 过表达以及毒性硝酰基和氧自由基的产生导致脓毒症的高动力型心血管反应与组织损伤。

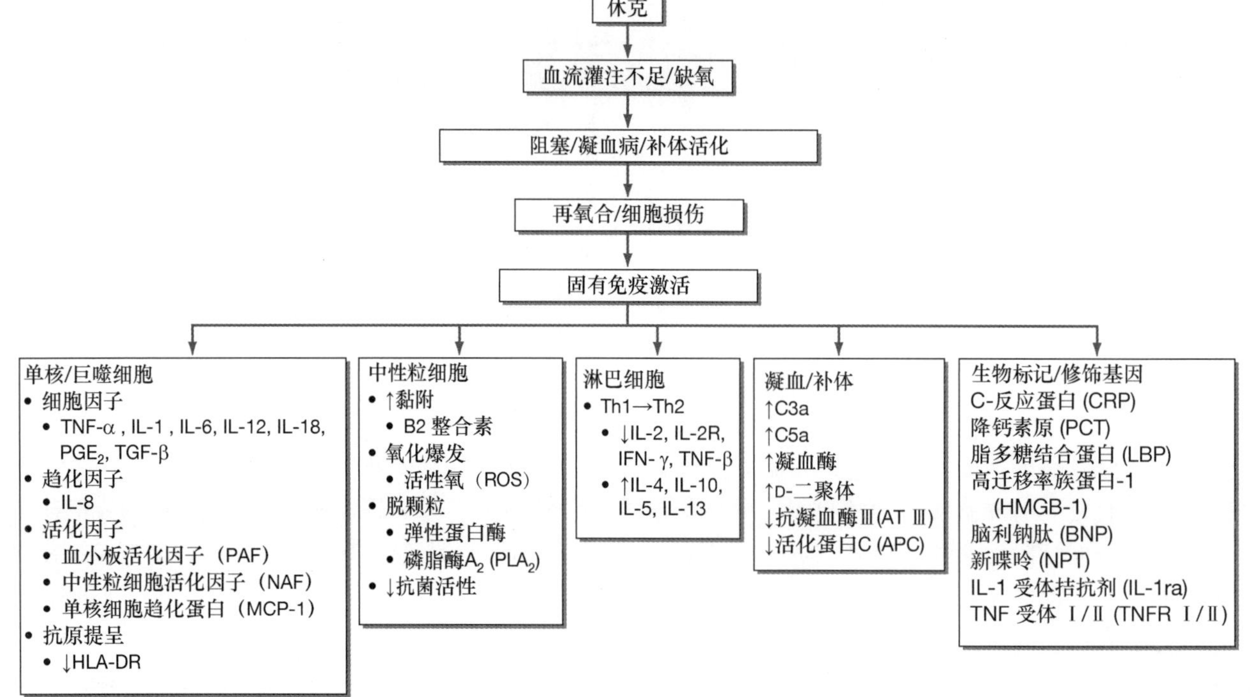

图 20-2　休克的宿主免疫反应图解。IFN，干扰素；IL，白细胞介素；PG，前列腺素；TGF，肿瘤生长因子；TNF，肿瘤坏死因子

多种炎症细胞，包括中性粒细胞、巨噬细胞和血小板，在炎症介导的损伤中发挥主要作用。微循环中活化的中性粒细胞附着血管壁是休克的常见病理表现，通过释放毒性氧自由基、脂肪酶（主要是 PLA_2）和蛋白酶类造成二次损伤。高水平的活性氧中间体/活性氧（ROI/ROS）迅速消耗内源性重要抗氧化剂，并且产生弥漫性的氧自由基损伤。控制缺血再灌注损伤的新尝试包括用一氧化碳、硫化氢，或其他能够降低氧化剂应激的药物治疗。实际上，组织中的巨噬细胞产生炎症反应的所有主要介质，控制炎症反应的进程和持续时间。激活单核/巨噬细胞的一个主要途径是通过高度保守的细胞膜 TOLL 样受体（TLRs），TLRs 能够识别 DAMPs，例如组织损伤释放的 HMGB-1，以及病原相关分子模式（PAMPs），例如病原微生物释放的内毒素。TLRs 在慢性炎症中也发挥重要作用，如克罗恩病、溃疡性结肠炎和移植排斥反应。个体反应的差异性是一种遗传易感性，并且部分是由于基因序列的突变影响多种炎症介质的产生和功能。

治疗　休克

监测

休克患者需要在重症监护治疗病房（ICU）监护。必须对生理状态进行仔细且连续地评估。应持续监测通过留置线测定的动脉压、脉搏和呼吸频率，插入 Foley 导尿管监测尿量，并时常评估精神状态。镇静的患者要每天唤醒（“药品假期”）来评估其神经系统状况，并缩短呼吸机支持的持续时间。

目前，在 ICU 中应用肺动脉导管（PAC；Swan-Ganz 导管）的指征还存在争议。一项近期的循证医学分析显示 PAC 的使用并不能改变成年 ICU 患者的死亡率、住院时间及费用。大部分 ICU 患者在不使用 PAC 的情况下能够被安全地管理。但是在伴有显著活动性出血、容量波动，以及潜在的心功能不全的休克患者中，PAC 可能有用。PAC 通过经皮锁骨下静脉或颈静脉穿刺置入，经过中心静脉和右心，到达肺动脉。采集到的右心房近端和肺动脉远端的数据可用于评估灌注并测定心排血量。漂浮导管可测定右房压、肺动脉压（PAPs）和肺毛细血管楔压（PCWP），PCWP 可作为左房压的近似值。正常血流动力学参数和衍生参数见表 20-2。

心排血量由热稀释法检测，可用高分辨率的热敏电阻检测右心室舒张末期容积，从而进一步监测右心对液体复苏的反应。带血氧计端口的肺动脉导管还可用于实时监测混合静脉血氧饱和度，后者可作为全身组织灌注状况的重要指标。血液通过血管床后的压力差除以心排血量即为体循环及肺循环阻力。测量动脉和静脉血中的血氧含量，心排血量与血红蛋白浓度，可计算出氧输送、耗氧量和氧摄取率（表 20-3）。血流动力学形式与各种休克类型之间的关系见表 20-4。

表 20-2　正常血流动力学参数

参数	计算公式	正常值
心排血量（CO）	SV×HR	4～8L/min
心脏指数（CI）	CO/BSA	2.6～4.2 L/（min·m^2）
每搏输出量（SV）	CO/HR	50～100 mL/beat
体循环血管阻力（SVR）	[（MAP－RAP）/CO]×80	700～1600 dynes·s/cm^5
肺循环阻力（PVR）	[（PAP_m － PCWP）/CO]×80	20～130 dynes·s/cm^5
左心室每搏功（LVSW）	SV（MAP － PCWP）×0.0136	60～80 g-m/beat
右心室每搏功（RVSW）	SV（PAP_m－RAP）	10～15 g-m/beat

缩写：BSA，体表面积；HR，心率；MAP，平均动脉压；PAP_m，平均肺动脉压；PCWP，肺毛细血管楔压；RAP，右房压

表 20-3　氧运输计算

参数	计算	正常值
血红蛋白携氧能力		1.39 ml/g
血浆氧含量		Po_2×0.0031
动脉血氧含量（CaO_2）	1.39 SaO_2+0.0031 PaO_2	20vol%
静脉血氧含量（CvO_2）	1.39 SvO_2+0.0031 PvO_2	15.5 vol%
动静脉血氧含量差（CaO_2-CvO_2）	1.39（SaO_2-SvO_2）+0.0031（PaO_2-PvO_2）	3.5 vol%
氧输送（DO_2）	CaO_2×CO（L/min）×10（dl/L）1.39 SaO_2×CO×10	800 ～ 1600 ml/min
氧摄取（VO_2）	（CaO_2-CvO_2）×CO×10 1.39（SaO_2-SvO_2）×CO×10	150 ～ 400 ml/min
氧输送指数（DO_2I）	DO_2/BSA	520～720 ml/（min·/m^2）
氧摄取指数（VO_2I）	VO_2/BSA	115～165 ml/（min·m^2）
氧摄取率（O_2ER）	[1-（·VO_2/·Do_2）]×100	22%～32%

缩写：BSA，体表面积；CO，心排血量；PO_2，氧分压；PaO_2，动脉血氧分压；PvO_2，静脉血氧分压；SaO_2，动脉血氧饱和度；SvO_2，静脉血氧饱和度

表 20-4　各种类型休克的生理学特征

休克类型	CVP 和 PCWP	心排血量	体循环阻力	静脉氧饱和度
低血容量性	↓	↑	↑	↓
心源性	↑	↓	↑	↓
脓毒性				
高动力型	↓↑	↑	↓	↑
低动力型	↓↑	↓	↑	↓↑
创伤性	↓	↓↑	↑↓	↓
神经源性	↓	↓	↓	↓
肾上腺功能减退性	↓	↓	=↓	↓

缩写：CVP，中心静脉压；PCWP，肺毛细血管楔压

在休克的复苏过程中，快速恢复组织灌注与氧输送、血流动力学稳定和心功能非常重要。治疗的合理目标是恢复正常的混合静脉血氧饱和度和动静脉氧摄取率。为了增强氧输送，可单独或同时增加红细胞数量、动脉氧饱和度和心排血量。耗氧量不随氧输送的增加而变大，表明氧利用率是足够的且耗氧量不是血流依赖性的。相反，耗氧量增加伴有氧输送增加则表明氧供不足。然而，需要谨慎解释，由于氧输送、心脏做功和耗氧量增加之间存在相互联系。体循环阻力降低同时伴有心排血量增加提示组织灌注改善而使代偿性血管收缩得到逆转。根据心功能状况逐步扩充血容量可确定心脏的最佳前负荷（Starling 定律）。休克患者复苏策略见图 20-3。

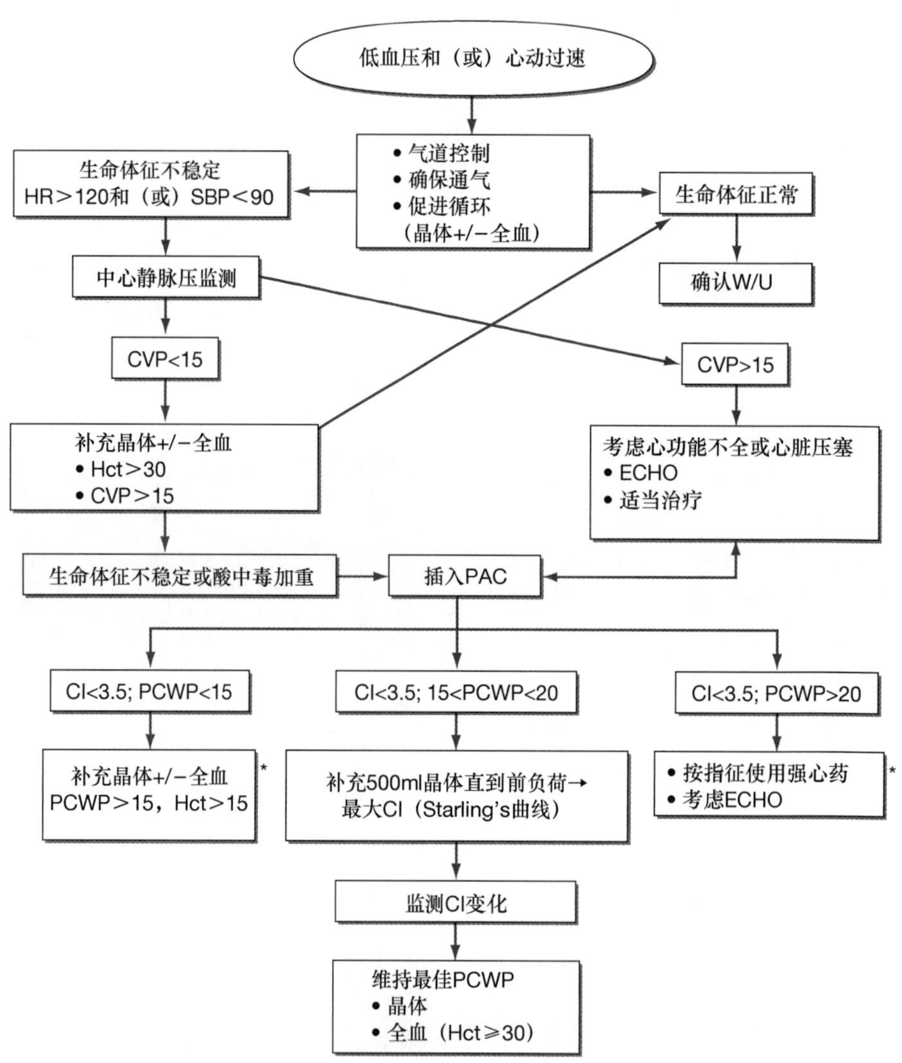

图 20-3　休克患者的复苏流程。 * 监测 SvO_2、SVRI 和 RVEDVI 作为校正灌注和低血容量的附加指标。考虑年龄校正的 CI。CI，心脏指数，单位为 L/（min · m^2）；CVP，中心静脉压；ECHO，超声心动图；Hct，血细胞比容；HR，心率；PAC，肺动脉导管；PCWP，肺毛细血管楔压，单位 mmHg；RVEDVI，右室舒张末期容积指数；SBP，收缩压；SvO_2，混合静脉血氧饱和度；SVRI，体循环血管阻力指数；VS，生命体征；W/U，检查

特定类型的休克

低血容量性休克

这种最常见的休克形式可能是由于出血造成红细胞和血浆的丢失，或由于血管外液潴留或者胃肠道失水、排尿和不显性失水引起的单纯血浆丢失所致。非出血性低血容量休克的症状和体征与出血性低血容量休克一样，但起病更为隐匿。人体对血容量减低的正常生理性反应是维持脑和心脏的灌注，并试图恢复有效循环血容量。此时有交感活性增加、过度换气、静脉容量血管塌陷和应激激素释放，并通过募集间质与细胞内液体和减少尿量等来弥补血管内失去的容量。

轻度低血容量（≤20%血容量）会发生轻微的心动过速，但几乎没有外部体征，特别是卧床的年轻患者（表20-5）。中度低血容量（20%～40%血容量），患者逐渐出现焦虑和心动过速，尽管仰卧位时仍能维持血压正常，但可能存在明显的体位性低血压和心动过速。若为重度低血容量（≥40%血容量），会出现典型的休克表现，甚至在平卧位都会出现血压下降、血压不稳定。患者出现明显的心动过速、少尿、躁动或意识模糊。除非休克非常严重，中枢神经系统的灌注仍能较好维持。因此，精神萎靡是预后不良的临床征兆。由轻度低血容量性休克进展为重度休克可以很隐匿或极为迅速。如果重度休克不能迅速纠正，患者将很快死亡，特别是高龄及有合并症的患者。重度休克时只有很窄的时间窗来进行积极的液体复苏以逆转生理紊乱，否则将发生进展性失代偿及不可逆的细胞损伤。

诊断 有血流动力学不稳定体征以及明显的容量丢失时容易诊断低血容量休克。失血隐匿时诊断更困难，如胃肠道出血或仅有单纯的血浆流失时。即使急性出血后，在代偿性液体转移或者补充外源性液体前，血红蛋白浓度和血细胞比容不会发生改变。因此，初始的血细胞比容正常并不能证明没有明显的失血。血浆丢失会引起血液浓缩，并且游离水丢失引起高钠血症，这些表现也能提示低血容量的存在。

区分低血容量性和心源性休克非常关键（第二十二章）。因为尽管两者最初都可对容量有反应，但最终的治疗方法明显不同。两者均伴有心排血量减少和代偿性交感神经反应，其特征是心动过速和体循环血管阻力增高。然而，心源性休克可出现颈静脉怒张、水泡音和第三心音奔马律，可以此与低血容量休克鉴别，此时持续的补液是不可取的，会加重器官功能障碍。

治疗 低血容量性休克

表 20-5 低血容量性休克

轻度（＜20%血容量）	中度（20%～40%血容量）	重度（＞40%血容量）
肢端变冷	肢端变冷，加上：	肢端变冷，加上：
毛细血管再充盈时间延长	心动过速	血流动力学不稳定
出汗	呼吸急促	明显的心动过速
静脉塌陷	少尿	低血压
焦虑	体位改变	意识状态恶化（昏迷）

液体复苏早期需要迅速恢复有效循环血容量，同时控制体液持续的丢失。根据Starling定律，随着前负荷增高，每搏输出量和心排血量会增加。复苏后，由于心肌间质液体量的增加，心室的顺应性会降低。因此常需要提高充盈压来维持足够的心室功能。

液体复苏开始时通过大孔径静脉导管快速灌注等渗盐水（要小心避免因丢失碳酸氢盐和过度补充氯化物引起的高氯性酸中毒），或平衡盐溶液，如乳酸林格溶液（注意其中含钾并可致肾功能不全）。关于采用少量高渗盐以更快速恢复血压的研究，特别是重度创伤性脑损伤（TBI）患者，结果存在差异，但倾向于改善生存率，认为与免疫调节有关。已证实，胶体的使用无明显益处，在创伤患者特别是TBI患者中与高死亡率相关。20～30分钟内输注2～3L盐水可以恢复正常的血流动力学参数。持续的血流动力学不稳定意味着休克没有得到纠正和（或）存在显著的持续出血或体液丢失。持续的急性失血伴血红蛋白浓度降低到≤100 g/L（10 g/dl）时应开始输血，首选完全交叉配型、新鲜库存血（＜14天）。因为输注的晶体溶液和库存的浓缩红细胞（PRBC）中都缺乏凝血因子，复苏后的患者常出现凝血功能障碍。在大量输血［新鲜冷冻血浆（FFP）和血小板］时，早期采用PRBC∶FFP按1∶1比例进行成分输血，似乎能提高生存率。在极度紧急情况下，也可输注特定类型或O型血的浓缩红细胞。对于严重和（或）持续的低血容量性休克，可能需要使用去甲肾上腺素、血管加压素或者多巴胺来维持适当的心室功能，但只有在血容量已恢复的情况下才可使用上述药物。液体复苏不充分使外周血管收缩增强，会导致组织损伤甚至器官功能衰竭。一旦出血得到控制且患者病情已稳定，不应持续输血，除非血红蛋白低于7 g/dl。研究证实这种限制性输血策略能够提高患者生存率。

成功的液体复苏也需要呼吸功能的支持。应给予患者氧疗，可能需进行气管插管以维持动脉血氧合。单纯失血性休克行液体复苏后，患者终末器官的损伤概率要低于脓毒性或创伤性休克。这可能是由于单纯失血性休克时，没有炎性固有免疫反应的大量激活及随之而来的非特异性器官损伤和衰竭。

创伤性休克

创伤导致休克的原因主要是失血。然而，即使当失血得到控制，患者仍可存在持续的血浆容量丢失，即血进入损伤的组织间质。液体的丢失伴随着损伤诱导的炎症反应，从而导致继发性的微循环受损。损伤组织释放的损伤相关分子模式（DAMPs）被高度保守的TLR家族（见上述“炎症反应”）膜受体所识别，诱导促炎介质产生。TLRs分布于多种固有免疫细胞，特别是循环单核细胞、组织中的巨噬细胞和树突细胞，在细胞损伤时强烈激活过度的炎症反应。过度炎症反应导致继发性组织损伤和血流分布不均，加剧组织缺血并导致多器官系统衰竭。另外，心脏、胸部或者头部的直接结构性损伤也能导致休克。例如，心脏压塞或张力性气胸影响心室充盈，而心肌挫伤使心肌收缩力下降。

治疗　创伤性休克

当创伤导致的血容量不足使得患者无法维持收缩压≥90 mmHg时，死亡率高达约50%。因此，必须迅速开始治疗，以阻止内稳机制的失代偿。

对于严重创伤患者的初始处理需要关注复苏的ABCs：保持气道开放（airway，A）；有效的通气（breathing，B）；保证适当的血容量以支持循环（circulation，C）。需立即关注持续的出血的控制。早期稳定骨折，清创术去除坏死或污染组织，以及血肿的清除均能降低损伤引发的炎症反应，使损伤组织释放的DAMPs水平及随后的弥漫性器官损伤降到最低。此外，补充耗竭的内源性抗氧化物也能减轻器官衰竭并降低死亡率。

心源性休克

见第二十二章。

压缩性心源性休克

外源性压迫导致心脏及周围结构顺应性下降，从而降低充盈压，使舒张期充盈不足，每搏输出量降低。心包腔扩张能力差，在其内存留血液或其他液体时可导致心脏压塞。任何升高胸内压的原因，如张力性气胸、腹腔脏器通过横膈疝出或者过高正压通气也能导致压缩性心源性休克的发生，此时静脉回流受阻、前负荷降低。虽然在早期对扩容后的充盈压增加易起反应，但随着压迫加重可发生心源性休克。在不可逆休克发生前，通过容量负荷获益的时间窗非常短暂。诊断与干预必须非常迅速。

压缩性心源性休克的诊断通常基于临床表现、胸片及超声心动图。在创伤患者中，当低血容量与心脏压迫同时存在时，压缩性心源性休克的诊断可能更加困难。心脏压塞的典型临床表现包括低血压、颈动脉怒张及心音遥远三联征。可有奇脉（例如，吸气时收缩压下降大于10 mmHg）。确诊依赖于超声心动图，而治疗手段包括即刻心包穿刺或剑突下心包开窗术。张力性气胸表现为患侧呼吸音降低，气管向健侧偏移及颈静脉怒张。放射学表现为胸内容积增加，患侧横膈压低，纵隔向健侧偏移。当患者有张力性气胸临床表现时就要立即采取措施降低胸腔压力，而非坐等胸部放射学结果。胸腔排气、恢复正常的心血管动力学，既有诊断意义也有治疗意义。

脓毒性休克

见第二十一章。

神经源性休克

高位颈椎损伤，脊椎麻醉部位不慎偏向头侧，或严重的头部创伤可阻断控制血管舒缩的交感神经输入，导致神经源性休克。不仅发生小动脉扩张，静脉也会扩张导致静脉系统淤积，从而减少静脉回流并降低心排血量。神经源性休克时往往四肢温暖，不同于低血容量性或心源性休克时常见的交感神经兴奋、血管收缩所导致的四肢厥冷。治疗方法应同时针对相对血容量不足与血管张力丧失。如果治疗措施仅为补充液体，要恢复正常的血流动力学需要过量的液体容量。一旦排除出血，可能有必要使用去甲肾上腺素或选择性α肾上腺素能药物（苯肾上腺素）来增加血管阻力及维持适当的平均动脉压。

肾上腺功能减退性休克

正常情况下，人体面临疾病、手术或者创伤等应激时，肾上腺需要分泌超过生理量的皮质醇。肾上腺功能减退性休克发生于未诊断的肾上腺功能减退患者并发急性疾病或行大手术等导致的应激反应时。肾上腺皮质功能减退症可因长期给予大剂量的外源性糖皮质激素所致。另外，近期研究发现，危重症，包括创伤和脓毒症，也可诱发肾上腺功能相对低下状态。其他较少见的病因包括继发于特发性萎缩的肾上腺功能减退、气管插管时使用依托咪酯、结核病、代谢性疾病、双侧肾上腺出血以及淀粉样变性。肾上腺功能减退性休克的特征为人体的内稳态破坏，伴体循环阻力下降、血容量不足及心排血量降低。通过促肾上腺皮质激素（ACTH）刺激试验可以诊断肾上腺功能减退。

治疗　肾上腺功能减退性休克

对于血流动力学持续不稳定的患者，需经静脉给予地塞米松磷酸钠 4 mg。地塞米松不同于氢化可的松，它不会对 ACTH 刺激试验结果产生影响，因此经验性治疗时首选地塞米松。当人体对 ACTH 刺激无反应（刺激后皮质醇浓度变化≤9μg/dl）时，可诊断肾上腺皮质功能绝对或相对减退，此时若每 6～8 小时给予 100 mg 氢化可的松至血流动力学稳定后逐渐减量，可降低患者死亡风险。同时，需要液体复苏和给予升压药物，是否有必要同时应用盐皮质激素尚不清楚。

辅助治疗

拟交感神经胺类多巴酚丁胺、多巴胺和去甲肾上腺素已广泛应用于所有类型的休克治疗。多巴酚丁胺具有正性肌力作用，同时能降低后负荷，因此能够最大限度减轻心排血量增加导致的心脏耗氧量增加。多巴胺具有变力性和变时性效应，在外周血管舒张导致血压降低时能够增加血管阻力。去甲肾上腺素主要通过血管收缩和增加心肌耗氧量来维持血压，而使外周组织例如肢体和内脏器官有缺血甚至坏死的风险，但它也具有正性肌力作用而无明显的负性频率作用。抗利尿激素（精氨酸加压素）能够增加心脏后负荷，更好地保护重要器官血流灌注及防止病理性的血管舒张，因此应用越来越多。

复温

低体温是大量液体复苏后常见的不良后果。冷藏血液制品和室温下的晶体溶液如果没有经过加温装置升温就大量输注体内，能够迅速降低人体核心温度。低体温可抑制心脏收缩力，从而进一步降低心排血量和氧输送/利用。低体温，尤其当体温＜35℃（＜95 ℉）时，能够直接损害凝血通路，有时能够导致明显的凝血病。因此迅速复温使体温＞35℃（＞95 ℉）能显著降低对血液制品量的需求，改善心功能。复温最有效的方法是通过股静脉穿刺置管进行血管内对流加温。这种方法不需要泵，能在 30～60 分钟内使患者体温从 30℃复温至 35℃（86～95 ℉）。

第二十一章　严重脓毒症和脓毒性休克

Severe Sepsis and Septic Shock

Robert S. Munford　著
（周庆涛　译）

定义

（表 21-1）动物的机体通过调动局部和全身反应来应对穿过上皮屏障而进入皮下组织的微生物。全身反应的主要的征象包括发热或低体温、白细胞增多或减少、呼吸急促和心动过速。迄今为止，感染引起有害的全身反应（脓毒症）的定义仍在不断完善中，其特异性仍不能满足临床需要，部分原因是感染、创伤和其他刺激导致的全身反应非常类似。一般来说，确诊或高度怀疑感染并且伴有非感染器官的功能障碍时，应称之为脓毒症（或严重脓毒症）。脓毒性休克指的是脓毒症伴有补液难以纠正的低血压。

病因

任何种类微生物都可能导致有害的全身反应，这并非均由微生物直接入血所致，因为局部炎症同样可以诱发远处器官功能障碍和低血压。实际上，只

表 21-1 用于描述脓毒症患者状况的概念

菌血症	血培养阳性证明血液中存在细菌
可能有害的全身性反应征象	符合以下至少 2 项：①发热［口腔温度＞38℃（＞100.4 ℉）］或低体温［＜36℃（＜96.8 ℉）］；②呼吸急促（＞24 次/分）；③心动过速（心率＞90 次/分）；④白细胞增多（＞12 000/μl），白细胞减少（＜4000/μl），或杆状核粒细胞百分比＞10％
脓毒症（或严重脓毒症）	针对感染产生的有害宿主反应、对确诊或可疑感染产生的全身反应伴有器官功能障碍，如： 1. 心血管：补液后动脉收缩压≤90 mmHg 或平均动脉压≤70 mmHg 2. 肾：充分液体复苏后尿量仍＜0.5 ml/（kg·h）至少 1 h 3. 呼吸：PaO_2/FiO_2≤250，或只有肺功能障碍时≤200 4. 血液：血小板计数＜80 000/μl 或 3 天内降低 50％ 5. 无法解释的代谢性酸中毒：pH 值≤7.30 或碱缺失≥5.0mEq/L，血乳酸水平＞正常上限的 1.5 倍
脓毒性休克	脓毒症伴有低血压（动脉收缩压＜90 mmHg 或较基础值下降超过 40 mmHg）至少 1 h，充分液体复苏不能纠正[a] 或 需要升压药物以维持收缩压≥90 mmHg 或平均动脉压≥70 mmHg
难治性脓毒性休克	脓毒性休克持续超过 1 h，且液体复苏和升压药无效

[a]充分液体复苏的标准为肺动脉楔压≥12 mmHg 或中心静脉压≥8 mmHg

有 20％～40％的严重脓毒症患者和 40％～70％的脓毒性休克患者血培养能分离到细菌或真菌。2007 年，一项包括 75 个国家、14 414 例 ICU 患者的流行病学研究表明，ICU 患者中 51％为感染性疾病患者，其中呼吸系统感染最常见（64％）。70％的感染患者微生物学结果阳性，分离菌中 62％为革兰氏阴性菌（假单胞菌和大肠埃希菌最常见），47％为革兰氏阳性菌（金黄色葡萄球菌最常见），19％为真菌（念珠菌）。病原菌分布与 10 年前美国 8 个医学中心报道的结果类似（表 21-2）。血培养阴性的患者中，病原体常通过感染部位组织培养或显微镜检查而明确，也可在血液或组织中特异性检测微生物 DNA 或 RNA。在一些病例分析中，大多数患者具有严重脓毒症或脓毒性休克临床表现而缺乏微生物学资料。

流行病学

在美国，主要因严重脓毒症而死亡的患者每年＞200 000 例。在过去 30 年间，严重脓毒症和脓毒性休克的发病率呈上升趋势，现在每年病例数＞750 000（3 例/1000）。大约 2/3 发生于具有严重基础疾病的患者。脓毒症相关的发病率和死亡率随着年龄及合并症增加而增加。美国严重脓毒症发病率的增加与人口老龄化、慢病患者寿命延长相关，并好发于获得性免疫缺陷综合征（AIDS）患者。此外，免疫抑制剂、留置导管、医疗器械的广泛应用也有一定影响。在前述国际 ICU 流行病学研究中，感染患者死亡率（33％）远高于非感染患者（15％）。

侵入性细菌感染是世界上导致死亡的主要原因，尤其在儿童中。在撒哈拉以南非洲地区，对血培养阳性结果进行分析发现，1 岁以上儿童的死亡中至少 1/4 是社区获得性菌血症导致的，最常见的病原菌为非伤寒沙门菌属、肺炎链球菌、流感嗜血杆菌和大肠杆菌。菌血症儿童多伴有 HIV 感染或严重营养不良。

病理生理

脓毒症常由细菌或真菌触发，而在免疫功能正常的患者中，这些微生物通常不会导致系统性疾病（表 21-2）。这些微生物常常利用宿主获得性防御缺陷、留置导管或其他异物、引流管堵塞而在人体中生存。病原微生物可以规避先天防御，因为它们①缺乏能够被宿主受体识别的分子（见下文）或②具有复杂毒素或

表 21-2 8 个医学中心严重脓毒症的微生物学分布

微生物	血流感染，％（n=436）	明确感染但无血流感染，％（n=430）	总计，％（n=866）
革兰氏阴性菌[a]	35	44	40
革兰氏阳性菌[b]	40	24	31
真菌	7	5	6
多种微生物	11	21	16
经典病原体[c]	＜5	＜5	＜5

[a]肠杆菌、假单胞菌、嗜血杆菌，其他革兰氏阴性菌；[b]金黄色葡萄球菌、凝固酶阴性葡萄球菌、肠球菌、肺炎链球菌，其他链球菌，其他革兰氏阳性菌；[c]如脑膜炎奈瑟菌、肺炎链球菌、流感嗜血杆菌、化脓性链球菌

来源：Adapted from KE Sands et al：JAMA 278：234，1997.

其他毒性因子。在这两种情况下，人体会产生剧烈的炎症反应导致脓毒症或脓毒性休克，但依然不能杀灭入侵者。脓毒性反应也可以由微生物外毒素诱发，其作用相当于许多致病病毒的超级抗原作用（例如，中毒性休克综合征毒素1)。

识别微生物的宿主机制 动物机体具有异常敏感的机制来识别某些高度保守的微生物分子结构并做出反应，被人们研究最多的是其识别脂多糖（LPS，也称为内毒素）的脂质A部分。宿主蛋白（LPS结合蛋白）结合脂质A并将LPS转移至单核细胞、巨噬细胞、中性粒细胞表面的CD14。然后LPS被传递给MD-2，这种小受体蛋白绑定到Toll样受体（TLR）4上形成一个分子复合物，将LPS的识别信号转导至细胞内部。这个信号迅速触发介质的产生和释放，如肿瘤坏死因子（TNF，见下文)，介质可放大LPS信号并将其发送给其他细胞和组织。细菌肽聚糖和脂肽引起机体反应的机制与LPS类似，尽管它们与不同的TLRs相互作用。拥有众多基于TLR的受体复合物（人类中已发现10种不同的TLRs）使得动物能够识别多个保守的微生物分子，其他包括脂肽（TLR2/1，TLR2/6)、鞭毛蛋白（TLR5)、去甲基DNA CpG序列（TLR9)、单链RNA（TLR7，8）和双链RNA（TLR3)。一些TLRs作为宿主配体（例如透明质素、硫酸乙酰肝素、饱和脂肪酸、高迁移率族蛋白1）受体的能力使得它们能够在产生非感染脓毒症样状态的过程中发挥作用。宿主识别微生物的其他重要识别蛋白包括：细胞内NOD1和NOD2蛋白，能够识别细菌肽聚糖的离散片段；炎性体，识别一些病原体并产生白细胞介素（IL）-1β和IL-18；早期补体成分（主要在替代途径)；甘露糖结合凝集素和C-反应蛋白，可以激活经典补体途径；Dectin-1和补充受体3，可以识别真菌β-葡聚糖。

宿主识别某些微生物分子的能力既可以影响自身防御效力，也可以影响严重脓毒症的发病机制。例如，MD-2-TLR4对具有双磷酸六酰基类脂A部分（如具有两个磷酸盐和六脂肪酰基链）的LPS识别能力最强。触发严重脓毒症和脓毒性休克的大部分共生需氧和兼性厌氧革兰氏阴性菌（包括大肠杆菌、克雷伯菌属和肠杆菌）具有这种脂质结构。它们可通过损伤的上皮屏障侵犯人体，并通常局限于皮下组织产生局部炎症反应。如果发生菌血症，则呈间歇性发作且程度较轻，这是由于TLR4表达的肝巨噬细胞和脾巨噬细胞能有效地将这些细菌从血液中清除。这些黏膜共生菌诱发严重脓毒症的途径常常是触发严重的局部组织炎症而不是菌血症，但脑膜炎奈瑟菌是一个例外。它的六酰基LPS似乎被其多糖外壳屏蔽而不能被宿主识别，这种保护机制使得脑膜炎球菌经鼻咽部黏膜入血而未被识别，进而感染血管内皮细胞并且释放大量的内毒素和DNA。宿主识别脂质A仍然能够影响发病机制，因为血中分离到产五酰基LPS脑膜炎球菌感染患者比产六酰基脂质A菌株感染患者凝血功能障碍要轻一些；酰基化的脑膜炎奈瑟菌LPS也在许多从慢性脑膜炎球菌菌血症患者分离出的菌株中被发现。相反，产生少许六酰基链脂质A的革兰氏阴性菌（鼠疫耶尔森菌、兔热病杆菌、创伤弧菌、铜绿假单胞菌、伯克霍尔德菌，等等）难以被MD-2-TLR4识别。这些细菌进入机体，初始诱发相对较轻的炎症，当其在组织和血液大量扩增后才诱发严重脓毒症。LPS识别在疾病发病中的重要性是由鼠疫耶尔森毒理株工程证明的，在37℃使四酰基LPS产生六酰基LPS，突变株随即刺激产生局部炎症并很快被从组织清除。这些发现随后在兔热病杆菌中被复制。至少一大类微生物（即革兰氏阴性需氧菌）脓毒症发病取决于（至少是部分取决于）细菌的主要信号分子LPS能否被宿主识别。

宿主应对入侵微生物的局部和全身反应 组织巨噬细胞识别微生物分子触发宿主产生和（或）释放大量分子（细胞因子、趋化因子、前列腺素、白三烯和其他)，导致感染组织血流增加（红)、局部血管通透性增加（肿)、募集中性粒细胞和其他细胞至感染部位（热）并引起疼痛（痛)。这些反应是局部炎症反应的元素，是机体清除入侵微生物的一线机制。全身反应通过下丘脑和脑干的神经和（或）体液调节而激活，这些反应通过增加感染部位的血流而加强局部防御，增加循环中的中性粒细胞以及升高血中大量具有抗感染功能的分子水平（如前述微生物识别蛋白)。

细胞因子和其他介质 细胞因子能发挥内分泌、旁分泌和自分泌功能。TNF-α刺激白细胞和血管内皮细胞释放其他细胞因子（以及额外的TNF-α)，以表达细胞表面分子从而增强中性粒细胞在感染部位内皮黏附功能，并增加前列腺素和白三烯的产生。大多数严重脓毒症和脓毒性休克患者的血TNF-α水平升高，而在局部感染患者中并不升高。此外，静脉输注TNF-α可引起发热、心动过速、低血压和其他反应。在动物实验中，大剂量TNF-α可以诱发休克和死亡。

尽管TNF-α是一个中枢介质，但它只是有助于宿主内在防御的众多促炎症因子之一。以IL-8和IL-17为主的趋化因子将循环中的中性粒细胞吸引到感染部位。IL-1β有很多和TNF-α相同的作用。TNF-α、IL-1β、干扰素γ、IL-12、IL-17和其他促炎因子可能彼此之间并与其他介质协同作用。这种相互作用呈现非线性和多样性，因此很难解释清楚组织和血中某个因子的具体作用。

凝血因子 血管内血栓形成是局部炎症反应的标志之一，可能有助于隔离入侵微生物并且防止感染和炎症播散至其他组织。IL-6和其他介质最初通过诱导血单核细胞和血管内皮细胞表达组织因子而促进血管内凝血。当组织因子表达于细胞表面时，其绑定因子Ⅶa形成活性复合物，可以将因子Ⅹ和Ⅸ转变为其活性形式。结果是外源性与内源性凝血途径均被激活，最终产生纤维蛋白。蛋白C-蛋白S抑制功能受损，抗凝血酶、蛋白C和蛋白S减少，也促进凝血，而纤溶酶原激活物抑制剂1血浆水平增加导致纤维蛋白溶解减少。于是出现血管内纤维蛋白沉积、血栓形成和出血的明显倾向，这种倾向在血管内皮感染患者中最明显，如脑膜炎球菌血症。证据表明，组织因子这一源自白细胞的微粒是血管内凝血的潜在触发因子。脓毒症时接触系统被激活，但其对低血压的产生影响大于弥散性血管内凝血（DIC）。

中性粒细胞被微生物激动剂或IL-8刺激，释放颗粒蛋白和染色质，形成细胞外纤维状基质即中性粒细胞胞外杀菌网络（neutrophil extracellular traps，NETs）。NETs利用抗微生物颗粒蛋白（例如弹性蛋白酶）和组蛋白杀灭细菌和真菌。据报道注射大量LPS的动物中NETs可以在肝窦中形成，血小板可以诱导形成NET而无需杀伤中性粒细胞。有观点认为脓毒症时NETs在器官功能障碍产生过程中发挥作用，但尚未证实。

控制机制 局部和系统性炎症过程中均存在精细的控制机制。

1. 局部控制机制

宿主识别皮下组织中的入侵微生物通常触发免疫反应，快速杀灭入侵者，然后消退使组织得以修复。“灭火”并清理“战场”的力量是中和、灭活微生物信号的各种分子。这些分子包括细胞内因子（例如细胞因子转导信号抑制因子3和IL-1受体相关激酶3），减少中性粒细胞和巨噬细胞产生促炎介质；抗炎细胞因子（IL-10，IL-4）和衍生自必需多不饱和脂肪酸的分子（脂氧素、分解素和保护素），促进组织修复。恢复平衡可能需要微生物信号分子的失活（如LPS）；一种白细胞酶，酰氧基酰基水解酶，在小鼠实验中表明可通过灭活LPS来防止长时间炎症反应。

2. 系统性控制机制

连接微生物识别和组织中细胞反应的信号组分在血液中活性较差。例如，LPS结合蛋白在识别LPS时发挥作用，然而在血浆中它也通过将LPS分子转移进入血浆脂蛋白颗粒而封存脂质A部分，从而阻止其与细胞间的相互作用。在血中浓度很高时，LPS结合蛋白也抑制单核细胞对LPS的反应，以及CD14可溶（循环）形式与绑定在单核细胞表面LPS的剥离。

感染导致的系统性反应减少了微生物分子引起的细胞反应。即使轻症感染患者其循环中的皮质醇水平和抗炎细胞因子（例如IL-6和IL-10）也是增加的。体外实验中，糖皮质激素抑制单核细胞合成细胞因子，系统反应早期血中皮质激素水平的增加想必发挥类似的抑制作用。肾上腺素抑制TNF-α对内毒素输注做出反应，而增加和加速IL-10的释放；前列腺素E_2在单核细胞对LPS和其他细菌激动剂反应中具有类似的“重新编程”效应。皮质醇、肾上腺素、IL-10和C反应蛋白降低中性粒细胞附着于血管内皮的能力，动员它们进入循环形成白细胞增多，并防止非炎症器官的中性粒细胞-血管内皮黏附。对啮齿动物的研究发现，作为对去甲肾上腺素刺激的回应，巨噬细胞细胞因子的合成被胆碱乙酰转移酶-分泌$CD4^+$ T细胞产生的乙酰胆碱抑制，而产乙酰胆碱B细胞则减少中性粒细胞浸润到组织。多项证据表明机体对损伤和感染产生的神经内分泌反应通常可以防止远离感染部位的器官产生炎症。这也证明这些反应可能是免疫抑制。

IL-6在系统性反应中起重要作用。IL-6可由多种细胞释放，是下丘脑-垂体-肾上腺轴的重要刺激物和主要的促凝因子，诱导急性期反应从而使具有抗感染、凝血和抗炎作用的分子显著增加。例如，IL-1受体拮抗剂血液水平常远超过IL-1β，可能抑制IL-1β与受体的结合，高水平的可溶性TNF受体中和了进入循环的TNF-α。其他急性期蛋白是蛋白酶抑制剂或抗氧化剂，这可能抵消中性粒细胞或其他炎症细胞释放的潜在的有害分子。肝产生抗菌肽增多（主要由IL-6刺激）促进了铁在肝细胞、肠上皮细胞和红细胞的吸收，这种效应减少入侵微生物对铁的获取，同时在炎症相关正细胞、正色素贫血发生过程中起一定作用。

可以这样说，针对感染病原体的局部和系统反应都能让宿主在许多重要方面获益。这些反应中的大多数及其相应分子在动物进化过程中高度保守，因此可能是自适应的。阐明它们如何变得无法适应和产生破坏作用是脓毒症研究的一个巨大挑战。

脏器功能障碍和休克 随着人体对感染反应加剧，循环细胞因子和其他分子的复合物变得非常复杂：在感染性休克患者中发现60多种分子血液水平升高。虽然促炎和抗炎因子均被发现浓度升高，但是在危重症患者中介质平衡似乎是倾向于抗炎的。例如，严重脓毒症患者血白细胞经常对诸如LPS之类的激动剂反应较差。在严重脓毒症患者中，持续的白细胞低反应性与死亡风险增加相关；同时，最重要的预测生物标记物是循环单核细胞表面的HLA-DR（Ⅱ类）分子表达减少，这是由皮质醇和（或）IL-10诱导的一种反应。B细胞凋亡、滤泡树突细胞和CD4$^+$ T淋巴细胞也与免疫抑制状态的产生显著相关。

内皮损伤 由于血管内皮在调节血管张力、血管通透性和凝血方面具有重要作用，许多研究者都认为血管内皮广泛损伤是导致多器官功能障碍的主要机制。与这种想法一致，一项研究发现脓毒症患者外周血中存在大量的血管内皮细胞。白细胞来源的介质和血小板-白细胞-纤维蛋白血栓可能是造成血管损伤的原因，但血管内皮似乎也发挥了作用。刺激物如TNF-α诱导血管内皮细胞产生和释放细胞因子、促凝分子、血小板活化因子、一氧化氮和其他介质。此外，调控细胞黏附分子促进中性粒细胞黏附于内皮细胞。尽管这些反应可以将吞噬细胞吸引到感染部位并且激活它们的抗菌活性，但内皮细胞的活化也可以促进血管通透性增加、小血管血栓形成、DIC和低血压。

由于内皮细胞肿胀、循环红细胞变形能力下降、白细胞-血小板-纤维蛋白血栓或水肿液挤压作用等导致管腔狭窄，进而引起功能性毛细血管减少，从而导致氧合下降。另一方面，舌微循环正交偏振光谱成像研究发现脓毒症相关毛细血管血流紊乱可以通过在舌表面使用乙酰胆碱或静脉使用硝普钠而得以逆转，这些发现提示毛细血管充盈减少存在神经内分泌基础。组织氧利用也可以通过氧化磷酸化和ATP产生减少，糖酵解增加这种变化（可能由一氧化氮诱发）而导致受损。糖酵解增加导致的乳酸局部蓄积，可能导致感染组织细胞外pH值下降、细胞代谢下降。

值得注意的是，功能障碍的“脓毒性”器官尸检时肉眼所见往往是正常的，因为通常仅存在小的坏死灶和血栓，且细胞凋亡主要限于淋巴器官和胃肠道。此外，如果患者康复则脏器功能也常恢复正常。这些发现提示严重脓毒症导致的脏器功能障碍主要是生化异常，而不是结构性的。

脓毒性休克 脓毒性休克的标志是尽管增加了升压药儿茶酚胺的水平外周血管阻力仍降低。在血管舒张阶段之前，许多患者经历了由于心肌抑制、血容量减少和其他因素导致氧输送减少的时期。在此“低动力”期间，血乳酸浓度升高、中心静脉血氧饱和度下降。补液后常伴随高动力血管舒张阶段，在此期间心排血量正常（甚至增高）并且氧耗减少，尽管氧输送是足够的。血乳酸水平正常或升高、中心静脉血氧饱和度正常化能够反映氧输送改善、组织氧摄取或左向右分流减少。

主要的降压分子包括一氧化氮、β-内啡肽、缓激肽、血小板活化因子和前列环素。抑制这些介质的合成或作用的物质能够防止或逆转内毒素性休克。然而，在临床试验中，血小板活化因子拮抗剂和缓激肽拮抗剂均未能改善脓毒性休克患者的存活率，而一氧化氮合成酶抑制剂、L-N^G-甲基精氨酸盐酸实际上还增加了死亡率。

严重脓毒症：单一发病机制？ 在一些病例中，循环中的细菌及其产物通过血管内直接刺激性炎症反应引起脏器功能障碍和低血压。例如在暴发性脑膜炎球菌菌血症患者中，死亡率与血内毒素、细菌DNA水平以及DIC的发生直接相关。相比之下，在多数其他革兰氏阴性菌感染患者中，循环中的细菌或细菌分子反映了局部组织感染尚未控制，而对远处器官没有直接影响或影响很小；在这些患者中，局部产生的炎症介质或神经信号似乎是严重脓毒症和脓毒性休克的关键触发因素。血培养阳性的大样本病例分析表明，严重脓毒症的发生风险与初始感染部位显著相关：即使在对年龄、血中分离出的病原菌种类及其他因素进行校正之后，肺部或腹部来源的血流感染与严重脓毒症相关性仍是尿路感染菌血症的8倍。第三种发病机制的代表可能是产生超级抗原的金葡菌或化脓性链球菌导致的严重脓毒症；这些毒素诱导T细胞活化后产生的细胞因子与革兰氏阴性菌感染引起的完全不同。不同的致病途径的进一步证据来自于儿童脓毒症患者外周血白细胞mRNA表达的模式研究，革兰氏阳性菌、革兰氏阴性菌和病毒是不同的。

因此严重脓毒症的发病机制可能根据感染微生物种类、宿主自身防御机制对微生物进行识别和反应能力、初始感染部位、是否存在免疫缺陷、宿主之前的生理学状态而有所不同。遗传因素可能也很重要，尽管很多研究中只有有限的几项分析表明少数等位基因多态性与脓毒症严重程度相关。这方面尚需进一步研究。

临床表现

脓毒性反应的表现是叠加在患者基础病和原发感染的症状和体征之上的。不同患者发生严重脓毒症的风险不同、表现各异。例如，一些脓毒症患者可以体温正常或低体温，新生儿、老年人、尿毒症和酗酒者常无发热表现。

过度通气造成呼吸性碱中毒，常是脓毒性反应的早期信号。定向力障碍、昏迷和其他脑病表现也可以早期出现，尤其在老年人和之前存在神经功能受损的患者。仅限于神经系统表现是不常见的，尽管之前存在的局部功能受损会更加突出。

低血压和 DIC 使外周组织容易出现发绀、缺血性坏死，最常见于手指。当细菌或真菌血行播散至皮肤或皮下软组织时可出现蜂窝织炎、脓疱、大疱或出血性病变。细菌毒素可以随血行分布引起弥漫皮肤反应。有时，皮肤病变可以提示病原体：当脓毒症伴有皮肤瘀斑或紫癜时，应怀疑脑膜炎奈瑟菌（或少见的流感嗜血杆菌）感染；在疫区被蜱叮咬过的患者，皮肤瘀点病变提示落基山斑疹热。几乎只能在中性粒细胞减少患者中观察到坏疽性脓疮的皮肤病变，常由铜绿假单胞菌引起。这种被水肿包绕的大疱病变是中央出血坏死的结果。组织病理学检查显示细菌存在于小血管管壁及其周围，而中性粒细胞炎症反应很轻甚至没有。同样是皮肤出血或大疱性病变，在一个最近吃过生牡蛎的脓毒症患者身上发现则提示为创伤弧菌菌血症，而一个遭受狗咬伤的患者则提示为噬二氧化碳细胞菌属血流感染。脓毒症患者一般性红皮病提示金黄色葡萄球菌或化脓性链球菌导致的中毒性休克综合征。

胃肠道表现如恶心、呕吐、腹泻和肠梗阻可能提示急性胃肠炎。应激性溃疡可导致上消化道出血。胆汁淤积性黄疸，血清胆红素（主要是直接胆红素）和碱性磷酸酶均升高，与脓毒症其他表现相比可能更早出现。多数患者存在肝细胞和小管功能障碍，感染好转后肝功能也恢复正常。长时间或严重低血压可诱发急性肝损伤或缺血性肠坏死。

尽管混合静脉血氧饱和度接近正常，但是，许多组织可能无法从血中正常摄取氧，导致无氧代谢发生。血乳酸水平早期升高是因为糖酵解增加，以及肝和肾对产生的乳酸和丙酮酸清除功能下降。血糖往往升高，尤其糖尿病患者，尽管糖异生障碍和胰岛素过多释放偶尔会发生低血糖。细胞因子驱动的急性期反应抑制了转甲状腺蛋白的合成，而增加了 CRP、纤维蛋白原和补体成分的产生。蛋白质分解代谢往往明显加快，而血清白蛋白水平下降，原因为肝合成减少以及白蛋白进入间质腔隙。

主要并发症

心肺并发症 通气/血流比例失调可导致动脉氧分压早期即下降。肺泡上皮细胞损伤和毛细血管通透性增加使肺水增加，导致肺顺应性下降和氧交换障碍。在排除肺炎和心力衰竭的情况下，明确诱因 1 周以内出现的进行性加重的肺部弥漫浸润影和低氧血症，表明出现了轻度（200 mmHg＜PaO_2/FiO_2≤300 mmHg）、中度（100 mmHg＜PaO_2/FiO_2≤200 mmHg）或重度（PaO_2/FiO_2≤100 mmHg）急性呼吸窘迫综合征（ARDS）。严重脓毒症或脓毒性休克患者中约50%出现急性肺损伤或 ARDS。呼吸肌疲劳加重低氧血症和高碳酸血症。肺毛细血管楔压升高（＞18 mmHg）提示液体负荷过重或心力衰竭，而非 ARDS。病毒或肺孢子菌导致的肺炎在临床上与 ARDS 鉴别困难。

脓毒症诱发的低血压（见前述“脓毒性休克”）开始通常是由于血流分布异常和低血容量导致的，而这是（起码部分是）血管内液体在毛细血管弥漫性渗漏的结果。其他会引起有效血容量减少的因素包括前期疾病或不显性失水、呕吐或腹泻、多尿造成的脱水。在感染性休克早期，系统性血管阻力常升高，心排血量可能是低的。相反，补液后心排血量增加而系统性血管阻力减低。确实，心排血量正常或增加和系统性血管阻力减低将脓毒性休克与心源性、心外梗阻性、低血容量性休克鉴别开来。其他能产生类似表现的包括过敏、脚气病、肝硬化、硝普钠或麻醉剂过量。

心肌功能抑制，表现为舒张末期和收缩期心室容积增加、射血分数下降，大多数在严重脓毒症 24 h 内出现。尽管射血分数低，但心排血量保持正常，因为心室舒张保证了正常心搏量。存活者中，心肌功能几天后恢复正常。虽然心肌功能障碍可能是产生低血压的原因之一，但是难治性低血压主要是由血管阻力下降导致的，而且死亡原因多是难治性休克或多器官衰竭，而不是心力衰竭本身。

肾上腺皮质功能不全 肾上腺皮质功能不全的诊断在危重症患者中非常困难。血浆皮质醇水平≤15μg/ml（如果血清白蛋白浓度＜2.5 mg/dl 则≤

10μg/ml）提示肾上腺皮质功能不全（皮质醇产生不足），现在许多专家感觉肾上腺皮质激素刺激试验在检测危重症患者轻度糖皮质激素缺乏时是没有用的。严重疾病相关皮质激素不足（CIRCI）是指不同的机制导致皮质激素活性对疾病严重程度来说是不足的。尽管 CIRCI 可以是肾上腺结构损伤导致的，更多的则是由于可逆性下丘脑-垂体轴损害或组织皮质激素抵抗导致的，后者则是糖皮质激素受体异常或皮质醇过多转化为可的松的结果。CIRCI 的主要临床表现是低血压，补液难以纠正且需要升压药。一些肾上腺皮质功能不全的经典表现，如低钠血症、低钾血症，通常不会出现，其他如嗜酸性粒细胞增多和中度高血糖，有时会出现。特殊的病因包括暴发性脑膜炎球菌菌血症，播散性结核，艾滋病（伴有巨细胞病毒、鸟-胞内分枝杆菌或组织胞浆菌病），或之前使用导致糖皮质激素产生减少的药物，如糖皮质激素、甲地孕酮、依托咪酯或酮康唑。

肾并发症 少尿、氮质血症、蛋白尿和非特异性管型常见。许多患者出现多尿，而高血糖可以使其加重。多数肾衰竭是由于低血容量、低血压、毒性药物诱发的急性肾小管坏死造成的，一些患者也存在肾小球肾炎、肾皮质坏死或间质性肾炎。药物性肾损害使治疗大大复杂化，特别是当低血压患者使用氨基糖苷类抗生素时。医院获得性脓毒症引起的急性肾损害与高死亡率相关。

凝血功能障碍 10%～30%的患者会发生血小板减少症，其具体发病机制尚不清楚。DIC 患者血小板计数通常很低（＜50 000/μl），这反映了弥漫的内皮损伤或微血管栓塞，然而脓毒症累及器官活检只能偶尔发现血栓。

神经系统并发症 谵妄（急性脑病）往往是脓毒症的早期表现。脓毒症患者住院期间，根据使用的诊断标准的不同，其发生率波动于 10%～70%。如果脓毒症持续数周甚至数月时，“危重病”神经病可导致呼吸机依赖和远端肌力减退。电生理检查具有诊断价值。应排除吉兰-巴雷综合征、代谢紊乱和毒素作用。近期研究表明严重脓毒症存活者中存在远期认知障碍。

免疫抑制 严重脓毒症患者常存在严重的免疫抑制。表现包括对常见抗原的迟发性过敏反应丧失，对原发感染控制失败，继发感染风险增加（例如，嗜麦芽窄食单胞菌、鲍曼不动杆菌和白念珠菌导致的机会性感染）。大约 1/3 的患者经历了单纯疱疹病毒、带状疱疹病毒或巨细胞病毒的感染复发，后者在某些情况下增加患者不良转归发生概率。

实验室检查

脓毒性反应早期发生的异常包括白细胞增多伴核左移、血小板减少症、高胆红素血症和蛋白尿，也可以发生白细胞减少。中性粒细胞可含有中毒颗粒、杜勒小体胞质空泡。随着脓毒性反应加重，血小板减少也进一步加重（常伴有凝血酶时间延长、纤维蛋白原下降、D 二聚体升高，提示 DIC），氮质血症和高胆红素血症更加突出，转氨酶升高。活动性溶血提示难辨梭菌菌血症、疟疾、药物反应或 DIC；DIC 时血涂片可见微血管病变。

脓毒症早期，过度通气诱发呼吸性碱中毒。随着呼吸肌疲劳和乳酸蓄积，并发代谢性酸中毒（阴离子间隙增加）。动脉血气分析提示低氧血症，早期可予吸氧纠正，之后病情加重需使用纯氧，提示右向左分流。胸片可正常或显示基础肺炎、液体负荷过重或 ARDS 的弥漫性浸润表现。心电图可见窦性心动过速或非特异性 ST-T 改变。

大多数糖尿病患者脓毒症时出现高血糖。严重感染可诱发酮症酸中毒。低血糖少见，可能提示肾上腺皮质功能不全。随着脓毒症时间的延长，血清白蛋白水平下降，低钙血症少见。

诊断

脓毒症缺乏特异性诊断方法。在怀疑或确诊感染的患者中，具有诊断价值的表现包括发热或低体温，呼吸急促，心动过速，白细胞增多或减少（表 21-1）；急性精神状态改变、血小板减少、血乳酸升高、呼吸性碱中毒或低血压也对有助于诊断。然而，全身反应变化很大。一项研究中，严重脓毒症患者中 36%患者体温正常，40%患者呼吸频率正常，10%患者脉搏正常，33%患者白细胞计数正常。此外，其他非感染患者也会产生脓毒症类似的全身反应，例如胰腺炎、烧伤、创伤、肾上腺皮质功能不全、肺栓塞、主动脉瘤夹层或破裂、心肌梗死、隐性出血、心脏压塞、体外循环后综合征、过敏症、肿瘤相关乳酸酸中毒和药物过量。

病因确诊需要从血或感染部位分离到致病菌。至少应留取 2 个血标本（从两个不同的静脉穿刺部位）进行培养，留置导管的患者需有一个标本从导管的每个腔中留取，另一个标本则需静脉穿刺取血。许多患者血培养是阴性的，使用抗生素前的阴性结果反映病原微生物生长缓慢或要求条件苛刻，或不存在血流感染。在这些情况下，革兰氏染色和原发感染部位或皮肤病变标本培养有助于明确微生物病因。通过聚合酶链式反应鉴定周围血或组织标本中的微生物 DNA 也有助于确诊。仔细、反复检查皮肤和黏膜病变可能提供诊断信息。菌血症细菌负荷过多时（脾切除患者肺炎球菌败血症，暴发性脑膜炎球菌菌血症，创伤弧菌、类鼻疽杆菌或鼠疫耶尔森菌感染），有时外周血白膜层涂片可发现微生物。

治疗　严重脓毒症和脓毒性休克

怀疑脓毒症的患者必须尽快治疗，且最好由具有危重症管理经验的人员完成。成功的治疗需要及时治疗感染、提供血流动力学和呼吸支持，并且去除或引流感染组织。当患者出现严重脓毒症或脓毒性休克后，需要在 1 h 以内开始这些治疗措施，因此必须快速评价和诊断。

抗菌药物

在留取了进行培养的血和其他相关部位标本之后，应尽快进行抗菌药物治疗。一项针对脓毒性休克患者的大型回顾性研究发现，出现低血压到给予合理抗感染治疗的时间间隔是影响临床转归的重要因素，即使延迟 1 h 也会导致生存率下降。抗生素“不合理”使用，是在当地细菌敏感性和公布的经验性治疗指南（见下文）的基础上定义的，与生存率降低显著相关，即使在培养阴性的患者中。

因此，及时给予对革兰氏阳性和阴性菌均有效的经验性抗微生物治疗是非常重要的（表 21-3）。应静脉给予最大推荐剂量抗菌药物，必要时根据肾功能受损情况进行剂量调整。制定抗感染方案需参考社区、医院以及患者的抗菌药物敏感性信息。当培养结果出来后，治疗方案常可以简化，因为对于一种明确的病原体通常单药抗感染治疗就足够了。meta 分析表明治疗革兰氏阴性菌时，联合治疗并不优于单药治疗，只有一种情况例外：氨基糖苷类单药治疗铜绿假单胞菌菌血症时，疗效比氨基糖苷类和具有抗假单胞菌活性 β 内酰胺类联合治疗方案差。对于已经接受广谱抗生素或肠外营养、粒细胞减少 ≥5 d、长时间留置中心静脉导管或长时间住 ICU 的脓毒症患者，应考虑经验性抗真菌治疗。为达到取得最佳疗效的同时尽量减少耐药、毒性和费用，抗菌药物方案应当每日进行评价调整。

表 21-3　无明确感染源、肾功能正常的成年严重脓毒症患者的初始抗菌药物治疗

临床状况	抗菌药物方案（静脉给药）
免疫功能正常成年患者	方案包括：①哌拉西林-他唑巴坦（3.375 g，每 4～6 h 一次）；②亚胺培南-西司他汀（0.5 g，每 6 h 一次），厄他培南（1 g，每 24 h 一次），或美罗培南（1 g，每 8 h 一次）；或③头孢吡肟（2 g，每 12 h 一次）。如果患者对 β-内酰胺药过敏，使用环丙沙星（400 mg，每 12 h 一次）或左氧氟沙星（500～750 mg，每 12 h 一次）联合克林霉素（600 mg，每 8 h 一次）。以上方案应加上万古霉素（15 mg/kg，每 12 h 一次）
白细胞减少患者（中性粒细胞<500/μl）	方案包括：①亚胺培南-西司他汀（0.5 g，每 6 h 一次）或美罗培南（1 g，每 8 h 一次）或头孢吡肟（2 g，每 12 h 一次）或②哌拉西林-他唑巴坦（3.375 g，每 4 h 一次）联合妥布霉素（5～7 mg/kg，每 24 h 一次）。下列情况需加用万古霉素（15 mg/kg，每 12 h 一次）：患者留置了静脉导管，预防使用了喹诺酮，或强化化疗后黏膜损伤；怀疑葡萄球菌感染；医院内 MRSA 感染发生率高；社区 MRSA 菌株分离率高。患者具有低血压，接受了广谱抗菌药物治疗，或经验性抗菌药物治疗 5 天后仍发热者，需加用经验性抗真菌治疗，包括棘白菌素类（卡泊芬净：负荷量 70 mg，之后每日 50 mg），伏立康唑（6 mg/kg，每 12 h 一次，共 2 剂，之后 3 mg/kg，每 12 h 一次），两性霉素 B 脂质体
脾切除	应使用头孢噻肟（2 g，每 6～8 h 一次）或头孢曲松（2 g，每 12 h 一次）。如果当地头孢菌素耐药肺炎球菌发生率高则需加用万古霉素。如果患者对 β-内酰胺药过敏，必要时给予万古霉素（15 mg/kg，每 12 h 一次）联合莫西沙星（400 mg，每 24 h 一次）或左氧氟沙星（750 mg，每 24 h 一次）
静脉毒品使用者	必要时给予万古霉素（15 mg/kg，每 12 h 一次）
AIDS	应使用头孢吡肟单药（2 g，每 8 h 一次）或哌拉西林-他唑巴坦（3.375 g，每 4 h 一次）联合妥布霉素（5～7 mg/kg，每 24 h 一次）。如果患者对 β-内酰胺药过敏，可使用环丙沙星（400 mg，每 12 h 一次）或左氧氟沙星（750 mg，每 12 h 一次）联合万古霉素（15 mg/kg，每 12 h 一次）、再联合妥布霉素

缩写：MRSA，耐甲氧西林金黄色葡萄球菌；AIDS，获得性免疫缺陷综合征

来源：

Adapted in part from DN Gilbert et al：The Sanford Guide to Antimicrobial Therapy，43rd ed，2013.

大多数患者需要抗菌药物治疗至少1周。影响疗程的常见因素包括感染部位、外科引流是否充分、患者基础病情况、分离菌株的药敏情况。没有分离到明确的病原菌并不意味着一定要停用抗菌药物，因为培养阴性和阳性的患者均可通过“合理”的抗菌药物治疗而获益。

去除感染源

去除感染源或进行引流是必要的。在一个病例分析研究中发现，在外科ICU死于严重脓毒症或脓毒性休克的患者中，80%存在难以控制的感染灶。应仔细查找隐性感染灶，尤其是肺、腹部和尿路。留置的静脉或动脉导管应当拔除并将导管尖端进行定量培养，抗生素治疗开始后可在其他部位留置新的导管。导尿管和引流管应及时更换。如果患者经鼻气管插管或经鼻留置胃管，应考虑发生副鼻窦炎（常由革兰氏阴性菌引起）的可能性。即使患者胸片未见异常，胸部CT也可能发现肺实质、纵隔或胸膜疾病。在中性粒细胞减少患者中，皮肤触痛或红斑的部位需仔细检查，特别是肛周。存在骶骨或坐骨褥疮的患者，通过CT或MRI排除盆腔或其他软组织脓肿是非常重要的。尿路感染所致严重脓毒症患者，需使用超声或CT排除输尿管梗阻、肾周脓肿或肾脓肿。上腹部超声或CT可发现胆囊炎，胆管扩张，肝、膈下或脾脓肿。

血流动力学、呼吸和代谢支持

初始目标是恢复充足的氧供并且尽快输送到组织，从而改善组织氧利用和细胞代谢，因此必须保证充足的器官灌注。循环是否正常可通过检测动脉血压，监测精神状态、尿量和皮肤灌注等指标来进行判断。氧供和耗氧量的间接指标也有一定价值，例如中心静脉血氧饱和度。低血压的初始处理包括补液，开始1～2 h常给予1～2L生理盐水。为避免肺水肿，中心静脉压应维持在8～12 cmH_2O。持续补液以使尿量维持在>0.5 ml/（kg·h），必要时使用利尿药如呋塞米。在大约1/3的患者中，低血压和器官低灌注经补液治疗好转，合理的目标是维持平均动脉压>65 mmHg（收缩压>90 mmHg）。如果补液后未达标则应使用升压药（第二十二章）。去甲肾上腺素应通过中心静脉导管给药。如果心肌功能障碍导致心脏充盈压升高和心排血量下降，推荐使用正性肌力药多巴酚丁胺，多巴胺少用。

在脓毒性休克患者中，血中血管加压素水平一过性升高，随后显著下降。早期研究发现，在一些患者中，血管加压素输注可以逆转脓毒性休克，减少或消除儿茶酚胺类升压药物的需求。加压素可能会使那些去甲肾上腺素用量少的患者获益，但总体而言其在脓毒性休克的治疗中价值较小。

对补液治疗无反应的患者需考虑是否存在CIRCI（见前述“肾上腺皮质功能不全”）。应给予氢化可的松（50 mg静脉注射，每6 h一次）；如果经过24～48 h治疗，出现临床改善，多数专家会继续氢化可的松治疗5～7d，然后逐渐减量，直至停用。最近的临床试验meta分析结论是：氢化可的松有助于脓毒症导致的低血压恢复，但没有改善远期生存率。

进行性加重的低氧血症、高碳酸血症、神经功能恶化或呼吸肌疲劳需进行机械通气治疗。持续呼吸急促（呼吸频率>30次/分）经常是呼吸衰竭的预兆。使用机械通气的目的是保证氧合、减少呼吸肌血流、避免口咽部分泌物吸入、降低心脏后负荷。近来研究结果支持使用小潮气量（6 ml/kg，如果平台压超过30 cmH_2O可进一步降低至4 ml/kg）。机械通气患者需镇静治疗，但需每日中断一段时间；床头抬高以预防医院获得性肺炎。H_2受体拮抗剂预防应激性溃疡可减少机械通气患者消化道出血风险。

血红蛋白水平≤7 g/dl时建议输红细胞，成年人目标为9 g/dl。促红细胞生成素不用于治疗脓毒症相关贫血。碳酸氢盐有时用于严重的代谢性酸中毒（动脉pH值<7.2），但没有证据表明其可以改善血流动力学或对升压药物有反应。DIC如果并发了大出血，应使用新鲜冰冻血浆和血小板。成功治疗感染是逆转酸中毒和DIC所必需的。存在高分解代谢和急性肾衰竭者可从间断性血液透析或连续静脉-静脉血液滤过治疗中获益。

一般支持

严重脓毒症时间较长的患者（例如持续超过2或3天），营养支持有助于减少蛋白高分解代谢的影响，证据支持经肠内途径进行营养支持。预防性使用肝素以防止深静脉血栓形成适用于没有活动性出血和凝血障碍的患者。当肝素存在禁忌时，可使用弹力袜或间歇加压装置。预防皮肤破损、院内感染和应激性溃疡也有助于恢复。

严格控制血糖在严重疾病恢复中的作用已在众多对照试验中进行研究。Meta分析表明，使用胰岛素把血糖控制在100～120 mg/dl具有潜在危害并且没有改善生存率。多数专家仅在需要维持血糖低于180 mg/dl时推荐使用胰岛素治疗。患者接受静脉胰岛素需密切监测低血糖（每1～2 h）。

其他治疗

尽管积极治疗，仍有许多严重脓毒症或脓毒性休克患者死亡。对许多干预措施改善严重脓毒症患者生存率的能力都进行了临床检验，这些措施包括内毒素中和蛋白、环氧化酶抑制剂或一氧化氮合成酶、抗凝剂、多克隆免疫球蛋白、糖皮质激素、磷脂乳剂、TNF-α拮抗剂、IL-1、血小板活化因子和缓激肽。不幸的是，以上措施对严重脓毒症/脓毒性休克患者生存率的改善均没有在超过1项的大样本随机安慰剂对照试验中得到验证。导致这种不可重复性的因素包括：①研究人群、原发感染部位、基础病、病原微生物的差异；②同时使用的"标准"治疗的影响。一个典型的例子是组织因子途径抑制剂试验，纳入722例患者后这个药物似乎改善了生存率（$P=0.006$），但在随后的1032例患者中却未得出同样结论，而且总体结果也是阴性的。这种不一致性提示临床试验的结果可能不适用于个体患者，即使是试验前患者人群被仔细挑选过。这也表明，一种脓毒症干预措施如果要成为临床常规，其显著的生存获益至少需要在超过1项的随机安慰剂对照临床试验中得到证实。为减少临床试验中患者异质性，专家们呼吁将研究对象限制在具有类似基础病（如严重创伤）和感染类型（如肺炎）的人群。其他研究者提议使用特异性生物标志物，例如血IL-6水平或外周血单核细胞HLA-DR表达，来判断患者能否从某项干预中获益。

重组活化蛋白C（APC）是美国食品药品监督管理局（FDA）批准的用于治疗严重脓毒症和脓毒性休克的第一个免疫调节药。获批的理由为一项随机对照试验结果，即患者出现脓毒症导致的第一个器官功能不全24 h内接受APC治疗，接受该药治疗的重症患者（APACHEⅡ评分≥25分）28天生存率显著高于安慰剂对照组。然而后续试验发现轻症患者（APACHEⅡ评分＜25分）或儿童并未从APC治疗获益，随后一项欧洲的试验未能确认其在脓毒症成人患者中的疗效，故其在取得FDA许可10年后撤市。正在进行或计划进行临床试验的药物包括静脉注射免疫球蛋白、多黏菌素B血滤柱和粒细胞-巨噬细胞集落刺激因子，据报道该刺激因子能够恢复脓毒症导致的免疫抑制患者的单核细胞免疫活性。

一项回顾性分析发现，到目前为止，所有脓毒症治疗方法的疗效在治疗前死亡风险最高的患者中最显著，相反，这些药物中的大多数在轻症患者中与死亡率增加相关。也许中和某个介质对重症患者有帮助，而打破介质平衡则对防御机制自身调整功能正常的患者是有害的。这提示重症患者如果通过更加积极的液体复苏能够改善生存率的话，那么患者很难从其他治疗获益更多。也就是说，如果患者病情通过一项治疗已经有所改善，则应将其划归"非重症"，其很难再通过添加其他药物治疗而获益。

拯救脓毒症运动

一个国际组织倡导将多项治疗手段"集束化"为治疗严重脓毒症的标准治疗方法。理论上讲，这种策略能通过强制措施改善治疗，从而使患者最大获益，例如快速、合理地给予抗菌药物治疗、补液和循环支持。应当注意的是，初始方案中的三个关键元素因为缺乏证据而最终被撤销了；此外，目前的脓毒症集束化治疗尚缺乏随机对照试验来验证其临床价值。

预后

20%～35%的严重脓毒症和40%～60%的脓毒性休克患者在30天内死亡。其他在随后6个月内死亡。后期死亡往往是由难以控制的感染、免疫抑制、重症监护并发症、多器官衰竭或基础病导致的。病原菌培养阳性和阴性的严重脓毒症患者病死率相似。预后分层系统如APACHEⅡ评分提示患者年龄、基础状况、各种生理指标可帮助预测严重脓毒症患者的死亡风险。年龄和之前的健康状况可能是最重要的危险因素（图21-1）。不存在基础疾病及年龄小于40岁的患者死亡率＜10%，之后随着年龄增加死亡率逐渐增高，高龄者死亡率甚至＞35%。具有基础疾病的严重脓毒症患者死亡风险显著增加。脓毒性休克更是短期和长期死亡率显著增加的危险因素。存活者可能会出现明显的认知功能障碍，尤其老年人。

预防

预防能最大限度地减少严重脓毒症的发病率和死亡率。在发达国家，严重脓毒症和脓毒性休克多是医

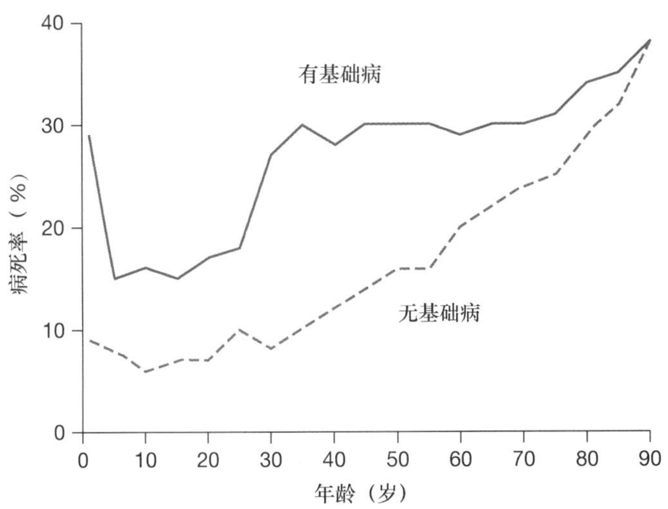

图 21-1 年龄和基础病对严重脓毒症临床转归的影响。在现代医学治疗下，既往体健的年轻（35 岁以下）严重脓毒症患者死亡率低于 10%；之后病死率随着年龄的增加而缓慢增加。死亡患者中常见病原体为金黄色葡萄球菌、化脓性链球菌、肺炎链球菌和脑膜炎奈瑟菌。存在基础病的严重脓毒症患者，在任何年龄其死亡风险均显著增加，其病原菌常为金黄色葡萄球菌、铜绿假单胞菌、各种肠杆菌、肠球菌或真菌（Adapted from DC Angus et al：Crit Care Med 29：1203，2001.）

院获得性感染的并发症，可通过减少有创操作、限制静脉导管和尿管使用（或限制其使用时长）、减少粒细胞减少症（中性粒细胞<500/μl）发生及缩短持续时间和更积极处理医院获得性感染局部病灶而有效预防。应避免滥用抗菌药物和糖皮质激素，并优化感染控制措施。研究表明，50%～70%罹患医院获得性严重脓毒症的患者在之前至少 1 天曾经历轻症脓毒性反应阶段。需进一步研究早期发现高危患者，并且开发辅助药物以便在器官功能障碍和低血压出现之前对脓毒性反应进行调节。

第二十二章 心源性休克和肺水肿

Cardiogenic Shock and Pulmonary Edema

Judith S. Hochman，David H. Ingbar 著
（王京岚 译）

心源性休克和肺水肿是一种危及生命的状态，应被视作内科急症迅速处理。其最常见的病因是由严重的左心室（LV）功能障碍所引起的肺循环充血和（或）体循环的低灌注（图 22-1）。

心源性休克

心源性休克的特征是：尽管充盈压升高［肺毛细血管楔压（PCWP）>18 mmHg］，但依然存在严重降低的心脏指数［cardiac index（CI）<2.2L/（min・m^2）］和持续的体循环低血压（<90 mmHg）所导致的体循环低灌注。与其相关的院内病死率可高达 50%以上。心源性休克的主要原因见表 22-1。原发性心功能衰竭是引起循环衰竭的主要原因。其中，最常见的是急性心肌梗死（简称心梗），其次为心肌病或心肌炎、心脏压塞、心瓣膜病重症状态。

发病率 在 1960 年代，心源性休克并发急性心梗的发生率是 20%，在之后长达 20 年的时间内稳定在 8%上下；由于早期再灌注治疗在急性心梗中的广泛应用，使得 2000—2010 年的发生率降至 5%～7%。心

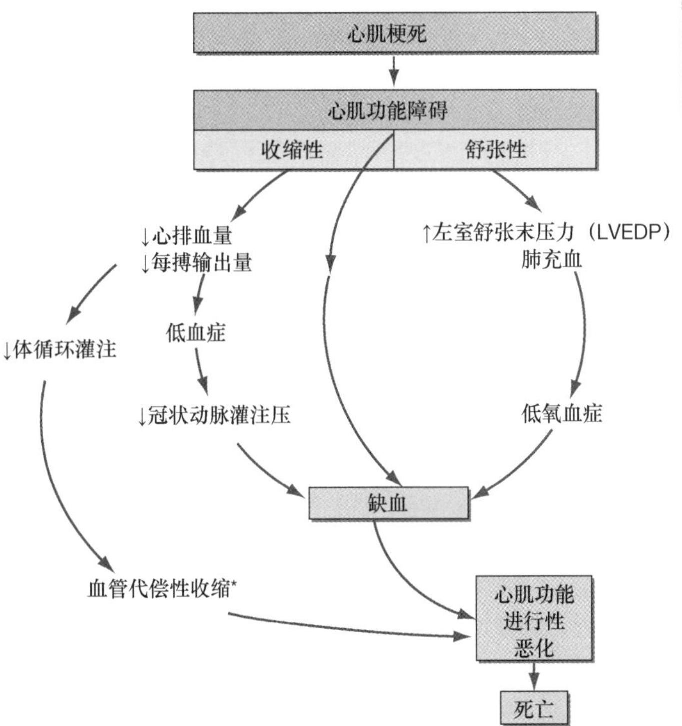

图 22-1 心源性休克的病理生理。收缩和舒张性心功能障碍引起心排血量的降低和肺充血。体循环和冠状动脉的低灌注引起进行性恶化的缺血。尽管一些代偿机制被激活以试图维持循环，但这种代偿在某些时候甚至会加剧血流动力学的异常。* 心肌梗死后所释放的炎性因子可以引起 NO 的过度释放，造成不适当的血管扩张，这将进一步降低体循环和冠状动脉的灌注。若不遏制这种围绕心功能障碍的恶性循环，终将导致患者的死亡（From SM Hollenberg et al：Ann Intern Med 131：47，1999.）

表 22-1 心源性休克[a]和心源性肺水肿的病因

心源性休克或肺水肿的病因
急性心肌梗死（心梗）/缺血
左心衰竭
室间隔破裂
乳头状肌/腱索断裂——严重二尖瓣反流
心室游离壁破裂伴亚急性心脏压塞
其他状态并发大面积心梗
出血
感染
大剂量心肌抑制药或血管扩张药
既往的心脏瓣膜病
高血糖/酮症酸中毒
心搏骤停后
心脏手术后
难治性持续性快速性心律失常
急性暴发性心肌炎
晚期心肌病
左心室尖球形
应激性心肌病
肥厚型心肌病伴严重的流出道梗阻
主动脉夹层伴主动脉瓣闭锁不全或心脏压塞
严重的心脏瓣膜疾病
重症主动脉瓣或二尖瓣狭窄
急性重度主动脉瓣或二尖瓣反流
中毒/代谢性疾病
过量的β受体阻滞药或钙通道拮抗剂
心源性休克的其他病因[b]
由如下原因所致的右心衰竭
急性心梗
急性肺心病
难治性持续性慢性心律失常
心脏压塞
中毒/代谢性疾病
严重酸中毒，严重低氧血症

[a]在所列心源性休克的病因中，大部分可引起肺水肿，而非休克或肺水肿伴休克。[b]此病因可引起心源性休克，而非肺水肿

源性休克在ST段抬高型心梗（STEMI）中较非ST段抬高型心梗中更常见。

在心源性休克并发急性心梗中，约80%的患者可发生左心衰竭；严重的急性二尖瓣反流、室间隔破裂、右心衰竭以及心脏游离壁破裂或心脏压塞等约占20%。

病理生理 心源性休克是一种降低心肌收缩力的恶性循环。通常情况下，心肌缺血造成心排血量和动脉血压的下降，引起心肌组织的低灌注，从而进一步加剧心肌的缺血状态、降低已下降的心排血量（图22-1）。收缩性心功能障碍降低每搏输出量，可表现为与舒张性心功能障碍相同的左室舒张末压力和肺毛细血管楔压的增高及肺循环的充血。冠状动脉灌注量的减少进一步恶化了心肌的缺血和心肌功能的障碍；若无法阻断此种恶性循环，后果将是致命的。全身炎症反应综合征（SIRS）本身也可以造成更大范围的梗死和休克。炎性因子、诱导型一氧化氮合成酶，以及过量的NO和过氧硝酸盐在心源性休克中的作用，与它们在其他类型休克中所起的作用相同（第二十章）。缘于心源性休克的高乳酸血症和低氧血症可以通过加剧心肌缺血和低血压参与到恶性循环之中。严重的酸中毒直接降低内、外源性儿茶酚胺的生物有效性。持续的、难治性的、快速的室性和房性心律失常将会引起或加剧心源性休克。

患者特点 老年、女性、既往心梗史（特别是前壁）、糖尿病和广泛的冠状动脉狭窄，均是增加心源性休克并发心梗的危险因素。若第一次下壁心梗即出现心源性休克，则应尽快找寻其病理生理的产生机制。诸如左心室尖球形/应激性心肌病等没有明显冠状动脉狭窄的病例，则很少发生心源性休克。

发生时间 在入院初期即表现为休克的患者，占心源性休克并发心梗患者总量的1/4；另有1/4的病例在心梗发生后6小时内发生；还有1/4的病例在入院一天内出现。之后发生的休克可能与再梗、原有梗死面积的扩大，或操作的机械性并发症相关。

诊断 鉴于疾病状态的不稳定性，支持治疗必须与诊断性评估同时展开（图22-2）。详细的病史询问和查体、相关血标本的采集送检、心电图及胸部影像学检查都不可或缺。

对怀疑心源性休克者，超声心动图具有极为重要的临床价值。

临床症状和体征 大部分患者会有呼吸困难、面色苍白、焦虑不安、多汗和精神状态的改变。可出现经典的浅速脉，脉率多在90～110次/分，严重的心动过缓提示心脏传导阻滞的存在。收缩压降低（<90 mmHg或≥基线值30 mmHg）伴脉压缩小（<30 mmHg），但是血压有时可因体循环阻力的升高而维持正常。病情严重时会有呼吸急促、潮式呼吸和颈静脉怒张。绝大部分左心衰竭的患者肺底部可闻及湿啰音。心脏查体时会有心尖搏动和第一心音的减弱，以及奔马律的表现。严重的二尖瓣反流和室间隔破裂通常伴随着相应的收缩期杂音。少尿是常见的。

实验室检查 外周血白细胞总数常上升伴左移。肾功能在起病初期并无变化，但尿素氮和肌酐会进行性上升。转氨酶可因肝组织的低灌注而明显升高。乳酸水平升高。动脉血气通常可以揭示出低氧血症，以及由于代偿呼吸性碱中毒而出现的代谢性酸中毒（含高阴离子间隙型酸中毒）。在心脏指标中，肌酸磷酸激酶（CK）及其CK-MB、肌钙蛋白I和T均会上升。

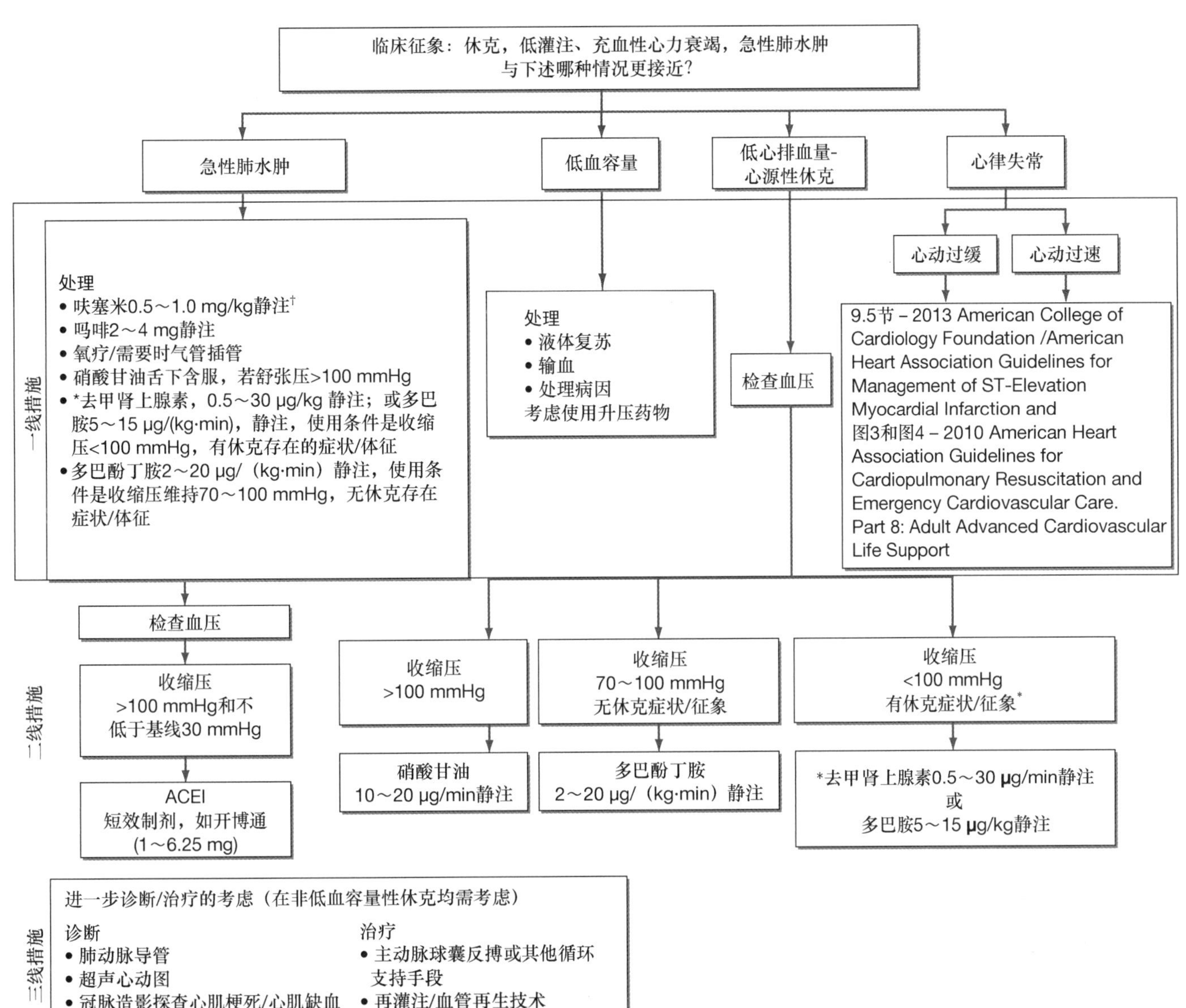

图 22-2　心源性休克和（或）急性肺水肿的紧急处理。† 呋塞米：对初发的急性肺水肿不伴低血容量者，<0.5 mg/kg；对存在慢性容量负荷过多的急性患者，1 mg/kg。另外的内容，可以分别参见 2013 美国心脏病学会基金会/美国心脏协会：ST 段抬高型心肌梗死治疗指南第 9.5 节和 2010 美国心脏协会：心肺复苏和心血管急救指南的图 3、图 4，成人先进的心血管生命支持第 8 部分。* 修正于发表的指南。［Modified from Guidelines 2000 for Cardiopulmonary Resuscitation and Emergency Cardiovascular Care. Part 7：The era of reperfusion：Section 1：Acute coronary syndromes（acute myocardial infarction）. The American Heart Association in collaboration with the International Liaison Committee on Resuscitation. Circulation 102：I172，2000.］

心电图　如果心源性休克是由急性心肌梗死伴左心衰竭引起的，极易出现多个导联的病理性 Q 波和（或）大于 2 mm 的 ST 段抬高或左束支传导阻滞。在心梗所致的心源性休克中，有半数以上病例的心梗部位发生在前壁。由冠状动脉左主干严重狭窄所致的全心缺血，通常会在多个导联上出现严重的（比如 >3 mm）的 ST 段压低。

胸部影像学　其典型的表现为肺血管的充血和反复出现的肺水肿影像，但有 1/3 的患者并无上述表现。对首次心梗所致心源性休克患者而言，心脏大小及形态通常是正常的；而既往有心梗者，心影往往有所增大。

超声心动图　对疑似心源性休克的患者应尽快行二维及彩色多普勒超声，以协助查找病因。彩色多普勒图像可以证实室间隔破裂时存在的左向右分流，以及心梗的严重程度。近端主动脉夹层伴主动脉瓣反流、心脏压塞以及部分肺栓塞病例，也可通过超声技术获得相关信息和诊断。

肺动脉导管　对确诊的或疑似的心源性休克患者使用肺动脉（Swan-Ganz）导管尚存争议。多数情况下，当需要测定左室充盈压和心排量以明确诊断、指导液体治疗、调整血管活性药物以对抗休克时，会推荐使用肺动脉导管（表 22-2）。通过测定来自右心房、右心室和肺动脉的血标本的血氧饱和度，可以排除左向右的分流。在心源性休克时，低的混合静脉血氧饱和度以及高的动-静脉（AV）氧分压差，可以反映出降低的心脏指数和升高的氧摄取率。但是，当败血症伴随心源性休克时，AV 氧分压差反而可以并不升高（第二十章）。PCWP 升高。使用交感神经兴奋胺时，可以使上述测量值和体循环血压由异常转为正常。心源性休克时体循环血管阻力可以降低、正常或上升。右、左两侧充盈压（右房压和 PCWP）相等，提示心脏压塞是心源性休克的病因。

左心导管和冠状动脉造影 测定左心室压力以及了解冠状动脉解剖状况可以提供有价值的信息，并可以揭示大部分心源性休克伴心梗患者的病因。心导管技术应该在有计划、有能力迅速开展冠状动脉介入治疗（见下）以及其他手段尚不足以明确诊断时进行。

治疗 急性心肌梗死

概述

（图 22-2）除了急性心梗的常规治疗外，起始治疗的目的在于：通过血管活性药物提升血压来维持足够的体循环和冠状动脉灌注、调整液体容量来保证左心室的充盈压。虽然存在着个体差异，但一般认为充分的灌注压力是：收缩压约 90 mmHg 或平均动脉压＞60 mmHg 以及 PCWP＞20 mmHg。低氧血症和酸中毒必须予以纠正；大部分患者需使用机械通气（见下文的“肺水肿”）。负性肌力药物应该终止，经由肾清除的制剂的剂量应予调整，使用胰岛素控制高血糖。心动过缓者可考虑使用临时起搏器，反复的室性心动过速或快速心房颤动需迅速处理。

血管活性药物

对心源性休克患者使用血管活性药物的目的在于增强血压和心排血量。但是，不论何种药物均可出现严重的副作用，同时目前暂无有效的药物可改善患者的预后。去甲肾上腺素是一种具有强力血管收缩和正性肌力作用的一线治疗药物。临床随机试验表明，在处理各种原因所致的循环休克时，它的副作用（包括心律失常）明显要少于多巴胺；尽管在改善患者预后方面，两者并无明显差异。因此，去甲肾上腺素应当被视为首选用药，使用时起始剂量为 2～4 μg/min，之后按需调整。当剂量达到 15 μg/min，而体循环灌注未改善或收缩压依然＜90 mmHg，则提示无效，再提高剂量已无意义。

表 22-2 血流动力学模式[a]

	右房压 mmHg	右室收缩压 mmHg	右室舒张压 mmHg	肺动脉收缩压 mmHg	肺动脉舒张压 mmHg	PCWP, mmHg	CI L/(min·m²)	SVR dyn·s/cm⁵
正常值	＜6	＜25	0～12	＜25	0～12	＜6～12	≥2.5	800～1600
心肌梗死无肺水肿[b]	—	—	—	—	—	～13（5～18）	～2.7	（2.2～4.3）
肺水肿	↔↑	↔↑	↔↑	↑	↑	↑	↔↑	↑
心源性休克								
左心衰	↔↑	↔↑	↔↑	↔↑	↑	↑	↓	↔↑
右心衰[c]	↑	↓↔↑[d]	↑	↓↔↑[d]	↓↔↑[d]	↓↔↑[d]	↓	↑
心脏压塞	↑	↔↑	↑	↔↑	↔↑	↔↑	↓	↑
急性二尖瓣反流	↔↑	↑	↔↑	↑	↑	↑	↔↑	↔↑
室间隔破裂	↑	↔↑	↑	↔↑	↔↑	↔↑	↑PBF↓SBF	↔↑
低血容量性休克	↓	↔↓	↔↓	↓	↓	↓	↓	↑
败血症休克	↓	↔↓	↔↓	↓	↓	↓	↑	↓

[a]在此存在着明显的个体差异。如果心排血量下降，血压可以正常。[b]Forrester 等将无再灌注的心梗患者分为 4 种血流动力学亚型。（From JS Forrester et al：N Engl J Med 295：1356，1976）。PCWP 和 CI 在临床稳定亚组的情况也已显示；括号内的值为区间。[c]仅右心衰竭或以右心衰竭为主。[d]PCWP 和肺动脉压在右心衰竭的扩容后会增高——右心室扩大以及通过室间隔的右到左分流，从而造成左心室充盈的损害。当双心室衰竭存在时，其参数改变与左心衰竭相似

缩写：CI，心脏指数；PBF/SBF，肺/体循环血流；PCWP，肺毛细血管楔压；SVR，体循环阻力

不同剂量的多巴胺可产生不同的血流动力学效应：低剂量［≤2 μg/(kg・min)］会舒张肾血管床（尚未最终证实此剂量对预后的益处）；中度剂量［2～10 μg/(kg・min)］通过β受体的刺激作用产生正性变时和正性肌力效应；高剂量则通过激活α受体产生血管收缩作用。多巴胺的起始剂量为2～5 μg/(kg・min)，一般2～5 min调整一次，最大剂量为20～50 μg/(kg・min)。多巴酚丁胺是一种人工合成的交感神经兴奋胺，低剂量［2.5 μg/(kg・min)］时正性肌力作用强、正性变时效应弱；随着剂量的提升，正性变时效应转强。尽管多巴酚丁胺用量常常达到10 μg/(kg・min)，但需警惕此时其血管扩张作用对血流动力学的影响。

循环的机械支持

可以通过经皮穿刺或外科手术的方式来安置循环辅助装置，用以支持单侧或双侧心室功能。静脉-动脉型体外膜肺（V-A ECMO）可用于呼吸衰竭伴双侧心室功能衰竭者。当患者的神志状态难以确定或当患者身处社区医院时，可以先放置经皮穿刺的临时性的循环辅助装置作为过渡。其中，最常使用的是主动脉内球囊反搏装置（IABP）——通过股动脉到达主动脉，提供临时的血流动力支持。然而，在IABP-SHOCK Ⅱ的研究中，常规IABP＋早期血管再通［主要采用经皮冠状动脉介入（PCI）］并未能降低患者的30天病死率。尽管其他经皮设置的装置（包括V-A ECMO）可以提供较IABP更好的血流动力支持，但其对临床预后的影响尚需研究。通过手术放置相关装置的方法可以成为等待心脏移植或目标治疗的过渡桥梁。总之，循环辅助装置的使用应该在与心力衰竭专家充分商议后进行。

再灌注-血管再生

心梗相关血管的血流快速再通是治疗心源性休克的关键所在。随机SHOCK研究证实，与开始内科治疗（包括IABP、溶栓）＋延迟血管再生的方式相比，早期的血管再生［PCI或冠状动脉旁路移植术（CABG）］技术可以使每千位患者多存活132人。无论在何种危险分层的研究中，此技术的优越性都是毋庸置疑的；而且其优势可以持续到心梗发生后的11年。对需要严格监护的重症患者，应该推荐通过PCI或CABG技术使冠状动脉血管在早期再生。

预后　在高危状态下，死亡率可随着以下相关因素而变化：年龄、血流动力学异常的严重程度、严重组织低灌注的临床表现和早期血管再生措施的实施时间。

继发于右心室梗死的心源性休克

尽管右心室和下壁心梗引起短暂的低血压是常见的临床表现，但因右心室心梗引起持续性心源性休克的病例只占心梗合并心源性休克总数的3%。右心源性休克的突出特征是：无肺充血、右房压力增高（可以只在增加液体负荷后出现）、右心室扩大和功能障碍、轻中度的左心功能减退及优势右冠状动脉血管近端的阻塞。治疗包括：输液以维持合适的右房压（10～15 mmHg）；避免液量过多——引起室间隔向左心室的偏移；使用交感神经兴奋胺类药物；尽早重建梗死冠状动脉的血流供应；以及循环辅助装置的应用。

二尖瓣反流

乳头肌功能障碍和（或）断裂所致的严重的急性二尖瓣反流可能缘于心肌梗死，并引起心源性休克和（或）肺水肿。此并发症多见于心梗后的第一天，第二个高峰时段则在心梗起病后的数天。明确诊断需依赖超声心动图。推荐尽快使用IABP以及多巴酚丁胺，以提高心排血量。应当降低左心室的后负荷，以减少回流至左心房的血流量。二尖瓣手术是决定预后的关键，应针对合适人选尽早实施。

室间隔破裂

超声多普勒可以证实左心室向右心室的分流，并发现室间隔的缺损部位。发病时间和处理方式可以参照二尖瓣反流部分。

心室游离壁破裂

心脏破裂是ST段抬高型心梗中严重的并发症，多发生在症状出现后的第一周，随着年龄的增大其发生率随之增高。典型的临床表现是突发性的脉搏、血压消失以及意识丧失，但ECG上依然节律规整（无脉性电活动）；此缘于心脏压塞。当增高的心包内压力暂时封闭了破裂口时，可以因亚急性心脏压塞引起心源性休克。心脏修复术是唯一的选择。

急性暴发性心肌炎

心肌炎可与急性心梗非常相似——ST段的变化、束支传导阻滞、心肌酶谱的异常。急性心肌炎引起心源性休克的比例很低；这部分患者的年龄通常较心源性休克伴急性心梗者低，也不具有典型的缺血性胸痛的表现。超声心动图往往可以发现全左心室的功能障碍。起始的治疗与心源性休克伴急性心梗者相同（图22-2），只是无需涉及冠状动脉再通问题。为明确诊断或考虑需要针对诸如巨细胞心肌炎类疾病使用免疫抑制剂时，方推荐心肌活检。对顽固性的心源性休克可以使用循环辅助装置。

肺水肿

诊断 急性肺水肿通常表现出快速起病的静息条件下的呼吸困难、呼吸急速、心动过速和严重低氧血症。受肺泡内充盈的液体和支气管袖套外压迫气道的影响，双肺可闻及爆裂音和喘鸣音。患者内源性儿茶酚胺的释放可致高血压。

心源性和非心源性急性肺水肿的鉴别有时是颇具挑战性的。超声心动图可以反映出收缩和舒张性的心室功能障碍及心瓣膜疾病。心电图所示的ST段和Q波的变化通常可用于急性心梗的诊断，并以此为依据迅速展开相关药物和冠状动脉血流重建的治疗。随着脑钠肽水平的逐渐升高，发生心源性肺水肿所致呼吸困难的可能性逐渐增加。

使用肺动脉（Swan-Ganz）导管测定PCWP可以鉴别高压力（心源）性和正常压力（非心源）性肺水肿。肺动脉导管适用于不明原因或治疗反应欠佳的肺水肿伴低血压。虽然肺动脉导管的使用可以造成治疗方案的变更，但没有资料表明它可以改变患者的病死率。

治疗 肺水肿

肺水肿的治疗需依赖于病因的判断。鉴于急性发作是一种直接威胁生命的状态，所以支持循环、呼吸功能以及气体交换的措施必须立即实施；同时，常见的伴随状况——感染、酸中毒、贫血和急性肾功能障碍亦需纠正。

氧合与通气的支持

总体而言，引起急性心源性肺水肿的急性左心衰的原因是较易辨认的，如心律失常、心肌缺血/梗死、心肌失代偿等；发现后当迅速处理以改善气血交换。而非心源性肺水肿的原因较难在短时间内予以解决，所以相当一部分患者需要机械通气的支持。

氧疗 为外周组织（包括心脏）提供足够的氧气以支持氧合是非常必要的。

正压通气 肺水肿会增加呼吸功及耗氧量，必然加重心脏的负担。当单纯的氧疗不足以维系氧合以及通气时，需使用无创或有创机械通气的方式来提供正压通气。无创通气（第十九章）可使呼吸肌得以休息、改善氧合和心脏功能并减少气管插管的机会。在难治性患者中，有创通气能彻底地减少呼吸功。在机械通气时使用呼气末正压（PEEP）对肺水肿有如下益处：①降低心脏前后负荷，改善心功能；②重新分布从肺泡腔内到肺泡腔外的液体，提高氧气交换的效率；③增加肺容量，避免肺组织的塌陷。

减低前负荷

绝大部分肺水肿患者血管外肺水的含量既取决于PCWP，也取决于血管内的液体量。

利尿剂 “髓袢利尿剂”——呋塞米（速尿）、布美他尼和托拉塞米对绝大部分肺水肿均有效，甚至在低蛋白血症、低钠血症或低氯血症时也有效。速尿能舒张静脉，在利尿作用发生前快速降低前负荷，为治疗肺水肿的首选利尿剂。初始剂量≤0.5 mg/kg，大剂量（1 mg/kg）可用于肾功能不全、长期使用利尿药、低血容量者或使用低剂量无效时。

硝酸酯类 硝酸甘油和硝酸异山梨酯（消心痛）对静脉和冠状动脉均具有扩张作用，不同给药途径均可起到快速和有效的功效。舌下含服硝酸甘油（0.4 mg×3，每5分钟一次）是急性心源性肺水肿治疗的一线选择。如果肺水肿持续存在且未出现低血压，可在舌下含服后序贯静脉硝酸甘油，初始剂量为5～10μg/min。静脉用硝普钠［0.1～5μg/(kg・min)］是一种强效的动、静脉扩张剂。它可用于肺水肿合并高血压患者，但不推荐于冠状动脉灌注降低的患者。使用时需密切监测血压并及时调整剂量；因此建议在使用该药物时，尽量使用有创动脉导管监测血压。

吗啡 是一种短效的静脉扩张剂，2～4 mg的静脉入壶可以降低前负荷，减轻呼吸困难及减缓焦虑。同时它还可以降低神经张力和内源性儿茶酚胺的水平、减慢心率、缓解高血压和肺水肿患者的心室的后负荷。

血管紧张素转化酶抑制药（ACEI） 可同时降低前、后负荷，推荐用于高血压患者。短效口服制剂从低剂量开始，逐步加量。对急性心梗患者，ACEI可以降低短期和长期的病死率。

其他降低前负荷的制剂 重组脑利钠肽（奈西立肽）是一种兼具利尿作用的强效血管扩张药，可有效用于心源性肺水肿的治疗。它被推荐于难治性病例，但不推荐于已有心肌缺血或心梗者。

物理手段 对非低血压患者，端坐位并下垂双腿可减少静脉回流。

强心药和变力性血管扩张药 交感神经兴奋胺——多巴胺和多巴酚丁胺（见上）是强力的强心药物。二吡啶磷酸二酯酶-3 抑制剂（变力血管扩张药），例如米力农［负荷剂量 50 μg/kg、维持剂量 0.25～0.75 μg/（kg·min）］，可以增强心肌收缩力并促进外周和肺血管的舒张。此类药物均可用于严重左心功能不全伴心源性肺水肿者。

洋地黄类 因其正性肌力作用，曾经是一线治疗选择的洋地黄类药物现在已很少使用。但当左心功能不全的患者伴有快速心房颤动和心房扑动时，可以用之控制心室率；因为洋地黄不具有其他阻抑房室结传导药物的负性肌力作用。

主动脉球囊反搏 IABP 或其他左心室辅助装置可有助于缓解心源性肺水肿。当顽固性肺水肿由本章讨论的其他病因引起，尤其是准备行手术修复术时，是其使用的适应证。

心动过速和房-室不同步的治疗 窦性心动过速或心房颤动可以由左房压力的升高和交感的兴奋所致；而心动过速反过来可以限制左心室的充盈时间、提高左房压。尽管缓解肺充血也可以降低窦率或心室对房颤的反应；但原发性心动过速依然需要心脏的电复律。当患者出现左心功能不全伴心房无收缩或缺乏房室收缩的同步性时，可以考虑安置房室顺序型心脏起搏器。

刺激肺泡液体的清除 有一些药物可以刺激肺泡上皮细胞的离子转运，以上调肺泡液体和溶质的清除；但其临床有效性尚未被证实。

特别的注意事项

医源性心源性休克 血管扩张药在治疗肺水肿时会降低血压；当与其他类药物合用时，完全可以引起低血压、冠状动脉低灌注和休克（图 22-1）。因此，对肺水肿产生高血压反应的患者，对血管扩张药的耐受性较好，也会从中受益。而对血压未见异常的患者，可先从低剂量单药开始，再按需调整剂量。

急性冠状动脉综合征 急性 ST 段抬高型心梗伴肺水肿的院内死亡率可达 20%～40%。在病情稳定后，需马上重建冠状动脉的血流。若条件允许应该首选 PCI，其次选择纤溶。通过 PCI 或 CABG 再通冠状动脉，对非 ST 段抬高的急性冠状动脉综合征同样是适应证。辅助装置可以选择性地使用于顽固性肺水肿。

ECMO 对可能由于不可逆性病因所致的严重急性非心源性肺水肿，可以考虑使用 ECMO 来暂时维持气血的交换。此时 V-V ECMO 是通常的选择模式。

不常见的肺水肿 一些特殊病因的肺水肿则需要特殊的治疗。长期胸腔内气体和液体的占据，可致肺组织处于萎陷状态；当气体和液体被去除后可以发生再复张性肺水肿。由于液体快速流入肺，患者可以出现低血压和少尿的表现。此时，利尿和降低前负荷是禁忌；反而需要扩容以及维持氧合和气血交换。

使用地塞米松、钙通道阻滞药或吸入长效 β_2 受体激动药可以预防高原性肺水肿；降低海拔高度、静卧、氧疗、硝苯地平和吸入一氧化氮（如果可行）是治疗措施。

治疗上气道梗阻引起的肺水肿的关键在于识别梗阻原因，并解除或绕开梗阻。

第二十三章　心血管崩溃、心搏骤停和心脏性猝死

Cardiovascular Collapse, Cardiac Arrest, and Sudden Cardiac Death

Robert J. Myerburg, Agustin Castellanos　著
（赵洪文　译）

概述和定义

心脏性猝死（sudden cardiac death，SCD）是指由于各种心脏原因导致的自然死亡，而不管患者以前有无已知的心脏病，其死亡发生时间和形式不可预知。SCD 中的“突发”一词被界定为从出现临床症状到发生最终临床事件和心搏骤停（cardiac arrest）的时间间隔≤1 小时，这主要是为了大多数临床流行病学研究而设定。但无人目击的死亡例外，病理学家将其时间间隔延长至从患者最后一次被人目睹健康存活到死

亡的 24 小时以内。

另一个例外是有些心搏骤停幸存者在突发心搏骤停后，由于在基层社区救治，几天甚至几周才出现生物学死亡，而这期间因为心搏骤停导致了不可逆中枢神经系统损伤。因此，严格遵循心血管崩溃（cardiovascular collapse）、心搏骤停（cardiac arrest）和死亡的定义可以避免这些术语上的混淆（表 23-1）。虽然心搏骤停通过及时恰当的干预常常是可逆转的，但是死亡在生物学上、法律上、字面上都是绝对不可逆事件。通过有效的干预措施，生物学死亡也许被推迟，但这是由于突发和不可预知的心搏骤停导致的相关病理生理进程。因此，心搏骤停复苏后如在住院期间或 30 天内发生死亡，统计学仍将其归为为猝死（sudden deaths）。

大多数的自然死亡都是由心脏疾病引起的。然而，对于潜在的心脏疾病（经常病情很严重）来说，在致命事件发生之前常常未能被发现。结果，高达 2/3 的 SCD 患者第一临床表述是以前未诊断过心脏疾病或已知有心脏疾病，但发病风险较低。在美国，作为一个公共卫生健康问题，SCD 的重要性备受关注，据估计高达 50%的心脏性死亡是突发和不可预知的，SCD 死亡例数估计在 20～45 万人/年。SCD 是心搏骤停的直接结果，如果处理及时，结果有可能逆转。因为复苏技术和应急救生系统目前已能够应用于院外心搏骤停患者（而在过去，院外心搏骤停是致命的），所以了解 SCD 问题有实际的临床意义。

心血管崩溃的临床定义

心血管崩溃（cardiovascular collapse）是个笼统的术语，是指由于心脏和（或）外周血管系统的急性功能障碍致使脑血管供血不足而丧失意识。它可以由血管减压性晕厥（血管迷走神经性晕厥，体位性低血压伴晕厥，神经心肌性晕厥）、一过性严重心动过缓或者心搏骤停所引起。心搏骤停与短暂型心血管崩溃不同的是：前者通常需要积极的干预措施才能恢复自然的血流，而血管减压性晕厥和其他原发性缓慢心律失常性晕厥事件是短暂而无生命危险的，可以自行恢复意识。

在过去，心搏骤停的最常见电生理机制是心室颤动（ventricular fibrillation，VF）或者无脉性持续性室性心动过速（pulseless sustained ventricular tachycardia，PVT），共占心搏骤停的 60%～80%，而心室颤动更常见。另外的 20%～30%的心搏骤停则由严重持续性缓慢性心律失常、心搏停止和无脉性电活动[pulseless electrical activity，PEA；心脏有电活动存在，但非常慢，无机械反应，以前被称为电机械分离(electromechanical dissociation，EMD)]导致。目前，初诊的病例记录中显示：心搏停止是心搏骤停最常见的发病机制，占 45%～50%；PEA 占 20%～25%；心室颤动占 25%～35%。毫无疑问，因心室颤动未及时治疗所致的心搏停止占很重要的比例，但也有数据显示心室颤动的比例实际上在减少。临床上也可见由于急性低心排血量状态（骤降）导致的心搏骤停。这些血流动力学原因包括大面积的急性肺栓塞、主动脉瘤破裂内失血、严重过敏反应以及心肌梗死后的心脏破裂并发心脏压塞。

表 23-1 心血管崩溃、心搏骤停与死亡之间的区别

术语	定义	限定	机制
心血管崩溃	由于心脏和（或）外周血管因素导致有效血流的突然缺失，这些因素可以自行恢复（如神经心肌性晕厥，血管迷走神经性晕厥）或经干预可恢复（如，心搏骤停）	非特异性术语：包括心搏骤停及其后果和具有特征性的自行恢复的一过性事件	与“心搏骤停”一样，外加血管减压性晕厥或其他能引起血流一过性缺失的原因。
心搏骤停	心脏机械性能的突然停止，通过迅速的干预也许能逆转，否则将导致死亡	自行恢复罕见；成功干预的可能性与心跳停止的发生机制、临床背景以及血液循环快速恢复有关	心室颤动，室性心动过速，心搏停止，心动过缓，无脉性电活动，非心源性机械因素（例如，肺栓塞）
心脏性猝死	突发的，所有生物学功能的不可逆停止	无	

来源：Modified from RJ Myerburg，A Castellanos：Cardiac arrest and sudden cardiac death，in P Libby et al (eds)：*Braunwald's Heart Disease*，8th ed. Philadelphia，Saunders，2008.

病因、诱发因素与临床流行病学

临床流行病学和病理学研究已经发现了 SCD 死者潜在的基础结构异常和病因，并确定了 SCD 高危人群亚组。此外，临床生理学研究已经开始鉴别能够导致心搏骤停发作的一过性功能性因素，这些因素可以把长期存在的基础结构异常从稳定状态转变为不稳定状态，从而导致了心搏骤停的发作（表 23-2）。

表 23-2　心搏骤停与心脏性猝死

基础结构异常和病因

Ⅰ. 冠心病
- A. 冠状动脉异常
  - 1. 慢性粥样硬化病变
  - 2. 活动性病变（斑块破裂、血小板聚集、急性血栓形成）
  - 3. 冠状动脉解剖异常
- B. 心肌梗死
  - 1. 痊愈的
  - 2. 急性的

Ⅱ. 心肌肥厚
- A. 继发性
- B. 肥厚型心肌病
  - 1. 梗阻性
  - 2. 非梗阻性

Ⅲ. 扩张型心肌病——原发性肌肉疾病

Ⅳ. 炎症性和浸润性疾病
- A. 心肌炎
- B. 非感染性炎性疾病
- C. 浸润性疾病

Ⅴ. 瓣膜性心脏病

Ⅵ. 电生理结构性异常
- A. W-P-W 综合征（预激综合征）的异常传导途径
- B. 传导系统疾病

Ⅶ. 电生理异常相关的遗传性疾病（先天性长 QT 综合征、右心室发育不良、Brugada 综合征、儿茶酚胺依赖性多形性室性心动过速等）

心搏骤停的诱因

Ⅰ. 冠状动脉血流的改变
- A. 一过性缺血
- B. 缺血后再灌注

Ⅱ. 低心排出量状态
- A. 心力衰竭
  - 1. 慢性
  - 2. 急性失代偿性
- B. 休克

Ⅲ. 全身代谢异常
- A. 电解质紊乱（例如：低钾血症）
- B. 低氧血症，酸中毒

Ⅳ. 神经性功能障碍
- A. 自主神经功能障碍：中枢源性、外周神经源性、体液源性
- B. 受体功能障碍

Ⅴ. 毒性反应
- A. 致心律失常的药物效应
- B. 心脏毒物（如可卡因、洋地黄中毒）
- C. 药物的相互作用

心脏疾病是突发自然死亡的最常见原因。从出生到 6 个月之间的首次猝死高峰之后［婴儿猝死综合征（sudden infant death syndrome，SIDS)］，猝死的发生率急剧下降，从儿童时期到青春期一直保持很低的发生率。在青少年和年轻成人中，SCD 的发生率大约为 1/(10 万人・年)。而超过 30 岁其发生率开始增加，在 45～75岁年龄段形成第二个发病高峰，其发生率在未经筛选的成年人群中接近 1/(1000 人・年）～2/（1000 人・年)，在这个年龄段，发生 SCD 的风险随着年龄的增加而升高（图 23-1A)。从 1～13 岁，心脏原因导致的突发自然死亡只占 1/5，14～21 岁增加到 30%，而在中老年人中增加到 88%。

中青年男性和女性对 SCD 有着不同的易感性，但随着年龄的增长，这种性别差异逐渐减少并最终消失。发生 SCD 风险的性别差异与发生冠心病（coronary heart disease，CHD）的年龄相关风险的性别差异相平行。当冠心病临床表现的性别差异在 60～80 岁之间消失时，男性较女性发生 SCD 的额外风险也逐渐缩小。尽管在年轻女性中 SCD 的发病率较低，而冠心病的危险因素如吸烟、糖尿病、高脂血症和高血压仍然具有重要的影响，而且 SCD 仍然是一个重要的临床和流行病学问题。SCD 的发病率在非洲裔美国人群中似乎高于白种人群，其原因目前尚不清楚。

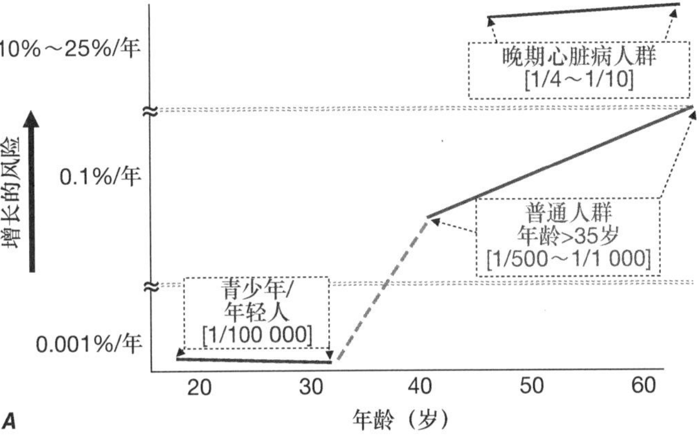

图 23-1　A. 显示心脏性猝死（SCD）的年龄相关性风险。对于年龄在 35 岁以上的普通人群来说，SCD 的风险是每年 0.1%～0.2%（500～1000 人中有一个人发病)。而在青少年和小于 30 岁成年人的普通人群中，发生 SCD 的整体风险是 1/(10 万人・年)，或每年 0.001%。年龄超过 35 岁后，SCD 的风险急剧增加，增加的最大速率在 40～65 岁（纵轴是不连续的)。在年龄超过 30 岁伴有晚期结构性心脏病和心搏骤停高风险标志的患者中，SCD 的年发生率可能超过 25%，然后，年龄相关的风险开始减少。[*Modified from RJ Myerburg，A Castellanos：Cardiac arrest and sudden cardiac death，in P Libby et al (eds)：Braunwald's Heart Disease，8th ed. Philadelphia，Saunders，2008*]

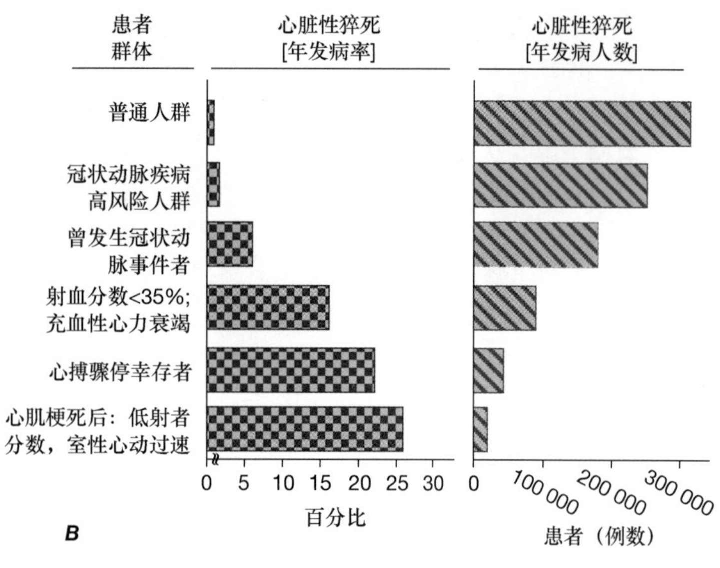

图 23-1（续） B. 显示不同亚组人群中的 SCD 发生率和每年总发生例数与发生率之间的关系。图中呈现的是亚组人群 SCD 发病率数据的近似值和此值来源的相关人群。约 50%的心脏死亡是突发和不可预测的。左侧发病率条形图（百分比/年）表示每个标明的亚组人群中突发和非突发死亡的大致百分比，范围从未经筛选普通成人人群中的最低百分比（每年 0.1%～2%）到患有严重左心室功能障碍和心力衰竭患者中的最高百分比（每年约 25%）。右侧条形图显示的是每个亚组人群年发生 SCD 总数的人群大小。最高风险组年发病总数最少，而最低发生率组年发病总数最多。（*After RJ Myerburg et al*：*Circulation* 85：2，1992.）

遗传因素是冠心病的危险因素之一，而 SCD 的遗传基础表达方式正在被探究。资料显示，家族性 SCD 倾向是冠心病的一种特殊类型，这提示遗传至少可能是 SCD 的部分危险因素。在家族史中，如果双亲中初发心脏事件是 SCD，其后代发生类似急性冠状动脉事件的可能性大大增加。在许多较少见的综合征中，比如肥厚型心肌病、先天性长 QT 间期综合征、右心室发育不良、右束支阻滞综合征、非缺血性 ST 段抬高（Brugada 综合征）和其他更为罕见的综合征，都有发生室性心律失常和 SCD 的特定遗传风险。

有助于 SCD 综合征表达的病因学结构基础和功能因素列于表 23-2。在世界范围内，尤其是西方国家，冠状动脉粥样硬化性心脏病是中老年人最常见的 SCD 相关的结构异常。在美国，高达 80%的 SCD 是冠状动脉粥样硬化的结果，非缺血性心肌病（包括扩张型和肥厚型）只占 10%～15%，其余各种病因占 5%～10%。在青少年和年轻人中，遗传性心律失常综合征（见上文和表 23-2）则是更常见原因，其中部分综合征，如肥厚型心肌病，在青春期开始之后，SCD 的风险则显著增加。

既往瘢痕或肥厚的心脏的一过性缺血、血流动力学紊乱、水和电解质失衡、自主神经系统功能紊乱和由于药物或其他化学物质导致的一过性电生理改变（如心律失常），都是心肌电生理从稳定到不稳定转变的发生机制。此外，缺血性心肌的再灌注可能导致一过性电生理不稳定和心律失常。

病理

无论是尸检还是临床研究发现，冠心病是 SCD 的首要心脏基础病因。80%以上的 SCD 患者有冠心病的病理所见。病理描述通常包括位于心肌外膜的冠脉大血管的长期且弥漫的动脉粥样硬化以及不稳定病变，包括：斑块溃疡、夹层或破溃；斑块出血；血小板聚集和（或）血栓形成。高达 70%～75%猝死的男性既往存在心肌梗死但已痊愈，而只有 20%～30%的患者近期发生了急性心肌梗死，虽然以不稳定斑块和血栓为主，后者提示一过性缺血是其发病机制。局部或整体左心室肥厚通常与既往心肌梗死共存。

在处于心肌梗死急性期、恢复期和慢性期的患者中，可以识别出具有 SCD 绝对高风险的亚群。在急性期，发病首个 48 小时内发生心搏骤停的潜在风险曾经高达 15%，但近期报道表明，由于患者早期能够察觉到一些重要症状以及有效的急诊血运重建策略，其风险已降到 2.3%～4.4%。急性期心室颤动幸存者并不会一直处于由心室颤动引起的心搏骤停再发风险之中。在心肌梗死后的恢复期（3 天～6 周），通常与心肌大面积梗死有关的持续性室性心动过速或心室颤动的发作预示 12 个月内自然死亡风险大于 25%。至少一半的死亡是突发的，但积极的干预措施可能会减少其发生率。

在心肌梗死后的慢性期，可以通过多种因素预测总死亡率和 SCD 死亡率的远期风险（图 23-2B）。对于 SCD 和非突发性死亡来说，最重要的是急性心肌梗死所造成的持续性心肌损伤的程度，这可以由射血分数（ejection fraction，EF）降低的程度和（或）心力衰竭的发生情况来衡量。不同研究已表明，动态心电监测发现的室性心律失常对于该风险评估起到了重要作用，尤其是 EF＜40%的患者。另外，对于有轻微室性心律失常（室性期前收缩和非持续性室性心动过速）且 EF＜35%的心肌梗死患者在电生理检查期间诱导出的室性心动过速或心室颤动是发生 SCD 风险的一个强力预测指标。这一亚组患者目前正被视为植入型心律

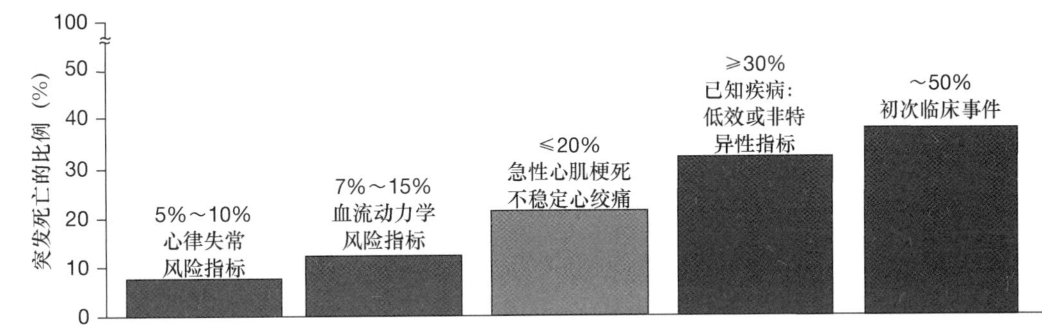

目标	实例	目的	敏感性
• 动脉硬化性心脏病的危险因素	• Framingham危险指数	• 预测疾病的进展	• 非常低
• 解剖筛查	• CT成像	• 识别冠状动脉疾病	• 对解剖中度敏感
• 临床指标	• 射血分数；血管造影术	• 确定疾病程度	• 对疾病程度高度敏感；对风险的特异性其敏感性不定
	• 动态心电监测；电生理学检查	• 识别心律失常的指标	• 对筛查低至中度敏感
	• 心力衰竭病史	• 定义高风险亚组人群	• 对特定人群组敏感性高
	• 电生理和血流动力学的变化	• 不稳定性的临床指标	• 主要的预测价值不明
• 一过性风险预测指标	• 自主神经功能障碍	• 量化自主触发	• 未确定；某些方法可能有用（？）
	• 缺血的预测指标	• 预测不稳定斑块	• 未知；可能敏感性高
• 个体化风险预测指标	• 家族/基因分析	• 在SCD发生前预测其特殊风险	• 在未来有很大的潜力

B

图 23-2　临床背景下心脏性猝死（SCD）的亚组人群、风险预测指标和分布情况。A. 具有高风险性心律失常指标合并低射血分数的人群是 SCD 的高危人群，但只占由冠状动脉疾病导致的 SCD 总数的 10%以内。相反，50%的 SCD 患者是以 SCD 作为潜在疾病的首发或唯一表现，而高达 30%的患者有已知的疾病，但由于缺乏高危指标而被认为是相对低风险人群。**B.** 对 SCD 进行个体化预测和预防是很困难的。在可能有冠状动脉疾病危险因素或并未预示高风险而发病的那些普通人群中，SCD 发病绝对数量最多。这导致预测和预防 SCD 的敏感性较低。包括一过性危险因素的流行病学模型和个体化风险的基因预测指标在内的新方法，为将来提高其敏感性提供了希望。CT，计算机断层扫描；（*Modified from RJ Myerburg*：*J CardiovascElectrophysiol* 12：369-381，2001.）

转复除颤器（ICDs）的候选人群（见下文）。心肌梗死后 EF＞35%且无心律失常的患者，其风险急剧下降，相反，若 EF＜30%，即使没有心律失常，其风险也相当高。

心肌病（扩张型和肥厚型）是与 SCD 风险相关的第二大类常见疾病（表 23-2），其中一些危险因素已经被确定，主要包括病情严重程度、心力衰竭、记录到的室性心律失常以及心律失常引起的晕厥。SCD 的不常见病因包括瓣膜性心脏病（主要是主动脉瓣）以及心肌的炎症性和浸润性疾病，后者包括病毒性心肌炎、结节病和淀粉样变性。

在青少年和年轻人中，一些罕见的遗传疾病，例如：肥厚型心肌病、长 QT 间期综合征、右心室发育不良和 Brugada 综合征，已被视为与急性心肌炎和其他不常见的获得性疾病同等重要的 SCD 病因。在年轻的竞技运动员亚组中，SCD 的发生率可能高于普通的青少年和年轻人，或许会达到 1/75 000～1/100 000（人・年）。在美国，肥厚型心肌病是其最常见病因。

二级预防策略也应该用于那些与急性心肌梗死或其他可控的一过性风险因素（例如：某些药物暴露和电解质紊乱）无关的心搏骤停幸存者。多支冠状动脉疾病和扩张型心肌病，尤其是合并左心室 EF 显著降低，预示着具有心搏骤停再发或 SCD 的高风险，同时也是特殊干预的适应证，例如 ICDs（见下文）。对于长 QT 综合征或右心室发育不良的患者，出现其他无法解释的晕厥或记录到致命性心律失常也与 SCD 风险增加有关。

心搏骤停的临床特征

前驱症状、发作、停搏、死亡

近几天至几个月以来加重的心绞痛、呼吸困难、心悸、易疲乏及其他非特异性主诉可以是发生 SCD 的前兆。然而，这些前驱症状是所有主要心脏事件的普遍前兆，对于预测 SCD 并不特异。

心搏骤停前的临床过渡期被定义为心搏骤停前的心血管状态发生急性变化的时期，不超过 1 小时。当发作是瞬间或突然的，则心源性停搏的可能性大于95%。在心搏骤停发作时偶然获得的连续性心电图（ECG）记录中，通常显示在发病前的数分钟或数小时内常有心率的增加和室性早搏演变升级的趋势。

心搏骤停后成功复苏的可能性与以下因素有关：循环丧失开始至自发性循环恢复（return of spontaneous circulation，ROSC）的间隔、事件发生的地点、发病机制（心室颤动、室性心动过速、无脉性电活动、心搏停止）以及在心搏骤停前患者的临床状态。ROSC 和存活率在心搏骤停后的最初的 10 分钟内几乎呈线性下降，心脏电除颤应用越晚，其效果越差。4～5 分钟后，若在院外没有旁观者进行心肺复苏术（cardiopulmonary resuscitation，CPR）的情况下，存活率不会高于 25%～30%。对于发生在能够迅速实施 CPR 和随后快速心脏电除颤场所的心搏骤停，其复苏成功的机会较大。而对于那些发生在重症监护治疗病房和院内其他场所的心搏骤停的结局则主要受停搏前患者的临床状态影响。在重症监护治疗病房内，因急性心脏事件或一过性代谢紊乱引发的心搏骤停，其即刻结果较好，但是那些极晚期慢性心脏疾病或者晚期非心脏性疾病（如肾衰竭、肺炎、脓毒症、糖尿病和癌症）患者发生心搏骤停，其存活率低，而且并不高于院内的非监护区域。发生在院内非监护区域的突发心搏骤停患者的存活率与发生在院外有目击者的心搏骤停患者并无差别。自从社区反应系统实施以来，大多数情况下院外心搏骤停患者的存活率已得到改善，尽管仍然较低。心搏骤停患者发生在公共场所的存活概率超过在家庭环境中，而大多数心搏骤停发生在家中。

心搏骤停与心脏性猝死的预测和预防

SCD 约占心血管患者死亡总数的一半。正如图 23-1B 所示，极高风险亚组由具有心搏骤停或 SCD 高风险的重点人群构成，尽管能进行较好的个体化预测，但该组在整体 SCD 人群中的所占比例很小。这可以从该亚组发生事件的绝对数（“年事件数”）和与之对应的每年发生事件的百分比中看出来。为了覆盖到更广泛的人群，需要进行有效预防基础疾病和开展新的流行病学和临床调查研究，这样才能在大量普通人群中通过识别特定高危亚组来进行较好的个体化风险预测。

SCD 的预测和预防策略分为一级预防和二级预防。一级预防是指识别具有 SCD 特定风险的个体，并制定相关的预防策略。二级预防是指对心搏骤停幸存者采取防止心搏骤停再发或死亡的措施。

目前所采用预防措施的有效性取决于不同亚组人群的风险大小。因为在未筛选的成年人群中 SCD 的年发生率仅为 1/1000 左右（图 23-1），接近 50%的 SCD 是以 SCD 作为冠状动脉疾病的首发临床表现（图 23-2A），目前唯一可行的策略是发现并控制冠心病的危险因素（图 23-2B）。最强力的长期危险因素包括年龄、吸烟、高胆固醇血症、糖尿病、高血压、左心室肥大以及非特异性心电图异常。一些可以提示斑块不稳定的炎症指标（如 C-反应蛋白水平）已经被增加到风险分类中。多种危险因素的存在相应增加了 SCD 的发生率，但针对潜在致命性心律失常的有效治疗并不充分或特异（图 23-1A）。然而，近来的研究提示，与初发急性冠状动脉综合征相关的 SCD 具有家族聚集性，这为发现 SCD 的遗传性危险因素带来了希望。

在确定患者患有冠状动脉疾病后，已有相应的方法对其进行风险分析（图 23-2B）。但是大多数的 SCD 发生在广大的未筛选人群中，而不是在已确诊疾病人群中那些具有特定高危因素的亚组人群（将图 23-1B 中的每年的事件数与每年百分比相对照）。在重大的心血管事件后，如急性心肌梗死、近期心力衰竭发作或院外发生心搏骤停后存活，其死亡最高风险期为事件发生后最初 6～18 个月，而后下降至与基础疾病程度相关的基线风险平台期。然而，很多的早期死亡是非突发的，这降低了专门针对 SCD 策略的潜在益处。因此，尽管心肌梗死后应用 β 受体阻滞药对于早期 SCD 和非突发死亡风险都有明显益处，但尚未发现在心肌梗死后早期应用 ICD 的治疗能降低总体死亡率。

院外心搏骤停后的初始复苏成功并存活到出院的概率主要取决于其发生机制。如果发生机制是无脉性室性心动过速，其结局最佳，心室颤动次之，而目前最常见的机制，即心搏停止和无脉性电活动，预后最差。高龄也对成功复苏的机会产生负面影响。

心搏骤停进展为生物学死亡的概率取决于心搏骤停的机制和干预前延迟时间的长短。心室颤动如在最初 4～6 分钟内未进行 CPR，即使除颤成功，也会因为继发脑损伤而预后不良；而在整个过程的任何时间点，旁观者迅速实施 CPR（基础生命支持；见下文），尤其随后早期成功除颤，则能改善预后。然而，在发病最初 8 分钟内无生命支持措施的患者中，仅有少数患者幸存。在公共场合（如警车、大型建筑、机场和

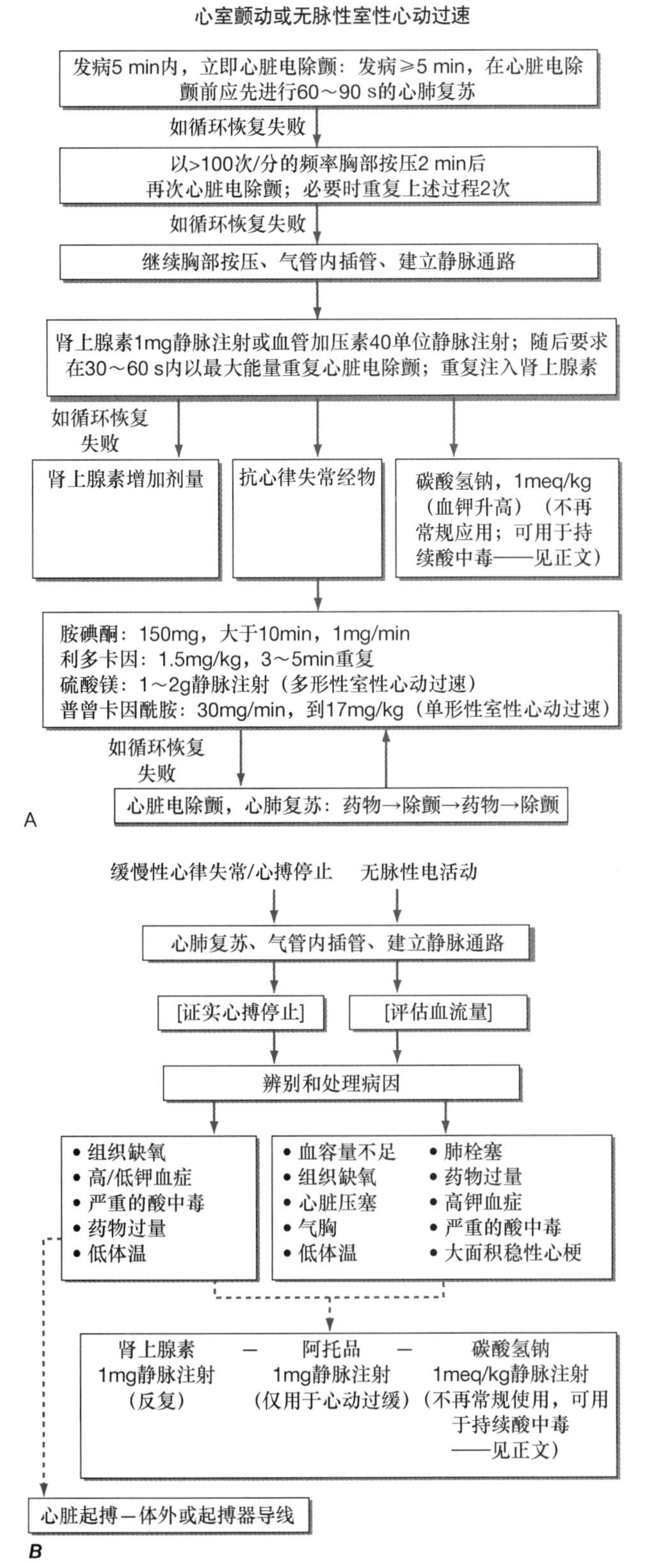

心室颤动或无脉性室性心动过速

发病5 min内，立即心脏电除颤：发病≥5 min，在心脏电除颤前应先进行60～90 s的心肺复苏

如循环恢复失败

以>100次/分的频率胸部按压2 min后再次心脏电除颤；必要时重复上述过程2次

如循环恢复失败

继续胸部按压、气管内插管、建立静脉通路

肾上腺素1mg静脉注射或血管加压素40单位静脉注射；随后要求在30～60 s内以最大能量重复心脏电除颤；重复注入肾上腺素

如循环恢复失败

肾上腺素增加剂量

抗心律失常药物

碳酸氢钠，1meq/kg（血钾升高）（不再常规应用；可用于持续酸中毒——见正文）

胺碘酮：150mg，大于10min，1mg/min
利多卡因：1.5mg/kg，3～5min重复
硫酸镁：1～2g静脉注射（多形性室性心动过速）
普鲁卡因酰胺：30mg/min，到17mg/kg（单形性室性心动过速）

如循环恢复失败

心脏电除颤，心肺复苏：药物→除颤→药物→除颤

A

缓慢性心律失常/心搏停止　无脉性电活动

心肺复苏、气管内插管、建立静脉通路

[证实心搏停止]　[评估血流量]

辨别和处理病因

- 组织缺氧
- 高/低钾血症
- 严重的酸中毒
- 药物过量
- 低体温

- 血容量不足
- 组织缺氧
- 心脏压塞
- 气胸
- 低体温
- 肺栓塞
- 药物过量
- 高钾血症
- 严重的酸中毒
- 大面积稳性心梗

肾上腺素 1mg静脉注射（反复）— 阿托品 1mg静脉注射（仅用于心动过缓）— 碳酸氢钠 1meq/kg静脉注射（不再常规使用，可用于持续酸中毒——见正文）

心脏起搏—体外或起搏器导线

B

图 23-3　A. 心室颤动或无脉性室性心动过速的起始心脏电除颤流程。如果单次除颤不能恢复脉搏，则需要进行两分钟心肺复苏（CPR；胸部按压）后再行1次除颤。上述过程重复3次后，先给予肾上腺素，然后再给抗心律失常药物。详见正文。**B.** 对于缓慢性心律失常/心搏停止（左）或无脉性电活动（右），首先以持续的生命支持和寻找可逆性病因为主。后续的治疗是非特异性的，并且成功率较低。详见正文。MI，心肌梗死；VT，室性心动过速

体育场）配置自动体外除颤器（automatic external defibrillators，AEDs）已收到令人鼓舞的效果，然而在家庭配置AEDs效果不明显。

心搏骤停成功复苏后在住院期间死亡与中枢神经系统损伤的严重性密切相关。缺氧性脑病和因长期呼吸机依赖继发感染者占死亡人数的60%，另外30%的患者死于低心排出量状态治疗无效，而复发性心律失常是最少见的死因，只占院内死亡的10%。

急性心肌梗死时发生心搏骤停分为原发性和继发性。心搏骤停发生前血流动力学稳定，为原发性心搏骤停；而心搏骤停发生前有明显血流动力学异常，为继发性心搏骤停。在心电监护环境下，急性心肌梗死期间发生的原发性心搏骤停，立即复苏的成功率应该超过90%。相反，高达70%继发性心搏骤停患者会立即死亡或在住院期间死亡。

治疗　心搏骤停

对于一个突发性晕厥患者的处理分为5个阶段：①初始评估及确认心搏骤停后的基础生命支持，②公共场所进行心脏电除颤（当可获得时），③高级心脏生命支持，④复苏后的处理，和⑤长期管理。初始反应包括确认循环丧失、随后的基础生命支持和公众可以进行的心脏电除颤，这些可以由医生、护士、辅助医务人员和经过培训的非医务人员实施。

初始评估和基础生命支持

确认由心搏骤停所致的伴随意识丧失（loss of consciousness，LOC）的突发性晕厥的方法包括：立即检查患者的意识状态、呼吸运动、皮肤颜色和有无颈动脉或股动脉搏动。对于非专业人员，不再推荐检查脉搏，因为这不可靠。一旦怀疑并证实心搏骤停或甚至认为心搏骤停即将发生，立即优先呼叫应急救生系统（如911）。随着方便被非正规急救人员使用的自动体外除颤器（AEDs）的出现，又增加了一种治疗手段（见下文）。

密切注意突发意识丧失（LOC）后的呼吸状态是很重要的。尽管意识丧失后的正常呼吸或呼吸急促不太可能导致心搏骤停，但是喘息性呼吸运动在真正心搏骤停期间可持续存在，并且其存在并不代表初始治疗无效，实际上持续性喘息反被认为是预后良好的征象。同样重要的是，要注意伴有持续脉搏增快的严重喘鸣提示异物或食物误吸。如果怀疑出现异物误吸，可以用Heimlich（海

姆利希）手法（见下文）去除堵塞物。握紧拳头在心前区拍打或重击胸骨中、下1/3交界处可能偶尔会使室性心动过速或心室颤动恢复，但应注意会将室性心动过速转为心室颤动。因此，有观点认为，只有当心电监测和心脏电除颤可应用时，才推荐使用心前区捶击作为生命支持技术，但此观点仍然存在争议。

在初始反应阶段的第三步是清理开放气道。将患者头部后仰和下颏抬起，以暴露口咽部便于清理开放气道。去除口中的义齿或异物，如疑有异物堵塞口咽部可以使用Heimlich手法去除。如果怀疑是呼吸骤停诱发的心搏骤停，气道清空后进行第二次心前区捶击。

基础生命支持，即众所周知的心肺复苏术（CPR），是为了在制定明确的治疗干预措施前维持器官灌注。CPR的初始主要作用是维持器官灌注直到自主循环恢复。不间断的胸部心脏按压通过有顺序的心室充盈和排空来维持泵功能，而良好的心脏瓣膜维持血流向前流动。其方法是：将一只手的手掌放在胸骨稍下方，另一只手掌根部压在下面手的背侧，双臂保持垂直，以每分钟100次的频率按压胸骨，要用足够的力量按压胸骨使其下陷4～5 cm，然后快速放松。

在无特殊的急救设备（如塑料口咽导管、食管阻塞器、简易急救呼吸气囊）可以立即使用时，可口对口呼吸提供肺通气。然而，CPR期间的通气支持已让步于持续胸部心脏按压（“徒手”CPR），因为后者对复苏结果更好。当使用自动体外除颤器（AED）时，只有当每次电击时心脏按压才可以中断，而且每次单独电击之间要进行2分钟的CPR。

自动体外除颤（AED）

方便非正规急救人员（例如：非医务人员的消防员、警察、救护车司机、受过训练的保安、受过少量甚至从未受过训练的普通人）使用的自动体外除颤器已经出现。这一进展使治疗心搏骤停的模式迈上新台阶。大量研究已证实，方便应急救生系统中非正规急救人员和在公共场所配备供非专业人员使用的自动体外除颤器可以提高心搏骤停患者的存活率。迅速心脏电除颤/心脏电复律的实施是成功复苏的重要因素，二者均有利于自主循环恢复（ROSC）和保护中枢神经系统。当除颤器充电时，应该进行胸部按压。一旦心室颤动或室性心动过速诊断成立，则应立即进行150～200 J的双相波电除颤（如果使用单相波电除颤器，则用360 J）。如果从发生晕厥到首次接触患者时已超过5 min，某些证据表明在第一次电除颤之前进行60～90 s的CPR可以减少神经系统损伤，提高患者的生存率。若首次除颤未能成功转复室性心动过速或心室颤动，则继续以每分钟100次的速度胸部按压2分钟后，再次进行心脏电除颤。为了减少胸部按压的中断时间，不再推荐多次电击连续进行。虽然并无太多的资料证明三次电除颤失败后单用电击和胸部按压仍可以转复心室颤动，但这种顺序治疗应一直持续到有专业人员和相关设备的高级生命支持。

高级心脏生命支持（ACLS）

高级心脏生命支持（ACLS）是为了实现并维持器官灌注和足够的通气、控制心律失常、稳定血压和心排出量。为了达到这些目标要进行的抢救措施包括：①电除颤/电复律和（或）起搏，②气管内插管，③静脉导管的置入。

如同在基础生命支持中一样，ACLS期间主要强调尽量减少胸部按压的中断时间直至达到ROSC（自主循环恢复）。在2～3次电除颤失败后，给予肾上腺素1 mg静脉注射，然后重复电除颤。肾上腺素的剂量可以每隔3～5分钟重复应用（图23-3A）。血管加压素（单次剂量40单位，静脉注射）已被建议作为肾上腺素的替代药物。

如果患者在心律恢复后仍无完全清醒的意识，或2～3次抢救失败后，应立即实施气管内插管、通气和动脉血气分析。给氧通气（若不能即刻得到氧气，则给予室内空气）能够迅速逆转低氧血症和酸中毒。目前二氧化碳的定量波形描记（quantitative waveform capnography）已被推荐用于确认和监测气管内插管的位置。对于成功电除颤和插管后仍持续酸中毒，或在心脏停搏前就有酸中毒的患者，可以给予初始剂量为1meq/kg的$NaHCO_3$，随后每10～15分钟重复给予50%的剂量，但这不应该常规使用。

初始除颤失败或持续/反复的心电不稳定，应当实施抗心律失常药物治疗。静脉应用胺碘酮已成为初始的治疗选择（150 mg静脉注射，10 min以上，随后以1 mg/min静脉滴注持续6 h，之后以0.5 mg/min静脉滴注维持）（图23-3A）。对于急性冠脉综合征早期的心室颤动引起的心搏骤停，利多卡因 1 mg/kg 静脉推注可作为另一种治疗选择，此剂量可每 2 分钟重复使用，也可以试用于胺碘酮治疗失败的患者。目前对于这种情况，静脉给予普鲁卡因胺（以 100 mg/5 min 负荷剂量静脉注射，直至总剂量达到 500～800 mg，随后以 2～5 mg/min 持续静脉滴注）已极少使用，但是可以试用于血流动力学持续稳定的心律失常。对于常规治疗，静脉给予葡萄糖酸钙不安全且无必要，它仅适用于急性高钾血症引起的顽固性心室颤动、已知低钙血症存在或摄入中毒剂量的钙通道拮抗药的患者。

对于由缓慢性心律失常或心搏停止引起的心搏骤停（B/A 心搏骤停）的处理是不同的（图 23-3B）。对患者立即行气管内插管、持续 CPR、控制低氧血症和酸中毒、辨别其他可逆病因。可以通过静脉途径或骨内途径给予肾上腺素。对于心搏停止或 PEA，阿托品不再被认为有效，但可用于缓慢性心律失常。当阿托品对缓慢性心律失常无效时，可以应用体外心脏起搏器来建立规律的节律，但是现在认为通过静脉给予提升心率的药物（chronotropic agents）是另一种同样有效的治疗。

对于由急性下壁型心肌梗死、可纠正的气道阻塞、药物诱导呼吸抑制所致或迅速努力复苏的 B/A 心搏骤停，其治疗成功率可能较好。其中，对于急性气道阻塞，如果通过 Heimlich 急救法迅速清除异物，或及时通过气管内插管吸出呼吸道内阻塞的分泌物，其治疗成功率往往很高。然而，由其他病因引起的心搏骤停，其预后通常较差，例如终末期心脏或非心脏疾病。PEA 的治疗与缓慢性心律失常的治疗相似，但其结局同样也很差。

心搏骤停后综合征和复苏后的处理

当自主循环或稳定的辅助循环恢复后，注意力应转移到心搏骤停后综合征的诊断和治疗上。心脏骤停复苏后治疗涉及多学科，近年来已成为一类新兴的临床分支。心搏骤停后综合征包括 4 个部分：脑损伤、心肌功能障碍、全身性缺血/再灌注反应和持续性诱发因素的控制。其治疗目的是维持一个稳定的心电、血流动力学和中枢神经系统状态。

复苏后处理（postresuscitation care）取决于特定的临床情况。最紧迫的是缺氧性脑病的发生，这是院内死亡和心脏停搏后致残的一个强有力预示指标。对于血流动力学稳定但仍昏睡的已复苏的心搏骤停患者，应该给予轻度低温治疗。通过一些可用的技术［外部的和（或）内部（核心）的］将深部体温降低至 32～34℃，应在复苏后尽快实行并维持至少 12～24 h。这可通过降低代谢需求和减轻脑水肿，从而提高患者神经系统结局尚佳的存活概率。

急性心肌梗死中的原发性心室颤动（不伴有低排出量状态）通常对生命支持技术很敏感，并且在初发疾病后很容易被控制。在院内，呼吸机支持通常没有必要，或只需要短期应用，电除颤或电复律后血流动力学会迅速恢复稳定。对于急性心肌梗死中的继发性心室颤动（血流动力学异常诱发潜在的致死性心律失常），复苏不易成功，并且即使复苏成功，其复发率也很高。患者的临床表现和结局取决于血流动力学的稳定性和控制血流动力学障碍的能力。缓慢心律失常、心搏停止和 PEA 是血流动力学不稳定患者中常见的继发事件。

院内发生的非心脏性疾病相关的心搏骤停，其结局较差，而且在少数复苏成功的患者中，复苏后的过程取决于基础疾病的性质。晚期癌症、肾衰竭、急性中枢神经系统疾病和感染未控制的患者，在院内发生心搏骤停后整体存活率小于 10%。某些例外主要是短暂气道阻塞、电解质紊乱、药物致心律失常和严重代谢异常的患者，如果此类患者在经过纠正这些一过性异常，并能够被迅速复苏和稳定，大多数患者存活机会较高。

院外的心搏骤停存活后的长期管理

对于无中枢神经系统不可逆损伤的心搏骤停幸存者和血流动力学已稳定的患者，应该进行诊断性试验来制订恰当的治疗干预措施，以利于其长远管理。这种方案的提出是基于：事实表明，在院外心搏骤停后存活的最初两年里，其死亡率仍达 10%～25%，并且数据显示 ICD 的使用对生存有明显的益处。

对于急性 ST 段抬高型心肌梗死或短暂而可逆的心肌缺血导致的院外心搏骤停患者，其治疗措施部分取决于急性冠脉综合征（acute coronary syndrome，ACS）发病过程中致命性心律失常风险的特性，部分取决于它所引起的永久性心肌损伤程度。在急性心肌缺血阶段，心搏骤停不适于应用 ICD，但与 ACS 无关的心搏骤停幸存者确实可以获益。此外，EF 低于 30%～35%的心肌梗死存活者似乎获益于 ICD 的应用。

对于由可治疗的一过性局部缺血机制所引起的心搏骤停患者，尤其具有较高 EF 者，导管介入、外科手术和（或）药物的抗缺血治疗通常可作为长期的处理措施。

其他种类疾病引起的心搏骤停幸存者，例如肥厚型或扩张型心肌病以及各种罕见的遗传性疾病（如右心室发育不良、长 QT 综合征、Brugada 综合征、儿茶酚胺依赖性多形性室性心动过速和所谓的特发性心室颤动）患者，都被认为是 ICD 的适用人群。

在没有发生过心搏骤停的高危人群中 SCD 的预防

心肌梗死患者需要在急性期 40 天后进行评价，如该患者 EF＜35％且具有其他危险指标（例如动态心电监测发现的轻微室性心律失常、电生理检查诱发的室性快速型心律失常和有心力衰竭病史），应被植入 ICD 预防 SCD。一系列临床试验中已观察到，总死亡率在 2～5 年间下降了 20％～35％。一项研究表明，EF＜30％是患者能够受益于 ICD 的一个充分风险指标。另一项研究证明，心功能 2 级或 3 级的心力衰竭和 EF≤35％的患者也可从中受益，不论何种病因（缺血性或非缺血性）或是否存在心律失常。而对那些新诊断的心力衰竭且 EF＜35％的患者，则要求在诊断和药物治疗 90 天后进行 ICD 植入。总之，当 EF 低于 35％后，似乎是 EF 值越低，ICD 获益越大。然而，EF 很低的患者（例如＜20％）却可能几乎不受益。

除了冠状动脉疾病和扩张型心肌病以外，对于疾病一级预防的决策制订通常是由观测数据和基于临床观察的判断来决定。对于这些少数人群亚组，缺乏能够为 ICD 提供循证指标的临床对照实验。总之，对于上述列出的罕见疾病，某些心律失常风险指标，如晕厥、记录到的室性快速性心律失常、被逆转的心搏骤停，或有 SCD 家族史（但还未发生猝死），以及许多其他临床或心电图特征，都可能被作为 ICD 的应用指征。

第三篇　感染性疾病
SECTION 3　Basic Considerations in Infectious Diseases

第二十四章　感染性疾病患者的处理方法
Approach to the Patient with an Infectious Disease

Neeraj K. Surana，Dennis L. Kasper　著
（林志敏　潘洁仪　席寅　译　黎毅敏　校）

历史回顾

感染性疾病的起源很简单。追述至至少 16 世纪中期，传染病的概念源于瘴气（废气）。直至 19 世纪末期，Louis Pasteur 和 Robert Koch 提出了可靠的证据来支持疾病的微生物论——也就是，微生物是引起感染的直接原因。对感染领域的认识与研究早期的进展相对缓慢，在 20 世纪有显著的进步，许多感染性疾病的病因得以明确。而且，抗生素的发明及针对一些致命及致残感染的疫苗的出现极大地改善了人类的健康。20 世纪，我们甚至还消除了人类历史上的最严重的瘟疫之一——天花。这一项突出的成果被著名学者 Aidan Cockburn 写入 1963 年出版的《感染性疾病的演变及消灭》中："在某一段可预见的时间内，所有重大的感染性疾病都将会消失，这看来是合理的预测。"不仅 Cockburn 教授秉承这种观点，著名的感染性疾病专家、本书的前任编者 Robert Petersdorf 在 1978 年也提到："即使多年来专注于感染性疾病的研究，但我仍无法想象需要超过 309 位学生（感染性疾病专业毕业的学员），除非他们利用个人的时间相互培训。"在过去的 5 年里，因对微生物的研究兴趣有了极大增长，Petersdorf 教授的观点可能会成为具有讽刺意味的预测，他没有意识到对于人类而言，随着新型的、突发的和再度肆虐的感染性疾病的猛烈攻击将会发生什么。

显然，尽管在 20 世纪取得了巨大进展，但感染性疾病仍是患者及临床医师面临的巨大的挑战。而且，在后半个世纪，几种慢性疾病也被证实是直接或间接由微生物感染引起的，或许其中最具代表的例子有幽门螺杆菌可引起消化性溃疡及消化道肿瘤、人乳头瘤病毒可引起宫颈癌、乙型和丙型肝炎病毒可致肝癌。实际上，目前已知的大约 16％的实体肿瘤与感染因素相关。此外，许多新发的或再现的感染性疾病仍继续对人类健康产生严重威胁：如人类免疫缺陷病毒（HIV）/获得性免疫缺陷综合征（AIDS）、流感大流行、严重急性呼吸综合征（SARS）。对将病原体改造为武器的生物恐怖主义的风险时刻存在，也对公共卫生造成潜在的极大的威胁。而且，临床相关微生物的耐药性的逐渐上升（例如，结核分枝杆菌、金黄色葡萄球菌、肺炎链球菌、疟原虫和 HIV）意味着要合理监管曾被认为是万能药的抗微生物药物。因此，感染性疾病仍然对患者本身乃至全球公共卫生造成不良影响。即使有了 20 世纪的成果，现在临床医生也必须像 20 世纪初一样关注感染性疾病。

全球性考虑

感染性疾病仍是世界范围内第二大的死因。尽管过去 20 年，感染性疾病导致的死亡率显著下降，但死亡人数的绝对值仍保持相对恒定，2010 年总计刚刚超过 1200 万（图 24-1）。死亡病例在低收入及中等收入国家中的分布是不均衡的；在 2010 年，全球死亡病例的 23％与感染性疾病有关，其中超过 60％病例是发生在撒哈拉沙漠以南的非洲国家。

由于感染性疾病仍然是导致全球死亡的一个主要原因，所以了解疾病在当地的流行病学对评估患者病情至关重要。比如 HIV/AIDS 仍在撒哈拉沙漠以南的非洲国家肆虐，在津巴布韦、博茨瓦纳和斯威士兰这些国家中，HIV 感染的成人占全国人口数的 15％～26％。而耐药性结核在前苏联国家、印度、中国、南非亦十分猖獗。获知这些资料让临床医生可以在接诊患者时做出适当的鉴别诊断及明确治疗方案。诸如"全球疾病负担"这样的项目力求按照年龄、性别及国籍，随着时间的推移来量化疾病所致的人员损失［比如死亡、伤残调整生命年（DALYs）］；这些数据不但有助于出台地方、国家以及国际健康政策，而且有利于指导当地医生做出医疗决策。尽管有些疾病（如流

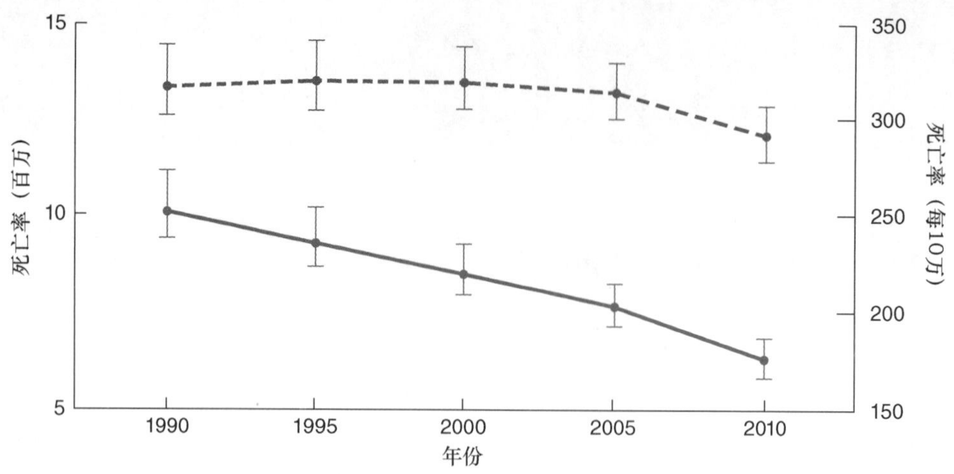

图 24-1 全球感染性疾病相关死亡人数和死亡率。1990 年以来，全球感染性疾病相关死亡人数（虚线，左轴）和死亡率（实线，右轴）。（来源：*Global Burden of Disease Study*，*Institute for Health Metrics and Evaluation*.）

感大流行、SARS）表面看来是有地域限制，但日益便捷的全球快速旅行引发了人们对它们在全球范围的快速传播的担忧。日益加深的全球一体化不仅对经济有深远影响，同时也影响着医疗及感染性疾病的传播。

认识微生物系

正常情况下，与不计其数的病毒、真菌和古生菌一样，超过 100 万亿细菌定植在健康人群中，这些微生物合起来的数目超出人体细胞数目的 10～100 倍。这些微生物主要储存在胃肠道，在女性生殖道、口腔和鼻咽处同样也有大量微生物。因为这些微生物与宿主生物特性和疾病易感性高度相关，所以它们的定植点（如皮肤甚至是肺部）引起越来越多人的关注。这些共生微生物为宿主提供极大的便利，与体内新陈代谢、人体免疫系统息息相关。至于引起感染性疾病的微生物绝大多数是正常菌群中的一部分（如金黄色葡萄球菌、肺炎链球菌及铜绿假单胞菌），极少数感染是由特殊病原体所致（如淋病奈瑟菌、狂犬病毒）。大体了解微生物对评估感染性疾病是至关重要的，对于这个观点我们并不惊讶。体内微生物群可能会对感染性疾病易感性及人体对疫苗的应答反应起重要作用。认识某些部位的正常菌群有助于正确解读培养结果，识别可能的病原体为选择经验性抗菌药物提供帮助，同时推动抗生素的合理使用及减少药物对定植的益生菌的不良反应。

何时应该考虑感染的病因学

本章的题目似乎预先假定临床医生已明确患者何时患有感染性疾病。实际上，这一章只是为了指导临床评估患者是否可能患有感染性疾病。一旦做出明确诊断，针对这种微生物的详细治疗的有关内容，读者应查阅后续章节。临床医生面临的挑战是要如何鉴别哪些患者可能患有感染性疾病，而非一些潜在的疾病。感染的表现千变万化，从危及生命的急性感染（如脑膜炎球菌血症）到不同严重程度的慢性感染（如幽门螺杆菌相关的消化性溃疡），再到完全无症状的感染（如潜伏的结核分枝杆菌感染），使得这项任务变得非常复杂。虽然概括出一种涵盖所有的感染性疾病的表现是不可能的，但病史、体格检查和基本实验室检测的常见结果常提示患者或有一种感染性疾病，或应当针对某种感染性疾病进行更为全面的评估。本章着重叙述这些常见的表现和怎样去指导诊治患者。

感染性疾病患者的处理方法

病史

在所有医学领域中，获得完整、详尽的病史对于一个可能患有感染性疾病患者的诊疗是最重要的。病史是进行鉴别诊断、指导体格检查和初步诊断的关键。虽然本章节不能详述病史中所有症状，但是与感染性疾病相关的特定症状仍需要特别关注。一般情况下，主要集中在两个方面：①患者与微生物的接触史可能可以明确某些病原微生物；②对某种微生物易感性的宿主因素。

暴露史·曾经感染或接触耐药菌的病史 一个患者既往的感染情况及对相关微生物的易感性，对确定可能的病原体非常有帮助。具体而言，若明确一个患者是否存在耐药菌感染病史（例如，抗甲氧西林金黄色葡萄球菌、抗万古霉素肠球菌，这些细菌能产生广谱β-内酰胺酶和碳青霉烯酶）或可能曾经接触过耐药菌（如最近入住医院、疗养院或长期急性护理机构），就会影响经验性抗生素的选择。例如，如果获知一个脓毒症患者曾经有多重耐药的铜绿假单胞菌的侵袭性感染史，在经验性治疗时应选择能覆盖这种细菌的抗生素。

个人史 虽然临床医生采集的个人史往往局限于患者对酒精和烟草使用情况，但一个完整的个人史可以为诊断提供一些线索。患者是否有高风险行为（如危险性行为，静脉用药），一些与爱好相关的暴露史（如对园艺狂热，可能会暴露于申克孢子菌丝），或者职业暴露（如殡葬服务工作者暴露于结核分枝杆菌的风险会增加），了解这些病史有助于疾病诊断。2009 年的一个病例诠释了个人史的重要性。一个实验室研究员在工作期间因感染鼠疫耶尔森菌而死亡，虽然这名患者曾就诊于门诊和急诊，但这两个部门的病史中均未记录他的职业情况，而该信息本可对患者进行快速及适当的治疗和采取有效的感染控制措施。

饮食习惯 由于某些病原体与特定的饮食习惯有关，了解患者的饮食可以获知一些的疾病的风险。例如，大肠埃希菌和弓形虫产生的志贺毒素与食用生的或未煮熟的肉类有关；鼠伤寒沙门菌、单核细胞增多性李斯特菌和牛分枝杆菌与饮用未经高温消毒的牛奶有关；钩端螺旋体、寄生虫及肠道细菌与饮用未净化的水有关；霍乱弧菌、诺瓦克病毒、蠕虫和原生动物与食用生海鲜有关。

动物接触史 动物是感染性疾病的重要载体，我们应该询问患者是否有动物接触史，包括饲养宠物、参观宠物动物园，或偶尔的接触（如家鼠）。例如，狗身上的虱子，是几种传染性疾病的媒介，包括莱姆病、落基山斑疹热和埃立克体病。猫与巴尔通体菌属感染有关，爬行动物与沙门菌感染有关，啮齿动物与钩端螺旋体病有关，家兔和兔热病相关。

旅行史 国际和国内旅游都应关注。最近从国外旅游回来的发热患者的鉴别诊断要明显拓宽；即使出国到一个偏远地区旅游也可反映患者曾经接触如结核分枝杆菌或粪类圆线虫等的病原体。国内旅行同样也可让患者接触一些本地罕见病原体，而这些病原体在常规的鉴别诊断时经常被忽略。例如，一个患者最近曾经在加利福尼亚州或玛莎葡萄园岛旅游，他可能会接触到粗球孢子菌或土拉弗朗西斯菌。除了需要简单了解患者可能出访的地区，临床医师还需要深入研究患者在旅行期间参加何种活动和行为（如食物种类和水源、淡水游泳池、动物接触史）与患者在出行前是否有免疫接种和（或）使用预防性的药物的必要性；这些额外的接触与患者日常生活中的接触史同样重要，如果没有特殊询问，患者可能意识不到要主动告知医生。

宿主因素 许多机会性感染（如肺孢子菌、曲霉菌属或 JC 病毒）只会感染免疫功能减退的患者。因此检测患者的免疫状态是至关重要的。免疫缺陷可能由于某些疾病（如恶性肿瘤、HIV 感染、营养不良）、药物（如化疗、糖皮质激素、免疫系统中的单克隆抗体）或者治疗（如全身照射、脾切除术后）所致或原发性免疫缺陷。不同类型的免疫缺陷状态导致患者有不同的感染类型。除了需要明确患者是否因某些原因导致免疫力减退，临床医师同样应该评估患者免疫状态以确保疫苗能有效预防相关疾病。

体格检查

与病史一样，一份详尽的体格检查对评估患有感染性疾病的患者是至关重要的。体格检查中的某些体征（如皮肤、淋巴结）的表现可以帮助我们尽快明确诊断。此外，连续的体格检查也是至关重要的，因为随着病程进展可能会出现新的体征。体格检查中的各个要点不在本章详细描述，但以下的要点与感染性疾病有特殊关联。

生命体征 温度升高往往提示感染的发生，密切注意温度变化在诊断感染性疾病时可能是有作用的。追溯到 19 世纪，认为 37℃（98.6 ℉）是人体的正常体温，最初是在腋窝测量。直肠温度能更准确地反映中心温度，分别比口腔温度和腋窝温度高 0.4℃（0.7 ℉）和 0.8℃（1.4 ℉）。尽管文献中对发热的定义众说纷纭，但最普遍的定义是体温≥38.3℃（101 ℉），这是基于不明原因发热的定义。虽然发热与感染息息相关，但也常见于许多其他疾病。中心温度每增加 1℃（1.8 ℉），心率通常会增加 15～20 次/分。表 24-1 列出了表现为相对缓脉（费格特征）的感染性疾病，这些患者发热时的心率比预期的低。虽然这种脉搏-体温分离的表现对疾病的诊断敏感性或特异性不高，但是在条件设备落后时可能是既简单又有用的一种表现。

淋巴系统 人体有近600个淋巴结，感染是淋巴结肿大的重要原因。体格检查应包括多个区域淋巴结检查（如腘窝、腹股沟、肱骨内上髁、腋窝及多个颈部区域），记录位置、大小（正常，<1 cm）、是否有压痛、质地（质软、质韧或质硬）和是否粘连（如融合或活动度）。值得注意的是，肱骨内上髁触及的淋巴结一般都是病理性。75%的淋巴结病变患者表现为局部病变，其余25%则表现为广泛的淋巴结病变（即：涉及一个以上的解剖区域）。在局灶性淋巴结病的患者中，55%可在头部和颈部发现病变淋巴结，14%在腹股沟，5%在腋窝。不同的感染性疾病可以有不同的临床表现，因此明确患者是广泛性还是局灶性淋巴结病有助于缩小鉴别诊断范围。

表24-1 相对缓脉的原因

感染性因素	
胞内微生物	
革兰氏阴性细菌	伤寒杆菌
	土拉弗朗西斯菌
	布鲁菌
	伯纳特立克次体（Q热）
	钩端螺旋体
	军团菌
	肺炎支原体
蜱传播的微生物	立克次体属
	恙虫病东方体（恙虫病）
	巴贝虫属
其他	白喉杆菌
	疟原虫（疟疾）
病毒/病毒性感染	黄热病病毒
	登革热病毒
	流行性出血热[a]
	病毒性心肌炎
非感染性因素	
	药物热
	β受体阻滞药的使用
	中枢神经系统病变
	恶性淋巴瘤
	人工性发热（包括医源性）

[a] 主要在马尔堡病或埃博拉病毒感染的早期出现

皮肤 事实上，很多感染性疾病都有皮肤表现，所以在评估患者时皮肤检测尤其重要。我们需要进行一个完整的皮肤查体，包括前胸和后背。通常特殊的皮疹对感染性疾病的鉴别诊断有极大帮助。有许多临床实例，如重症监护室的患者出现“不明原因的发热”实际上是未发现的压疮所致。此外，仔细检查如发现肢体末梢的片状出血、Janeway病变或Osler小结等改变，是诊断心内膜炎的依据或者是由其他感染性栓子导致的。

异物 如前所述，许多感染是由人体内正常菌群引起的。这些感染通常是由于这些正常菌群离开原定植部位转移到别的地方时发生的。因此，上皮组织的保护是防止感染最重要的机制之一。然而，住院患者这些保护屏障经常被破坏，例如留置静脉导管、外科引流管或其他管道（如气管插管和导尿管等），这些操作使微生物进入它们在正常情况下不能进入的地方。因此，了解患者体内留置静脉导管、管道、引流管，有助于明确身体哪个部位可能会被感染。

诊断性检查

实验室检查和影像学检查在过去的几十年内取得了很大进展，现已成为诊断疾病的重要组成部分。事实上，现在临床医生能使用的血清学检测、抗原检测和分子学检测手段的数量显著增加，同时也彻底改革了医疗服务。然而，所有这些检查手段应该病史和体格检查相结合，而不是替代它们。初始检查应以患者的病史和体格检查为基础。此外，诊断性检查常受限于以下的情况：合理性及可治性，对于公共卫生问题的重要性和（或）能提供一个明确的诊断而不需其他检测。

白细胞（WBC）计数 白细胞计数升高往往与感染有关，尽管许多病毒感染与白细胞减少有关。由于不同类型的微生物与不同类型的白细胞相关，所以评估的白细胞变化是很重要的。例如，细菌感染可引起中性粒细胞增加，在感染早期升高；病毒感染可导致淋巴细胞增加；某些寄生虫则可致嗜酸性粒细胞增多。表24-2列出了引起嗜酸性粒细胞增多主要的感染性原因。

表 24-2 嗜酸性粒细胞增多症主要的感染性病因[a]				
涉及器官	微生物	暴露史	地区分布	嗜酸性粒细胞增多的程度[b]
中枢神经系统	管圆线虫	生海产品	亚洲	轻度
	棘颚口线虫	生家禽肉及海产品	亚洲	中至极度
眼	眼丝虫	昆虫叮咬	非洲	中度（外籍人士），轻度（生活在流行区的患者）
	盘尾丝虫	昆虫叮咬	非洲	轻度（外籍人士），中度（生活在流行区的患者）
肺	沙眼衣原体	性接触传播	全球	轻度
	类圆线虫属	土壤	热带	中度（急性），轻度（慢性）
	犬弓首蛔虫/猫弓首蛔虫[c]	狗，土壤	全球	中度至极度
	并殖吸虫属	螃蟹和小龙虾	亚洲	中度（急性），轻度（慢性）
	粗球孢子菌	土壤	美国西南部	轻度（急性），极度（播散性）
	马来丝虫	昆虫叮咬	亚洲	轻度至中度
	耶氏肺孢子虫	空气	全球	轻度
肝	日本血吸虫	淡水游泳	亚洲	中度（急性），轻度（慢性）
	曼氏血吸虫	淡水游泳	非洲、中东、拉丁美洲	中度（急性），轻度（慢性）
	片吸虫属	西洋菜	全球	中度
	华支睾吸虫	生海产品	亚洲	轻度至中度
	后睾吸虫属	生海产品	亚洲	轻度至中度
肠道	蛔虫[d]	生的水果和蔬菜、受污染的水	全球	轻度至极度
	钩虫	土壤	全球	轻度至中度
	鞭虫	生的水果和蔬菜、受污染的水	热带	轻度
	贝氏等孢子球虫	受污染的水和食物	全球	轻度
	脆弱双核阿米巴	不明确；通过粪-口途径传播	全球	轻度
	毛细线虫属	生海产品	亚洲	极度
	异形吸虫	生海产品	亚洲、中东	轻度
	异尖线虫	生海产品	全球	轻度
	浣熊贝利斯蛔虫[e]	土壤	北美	轻度至极度
	微小膜壳绦虫	受污染的水、土壤	全球	轻度
膀胱	埃及血吸虫	淡水游泳	非洲，中东	中度（急性），轻度（慢性）
肌肉	旋毛形线虫	猪肉	全球	中度至极度
淋巴	班氏丝虫[d]	昆虫叮咬	热带	中度至极度[f]
	汉氏巴尔通体	猫	全球	轻度
其他	细菌或病毒感染后恢复期	—	—	轻度
	HIV	受污染的体液	全球	轻度
	新型隐球菌	土壤	全球	中度至极度（播散性）

[a]存在各种引起嗜酸性粒细胞增多的非感染性病因，例如特应性疾病、DRESS（药物反应伴嗜酸粒细胞增多和系统症状）综合征，以及恶性贫血（可引起轻度嗜酸性粒细胞增多）；药物过敏和血清病可引起轻至中度嗜酸性粒细胞增多；胶原血管疾病，可引起中度嗜酸性粒细胞增多；以及恶性肿瘤、变应性肉芽肿性血管炎和高 IgE 综合征，可引起中至极度嗜酸性粒细胞增多。[b] 轻度：500～1500 细胞数/ul；中度：1500～5000 细胞数/ul；极度：>5000 细胞数/ul。[c] 同样可累及肝和眼睛。[d] 同样可累及肺。[e] 同样可累及眼睛以及中枢神经系统。[f] 感染累及肺部时嗜酸性粒细胞水平显著升高

炎症标记物 红细胞沉降率（ESR）和C反应蛋白（CRP）水平分别是急性期反应间接和直接指标，可以用来评估患者炎症的严重程度。此外，随着时间的推移，这些标记物可随疾病进展/痊愈而动态改变。值得注意的是，红细胞沉降率变化相对缓慢，每周检测的作用不大；相比之下，C反应蛋白水平变化较迅速，每日测量比较有意义。虽然这些标记物是炎症敏感的指标，但特异性不高。红细胞沉降率明显加快（>100 mm/h），90%预示有严重的潜在疾病（详见表 24-3）。因此，我们需要继续研究其他可能有用的炎症标记物（如：降钙素原，血清淀粉样蛋白 A），然而它们的临床实用性仍需进一步考证。

脑脊液（CSF）分析 脑脊液分析对可疑脑膜炎或脑炎的患者至关重要。常规记录颅内压力和对脑脊液进行细胞计数、革兰氏染色和培养、葡萄糖和蛋白质水平检测。脑脊液细菌革兰氏染色阳性细菌计数通常是$>10^5$/ml，其特异性接近 100%。表 24-4 列出了各种感染性脑脊液的典型性状。一般来说，如果脑脊液中淋巴细胞增多而葡萄糖浓度偏低，

表 24-3　引起红细胞沉降率极度升高（>100 mm/h）的原因

病因学分类（占病例数%）	特殊病因
感染性疾病（35～40）	亚急性细菌性心内膜炎 脓肿 骨髓炎 结核 尿路感染
炎症性疾病（15～20）	巨细胞动脉炎 类风湿性关节炎 系统性红斑狼疮
恶性肿瘤（15～20）	多发性骨髓瘤 白血病 淋巴瘤 癌
其他（20～35）	药物过敏反应（药物热） 缺血性组织损伤/创伤 肾疾病

提示感染性疾病（如：李斯特菌、结核分枝杆菌、真菌），或非感染性疾病（例如：肿瘤性的脑膜炎或者结节病）。不将脑脊液的细菌抗原检测（如：乙型流感嗜血杆菌、B群链球菌、肺炎链球菌、脑膜炎奈瑟菌的乳胶凝集试验）推荐为一个筛查手段，因为这些检测的敏感性并不比革兰氏染色高，但是却有助于在革兰氏染色基础上识别病原微生物。相比而言，其他抗原测试（如针对隐球菌）和脑脊液的一些血清学检测（如梅毒螺旋体、球孢子菌属）的敏感性较高，有助于疾病的诊断。此外，脑脊液的聚合酶链反应（PCR）在细菌性感染（如脑膜炎奈瑟菌、肺炎链球菌、结核分枝杆菌）和病毒性感染（如单纯疱疹病毒、肠道病毒）的诊断中的应用越来越广泛，这些分子检测手段虽然能快速诊断且具有高度的敏感性和特异性，但它们不能评估抗生素的耐药性。

培养　感染性疾病的主要诊断依据包括感染组织的培养（如手术标本）或体液（如血液、尿液、唾液、伤口的脓性分泌物）。这些标本可以送去做细菌（需氧菌或厌氧菌）、真菌或者病毒的培养。严格来讲，应在抗生素使用前收集标本送检，如果临床上不能按这个顺序实施，对标本的显微镜检查［如革兰氏染色或氢氧化钾（KOH）预处理］则尤其重要。微生物的培养结果可以识别病原体、检测抗菌药物敏感性、分离菌株（当考虑暴发性感染时）。虽然在评估患者时培养是非常有用的，但是判断培养结果有无临床意义或标本污染（一个血标本中培养出一种非金黄色葡萄球菌或非路邓葡萄球菌）是很具挑战性的，需要了解患者的免疫状态、接触史和微生物群。在某些情况下，连续培养对微生物的清除可能是有用的。

表 24-4　脑膜炎和脑炎的典型 CSF 特征[a]

	正常	细菌性脑膜炎	病毒性脑膜炎	真菌性脑膜炎[b]	寄生虫性脑膜炎	结核性脑膜炎	脑炎
WBC 计数（ul^{-1}）	<5	>1000	25～500	40～600	150～2000	25～100	50～500
白细胞分类	淋巴细胞60%～70%，单核/巨噬细胞≤30%	PMNs（≥80%）	淋巴细胞为主[c]	淋巴细胞或PMNs，取决于特定微生物	嗜酸性粒细胞（≥50%）[d]	淋巴细胞为主[c]	淋巴细胞为主[c]
革兰氏染色	阴性	阳性（>60%病例）	阴性	极少阳性	阴性	偶然阳性[e]	阴性
葡萄糖（mg/dl）	40～85	<40	正常	下降至正常	正常	在75%病例中<50	正常
蛋白（mg/dl）	15～45	>100	20～80	150～300	50～200	100～200	50～100
脑脊液压力（mmH_2O）	50～180	>300	100～350	160～340	正常	150～280	正常至升高
常见病原体	—	肺炎链球菌、脑膜炎奈瑟菌	肠道病毒	念珠菌、隐球菌、曲霉菌属	广州管圆线虫，棘颚口线虫，浣熊贝利斯蛔虫	结核分枝杆菌	疱疹病毒，肠道病毒，流感病毒，狂犬病毒

[a]数字所提示的是典型结果，但实际结果可能有所差异。[b]脑脊液特征主要取决于特定微生物。[c]病程的初期可能以中性粒细胞为主。[d]患者同样会出现显著的嗜酸性粒细胞增多。[e]检测蛋白质凝块（薄膜）涂片并使用抗酸染色可提高敏感性

缩写：PMNs，多形核中性粒细胞；WBC，白细胞

病原菌特异性检测 很多病原菌的特异性检测（如血清学、抗原检测、PCR 检测）已经商业化，现在很多医院可以提供这些检测手段来加快周转，最终加强患者诊治。读者可以根据自己感兴趣的病原体查看相关章节来了解其特性。尤其对于一些目前无法通过培养鉴定出的微生物或与疾病关系不明确的微生物，可以使用这些检测手段（如普通 PCR 手段）协助明确诊断。随着这些检测手段普及以及"人类微生物组学"工作的进展，某些以往不为人知的与人类健康息息相关的细菌将得以明确。

影像学 影像学是体格检查重要的辅助手段，使评估体表难以触及的淋巴结肿大（例如纵隔、腹腔内），明确内脏器官感染部位，以及在影像的引导下经皮对深部区域进行取样成为可能。最好在放射科医师会诊后选择影像学检查方法（例如 CT、MRI、超声、核医学，使用造影剂）以确保检查结果能解决临床医生关注的问题。

治疗

医生通常依据患者的临床状况选择经验性应用抗生素。由于抗生素的治疗往往使后续诊断更加困难，在临床可行的情况下，最好在应用抗生素前留取标本（例如血、CSF、组织、脓性分泌物）进行培养。虽然抗生素治疗的基本原则是尽可能使用窄谱治疗方案，但在特定诊断尚未明确前，经验性治疗需选择抗菌谱较广的抗生素。表 24-5 列出了常见感染性疾病的经验性抗生素治疗方案。一旦诊断明确，应选择适当的窄谱抗生素。除了抗生素，有时辅助疗法也起一定作用，如采集自健康成年人的静脉注射免疫球蛋白 G（IVIG）或者从针对特定病原体（例如巨细胞病毒、乙型肝炎病毒、狂犬病毒、牛痘病毒、破伤风梭菌、水痘-带状疱疹病毒、肉毒杆菌毒素）产生高滴度特定抗体的个体的血中提取制备的超免疫球蛋白。虽然数据提示疗效有限，但 IVIG 常用于治疗怀疑葡萄球菌或链球菌感染引起中毒休克综合征的患者。

感染防控

当评估一名患者患疑似传染性疾病时，医生必须考虑采取必要的控制感染的措施以防止任何可能的感染传播给其他人。2007 年，美国疾病控制和预防中心发布了隔离防护措施指南，可在 www.cdc.gov/hicpac/2007IP/2007isolationPrecautions.html 下载。暴露于某些病原体（例如脑膜炎奈瑟菌、HIV、炭疽杆菌）的人员应接受暴露后预防以防止感染疾病。（特定病原体的细节请参阅相关章节。）

何时获取感染性疾病的咨询

有时，主治医师在处理患者时需要获得诊断和（或）治疗方面的协助。多项研究已经证实，对于罹患各种疾病的患者，感染性疾病的会诊与积极的结局相关。例如，在一项纳入金黄色葡萄球菌菌血症患者的前瞻性队列研究中，感染性疾病的会诊与 28 天死亡率降低 56%独立相关。此外，感染病学专家提供的其他服务（例如，感染防控、抗生素管理工作、门诊抗菌药物治疗管理、职业暴露处理程序）已证明有益于患者。每当上述协助对患可能感染者

表 24-5 常见感染性疾病初始经验性抗生素治疗介绍[a]

临床综合征	常见病因	抗生素	注释	详见章节
脓毒性休克	金黄色葡萄球菌，肺炎链球菌，肠道革兰氏阴性杆菌	万古霉素，15 mg/kg 每 12 h 一次[b]； **联合** 广谱抗假单胞菌 β-内酰胺类（哌拉西林-他唑巴坦，4.5 g 每 6 h 一次；亚胺培南，1 g 每 8 h 一次；美罗培南，1 g 每 8 h 一次；或头孢吡肟，1～2 g 每 8～12 h 一次）	—	21
脑膜炎	肺炎链球菌，脑膜炎奈瑟菌	万古霉素，15 mg/kg 每 12 h 一次[b] **联合** 头孢曲松，2 g 每 12 h 一次	疑似或者确诊肺炎球菌性脑膜炎的患者应加用地塞米松（0.15 mg/kg 静脉注射，每 6 h 一次，2～4 天），首剂应在抗生素首次用药前 10～20 min 给予	

表 24-5 常见感染性疾病初始经验性抗生素治疗介绍[a]（续）

临床综合征	常见病因	抗生素	注释	详见章节
CNS 脓肿	链球菌属，葡萄球菌属，革兰氏阴性杆菌	万古霉素，15 mg/kg 每 12 h 一次[b]； **联合** 头孢曲松，2 g 每 12 h 一次 **联合** 甲硝唑，500 mg 每 8 h 一次	—	
心内膜炎	金黄色葡萄球菌，链球菌，凝固酶阴性葡萄球菌	万古霉素，15 mg/kg 每 12 h 一次[b]； **联合** 头孢曲松，2 g 每 12 h 一次	—	
肺炎 社区获得性，门诊患者	肺炎链球菌，肺炎支原体，流感嗜血杆菌，肺炎衣原体	阿奇霉素，500 mg 口服×1，然后 250 mg 口服，每日一次×4 日	若考虑 MRSA 感染，加用万古霉素（15 mg/kg 每 12 h 一次[b]）或利奈唑胺（600 mg 每 12 h 一次）；肺炎患者不宜使用达托霉素	第二十五章和特定病原体的章节
非 ICU 住院患者	上述病原体及军团菌属	呼吸喹诺酮类（莫西沙星，400 mg 静脉注射/口服，每日一次；或吉米沙星，320 mg 口服，每日一次；左氧氟沙星，750 mg 静脉注射/口服，每日一次）； **或** β-内酰胺类（头孢噻肟，头孢曲松，或氨苄西林-舒巴坦）加阿奇霉素		
ICU 住院患者	上述病原体及金黄色葡萄球菌	β-内酰胺类 联合 阿奇霉素或呼吸喹诺酮类		
院内获得性肺炎[d]	肺炎链球菌，流感嗜血杆菌，金黄色葡萄球菌，革兰氏阴性肠杆菌（例如铜绿假单胞菌，肺炎克雷伯菌，不动杆菌属）	抗假单胞菌 β-内酰胺类（头孢吡肟，1～2 g 每 8～12 h 一次；头孢他啶，2 g 每 8 h 一次；亚胺培南，1 g 每 8 h 一次；美罗培南，1 g 每 8 h 一次；或哌拉西林-他唑巴坦，4.5 g 每 6 h 一次)； **联合** 抗假单胞菌氟喹诺酮类（左氧氟沙星或环丙沙星，400 mg 每 8 h 一次）或氨基糖苷类（阿米卡星，20 mg/kg 每 24 h 一次[c]；庆大霉素，7 mg/kg 每 24 h 一次[e]；或妥布霉素，7 mg/kg 每 24 h 一次[e]）		
复杂的腹腔内感染 轻至中度	厌氧菌（拟杆菌属，梭菌属），革兰氏阴性杆菌（大肠埃希菌），链球菌属	头孢西丁，2 g 每 6 h 一次； **或** 甲硝唑（500 mg 每 8～12 h 一次）联合头孢唑啉（1～2 g 每 8 h 一次）或头孢呋辛（1.5 g 每 8 h 一次）或头孢曲松（1～2 g 每 12～24 h 一次）或头孢噻肟（1～2 g 每 6～8 h 一次）	若考虑 MRSA 感染，加用万古霉素（15 mg/kg 每 12 h 一次[b]）	
高风险或重度患者	同上	碳青霉烯类（亚胺培南，1 g 每 8 h 一次；美罗培南，1 g 每 8 h 一次；多尼培南，500 mg 每 8 h 一次） **或** 哌拉西林-他唑巴坦，3.375 g 每 6 h 一次[f]； **或** 甲硝唑（500 mg 每 8～12 h 一次）联合抗假单胞菌头孢菌素（头孢吡肟，2 g 每 8～12 h 一次；头孢他啶，2 g 每 8 h 一次）或抗假单胞菌氟喹诺酮类（环丙沙星，400 mg 每 12 h 一次；左氧氟沙星 750 mg 每 24 h 一次）		

表 24-5 常见感染性疾病初始经验性抗生素治疗介绍[a]（续）

临床综合征	常见病因	抗生素	注释	详见章节
皮肤和软组织感染	金黄色葡萄球菌，化脓性链球菌	双氯西林，250～500 mg 口服，每日 4 次； **或** 头孢氨苄，250～500 mg 口服，每日 4 次； **或** 克林霉素，300～450 mg 口服，每日 3 次； **或** 萘夫西林/苯唑西林，1～2 g 每 4 h 一次	若考虑 MRSA 感染，可使用克林霉素，万古霉素（15 mg/kg 每 12 h 一次[b]），利奈唑胺（600 mg 静脉注射/口服每 12 h 一次）或 TMP-SMX（双倍剂量片剂 1～2 片口服，每日 2 次[g]）	

[a]此表格适用于免疫功能正常、肝肾功能正常的成年人。除非另作说明，所列举的剂量均为胃肠外给药。当地抗生素药敏特征可能影响抗生素的选择。一旦明确某种病原体和其药敏情况，应及时调整治疗策略。[b]万古霉素谷浓度应≥15～20 μg/ml。[c]阿米卡星谷浓度应<4 μg/ml。[d]在迟发性（例如住院≥5 天）或具有多重耐药微生物感染高风险的患者。[e]庆大霉素和妥布霉素谷浓度应<1μg/ml。[f]如果考虑铜绿假单胞菌感染，剂量应增加至 3.375 g 静脉注射，每 4 h 一次或 4.5 g 静脉注射，每 6 h 一次。[g]TMP-SMX 在皮肤和软组织感染的疗效数据有限

缩写：CNS，中枢神经系统；ICU，重症监护治疗病房；MRSA，抗甲氧西林金黄色葡萄球菌；TMP-SMX，复方磺胺甲噁唑

有利时，主治医师就应当选择感染性疾病会诊。提示可能需要会诊的特定情况包括：①假定为感染但难以诊断的患者，②对治疗的反应不如预期的患者，③病史复杂的患者（例如器官移植受者、由于自身免疫或炎症状态所致的免疫抑制患者），和④“外来”疾病患者（例如在本区域内不常见的疾病）。

展望

感染性疾病的研究实际上是研究宿主-细菌相互作用并代表了宿主和细菌两者的进化——一场永不停息的斗争，其中微生物通常更具有创造性和适应性。鉴于全球死亡人数的近 1/4 仍与感染性疾病有关，显然人类在对感染性疾病的战争中一直没有获胜。例如，HIV 感染仍缺乏治愈方法，在超过半个世纪的研究后，结核病的检测诊断和治疗仅有轻微的进步，新发传染性疾病（例如大流行性流感、病毒性出血热）的陆续出现，微生物生物恐怖主义的威胁仍然很大。在接下来的章节讲述（包括综合征和微生物-微生物基础）有关传染病医学知识的现状。内容的核心传递了一个类似的信息：尽管在感染性疾病的诊断、治疗、预防方面取得极大进步，但在有人可自信地宣称“所有主要的感染已经消失”前，大量的研究和工作都是必要的。由于微生物的快速适应性，实际上这个目标将永远难以达到。

第二十五章　肺炎

Pneumonia

Lionel A. Mandell，Richard G. Wunderink　著
（邓旺　译　王导新　何婧　校）

定义

肺炎是指肺实质的感染性炎症。肺炎是一种高发病率和高死亡率的疾病，但其经常被误诊、误治。过去通常把肺炎分为社区获得性肺炎（community-acquired pneumonia，CAP）、医院获得性肺炎（hospital-acquired pneumonia，HAP）和呼吸机相关性肺炎（ventilator-associated pneumonia，VAP）三类。以往认为多重耐药（multidrug-resistant，MDR）病原体感染多发生于 HAP，而近 20 年研究发现，门诊肺炎患者也可见 MDR 病原体感染。这与口服抗生素的广泛使用、住院患者抗感染疗程缩短、门诊静脉抗生素使用增多、人口老龄化及免疫调节剂的大量使用相关。鉴于潜在的社区 MDR 病原菌感染，目前提倡用医疗保健相关性肺炎（health care-associated pneumonia，HCAP）来与 CAP 相鉴别。与 HCAP 相关的发病条件以及可能的病原菌列于表 25-1。

尽管新的分类系统有助于经验性选择抗生素，但它也存在缺点。并非所有 MDR 病原体都与危险因素相关（表 25-1）。HCAP 是由众多危险因素导致的结果，但对每一个患者需要进行个体化评估。例如，对于居住于护理院，有痴呆症但可以独自穿衣、走动和进食的患者，感染 MDR 病原菌的风险与气管切开、经皮穿刺放置饲养管的慢性植物状态患者则大不相同。此外，MDR 感染的危险因素并没有除外普通 CAP 病原菌引起的肺炎。本章所述不涉及重度免疫功能不全的肺炎。

病理生理学

肺炎由肺泡内的病原微生物增殖扩散和宿主对病原体的反应引起。微生物通过以下几种方式向下呼吸道扩散：最常见的是从口咽部吸入；在睡眠状态（尤其是老年人）和意识不清时容易频繁发生小容量吸入；许多病原体以受污染飞沫的方式被吸入；极少见的情况是肺炎由血源性传播（例如三尖瓣心内膜炎）或从感染性的胸膜与纵隔蔓延传播引起。

机械因素在宿主防御方面十分重要。鼻毛与鼻甲在呼吸时能够阻挡吸入气中较大的微粒，以防止它们到达下气道。气管支气管树结构可捕获气道表面的微生物，通过黏膜纤毛的清除能力和分泌局部抗菌因子杀死并清除潜在的病原体。呕吐反射和咳嗽机制对预防吸入起到保护作用。此外，黏附于口咽黏膜细胞的正常菌群组成相对恒定，可阻止致病菌的黏附，并降低致病菌导致肺炎的风险。

当这些防御屏障被打破，或微生物足够小以至于被吸入肺泡，肺泡巨噬细胞则开始发挥杀灭和清除病原体的作用。巨噬细胞与肺泡上皮细胞分泌的蛋白（例如表面活性蛋白 A、表面活性蛋白 D）一起发挥固有的促调理素效应或抗菌、抗病毒活性。一旦被巨噬细胞吞噬，病原体即使不被杀死，也可通过黏液纤毛摆动或淋巴管被清除，失去感染的能力。只有当吞噬和杀灭微生物的数量超过肺泡巨噬细胞的吞噬能力时，才会出现典型的肺炎表现。这种情况下，肺泡巨噬细胞启动炎症应答反应以增强下气道的防御能力。宿主炎症反应，而非微生物的增殖扩散，引起肺炎的临床症状。炎症介质如 IL-1、TNF 的释放引起发热。趋化因子如 IL-8、粒细胞集落刺激因子促进中性粒细胞的释放及肺内趋化，引起外周血白细胞增多和脓性分泌物增加。巨噬细胞和招募的中性粒细胞释放的炎症介质可导致类似于急性呼吸窘迫综合征的肺泡毛细血管渗漏，但其渗漏的部位较为局限（至少在初始阶段）。红细胞通过肺泡-毛细血管屏障渗出，导致咯血。毛细血管渗出在 X 线片上表现为渗出影像，听诊可闻及湿啰音，肺泡腔被水肿液充盈以致出现低氧血症。一些细菌性病原体影响低氧条件下血管收缩能力，导致更加严重的低氧血症。全身炎症反应时呼吸驱动力增强（第二十一章）导致出现呼吸性碱中毒。血管通透性增加引起的肺顺应性降低、低氧血症、呼吸驱动增强、分泌物增多以及感染相关性支气管痉挛等共同导致呼吸困难。若病情严重，继发于肺容量下降、顺应性降低和肺内血液分流的肺力学改变可能导致呼吸衰竭和患者死亡。

病理学

典型的肺炎可出现一系列病理学改变。首先为充血水肿期，即肺泡腔内充满富含蛋白质的浆液渗出物和细菌，并迅速发展为红色肝变期，因此充血水肿期

表 25-1　医疗保健相关性肺炎的临床危险因素及可能的病原体

危险因素	病原体			
	MRSA	铜绿假单胞菌	不动杆菌	多重耐药肠杆菌
住院≥48 h	√	√	√	√
近 3 个月内住院≥2 天	√	√	√	√
居住在疗养院或广义的护理院	√	√	√	√
近 3 个月内使用抗生素治疗		√		√
慢性透析	√			
家庭灌注治疗	√			
家庭创伤护理	√			
家庭成员 MDR 感染	√			√

缩写：MDR，多重耐药；MRSA，抗甲氧西林金黄色葡萄球菌

在临床上或尸检样本很难见到。肺泡内红细胞浸润是出现红色肝变期的原因，但中性粒细胞的浸润对于宿主免疫更加重要。红色肝变期的病理标本中偶可见细菌。第三期为灰色肝变期，红细胞被溶解吸收并不再继续渗出，此期以中性粒细胞为主，纤维蛋白沉积、细菌被吞噬。灰色肝变期后感染得到控制，换气功能得到改善。消散期肺泡腔内以巨噬细胞为主，中性粒细胞、细菌和纤维蛋白残骸被清除。

以上病理特征为大叶性肺炎的典型病理改变，并不一定出现在所有肺炎，特别是病毒性肺炎或肺孢子虫肺炎，并没有典型的四期病理改变。呼吸机相关性肺炎的呼吸性细支气管炎会早于影像学渗出表现。由于微量吸入机制，医院内肺炎常表现为支气管肺炎，而社区获得性肺炎常表现为大叶性肺炎。尽管影像学表现相似，病毒性肺炎和卡氏肺孢子菌肺炎主要累及肺泡，而并非肺间质。

社区获得性肺炎

病原学

CAP 常见的潜在病原体包括细菌、真菌、病毒和原虫。新近确认的病原体包括变性肺病毒，导致 SARS、中东呼吸综合征的冠状病毒，以及社区获得性耐甲氧西林金黄色葡萄球菌（MRSA）菌株。然而大多数情况下，CAP 是由以下几种病原体引起（表 25-2）。虽然肺炎链球菌是 CAP 最常见的病原体，但结合患者的危险因素及疾病严重程度，仍需要考虑其他病原体感染的可能，因此将可能的病原体分为“典型”细菌性病原体和“非典型”病原体。前者包括肺炎链球菌、流感嗜血杆菌、金黄色葡萄球菌，肺炎克雷伯杆菌、铜绿假单胞菌等。后者包括肺炎支原体、肺炎衣原体、军团菌以及呼吸道病毒如流感病毒、腺病毒、人偏肺病毒、呼吸道合胞病毒。病毒是引起 CAP 患者需要住院治疗的主要因素之一，在成人患者亦如此。非典型病原体无法用普通培养基培养，并无法用革兰氏染色分辨。非典型病原体的发生频率和重要性对指导治疗有重要意义，它对所有的 β-内酰胺类抗生素耐药，需要使用大环内酯类、氟喹诺酮类、四环素类抗生素治疗。10%～15%的 CAP 患者同时合并多种病原体感染，并常常为典型性病原体与非典型性病原体混合感染。

在肺炎发生前数天至数周有吸入病史对诊断厌氧菌感染有重要意义。失去防御作用的上呼吸道（如醉酒、药物过量、癫痫发作）和牙龈炎是发生厌氧菌性肺炎的主要危险因素。厌氧菌性肺炎常表现为肺脓肿、脓胸或肺炎旁胸腔积液。

金黄色葡萄球菌性肺炎常并发于流感。有报道认为 MRSA 是 CAP 的主要致病因素。尽管金黄色葡萄球菌性肺炎相对少见，临床医生必须警惕它可能出现的严重结果，如发生坏死性肺炎。两个重要的原因导致了这个问题：MRSA 从医院播散至社区和社区内出现 MRSA 基因变异菌株。前一情况多引起 HCAP，而社区获得性耐甲氧西林金黄色葡萄球菌（CA-MRSA）菌株可能感染非保健相关的健康人群。

然而，虽然进行了详细的病史收集、体格检查和常规放射学检查，仍然难以准确判断引起 CAP 的病原体。超过一半的患者甚至无法培养出确切的病原体。尽管如此，表 25-3 仍列出了一些病原体的流行病学特点和危险因素。

表 25-2 根据治疗场所不同而分类的社区获得性肺炎的常见病原体

门诊患者	住院患者	
	非 ICU 患者	ICU 患者
肺炎链球菌	肺炎链球菌	肺炎链球菌
肺炎支原体	肺炎支原体	金黄色葡萄球菌
流感嗜血杆菌	肺炎衣原体	军团菌
肺炎衣原体	流感嗜血杆菌	革兰氏阴性杆菌
呼吸道病毒[a]	军团菌	流感嗜血杆菌
	呼吸道病毒[a]	

[a] A 型或 B 型流感病毒、人偏肺病毒、腺病毒、呼吸道合胞病毒、副流感病毒

注：病原体按发生频率按降序排列。ICU：重症监护治疗病房

表 25-3 流行病学因素与社区获得性肺炎可能的病原体

因素	可能病原体
酗酒	肺炎链球菌、口腔厌氧菌、肺炎克雷伯杆菌、不动杆菌、结核分枝杆菌
COPD 和（或）吸烟	流感嗜血杆菌、铜绿假单胞菌、军团菌、肺炎链球菌、卡他莫拉菌、肺炎衣原体
肺结构改变性疾病（如支气管扩张）	铜绿假单胞菌、洋葱伯克霍尔德菌、金黄色葡萄球菌
痴呆、卒中、意识障碍	口腔厌氧菌、革兰氏阴性肠杆菌
肺脓肿	CA-MRSA、口腔厌氧菌、地方流行性真菌、结核分枝杆菌、非典型分枝杆菌

表 25-3 流行病学因素与社区获得性肺炎可能的病原体（续）	
因素	可能病原体
俄亥俄州或圣劳伦斯河谷旅游史	荚膜组织胞浆菌
美国西南地区旅游史	汉坦病毒、球孢子菌
东南亚旅游史	类鼻疽伯克霍尔德菌、禽流感病毒
发病前 2 周酒店或游轮居住史	军团菌
局部流感活跃	流感病毒、肺炎链球菌、金黄色葡萄球菌
蝙蝠或鸟类接触史	荚膜组织胞浆菌
鸟类接触史	鹦鹉热衣原体
兔接触史	土拉弗朗西斯菌
绵羊、山羊、临产猫接触史	伯纳特立克次体

缩写：CA-MRSA，社区获得性耐甲氧西林金黄色葡萄球菌；COPD，慢性阻塞性肺疾病

流行病学

美国每年有超过 500 万患者发生肺炎，其中 80% 在门诊治疗，20%需入院治疗。门诊患者的死亡率通常≤1%，住院患者的死亡率根据是否入住 ICU 波动在 12%～40%。CAP 导致每年超过 120 万患者住院和 5.5 万患者死亡。CAP 相关性年均总医疗费用约 120 亿美元。CAP 在幼儿和老人的发病率最高。年均总发病率约 12/1000，但在小于 4 岁的儿童（发病率范围为12/1000～18/1000）和大于 60 岁的老人（发病率范围为20/1000），发病率明显上升。

普通 CAP 和特定的肺炎链球菌性肺炎的危险因素对治疗方案的选择有指导价值。CAP 的危险因素包括酗酒、哮喘、免疫抑制状态、居住于社会慈善机构、年龄>70 岁等。对于老年人，咳嗽能力和咽反射减退、抗体减少、Toll 样受体反应能力减退均可增加肺炎发生可能。肺炎链球菌肺炎的危险因素有痴呆、癫痫发作、心力衰竭、脑血管疾病、酗酒、吸烟、慢性阻塞性肺疾病（COPD）以及 HIV 感染。CA-MRSA 肺炎更易发生于皮肤移植的患者或感染 CA-MRSA 的患者。肠杆菌更倾向感染近期有住院经历和（或）接受抗生素治疗的患者，以及合并有酗酒、心力衰竭、肾衰竭的患者。铜绿假单胞菌感染易发生在患有严重肺结构改变性疾病（如支气管扩张、囊性纤维化或重度 COPD）的患者。军团杆菌的危险因素包括糖尿病、血液系统恶性肿瘤、癌症、严重肾病、HIV 感染、吸烟、男性以及近期有旅店居住或乘船出游史（目前上述许多曾为 CAP 的危险因素可能被重新划分为 HCAP 的危险因素）。

临床表现

CAP 可缓慢起病，也可呈爆发式发病；其严重程度差异较大，轻者症状轻微，重者可危及生命。疾病进展和严重程度在临床上可表现为原发疾病的表现、肺内和肺外相关器官损害的表现。根据疾病的病理学改变，许多结果是可预料到的。

患者常表现为发热伴心动过速，寒战和（或）大汗。咳嗽可为干性咳嗽，或咳黏液痰、脓痰、痰中带血。咯血多提示 CA-MRSA 肺炎。根据严重程度，患者可说话成句，或出现气短。如胸膜受累，患者可出现胸痛。多达 20%的患者可出现消化道症状如恶心、呕吐和（或）腹泻。其他症状包括疲乏、头痛、肌肉痛、关节痛。

体格检查结果随肺实变的程度和有无胸腔积液而有一定差异。常见体征包括呼吸频率加快、使用辅助呼吸肌呼吸，触诊触觉震颤增强或减弱，叩诊呈浊音至实音（反映肺实变和胸腔积液程度），听诊可发现爆裂音、支气管呼吸音、胸膜摩擦音。老年患者的临床表现不典型，可表现为新发的或原有的意识障碍加重，甚至几乎没有其他症状。重症患者可出现脓毒性休克和器官功能衰竭。

诊断

对于疑诊 CAP 的患者，内科医师必须询问两个问题：是否诊断为肺炎？如果是，可能的病原学是什么？前者可通过临床与放射学检查方法明确，而后者则需通过实验室检验技术协助诊断。

临床诊断 鉴别诊断需鉴别感染性和非感染性疾病如急性支气管炎、慢性支气管炎急性发作、心力衰竭、肺栓塞、过敏性肺炎和放射性肺炎。仔细询问病史对疾病鉴别非常重要，例如：已知的心血管疾病可能提示肺水肿加重，而肿瘤可能提示放射相关性肺损伤。

然而，体格检查的敏感性和特异性比预期低，分别为 58%和 67%。因此，有必要应用胸部 X 线检查来鉴别 CAP 和其他疾病。X 线检查结果可能发现增加严重程度的危险因素（如空洞或分叶）。少数情况下，X 线表现提示某些病原体感染，例如肺膨出提示金黄色葡萄球菌感染可能，肺上叶空腔提示结核可能。CT

对于怀疑肿瘤或异物导致阻塞性肺炎或可疑空洞型疾病的患者具有诊断价值。对于门诊患者，由于大部分实验室检查结果报告延迟，临床和放射检查是CAP治疗前所有的评估方法。在某些情况下，对门诊患者进行快速的即时检测非常重要，例如流感病毒的快速诊断有助于选择特定的抗流感药物以及二级预防措施。

病原学诊断 肺炎的病原学诊断通常不能单纯依靠临床表现。除入住ICU的CAP患者以外，目前没有数据显示针对特定病原菌治疗在统计学上优于经验性治疗。此外，由于费用昂贵，病原学检查的必要性也需要评估。尽管如此，获得病原体诊断仍具有明显优势：确诊非预期病原体可以缩小起始经验性治疗的范围，降低抗生素选择压力及耐药风险；可发现具有重大公众安全隐患的病原体如结核分枝杆菌和流感病毒。若缺乏培养和敏感性数据，则无法准确监测耐药趋势，恰当的经验治疗则难以施行。

革兰氏染色及痰培养 痰革兰氏染色的主要目的是确认该份标本是否为痰培养的合格标本。革兰氏染色有时也可通过某些病原体的典型形态（如肺炎链球菌、金黄色葡萄球菌及革兰氏阴性菌）进行确诊病原体。合格的痰培养标本必须具备：多核白细胞＞25个/低倍视野、鳞状上皮细胞＜10个/低倍视野。痰革兰氏染色和痰培养的敏感性和特异性可变性极大，即使在已确诊的肺炎链球菌性菌血症病例，痰培养阳性率仍≤50％。

部分患者，尤其是老年患者，不能正确收集合格的痰标本。痰标本收集前已开始抗生素治疗也是影响痰培养结果的因素。脱水患者无痰时，可通过纠正脱水状态来促使其排痰。对于入住ICU并气管插管的患者，深部吸痰或支气管肺泡灌洗液体标本（通过支气管镜或非支气管镜方式取得）并尽快送检，可得出较高的阳性检出率。由于重度CAP与轻中度CAP的病原体有所差异（表25-2），因此呼吸道分泌物染色与培养最重要的意义在于警示临床医生注意非预期和（或）耐药病原体，并根据培养结果及时修改治疗方案。其他染色和培养（如结核分枝杆菌或真菌的特殊染色）同样非常有用。

血培养 即使在开始抗生素治疗前抽取标本，血培养的阳性率仍非常低。CAP住院患者血培养阳性率仅为5％～14％，检出率最高的是肺炎链球菌。由于推荐的经验治疗方案均覆盖肺炎球菌，所以该细菌培养阳性对临床结果影响极小。敏感性数据可对恰当的病例缩窄抗生素治疗范围。由于低检出率以及对临床结果缺乏显著影响，并不推荐所有住院CAP患者常规检查血培养。某些高危患者，包括继发于肺炎的中性粒细胞减少、无脾、补体缺乏、慢性肝病或重症CAP患者，仍需要进行血培养检测。

尿抗原检测 尿肺炎链球菌和军团菌抗原可通过两种商业化检测试剂盒进行检测。军团菌检测试剂盒仅能检测到血清组1型，但该种血清型是美国社区获得性军团病的主要类型。军团菌检尿抗原检测试剂的敏感性与特异性分别为90％和99％。肺炎链球菌尿抗原检测试剂的敏感性与特异性分别为80％和＞90％。尽管在肺炎链球菌定植的儿童尿液标本中可能出现假阳性结果，但该检测的结果总体还是可靠的。两种检测试剂均能在已经接受抗生素治疗的患者中检测出相应抗原。

聚合酶链反应 聚合酶链反应（PCR）通过扩增微生物的DNA或RNA来实现病原体检测。鼻咽拭子PCR已成为呼吸道病毒检测的标准方法。此外，PCR还能检测到军团菌属、肺炎支原体、肺炎衣原体和分枝杆菌的核酸。在肺炎链球菌肺炎患者，如PCR检测到全血细菌负荷增加，发生脓毒性休克、需要机械通气以及死亡的风险也明显增加。通过PCR方法，临床医生可以更方便地判定患者是否需要入住ICU。

血清学检查 通常认为血清IgM抗体滴度在急性期和恢复期出现4倍以上的变化可确诊可疑病原体感染。在过去，血清学试验用于检测非典型病原体和非寻常微生物如伯纳特立克次体。但由于获取恢复期血清样本需要花费很长时间，临床应用有一定的局限。

生物标记物 一系列物质可作为严重炎症的标记物。目前广泛应用的有C反应蛋白（CRP）和降钙素原（PCT）。在炎症反应，尤其是细菌感染时，急性期反应产物水平明显升高。CRP可反映疾病恶化或治疗失败，PCT可用于指导抗生素的使用。需要指出的是，任何生物标记物都不应单独使用，临床医师需结合病史、体征、影像学及其他实验室结果来进行综合分析，才会对抗菌药物管理和重症CAP患者的恰当管理有所帮助。

治疗 社区获得性肺炎

治疗场所

住院治疗的花费是门诊治疗的20倍，住院治疗占CAP相关性医疗开支的绝大部分。因此，是否收治入院是一项重大的决定。部分患者可以在家接受治疗，而其他需要住院治疗，有时很难做出决定。通过量表客观评价不良结果（如疾病加重和死亡）的发生概率，能减少不必要的住院治疗。目前有两套评估标准，分别是：肺炎严重指数（PSI）量表，用来评估低死亡风险患者的预后模型；CURB-65评分量表，用来评估疾病严重程度评分。

PSI量表通过20个变量来评分，包括年龄、共存疾病、异常的体征和实验室检查结果等。根据量表评分，患者分别被分到以下5个不同死亡率等级组：一级死亡率0.1%，二级死亡率0.6%，三级死亡率2.8%，四级死亡率8.2%，五级死亡率29.2%。对于忙碌的急诊科医师来说，由于PSI量表项目过多，完成它似乎不好执行。然而临床试验提示常规使用PSI量表可降低一级和二级患者住院率。三级患者可先收入观察室，直到做出是否住院的决定。

CURB-65评分量表包括5个易测因素：意识模糊（C），尿素氮＞7 mmol/L（U），呼吸频率≥30次/分（R），收缩压≤90 mmHg或舒张压≤60 mmHg（B），年龄≥65岁。评分为0分者30天内死亡率为1.5%，可门诊治疗。评分2分者，30天内死亡率为9.2%，需要住院治疗。评分≥3分，总体死亡率约为22%，并需要进入ICU接受治疗。

两个量表各具优势，无法判定谁更具优越性。但是无论选用其中任何一个，都应充分考虑个体具体情况，如是否能够严格按医嘱执行口服抗生素治疗方案、治疗资源在院外是否可获得等。

在判断是否进入ICU治疗方面，PSI和CURB-65都还不够准确。急诊脓毒性休克或呼吸衰竭显然是ICU治疗的指征，然而，病情较轻的患者入住普通病房后病情恶化较同等病情但进入ICU接受治疗的患者死亡率更高。一系列评分系统被推荐作为评估患者病情早期恶化的标准（表25-4）。这些评分表

表25-4　CAP早期恶化的危险因素

多肺叶浸润	低白蛋白血症
严重低氧血症（动脉血氧饱和度＜90%）	中性粒细胞减少症
严重酸中毒（pH值＜7.30）	血小板减少症
意识模糊	低钠血症
严重呼吸急促（＞30次/分）	低血糖症

中的大多数因素与美国感染病协会（IDSA）和美国胸科协会（ATS）在CAP治疗指南中推荐的次要严重程度标准相类似。

抗生素耐药

抗生素耐药是一个威胁治疗效果的重大问题。抗生素滥用导致抗生素选择压力增加，并使细菌在当地或全球范围内通过克隆传播出现耐药性。对于CAP来说，目前主要包含肺炎链球菌和CA-MRSA的耐药。

肺炎链球菌　总体来说，肺炎链球菌耐药获得途径包括：①通过口腔共生菌的DNA整合并重构；②经过自然转化；③通过某些基因突变。

青霉素治疗肺炎最低抑菌浓度（MIC）≤2μg/ml为敏感，＞2～4μg/ml为中介，≥8μg/ml为耐药。敏感性界值变化导致非敏感肺炎链球菌菌株的比例大幅降低。对于肺炎链球菌脑膜炎，MIC界值仍保持在之前的更高水平。庆幸的是，青霉素耐药性在MIC界值发生改变前出现了平台期。肺炎链球菌对β内酰胺药物耐药是由于细菌细胞壁青霉素结合蛋白对其亲和性下降。青霉素耐药性肺炎链球菌感染的危险因素包括：近期抗生素治疗史、年龄＜2岁或＞65岁、参加日间护理中心、近期住院病史以及HIV感染。

与青霉素耐药不同，肺炎链球菌对大环内酯类抗生素耐药通过几种机制逐年增加。通过细菌*ermB*基因编码的23S核糖体甲基化，靶部位修饰可导致高水平的大环内酯类、林可酰胺类、链阳霉素B型抗生素耐药（MIC≥64μg/ml）；此外最常见耐药机制是通过*mef*基因（M表型）对外排泵的修饰，该种变化与细菌产生的低水平耐药相关（MIC介于1～32μg/ml之间）。在美国，这两种机制在分离的耐药肺炎链球菌中分别占45%和65%。对大环内酯类抗生素高水平耐药在欧洲更为常见，而低水平耐药在北美更加常见。

肺炎链球菌对氟喹诺酮类抗生素（如环丙沙星和左氧氟沙星）耐药也有所报道。*gyrA*和*parC*基因突变靶点（拓扑异构酶Ⅱ和Ⅳ）改变介导肺炎链球菌对氟喹诺酮类抗生素的耐药。此外，外排泵修饰亦可能发挥了一定作用。

分离的菌株通过不同机制对3种或3种以上抗生素耐药的情况被称作MDR菌株，肺炎链球菌对青霉素耐药的同时，对其他药物如大环内酯类、四环素类、甲氧苄氨嘧啶-磺胺甲噁唑类抗生素敏感性

第三篇　感染性疾病

降低的也属于 MDR 菌株。在美国，58.9%的血液分离的肺炎链球菌对青霉素耐药的同时对大环内酯类抗生素耐药。

抗生素耐药的肺炎链球菌感染最危险的因素是 3 个月内有相应的抗生素使用病史。因此，患者前期抗生素使用病史对避免使用不恰当的抗生素治疗有重要意义。

CA-MRSA MRSA 引起的 CAP 病原菌可能是医院内获得性菌株或最近分离鉴定的特殊基因型和表型的社区获得菌株。医院内获得性感染菌株多来源于直接或间接的卫生保健部门接触，即 HCAP。然而，在一些医院，CA-MRSA 菌株正逐渐替换传统的医院获得性菌株，这一趋势提示新菌株致病性更强。

耐甲氧西林的金黄色葡萄球菌携带一个 *mecA* 基因，其编码产物对 β 内酰胺药物耐药。至今至少发现了 5 种金黄色葡萄球菌染色体 *mec* 基因盒。传统的医院内获得性菌株通常为Ⅱ型或Ⅲ型，而 CA-MRSA 为Ⅳ型。分离的 CA-MRSA 菌株似乎比原有的医院获得性菌株耐药性低，通过对复方新诺明、克林霉素、四环素、万古霉素和利奈唑胺敏感。然而，最主要的区别是 CA-MRSA 菌株同样也携带超抗原基因，如肠毒素 B、C 和杀白细胞素，导致多形核白细胞、单核细胞、巨噬细胞出现穿膜孔并随即溶解。

革兰氏阴性杆菌 关于革兰氏阴性杆菌的讨论超出了本章的范围。从社区获得的大肠埃希菌对氟喹诺酮的耐药性正在增长。肠杆菌多对头孢菌素耐药；针对该类细菌的抗生素多选择氟喹诺酮类与碳青霉烯类。类似地，当感染的细菌产生超广谱 β-内酰胺酶，应当使用氟喹诺酮类与碳青霉烯类抗生素；这些多重耐药菌多见于 HCAP。

起始抗生素治疗

由于 CAP 早期很难明确病原体，往往需要经验性的初始抗生素治疗，以覆盖大多数可能的病原菌（表 25-5）。在所有情况下，抗生素治疗应尽快开始。美国 CAP 治疗指南（总结于表 25-5）结合了美国感染性疾病协会（IDSA）和美国胸科协会（ATS）的观点；加拿大指南来源于加拿大感染疾病协会和加拿大胸科协会。以上指南均推荐覆盖肺炎链球菌和非典型病原体。而与之不同的是，一些欧洲国家的指南根据当地的流行病学数据，并不推荐覆盖非典型病原体。美国/加拿大指南基于对成千上万的患者

表 25-5 CAP 经验性抗菌治疗方案

门诊患者

1. 无基础疾病及近 3 个月未接受抗生素治疗
   - 一种大环内酯类［克拉霉素（500 mg 口服，每日两次）或阿奇霉素（首剂 500 mg 口服，以后 250 mg 每日一次）］；或
   - 多西环素（100 mg 口服，每日两次）
2. 伴合并症或近 3 个月接受抗生素治疗：两者选其一
   - 一种呼吸道氟喹诺酮［莫西沙星（400 mg 口服，每日一次），吉米沙星（320 mg 口服，每日一次），左氧氟沙星（750 mg 口服，每日一次）］；或
   - 一种 β-内酰胺类［大剂量阿莫西林（1 g 每日三次）或阿莫西林克拉维酸（2 g 每日两次）；替代选择：头孢曲松（1～2 g 静脉注射，每日一次），头孢泊肟（200 mg 口服，每日两次），头孢呋辛（500 mg 口服，每日两次）］联合大环内酯类[a]
3. 在肺炎链球菌对大环内酯类高耐药地区[b]，有合并症的患者应选择替代方案

非 ICU 住院患者

- 一种呼吸道喹诺酮［莫西沙星（400 mg 口服或静脉注射，每日一次）或左氧氟沙星（750 mg 口服或静脉注射，每日一次）］
- 一种 β-内酰胺类[c]［头孢曲松（1～2 g 静脉注射，每日一次），氨苄西林（1～2 g 静脉注射，每 4～6 h 一次），头孢噻肟（1～2 g 静脉注射，每 8 h 一次），厄他培南（1 g 静脉注射，每日一次）］联合大环内酯类[d]［口服克拉霉素或阿奇霉素（如上）或静脉注射阿奇霉素（首剂 1 g 静脉注射，维持剂量每日 500 mg 静脉注射）］

ICU 住院患者

- 一种 β-内酰胺类[e]［头孢曲松（2 g 静脉注射，每日一次），氨苄西林-舒巴坦（2 g 静脉注射，每 8 h 一次）或头孢噻肟（1～2 g 静脉注射，每 8 h 一次）］联合阿奇霉素或氟喹诺酮（方法同非 ICU 住院患者）

特殊情况

若考虑假单胞菌

- 一种抗铜绿假单胞菌 β-内酰胺类［哌拉西林/他唑巴坦（4.5 g 静脉注射，每 6 h 一次），头孢吡肟（1～2 g 静脉注射，每 12 h 一次），亚胺培南（500 mg 静脉注射，每 6 h 一次），美罗培南（1 g 静脉注射，每 8 h 一次）］联合环丙沙星（400 mg 静脉注射，每 12 h 一次）或左氧氟沙星（750 mg 静脉注射，每日一次）
- 以上 β-内酰胺类联合一种氨基糖苷类［阿米卡星（15 mg/kg 每日一次）或妥布霉素（1.7 mg/kg 每日一次）］联合阿奇霉素
- 上述 β-内酰胺类[f] 联合氨基糖苷类联合抗肺炎链球菌氟喹诺酮

若考虑 CA-MRSA

- 加利奈唑胺（600 mg 静脉注射，每 12 h 一次）或万古霉素（首剂 15 mg/kg 静脉注射，每 12 h 一次，根据情况调整剂量）

[a] 多西环素（100 mg 口服，每日两次）是大环内酯类的备选方案。[b] 25%分离菌株 MICs＞16μg/ml。[c] 青霉素过敏患者应使用呼吸道氟喹诺酮。[d] 多西环素（100 mg 静脉注射，每 12 h 一次）是大环内酯类的备选方案。[e] 青霉素过敏患者，使用呼吸道氟喹诺酮和氨曲南（2 g 静脉注射，每 8 h 一次）。[f] 青霉素过敏患者，用氨曲南代替

缩写：CA-MRSA，社区获得性抗甲氧西林金黄色葡萄球菌；ICU，重症监护治疗病房

数据所进行的回顾性分析。与单独使用β-内酰胺类相比，使用大环内酯类联合头孢菌素或单独使用氟喹诺酮类覆盖非典型病原体能够显著降低死亡率。

3个月内有使用大环内酯类或氟喹诺酮类抗生素史的患者感染耐药肺炎链球菌的可能性明显增加。因此，近期接受大环内酯类抗生素治疗的患者应给予基于氟喹诺酮的治疗方案，反之亦然（表25-5）。

一旦病原体及其敏感性被确认，则需根据药敏试验调整抗生素。然而这并不简单，如果血培养结果为对青霉素敏感的肺炎链球菌，但患者已接受大环内酯联合β-内酰胺类，或单用氟喹诺酮类治疗2天，我们还应该根据药敏试验结果调整抗生素为青霉素吗？这涉及单用β-内酰胺类可能对15%潜在的合并非典型病原体的患者无效。因此，使用抗生素时需要结合患者个体情况以及多方面的危险因素。

关于肺炎链球菌性肺炎的治疗目前仍存在争议。非随机研究结果数据提示，在肺炎链球菌性肺炎患者，特别是在重症患者，联合治疗（尤其是大环内酯/β-内酰胺类）比单药治疗死亡率低。具体的原因尚不明确，可能与叠加或协同抗菌效应、抗菌耐受性、非典型病原体感染或大环内酯类的免疫调节作用有关。

对进入ICU治疗的CAP患者，铜绿假单胞菌或CA-MRSA感染的风险增加。当患者有感染铜绿假单胞菌或CA-MRSA的高危因素或革兰氏染色提示上述细菌感染时，经验性用药需覆盖上述细菌（表25-5）。如果怀疑有CA-MRSA感染，可考虑使用利奈唑胺或万古霉素进行经验性的初始治疗；然而，人们日益关注万古霉素失去对MRSA的抗菌效应，渗透进入上皮细胞内覆盖的液体层内的能力减弱以及缺乏对利奈唑胺相关性毒素效应。

住院患者通常通过静脉方式接受初始治疗，一些药物（尤其是氟喹诺酮类）吸收良好，可通过口服给药。对初始即接受静脉用药的患者，只要患者能够消化和吸收、血流动力学稳定、临床症状改善，均可改为口服治疗。

CAP治疗疗程，以前患者需要治疗10～14天，但氟喹诺酮和泰利霉素的相关研究提示对于无合并症的CAP，5天疗程已足够，即使是单用头孢曲松也有显著的治愈率。菌血症、播散性感染、化脓性病原菌如铜绿假单胞菌或CA-MRSA感染患者则需适当延长疗程。

一般治疗

在CAP、HCAP和HAP/VAP患者中，除了抗菌治疗，一般情况的治疗也十分重要。充分的水化、低氧时进行氧疗、必要时进行辅助通气治疗都对治疗成功非常重要。重症CAP患者经过液体复苏后仍出现低血压可能合并肾上腺功能不全，可能需要糖皮质激素治疗。糖皮质激素、他汀类、血管紧张素转化酶抑制药等在治疗CAP中的价值仍不明确。

治疗失败 第3天需评估患者对治疗的反应（若情况恶化需提前进行评估），并需要考虑其他可能出现的情况。大量非感染性疾病表现可类似肺炎，如肺水肿、肺栓塞、肺癌、放射性肺炎、过敏性肺炎及结缔组织疾病肺浸润等。若患者的确诊断CAP并接受了针对致病病原体的经验性治疗，效果不佳时需要考虑以下几种原因：病原体对所选药物耐药，或局灶病变（如肺脓肿或脓胸）阻碍了抗生素到达病变部位；患者可能接受错误的药物、错误的剂量或服药频率；引起CAP的病原体特殊，如CA-MRSA、结核分枝杆菌、真菌等；院内二重感染（肺内或肺外）导致治疗失败或病情恶化。在所有治疗无效或病情恶化的病例，均需重新评估患者，并重新进行胸部CT或支气管镜检查。

并发症 与其他重症感染一样，重症CAP常见的并发症包括呼吸衰竭、休克和多器官衰竭、凝血障碍和共患病急性加重。值得注意的3种情况是播散性感染、肺脓肿和复杂的胸腔积液。播散性感染（如脑脓肿或心内膜炎）非常罕见，需要高度怀疑和详细的检查以实施合理的治疗。肺脓肿可发生在吸入性肺炎或感染CA-MRSA、铜绿假单胞菌或肺炎链球菌（极少见）的情况。吸入性肺炎多为多重微生物感染，包括需氧菌和厌氧菌。伴大量胸腔积液者应行胸腔穿刺抽液，以达到诊断和治疗的目的。如果胸腔积液pH值小于7，葡萄糖水平低于2.2 mmol/L，乳酸脱氢酶大于1000U/L或者发现/培养出细菌，则需要完全引流；此时通常需要胸腔引流管，另外对于进一步诊治以及疑难病例来说，可能会用到直视下胸腔镜检查。

随访 在单纯CAP患者中，发热及白细胞增多通常在2～4天内缓解，但是体格检查的阳性体征可能会持续较长时间。胸部影像学的恢复是最慢得到改变的（4～12 周），还取决于患者的年龄和基础的肺部疾病情况。一旦临床症状，包括并发症稳定后，患者就可能出院。出院后患者的居住地（私人疗养院，与家人居住，单独居住），特别是对于老年患者来说，是出院重要的考虑因素。对于住院患者，推荐出院后 4～6 周随访胸片。如果复发或者反复住院，特别是在同一肺段，需要考虑潜在肿瘤的可能性。

预后

CAP 预后依赖于患者年龄、并发症和治疗的场所(住院或门诊)。无合并症的年轻患者通常在两周内完全恢复。高龄患者以及有合并症的患者需要花费几周甚至更长的时间来完全恢复。门诊患者的总体病死率小于 1%。对于住院患者，总体病死率估计在 10%左右，其中 50%的死因归咎于肺炎。

预防

主要的预防措施是疫苗。免疫接种咨询委员会建议使用流感疫苗和肺炎球菌疫苗。

肺炎球菌多糖疫苗（PPV23）和蛋白结合肺炎球菌疫苗（PCV13）在美国可以买到。前者产品是包含 23 种肺炎球菌血清型的胶囊物质；后者包含 13 种最常见感染儿童的肺炎球菌病原体的荚膜多糖和与之关联的免疫蛋白。PCV13 产生引起长期免疫记忆的 T 细胞依赖的抗原。对儿童使用这种疫苗会减少抗生素耐药的肺炎链球菌的流行和儿童及成人侵袭性肺炎链球菌疾病的发生。然而，疫苗可以通过与非疫苗血清型更换疫苗血清型，就如同在经典 7 价结合疫苗引入后发现的血清型 19A 和 35B。现在 PCV13 又被推荐用于老年和免疫功能不全的年轻患者。由于存在肺炎链球菌感染增加的风险，甚至在无阻塞性肺疾病的患者中，应该强烈鼓励吸烟者戒烟。

有 2 种类型的流感疫苗可以买到：肌肉内灭活疫苗和鼻内冷适应灭活疫苗。免疫功能不全患者禁忌使用后者。在流感暴发事件中，风险暴露的患者应立即给予疫苗接种和奥司他韦或者扎那米韦等药物预防直到疫苗诱导抗体充分升高。

医疗保健相关性肺炎

HCAP 代表在经典 CAP 和典型 HAP 之间的过渡。HACP 的定义仍然有一些模糊，因为尚缺乏大规模研究。几项早期研究限于培养阳性的肺炎患者。在这些研究中，HCAP 中 MDR 病原体的发生率与在 HAP/VAP 中的相当甚至更高。与传统 HAP/VAP 比较，MRSA 在 HCAP 中更常见。相反，在非三级医疗中心的前瞻性研究中发现 HCAP 中 MDR 病原菌发生率低。

最易感染 HCAP 的患者尚不明确。来自疗养院的患者不会一直有高水平的感染 MDR 病原菌的风险。仔细评估疗养院肺炎患者，结果提示如果他们近期没有接受抗生素治疗，也没有参加日常的大部分活动，那么他们感染 MDR 的风险低。近期（最近 90 天内）住院治疗也是感染 MDR 病原菌的主要风险因素。相反，疗养院患者感染流感病毒以及其他非典型肺炎病原体的风险在增加。当治疗疗养院患者时，过分关注 MDR 病原体偶尔导致掩盖非典型病原体。另外，接受疗养院静脉治疗或进行长期透析的患者有更大的风险感染 MRSA 肺炎，但与其他患者发生 CAP 相比，可能没有更高的风险感染假单胞菌或者不动杆菌。

总之，因 MDR 病原菌导致的 HCAP 的治疗与 MDR HAP/VAP 相似，将在随后的 HAP 和 VAP 章节中涵盖。HCAP 的预后介于 CAP 和 VAP 之间，更接近于 HAP。

呼吸机相关性肺炎

多数医源性肺炎的研究焦点在于 VAP。但是，基于此研究的信息和原则可用于非 ICU 的 HAP 和 HCAP。VAP 和 HACP/HAP 研究之间最大的区别在于依赖咳痰来进行 VAP 的微生物诊断，随后因 HAP 或 HCAP 患者频繁发生病原菌定植而变得复杂。因此，大多数文献已经关注 HCAP 或 HAP 导致的气管插管，有利于下呼吸道取得痰液标本获得病原学诊断。

病原学　潜在的 VAP 病原学包括 MDR 和非 MDR 细菌病原体（表 25-6）。非 MDR 病原菌与重症 CAP 病原菌几乎相同（表 25-2）；如果 VAP 在住院期间的前 5～7 天发生，这些病原菌占主导作用也不足为奇。然而，如果患者有感染 HACP 的其他风险因素，应该在早期住院期间考虑 MDR 病原体。个体的 MDR 相对发生频率在医院间变化非常显著，甚至在同一医院不同的 ICU 中也明显不同。多数医院在铜绿假单胞菌和 MRSA 治疗中遇到问题，但其他 MDR 病原菌通常都是医院特异性。更少见的是，真菌和病毒病原体引起 VAP，通常影响严重的免疫功能减退的患者，罕见的是，社区获得性病毒感染通常由患病的医护人员引入，并导致小范围流行。

表 25-6 呼吸机相关性肺炎病因

非 MDR 病原菌	MDR 病原菌
肺炎链球菌	铜绿假单胞菌
其他链球菌	MRSA
流感嗜血杆菌	不动杆菌属
MSSA	抗生素耐药
抗生素敏感	肠杆菌科
肠杆菌科	阴沟肠杆菌
大肠杆菌	ESBL 阳性菌
肺炎克雷伯菌	克雷伯杆菌属
变形杆菌属	嗜肺军团菌
阴沟肠杆菌	洋葱伯克霍尔德菌
黏质沙雷菌	曲霉属真菌

缩写：ESBL，超广谱β-内酰胺酶；MDR，多重耐药；MRSA，耐甲氧西林金黄色葡萄球菌；MSSA，甲氧西林敏感的金黄色葡萄球菌

流行病学 在机械通气患者中，肺炎是常见的并发症。估计在每 100 个患者中有 6～52 例会发生肺炎，这取决于研究的人群数量。在 ICU 的任何一天，平均有 10%的患者会发生肺炎，其中绝大多数是 VAP。诊断的频率并不是不变的，而是随着机械通气的时间而变化，在前 5 天风险比达到最高，在约 2 周后处于平台期（每天增加 1%）。然而，持续机械通气达 30 天的患者发生肺炎的累积率高达 70%。这些数据没有反映同一患者反复发生 VAP 的概率。一旦机械通气患者转为长期疗养或者回家，肺炎的发生率明显减少，特别是在没有感染肺炎风险因素的情况下。然而，在长期机械通气的病区里，伴有脓性分泌物的气管支气管炎成为值得关注的问题，通常会影响患者撤机（第十九章）。

在 VAP 的发病机制中，3 个因素非常关键：口咽部致病微生物的定植，从口咽部吸入这些有机体到下呼吸道，以及正常宿主防御的减退。大多数的危险因素和它们相应的防御策略与 3 个因素中的其中 1 个有关（表 25-7）。

最明显的危险因素是气管导管，能避开正常情况下预防误吸的物理因素。虽然气管导管的存在可能会预防大量的误吸，但是由于大量分泌物聚集，微吸入实际上在增加。气管导管和吸痰需要的装置会损伤气管黏膜，利于气管内病原菌定植。另外，在气管导管表面，病原菌能形成多糖蛋白质复合物生物膜，保护它们免于受到抗生素和宿主防御的影响。在吸痰过程中，病原菌也能被清除和在气管重新定植，多糖蛋白质复合物的细小碎片能栓塞远端气道，并携带细菌。

表 25-7 呼吸机相关性肺炎病原学机制和相应的预防策略

病原学机制	预防策略
口咽部病原菌定植	
正常菌群的消失	避免延长抗生素使用时间
插管时大量口咽部菌群吸入	昏迷患者使用短疗程的预防性抗生素[a]
胃食管反流	幽门后肠内喂养[b]
	避免胃部大量残余物
	促胃动力药物
胃部细菌过度生长	避免预防性使用使胃 pH 值升高的药物[b] 选择性用非可吸收抗生素排空消化道[b]
其他定植患者交叉感染	洗手，特别是用酒精擦手
	重症感染控制教育[a]
	隔离 正确清洗反复使用的仪器
大量吸入	气管道插管 快速插管技术
	避免镇静
	解除肠梗阻
气管导管周围微吸入	
气道内插管	无创通气[a]
延长上机时间	每天从镇静中唤醒患者[a]
	撤机程序[a]
异常吞咽功能	早期经皮气管切开[a]
气管导管上方的分泌物聚集	半卧位[a] 使用特殊气管导管持续声门下分泌物吸引[a] 避免再插管
	减少镇静和搬动患者
改变下呼吸道宿主防御	控制血糖[b] 降低血红蛋白输注标准

[a] 至少在一项随机对照研究中有效

[b] 无随机对照研究或者结果存在争议

正常咽喉部的菌群被病原微生物替代，这在危重症患者中占很高的比例。最重要的危险因素是抗生素选择的压力、其他感染/定植患者或污染医疗器械的交叉感染和营养不良。在这些因素中，目前抗生素滥用是最危险的。病原菌比如铜绿假单胞菌几乎不会引起未预先使用抗生素患者的感染。最近强调手卫生能降低交叉感染的概率。

下呼吸道防御功能是如何被破坏的仍然不清楚。

几乎所有插管患者都会经历微吸入，以及病原菌的定植。然而，仅有1/3的定植患者会发生VAP。在发展成临床肺炎之前的某个时间段，细菌计数会达到很高的水平；提示VAP发展的最后步骤，并不依赖于吸入和口咽部的定植，而是宿主防御功能崩溃。严重的败血症和创伤患者在入住ICU后的几天内似乎会出现免疫麻痹状态，对应于最大可能发生VAP的时间。此免疫抑制的机制尚不清楚，尽管几种因素可能涉及其中。高血糖影响中性粒细胞的功能，实验提示使用外源性胰岛素保持血糖接近正常水平可能具有有益的效果，包括减少感染的风险。频繁的输血也会不利于免疫反应。

临床表现 VAP的临床表现总体来说与其他类型的肺炎相同：发热，白细胞增多，呼吸道分泌物增加，体格检查肺实变体征，伴随影像学新发或变化的肺浸润改变。插管患者肺炎发生前，胸部影像学异常改变的频率（低）和便携式影像技术的限制使胸部影像检查比未插管患者更加困难。其他临床特点包括呼吸急促、心动过速、氧合下降和分钟通气量的增加。

诊断 机械通气患者肺炎的诊断没有单独可靠的标准。无法识别这类患者导致预防和治疗VAP存在一定困难，甚至影响对VAP死亡率的估计。

应用临床标准一贯性导致VAP的过度诊断，主要是因为对于高风险患者的3个主要发现：①气管插管患者气道内病原细菌的定植；②机械通气患者引起肺部影像学浸润的多种因素；③危重症患者其他原因引起发热的高发生率。VAP的鉴别诊断包括非典型肺水肿、肺挫伤、肺泡出血、过敏性肺炎、急性呼吸窘迫综合征和肺栓塞在内的多重因素。临床发现机械通气患者出现发热和（或）白细胞增多可能有多种因素，包括抗生素相关性腹泻、鼻窦炎、尿路感染、胰腺炎和药物热。极像肺炎的情况经常被记录在被精确的诊断手段排除VAP诊断的患者病历上。多数这类患者无需抗生素治疗；需要不同于治疗VAP的抗生素治疗；或者需要另外的措施，例如移除外科引流管或者导尿管，作为优化治疗。

诊断的困境导致争论和争议。主要的问题在于是否将定量培养的方法作为消除假阳性临床诊断的手段优于来自定量培养研究原则的临床策略。最新IDSA/ATS的HAP/VAP指南提示两种方法在临床上都是有效的。

定量培养方法 定量培养方法的本质是通过检测细菌数量区别定植和感染。越远端支气管树的诊断性取样，其结果越有特异性，因此有必要降低细菌生长的临界值来诊断肺炎和排除定植。例如，定量气道内吸入产生足量的样本，诊断的临界值是10^6 cfu/ml。与之对比的是，采用保护性刷检方法，获取远端气道样本的临界值是10^3cfu/ml。相反，当盲目收集样本时（比如采取除外气管镜的技术），远端气道分泌物样本获取的敏感度会下降。为增加诊断率可能会采取针对感染的额外检查，包括革兰氏染色，细胞分类的计数，细胞内染色和因感染所致增高的蛋白含量测定。

定量培养方法的薄弱环节是抗生素的影响。对于敏感病原菌，单一抗生素剂量能减少低于诊断阈值的定植计数。3天后，结果的特征与没有给予抗生素治疗的一样。相反，使用抗生素期间定植计数高于诊断阈值提示目前抗生素治疗无效。如果取样时间延长，即使正常的宿主防御反应可能也足够使定量培养计数降低至诊断阈值以下。总之，定量培养技术的专业知识非常重要，一旦怀疑肺炎，在使用抗生素前或改变抗生素前应立即取得标本。

在一项比较临床定量方法的研究中，使用气管镜定量培养导致14天内抗生素显著使用减少、死亡率和28天严重程度调整后死亡率降低。另外，随机采用定量培养策略的患者中，更易发现感染灶。本研究最重要的方面在于抗生素治疗仅在革兰氏染色阳性的患者或者表现出血流动力学不稳定的患者使用。在气管镜组，少于一半的患者被用于肺炎治疗，只有1/3的患者微生物送检培养。

临床方法 VAP缺乏临床诊断的特异性导致努力提高诊断标准。通过衡量多种用于诊断VAP的临床标准，临床肺部感染评分（CPIS）得以问世。CPIS允许选择可能需要短疗程抗生素或者不需要抗生素的低风险患者。此外，研究发现，气道内未吸入革兰氏染色细菌的肺炎不太可能引起发热或者肺部浸润。这些发现，伴随疑诊VAP患者可有其他诊断这一意识的加强，能有效防止肺炎过度治疗。而且，当经验性抗感染治疗使用窄谱抗生素时，数据显示气道吸入培养未发现MDR病原菌则消除了选择覆盖MDR病原菌抗生素的需要。既然对气管镜定量培养有益于死亡率最可能的解释是能减少抗生素选择的压力（随即能减少MDR病原菌感染的风险）和鉴别感染的多种来源，临床诊断方法结合这些原则可能导致相似的结果。

其他大型随机研究并没有证明定量培养在预后上有相似的益处，没有把定量培养和其他检查结果与抗生素治疗紧密联系起来。结论的争议仅仅部分可以用方法学问题来解释，所以IDSA/ATS指南建议，如何选择要依赖于技术可获得性和当地的专业条件。

表 25-8 临床肺部感染评分（CPIS）

标准	得分
发热（℃）	
≥38.5 但≤38.9	1
>39 或<36	2
白细胞增多	
<4000 或>11 000/μl	1
条带>50%氧合（mmHg）	1（额外）
PaO_2/FiO_2<250 且无 ARDS	2
胸片	
局部浸润	2
弥漫性或浸润	1
进行性浸润（无 ARDS 或 CHF）	2
气道吸入	
中等或大量生长	1
革兰氏染色同样的形态学	1（额外）
最高得分[a]	12

[a]在最初诊断时，浸润的进展是不知道的，气管吸出物培养的结果往往是没有的；因此，最大得分范围在一开始是 8～10。

缩写：ARDS，急性呼吸窘迫综合征；CHF，充血性心力衰竭

治疗 呼吸机相关性肺炎

大量研究已经证实高死亡率与早期不正确的经验性抗生素治疗有关。正确使用抗生素治疗 VAP 的关键在于鉴别患者病原菌最可能的耐药类型。

抗生素耐药

如果没有感染 MDR 病原菌的高危因素，VAP 可以和治疗重症 CAP 一样使用同样的抗生素。然而，通过选择从常见病原菌分离出来的耐药菌株（MRSA 和产 ESBL 或碳青霉烯类的肠杆菌）或者本身的耐药病原菌（铜绿假单胞菌和不动杆菌属），抗生素选择的压力导致 MDR 病原菌频繁地出现在抗感染治疗中。频繁使用 β-内酰胺类抗生素，特别是头孢菌素，可能是感染 MRSA 和产 ESBL 阳性菌的主要危险因素。

铜绿假单胞菌已证实有能力发展成为耐所有常规抗生素的病原菌。不幸的是，即使最先使用敏感抗生素，铜绿假单胞菌在治疗中也会发展为耐药菌株。用大量的多数肺炎相关细菌培养液采用抑制耐药基因或者选择耐药克隆序列可能是这一现象的主要原因。不动杆菌属、嗜麦芽窄食单胞菌和洋葱伯克霍尔德菌本质上就对经验性抗生素耐药（见下文）。由这些病原菌引起的 VAP 在治疗其他感染时出现，耐药在最初诊断时就存在。

经验治疗

在表 25-9 中列出了经验性治疗的推荐选择。一旦获得诊断的样本，治疗应马上开始。选择这些药物的主要原因是 MDR 病原菌危险因素的存在。在列出的众多选项中做出选择依靠当地耐药的类型，以及患者先前所使用抗生素的情况——这是一个重要因素。

没有 MDR 感染高危因素的大多数患者可用一种药物治疗。与 CAP 的主要区别在于 VAP 非典型病原菌的发生率显著降低；但军团菌除外，它可以是医源性病原菌，尤其当医院中的饮用水受到感染时。对于合并 MDR 感染高危因素的患者，标准推荐 3 种抗生素：2 种针对铜绿假单胞菌，1 种针对 MRSA。β-内酰胺类药物的种类为已为覆盖病原体提供了很大的选择性，但使用广谱抗生素，如碳青霉烯类，甚至联合其他抗生素治疗，仍然在 10%～15%的病例中表现为选择不当。

表 25-9 医疗保健相关性肺炎经验性抗生素治疗

无 MDR 病原菌高危因素的患者
头孢曲松（2 g 静脉注射，每 24 h 一次）或头孢噻肟（2 g 静脉注射，每 6～8 h 一次）或莫西沙星（400 mg 静脉注射，每 24 h 一次），环丙沙星（400 mg 静脉注射，每 8 h 一次），或左氧氟沙星（750 mg 静脉注射，每 24 h 一次）或
氨苄西林/舒巴坦（3 g 静脉注射，每 6 h 一次）或厄他培南（1 g 静脉注射，每 24 h 一次）
有 MDR 病原菌高危因素的患者
1. β-内酰胺类
头孢他啶（2 g 静脉注射，每 8 h 一次）或头孢吡肟（2 g 静脉注射，每 8～12 h 一次）或哌拉西林/他唑巴坦（4.5 g 静脉注射，每 6 h 一次）或
亚胺培南（500 mg 静脉注射，每 6 h 一次或 1 g 静脉注射，每 8 h 一次）或美罗培南（1 g 静脉注射，每 8 h 一次）
联合
2. 针对革兰氏阴性病原菌
庆大霉素或妥布霉素（7 mg/kg 静脉注射，每 24 h 一次）或阿米卡星（20 mg/kg 静脉注射，每 24 h 一次）或
环丙沙星（400 mg 静脉注射，每 8 h 一次）或左氧氟沙星（750 mg 静脉注射，每 24 h 一次）
联合
3. 针对革兰氏阳性菌病原菌：
利奈唑胺（600 mg 静脉注射，每 12 h 一次）或万古霉素（15 mg/kg，每 12 h 一次起始剂量）

简写：MDR，多重耐药

特殊治疗

一旦获取确定的病原学证据，可对广谱经验性治疗进行调整。对于有 MDR 高危因素的患者，在超过一半的病例中抗生素可以减少为 1 种；在超过 1/4 的病例中，可以减少为 2 种。仅少数病例在整个疗程中需要 3 种抗生素。气道分泌物培养阴性或者细菌生长低于定量培养的阈值，尤其在任何抗生素治疗变化前获取样本，强烈建议停止抗生素治疗。鉴别其他部位确诊或疑似的感染可能需要持续抗生素治疗，但是病原菌谱（相应的选择抗生素）可能不同于 VAP。如果 CPIS 在前 3 天降低，抗生素应在 8 天后停止。8 天疗程与 2 周疗程效果一样，抗生素耐药的出现频率也会减少。

主要的争论围绕 VAP 的特异治疗是否需针对铜绿假单胞菌感染使用持续的抗生素联合治疗。没有随机对照试验已经证实 β-内酰胺类联合氨基糖苷类治疗的有益效应，也没有在其他试验中的亚组分析发现联合治疗可改善生存率。尽管联合抗生素治疗铜绿假单胞菌引起的 VAP 有着难以接受的高死亡率和临床治疗失败率，提示需要更好的方法——包括可能需要吸入抗生素。当给予标准剂量万古霉素治疗时，MRSA 引起的 VAP 临床治疗失败率达 40%。一项解决方案是使用高剂量的个体治疗，即便肾毒性的风险会增加。另外，万古霉素的 MIC 呈增长趋势，当 MIC 高于敏感度上限（比如 1.5～2μg/ml）时，临床治疗失败率将进一步增高。利奈唑胺有效率比调整剂量后万古霉素的高出 15%，在肾功能不全和感染高 MIC MRSA 分离菌株的患者尤为突出。

治疗失败

VAP 治疗失败并不少见，尤其是由 MDR 病原菌引起时。不管用什么方案，铜绿假单胞菌引起的 VAP 有 50%的失败率，另外用万古霉素治疗 MRSA 有 40%的失败率。临床失败的原因随病原菌和抗生素的变化而变化。不正确的治疗通常会使推荐的多种药物治疗方案减少到最少（表 25-9）。然而，治疗中 β-内酰胺类耐药的出现是重要问题，特别是感染铜绿假单胞菌和肠杆菌属时。同一病原菌引起的反复发生的 VAP 是可能的，其原因是气管导管表面的生物膜导致微生物再次进入。然而，关于铜绿假单胞菌引起 VAP 的研究表明，大约一半的复发病例由新的细菌感染引起。未足量的万古霉素可能是治疗 MRSA 导致 VAP 的原因。

治疗失败很难诊断。双重感染导致的肺炎，肺外感染的出现和药物毒性必须在治疗失败而进行的鉴别诊断中考虑。一系列 CPIS 评分可以准确地追踪临床疗效，同时反复的定量培养可以解释微生物应答。3 天治疗后 CPIS 评分增加可能提示治疗失败。CPIS 最敏感的部分是氧合的改善。

并发症

除了死亡以外，VAP 主要的并发症是延长上机时间，相应地增加 ICU 入住时间和住院时间。在多数研究中，VAP 导致上机时间延长一周是常见的。此并发症导致的额外医疗费用同时需要付出昂贵的花费并加剧预防的难度。

在少数病例中，坏死性肺炎的一些类型（比如铜绿假单胞菌引起）导致显著的肺泡出血。更常见的是，坏死感染导致支气管扩张和肺组织瘢痕的慢性并发症，引起反复的肺炎。肺炎的长期并发症未得到正确认识。肺炎导致已经有营养不良风险的患者处于分解代谢状态。VAP 病程中肌肉的损耗和一般情况的恶化通常需要康复时间延长，在高龄患者中，通常导致无能力恢复自理能力，需要进入疗养院。

随访

临床症状的改善通常在抗生素使用 48～72 h 开始出现。因为胸片病灶通常在治疗开始后出现恶化，因此在重症肺炎中，比起临床治疗标准，胸片并不能作为评估临床治疗效果的指标。严重的肺炎患者通常需要每天随访胸片，至少直到脱机。

预后 VAP 与显著的死亡率有关。已有报道其粗死亡率在 50%～70%，但是真正的问题是归因死亡率如何。即使不发生 VAP，多数 VAP 患者有导致其死亡的潜在基础疾病。在一项队列研究中，归因死亡率超过 25%，但更多新近研究已经提示死亡率实际更低。发展成 VAP 的患者死亡率可达到非 VAP 患者的 2 倍。VAP 死亡率的变化与所研究的患者和 ICU 类型相关。创伤患者的 VAP 与归因死亡率无关，可能是因为多数患者在受伤之前是健康的。然而，引起病因的病原菌同样扮演着主要角色。总之，MDR 病原菌与非 MDR 病原菌相比，与更高的归因死亡率相关。由一些病原菌（例如嗜麦芽窄食单胞菌）引起的肺炎仅仅是某些患者因免疫系统功能太弱以至于死亡几乎不可避免的标志。

防治 可参见表 25-7。因为气管导管是 VAP 的主要高危因素，最重要的预防措施是避免气管插管或者最大限度缩短上机时间。通过鼻罩或者面罩成功应用无创呼吸机避免许多与气管导管相关的问题。通过每日给予镇静和标准脱机程序来尽量减少上机时间的策略也能对预防 VAP 很有效果。

但是，有时需要权衡风险。过早拔管可能导致再次插管，增加误吸和 VAP 的风险。持续大剂量镇静也会增加风险，但是由于没有足量镇静导致患者自行拔出气管导管也会增加风险。抗生素治疗也要权衡。预防性短程抗生素治疗能减少需要插管的昏迷患者的 VAP 风险，数据提示总体上抗生素治疗减少 VAP 发生率。然而，主要的受益在于减少通常由非 MDR 微生物引起的 VAP 的早期发生。相反，延长抗生素使用始终增加由更多致命 MDR 病原菌导致的 VAP 的风险。尽管它们的毒性与死亡率相关，但是铜绿假单胞菌引起的 VAP 在近期未使用抗生素的患者中少见。

最大限度减少气管导管上微吸入的量也是避免 VAP 的策略。简单的方法是提高头位（至少高于水平 30°但小于 45°），可减少 VAP 的发生率。特别是允许去除分泌物的改良气管导管同样也能预防 VAP。必须充分评估转运 ICU 患者进行相关诊断检查的利弊，避免转运患者的 VAP 发生增加。

近期临床研究结果削弱了对避免使用增加胃酸 pH 值的药物和口咽部净化的关注程度。胃内黏膜上细菌成分的过度生长在 VAP 发病机制中的作用未被重视。MRSA，铜绿假单胞菌和不动杆菌属不是胃黏膜的正常菌群，但在分别在鼻和皮肤定植。因此，强调控制胃黏膜上细菌的过度生长可能与特定人群，比如肝移植患者，行腹部手术或者肠梗阻患者更加相关。

因特殊病原菌导致 VAP 的暴发，应该研究控制感染措施（尤其是可再利用仪器的污染）失败的可能性。即使一些 ICU 里很常见的高发病原菌可能导致交叉感染。教育和提醒坚持手卫生的必要和其他感染控制措施能减少这种风险。

医院获得性肺炎

HAP 的研究未及 VAP 深入，但其在未插管患者——入住 ICU 或非入住 ICU——与 VAP 相似。主要的区别在于非 MDR 病原菌发生的高频率和非插管患者具有良好的基础免疫功能。与 VAP 相比，MDR 病原菌的发生率低，因此可允许 HAP 患者进行单药治疗。

在非 VAP 患者中更常见的唯一病原菌是厌氧菌。非插管患者大量吸入和下呼吸道的低氧分压增加了厌氧菌感染的风险。虽然在 HAP 患者中更常见，厌氧菌通常是除大量吸入的患者或肠梗阻患者以外的多细菌肺炎中唯一致病菌。与治疗 CAP 一样，不推荐针对厌氧菌的额外特殊治疗（除非吸入总量很大），因为推荐的多种抗生素对厌氧菌有效。

与 VAP 相比，非插管患者的 HAP 诊断更困难。从非插管患者获取下呼吸道样本用于培养是相当困难的。许多倾向 HAP 诊断的潜在基础疾病导致患者不能充分咳嗽排痰。虽然血培养阳性率低（小于 15%的病例），但是大多数 HAP 患者没有指导抗生素调整的培养结果。因此，降阶梯治疗在有 MDR 病原菌高危因素的患者中实施的可能性小。尽管存在这些困难，与 VAP 患者比较，非 ICU 患者因具有良好的宿主防御而死亡率较低。另外，抗生素治疗失败的风险在 HAP 中也更低。

第二十六章 肺脓肿

Lung Abscess

Rebecca M. Baron，Miriam Baron Barshak 著
（季娟娟 译 孙耕耘 校）

肺脓肿是指微生物感染引起的肺组织坏死性病变和空洞形成。肺脓肿可以单发或多发，通常表现为单个直径大于 2 cm 的空洞。

病因

由于肺脓肿患病率较低，难以用随机对照试验进行研究。在后抗生素时代，虽然肺脓肿的发生率减低，但是仍然有着很高的发病率和死亡率。

肺脓肿通常分为原发性（占 80%）和继发性。原发性肺脓肿常为误吸所致，多见于厌氧菌感染的无肺部或全身疾病的患者。继发性肺脓肿则发生于某些基础疾病情况下，如肿瘤、异物阻塞支气管，或全身疾病过程中（如 HIV 感染或其他免疫受损情况）。肺脓肿还可根据发病时间分为急性（持续时间<4～6 周）或慢性肺脓肿（占 40%）。

流行病学

现有的流行病学调查多集中于原发性肺脓肿。总体上，中年男性较中年女性更容易发病。误吸是原发性肺脓肿的主要危险因素，因此存在误吸高风险的患者，如意识障碍、酗酒、药物过量、癫痫发作、延髓功能障碍、心脑血管事件或神经肌肉疾病更易发病。此外，有食管运动功能障碍或食管病变（狭窄或肿瘤）和胃扩张和（或）胃反流，特别是长期卧床的患者，均存在误吸的风险。

普遍认为，牙龈缝隙中厌氧菌或微需氧链球菌（尤其是患有牙龈炎和牙周病的患者）的定植和误吸是肺脓肿的重要原因。事实上，许多医生发现，当牙齿缺失时，细菌由于失去了定植场所，可极大降低肺脓肿的发生率。

20 世纪 40 年代后期由于口腔外科技术的发展，上述危险因素在肺脓肿发生发展过程中的重要性显著降低：从那时起，无气囊防护的气管插管患者，不再进行坐位的口腔操作，因此围术期的误吸事件有所下降。此外，大约同一时期青霉素的使用显著减少了肺脓肿的发生率和死亡率。

发病机制

原发性肺脓肿 原发性肺脓肿早期主要由于定植于牙龈缝隙中的厌氧菌（及微需氧链球菌）侵入易感宿主的肺实质所致（表 26-1）。因此，原发性肺脓肿患者通常存在吸入物过多以至于超过自身清除能力或无法清除细菌负荷的情况。起初表现为肺炎（被胃酸损伤的部分肺组织病变可加剧）；7～14 天后可出现肺实质的坏死和空洞形成，病变严重程度取决于宿主-病原体的相互作用（图 26-1）。在多种微生物混合感染时，细菌毒素可产生协同作用导致明显的组织破坏，其中，厌氧菌的存在被认为可引起更广泛的组织坏死。

继发性肺脓肿 继发性肺脓肿的发病机制取决于诱发因素。例如，支气管肺癌或异物引起支气管阻塞，阻碍了分泌物从阻塞部位的清除，从而导致肺脓肿的形成。全身免疫功能减退时（如骨髓或实体器官移植后的免疫抑制状态），宿主防御机制受损增加了肺脓肿的易感性，且此种情况下感染的病原体谱广泛，包括机会性致病菌（表 26-1）。

肺脓肿也可以来源于脓毒性栓子，见于三尖瓣心内膜炎（常由金黄色葡萄球菌引起）或是勒米埃综合征（Lemierre's syndrome）。后者感染常始于咽部（坏死梭杆菌是主要致病菌），然后扩散至颈部和颈动脉鞘（包含颈静脉），引起脓毒性血栓性静脉炎。

表 26-1 引起肺脓肿的病原微生物举例

临床状况	病原体
原发性肺脓肿（通常存在误吸危险因素）	厌氧菌（例如，消化链球菌属，普氏菌属，拟杆菌属，米勒链球菌），微需氧链球菌
继发性肺脓肿（常存在免疫功能减退）	金黄色葡萄球菌，革兰阴性氏杆菌（例如，铜绿假单胞菌，肠杆菌），诺卡菌属，曲霉属，毛霉菌目，隐球菌属，军团菌属，马红球菌，耶氏肺孢子菌
栓塞性病变	金黄色葡萄球菌（常来源于心内膜炎），坏死梭杆菌（勒米埃综合征；详见正文）
流行性感染（有或无免疫功能减退）	结核分枝杆菌（以及鸟分枝杆菌和堪萨斯分枝杆菌），球孢子菌属，组织胞浆荚膜，芽生菌属，寄生虫（例如，阿米巴，肺吸虫，粪类圆线虫）
其他情况	流感后细菌病原体（常为金黄色葡萄球菌）或其他病毒感染，放线菌

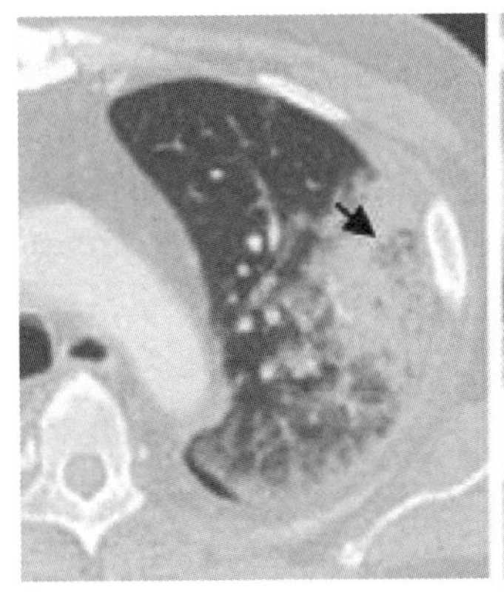
A

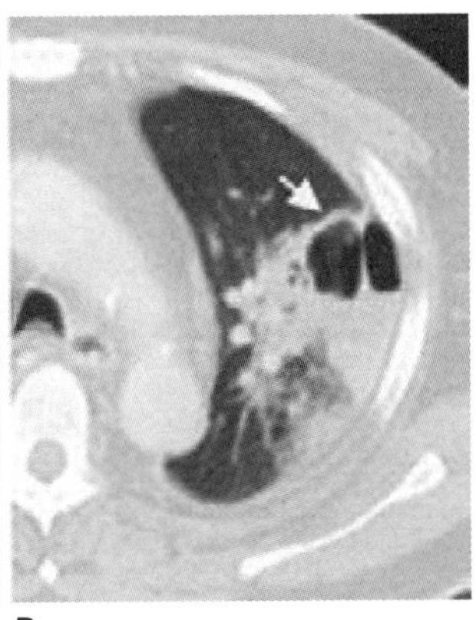
B

图 26-1 典型的胸部 CT 扫描显示肺脓肿的发展过程。淋巴瘤患者，免疫力低下出现重症铜绿假单胞菌肺炎，如图所示左肺浸润阴影伴中央坏死（图 A，黑色箭头）。两周后，该病变部位出现空洞伴气液平，与肺脓肿的发展过程相一致（图 B，白色箭头）（*Images provided by Dr. Ritu Gill, Division of Chest Radiology, Brigham and Women's Hospital, Boston.*）

病理学和微生物学

原发性肺脓肿 相关肺段（上叶后段和下叶背段）是原发性肺脓肿的好发部位，因为吸入物易在此沉积。一般而言，由于右主支气管较陡直，右肺较左肺更易发生。而在继发性肺脓肿，由于诱发因素的不同，脓肿位置多变。

原发性肺脓肿通常由多种微生物混合感染引起，主要包括厌氧菌和微需氧链球菌（表 26-1）。厌氧菌的分离和培养较为复杂，基于样本被口腔微生物污染的可能，培养标本需快速送检，采用特殊技术尽早接种培养，培养时间长以及需要在抗生素使用前收集标本等。但如果能注意到上述各种因素，据报道某些特定菌株的分离率可高达 78%。

由于尚不清楚具体致病厌氧菌菌种的明确能否改变原发性肺脓肿的治疗效果，所以临床实践已经放弃了采取专门技术以获得培养材料，例如采用保护性毛刷经气管吸引和支气管肺泡灌洗获取标本可避免培养材料经口腔时被污染。当没有病原体被分离出来时（这种情况发生率达 40%），脓肿被认定为非特异性的，仍可认为存在厌氧菌的感染。腐败性肺脓肿的特点是有恶臭的气味，脓痰，或脓胸，实质上指的是厌氧菌肺脓肿。

继发性肺脓肿 比较而言，继发性肺脓肿的微生物学涵盖了相当广泛的细菌谱，其中铜绿假单胞菌和其他革兰氏阴性杆菌感染最常见。此外，从某些流行地区或特定临床背景（例如，骨髓或实体器官移植后免疫抑制患者有很高的真菌感染发生率）的患者中可以鉴定出多种菌属的病原体。免疫功能减退宿主和患者容易合并罕见病原体感染（表 26-1），并缺乏原发性肺脓肿的典型临床表现，因此获得标本进行培养以便进行针对性治疗就显得尤为重要。

临床表现

肺脓肿初始的临床表现类似于肺炎，有发热、咳嗽、咳痰和胸痛；在厌氧菌肺脓肿还可以观察到盗汗、乏力和贫血等慢性表现。部分腐败性肺脓肿的患者还可以出现变色痰和脓臭痰。非厌氧菌如金黄色葡萄球菌感染导致的肺脓肿患者，临床可表现为以高热和病情进展迅速为特征的暴发性过程。

体格检查发现包括发热、牙齿发育不良和（或）牙龈疾病以及肺部听诊闻及空嗡音和（或）空洞呼吸音等。其他一些体征包括杵状指和咽反射消失。

鉴别诊断

肺脓肿的鉴别诊断包括可以引起肺空洞性病变的非感染性疾病，如肺梗死，恶性肿瘤，肺隔离症，血管炎（例如，肉芽肿性血管炎），肺囊肿或含液体的肺大疱，以及脓毒性栓子（例如，来自三尖瓣心内膜炎）。

诊断

可以通过胸部影像学确定是否存在肺脓肿。胸部 X 线通常可以显示出厚壁空洞伴气液平，而计算机断层扫描（CT）具有更好的清晰度并可以提供空洞形成的早期证据。CT 还能提供关于肺脓肿形成的基础病因的相关信息，如恶性肿瘤，帮助鉴别肺外周脓肿和胸膜腔感染。这种鉴别对治疗来说有着重要意义，因为胸膜腔的感染，如脓胸，可能需要及时引流。

如前所述（见上文“病理学和微生物学”），传统上对原发性肺脓肿诊断采用更多的是侵入性诊断方法（如经气管吸引），而目前临床更常用针对包括厌氧菌在内的经验性药物治疗。虽然可以无创收集痰液进行革兰氏染色和培养，获得某种病原体，但更常见的是多种微生物的混合感染，且培养的结果不能反映厌氧菌的存在。许多医生认为腐臭痰意味着厌氧菌感染。

当存在继发性肺脓肿或经验性治疗无反应时，除了针对机会性病原体（例如，引起免疫受损宿主感染的病毒和真菌）的血清学研究之外，还建议痰培养和血培养。其他的诊断方法包括经支气管镜的支气管肺泡灌洗或保护性毛刷标本收集以及 CT 引导下的经皮针吸活检。这些更具侵入性的诊断方法导致的风险包括脓肿内容物播散到另一侧肺（行支气管镜检查）、气胸和支气管胸膜瘘（行 CT 引导下的针吸活检）。然而，对继发性肺脓肿，特别是免疫受损的宿主，早期诊断尤为重要。因为这些患者可能特别脆弱，对多种病原体存在感染风险，且与其他患者相比，对经验性治疗很少产生应答。

治疗 肺脓肿

20 世纪 40 年代和 50 年代，抗生素的使用成为了肺脓肿治疗的主要方法。原先，肺脓肿的治疗更多地依赖于外科手术。几十年来，由于可以覆盖厌氧菌，青霉素一直作为原发性肺脓肿治疗的首选抗生素；然而，因口腔厌氧菌可以产生 β-内酰胺酶，在临床试验中克林霉素已被证明优于青霉素。对原发性肺脓肿，推荐的方案是①克林霉素（600 mg 静脉滴注，每日 3 次；体温恢复正常、临床症状改善时，改为 300 mg 口服，每日 4 次）或②β-内酰胺/β-内酰胺酶抑制剂联合静脉滴注给药，随后，一旦患者病情稳定，改为口服阿莫西林-克拉维酸。治疗需持续至影像学显示脓肿消失或仅遗留小的瘢痕。治疗持续时间可从 3～4 周至长达 14 周。一项小型研究表明莫西沙星（400 mg/d 口服）与氨苄青霉素-

舒巴坦疗效类似并有较好的耐受性。值得注意的是，甲硝唑单药治疗效果欠佳：它虽然可以覆盖厌氧菌，但不包括微需氧链球菌，而后者通常是原发性肺脓肿混合菌群的成分。

对继发性肺脓肿，抗生素应用应针对特定的病原体，并且通常需要延长疗程（直到脓肿消失）。根据宿主的免疫状态和病原体，治疗方案和疗程有所不同。也可能需要其他干预，例如解除阻塞性病变或针对导致肺脓肿的基础病因的治疗。同样，如果假定为原发性肺脓肿的患者病情未能得到改善，则建议进行其他检查以排除引起继发性肺脓肿的潜在病因。

虽然对接受适当治疗的患者退热可能需要长达7天的时间，但多达10%～20%的患者对治疗毫无反应，持续发热，影像学上脓腔进展。如果没有其他的干预措施，直径>6～8 cm的脓肿对抗生素治疗很少会产生反应。对抗生素治疗无反应，并且其他诊断方法又未能鉴定出可治疗的病原体的患者，可选择的方法包括脓肿的外科手术切除和经皮引流，而后者更适用于不适宜进行外科手术的患者。经皮引流的可能并发症包括胸膜腔的细菌感染以及气胸和血胸。

肺脓肿患者的处理方法

对于存在误吸危险因素、恶性肿瘤可能性低（例如，<45岁的吸烟者）的肺脓肿患者，采用经验性治疗是合理的，如果治疗没有效果则需要进行进一步评估。然而，即使对原发性肺脓肿，一些临床医生也可能选择预先培养。对存在恶性肿瘤高风险或其他基础疾病（特别是免疫受损者）或临床表现不典型的患者，应当考虑尽早诊断，例如经支气管镜活检或CT引导下针吸活检。患者的病史、症状或影像学表现与可能的支气管阻塞相一致时，应尽早进行支气管镜检查。对来自结核病流行区的患者或者存在其他感染结核危险因素的患者（例如，HIV感染），应当早期进行诱导痰标本检查以排除结核病。

并发症

较大空洞的形成可能与持续的囊性病变发展（肺囊肿）或支气管扩张相关。其他可能的并发症包括积极治疗后脓肿的复发，累及胸膜腔形成脓胸，危及生命的咯血和肺脓肿内容物的大量误吸。

预后及预防

报道的原发性肺脓肿病死率低至2%，而继发性肺脓肿通常较高，在一些病例报告中高达75%。其他预后不良因素包括年龄>60岁，需氧菌感染，出现脓毒症，症状持续时间>8周，脓肿直径大小>6 cm。

减少潜在的危险因素可能是预防肺脓肿的最佳方法，注意气道保护，口腔卫生，尽可能减少对存在误吸风险的患者镇静并抬高床头。存在感染高风险的患者（例如，骨髓或实体器官移植的受体或免疫系统因受到HIV感染而严重受损的患者）可以提前进行对某些特定病原体的预防。

第二十七章　肺炎链球菌感染

Pneumococcal Infections

David Goldblatt，Katherine L. O'Brien　著
（金金　陈静　司淑一　仝亚琪　译
李燕明　校）

19世纪末，法国学者路易斯·巴斯德和美国医生乔治·斯特恩伯格通过给兔子注射人唾液，首次在兔子血液中发现了一种成对的细菌，但当时人们并不清楚它对人体的影响。直到1886年，这种病原菌（当时命名为“pneumokokkus”和“肺炎双球菌”）被广泛分离出，并被认为是导致肺炎的重要病原菌。20世纪30年代，肺炎是美国继心血管疾病和肿瘤后的第三大死亡原因，占美国和欧洲全部死因的近7%。肺炎的致病菌有多种，1929年美国的统计数据显示，在致死性肺炎中有一半以上是大叶性肺炎，而多数大叶性肺炎是由肺炎球菌引起的。1974年，该细菌被重新命名为“肺炎链球菌”。

微生物学

病原学　肺炎链球菌隶属链球菌属，为球形革兰氏阳性细菌。链球菌属的细菌呈单线排列，成对或成

链状生长。链球菌的命名源于希腊语的“streptos”和“kokkos”，意为“扭曲的浆果”。目前链球菌属已至少发现了 22 个种，并根据不同的溶血特征分为不同组。肺炎链球菌属于 α 溶血组，由于培养皿中血红蛋白中的铁减少，因此在血琼脂培养基上呈现为绿色（图 27-1）。该细菌为苛养菌，生长最佳环境为 5% CO_2 条件下添加过氧化氢酶（如血液中的）的琼脂，以利于平滑黏液状的菌落生长。无荚膜肺炎链球菌菌落粗糙，与其他 α 溶血链球菌不同，肺炎链球菌的生长可被奥普托欣（乙基氢化铜蛋白）抑制，并可被胆盐溶解。

类似于其他革兰氏阳性菌，肺炎链球菌表面由外至内依次被多聚糖荚膜、细胞壁和细胞膜覆盖。根据细菌荚膜多糖结构的不同（基于不同的兔抗血清型）及荚膜膨胀反应是否为阳性（当存在特异抗血清时荚膜肿胀），肺炎链球菌可分成不同的血清组和血清型。近年依靠单克隆抗体血清、遗传学知生化方法，鉴定出最新的肺炎链球菌血清型有 6C、6D 和 11E 型。目前已发现 21 个血清组，包括 93 个血清型。每个血清组包括 2～5 个血清型，各种血清型的分类与荚膜的类型密切相关。无特异性抗体存在的情况下，荚膜可以抵御宿主细胞对细菌的吞噬作用，为决定肺炎链球菌的毒力强弱的重要因素。无荚膜变异的肺炎链球菌很难产生侵袭性感染。

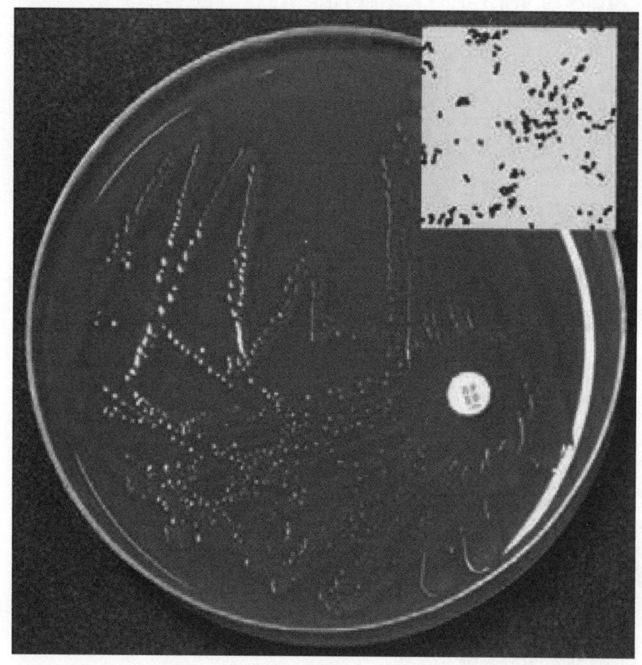

图 27-1（见书后彩图） 血琼脂中肺炎链球菌生长，表现为溶血和奥普托欣敏感（奥普托欣周围可见抑菌圈）。插图：革兰氏染色，可见革兰氏阳性链球菌（*Photographs courtesy of Paμl Turner，Shoklo Malaria Research Unit，Thailand.*）

毒力因子 目前发现肺炎链球菌细胞质内、细胞膜和细胞壁上的多种分子均在其致病毒力上起到一定作用（图 27-2）。这些分子可直接参与到组织细胞的相互作用中或逃避宿主的防御机制中。肺炎链球菌溶血素是其中一种分泌性细胞毒素，可导致组织和细胞溶解，LytA 则可以提高肺炎链球菌的致病力。一些细胞壁蛋白可以作用于补体途径，进而抑制补体的沉积并抑制宿主细胞对细菌的溶解和（或）吞噬作用。肺炎链球菌 H 因子抑制剂（Hic）可以阻碍 C3 转化酶的合成。同时肺炎链球菌表面蛋白 C（pneumococcal surface protein C，PspC），又称为胆碱结合蛋白 A（choline-binding protein A，CbpA），可结合 H 因子并且加速 C3 的分解。PspA 和 CbpA 可以抑制 C3b 的沉积或降解。目前认为肺炎链球菌蛋白可以参与细胞表面的唾液酸酶——神经氨酸苷酶（neuraminidase，NanA）与肺炎链球菌表面黏附因子 A（pneumococcal surface adhesin A，PsaA）的黏附作用，该唾液酸酶可以使唾液酸从宿主细胞和蛋白中分解下来。近期经电镜发现纤毛在细胞结合方面也发挥了重要作用。一些抗原蛋白恰恰是潜在的疫苗选择（见下文“预防”部分）。

荚膜抗原是肺炎链球菌血清型分类的基础，不同血清型的致病毒力与其不同遗传学分类有关，分子分型因此成为研究热点。起初是应用脉冲电场凝胶电泳的方法来判断其遗传特征，后来该方法被多位点序列测定（multilocus sequence typing，MLST）取代，MLST 可用来测定管家基因序列。在将肺炎链球菌 aroE、gdh、gki、recP、spi、xpt 和 ddl 等位点与原有已知的等位基因进行对比后发现它们与这些已知的等位基因存在区别，有时甚至只存在一个核酸位点的区别。目前可以从肺炎链球菌 MLST 网站（spneumoniae. mlst. net）上检索到每个已知位点和序列的组成。高通量测序技术等较便宜的检测方法的出现在未来可能会逐渐取代 MLST 的基因测序方法。

流行病学

目前全球范围内，肺炎链球菌感染仍然是一种高发病率与高死亡率的疾病，特别是在儿童和老年人群当中。过去十多年间，在一些发达国家，随着肺炎链球菌多糖蛋白结合疫苗（pneumococcal polysaccharide-protein conjugate vaccine，PCV）被批准和临床广泛使用，肺炎链球菌的流行病学发生了快速和巨大的变化。同时随着肺炎链球菌多糖蛋白结合疫苗 PCV 在发展中国家及中等收入国家的不断引入，肺炎

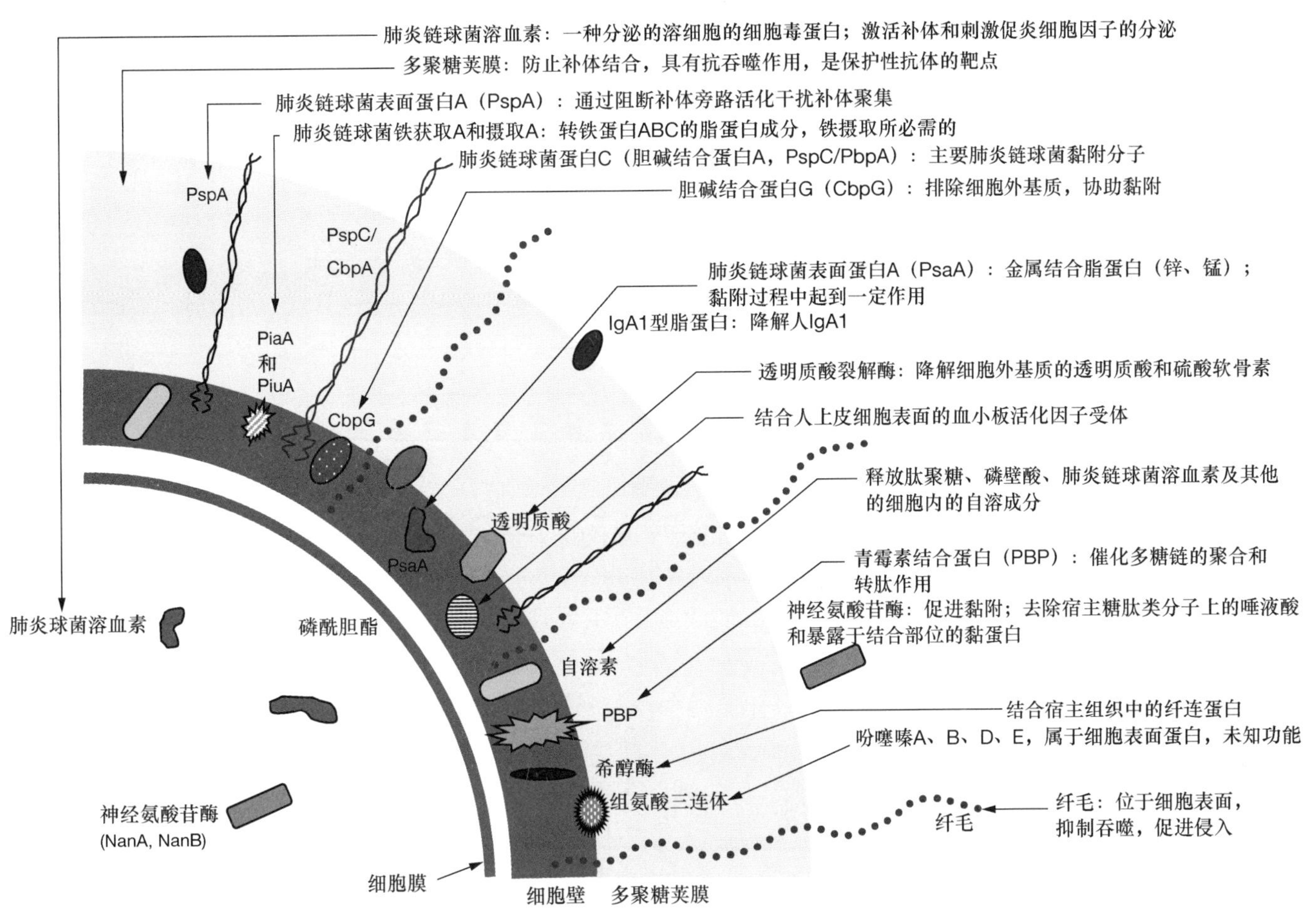
肺炎链球菌溶血素：一种分泌的溶细胞的细胞毒蛋白；激活补体和刺激促炎细胞因子的分泌
多聚糖荚膜：防止补体结合，具有抗吞噬作用，是保护性抗体的靶点
肺炎链球菌表面蛋白A（PspA）：通过阻断补体旁路活化干扰补体聚集
肺炎链球菌铁获取A和摄取A：转铁蛋白ABC的脂蛋白成分，铁摄取所必需的
肺炎链球菌蛋白C（胆碱结合蛋白A，PspC/PbpA）：主要肺炎链球菌黏附分子
胆碱结合蛋白G（CbpG）：排除细胞外基质，协助黏附
PspA
PspC/
CbpA
肺炎链球菌表面蛋白A（PsaA）：金属结合脂蛋白（锌、锰）；
黏附过程中起到一定作用
IgA1型脂蛋白：降解人IgA1
PiaA
和
PiuA
CbpG
透明质酸裂解酶：降解细胞外基质的透明质酸和硫酸软骨素
结合人上皮细胞表面的血小板活化因子受体
释放肽聚糖、磷壁酸、肺炎链球菌溶血素及其他
的细胞内的自溶成分
透明质酸
PsaA
青霉素结合蛋白（PBP）：催化多糖链的聚合和
转肽作用
神经氨酸苷酶：促进黏附；去除宿主糖肽类分子上的唾液酸
和暴露于结合部位的黏蛋白
肺炎球菌溶血素
磷酰胆酯
自溶素
结合宿主组织中的纤连蛋白
PBP
吩噻嗪A、B、D、E，属于细胞表面蛋白，未知功能
希醇酶
组氨酸三连体
纤毛：位于细胞表面，
抑制吞噬，促进侵入
纤毛
神经氨酸苷酶
(NanA, NanB)
细胞膜
细胞壁
多聚糖荚膜

图 27-2　肺炎链球菌细胞表面抗原分子及其作用示意图

链球菌生态学和该病的流行病学极有可能发生更为深刻的变化。尽管 PCV 广泛应用，但由于疫苗与肺炎链球菌疾病的长期共存，抗生素对肺炎链球菌菌株生态环境的冲击，以及疾病监测系统（surveillance system）本身对流行病学特征分析结果的影响等因素，肺炎链球菌感染造成的疾病负担和血清型分布可能与预期有所不同。

血清型分布　并非所有的肺炎链球菌血清型都可引起疾病，血清型分布因年龄、疾病特征以及地理环境的不同而存在差异。地理分布的差异可能源于疾病负担的变化，而非真实的血清型分布差异所致。血清型分布大部分数据来源于儿童侵袭性肺炎链球菌疾病（IPD，定义为正常无菌部位的感染），而可获得的成年人全球疾病分布的信息很少。在世界绝大部分地区，5 岁以下儿童中有大约 60％的侵袭性肺炎链球菌疾病（IPD）由 5～7 种血清型（1、5、6A、6B、14、19F 和 23F）引起。但在任一固定区域，这 7 种血清型并未构成所有最常见的型别（图 27-3）。某些血清型（例如 1 和 5）不但导致地区的疾病高负担，而且可在一些疾病低负担区域引起流行（例如在欧洲）或者暴发（例如在军营、撒哈拉以南的非洲地区的脑膜炎暴发）。相比儿童，引起成人疾病的血清型范围更广，且在不同年龄组多血清型疫苗的覆盖情况不同。例如，美国 2006—2007 年间引起 IPD 的血清型显示：一个包含 23 个血清型的多聚糖疫苗（PPSV23）覆盖 84％的<5 岁儿童病例，76％的 18～64 岁成人病例，但≥65 岁成人覆盖率只有 65％。

鼻咽部　肺炎链球菌是健康人鼻咽部间歇性定植菌，通过呼吸道飞沫传播。在儿童，肺炎链球菌在鼻咽部的生态学因地理区域、社会经济地位、气候、密度，特别是因群体暴露的不同而存在差异，例如日托中心的儿童定植率更高。在发达国家，儿童被认为是肺炎链球菌传播的主要载体，1 岁以内的儿童约 50％会至少发生一次肺炎链球菌定植。横断面流行病学数据显示，肺炎链球菌在<5 岁儿童中携带范围为 20％～50％，在青年人和中年人为 5％～15％。图 27-4 显示的为英国相关数据。在健康老年人的定植率数据有限。在发展中国家，肺炎链球菌发生定植的时间更早，有时甚至出现在出生后的几天内，几乎所有的 2 个月以内的婴儿都至少发生一次定植。另有横断面研究表

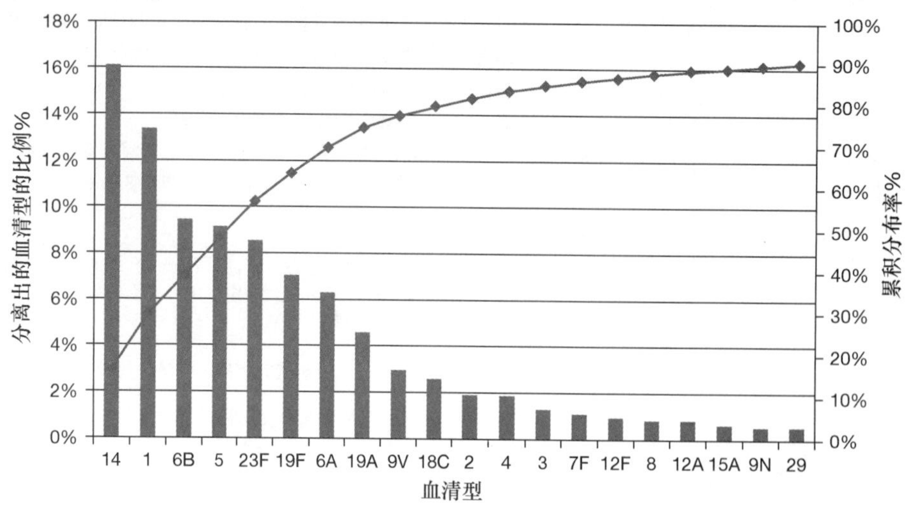

图 27-3 肺炎链球菌血清型数据的 meta 分析（以地区疾病发病率进行校正）。实线表示累积发生率，如右侧 Y 轴所示（来源：Global Serotype Project Report for the Pneumococcal Advance Market Commitment Target Product Profile；available at http：//www. gavi. org/library/gavi-documents/amc/tpp-codebook/. ）

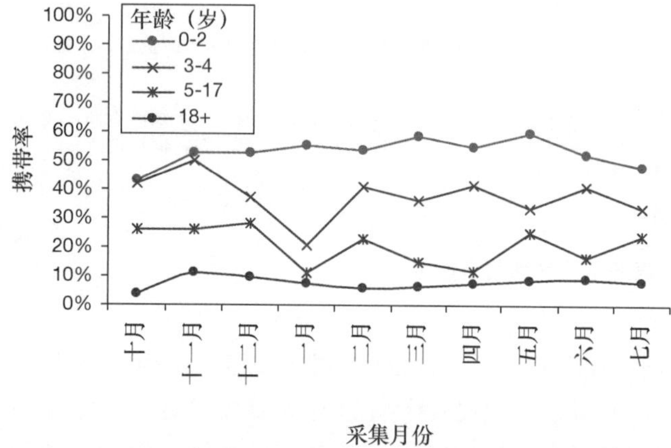

图 27-4 成人及儿童携带肺炎链球菌的流行病学特点。每月采集英国居民的鼻咽拭子，采集 10 个月（无季节性趋势；t 检验的趋势 $P>0.05$）（Data adapted from D Goldblatt et al：J Infect Dis 192：387，2005. ）

明，到 5 岁，70%～90%儿童在鼻咽部携带肺炎链球菌，成人定植率显著增加（有时>40%）。高定植率的成人成为重要的传播源，并可对病原在社区的传播动力产生影响。

侵袭性疾病和肺炎 IPD 是指肺炎链球菌侵入血液和其他器官，或通过局部蔓延直接到达脑脊液（CSF）。肺炎可能源于吸入肺炎链球菌，只有 10%～30%的病例血培养阳性（构成可衡量的 IPD 负担）。美国 1998—1999 年的数据显示，年龄相关的 IPD 发病率发生了巨大的变化。即 PCV 应用前的一段时期，IPD 发病率在<2 岁儿童和≥65 岁人群中最高（分别为 188/100 000 和 60/100 000），随着肺炎链球菌多糖蛋白结合疫苗（PCV）的引入，美国的婴儿和儿童 IPD 发病率下降超过 75%，这个下降源于由疫苗血清型引起 IPD 的几近清除。在一些规范化接种儿童疫苗的国家中，疫苗血清型 PCV 对 IPD 发病率的影响也逐渐被证实。非疫苗血清型 IPD 的发病率在不同国家的变化不尽相同，对这种异质性表现的解释是一个非常复杂的问题。在美国、加拿大和澳大利亚，非疫苗血清型 IPD 发病率增加，但增加的幅度相对于疫苗血清型 IPD 的大幅减少来说是不显著的。相反，在其他地区（例如，阿拉斯加土著社区和英国），疫苗血清型 IPD 的减少与非疫苗血清型 IPD 发病率的显著增加相抵消。对异质性的解释包括疫苗压力下的疾病替换，临床研究设计的变化，与 PCV 使用无关的趋势改变，耐药菌株导致的抗生素选择压力，监测或报告系统的变化，疫苗的快速引入以及补充预防接种运动的强化。最近的一项系统综述总结显示，随着 PCV7 的使用，IPD 的血清型发生了改变，但这种改变带来的影响远小于注射疫苗血清型对降低疾病发生率的影响。PCV 的净效果是在接种疫苗年龄组和未接种疫苗年龄组均减少了肺炎链球菌疾病的发病率。

肺炎在严重的肺炎链球菌综合征中最为常见，是临床和公共健康面临的重大挑战。肺炎链球菌肺炎大多数情况下不形成菌血症，在这种情况下，取得明确的病因诊断存在困难。因此，疾病负担主要聚焦在 IPD 的发病率，而未包括肺炎链球菌肺炎这一主要部分。在儿童相关 PCV 试验中，研究设计是基于收集临床综合征治疗结果的有效数据（例如，影像学证实的肺炎，临床诊断的肺炎），以揭示培养阴性的肺炎链球菌肺炎的负担。

肺炎链球菌肺炎的病死率（case-fatality ratios，CFRs）和IPD相比因年龄、基础疾病和医疗条件的不同而存在差异。此外，肺炎链球菌肺炎CFR因疾病的严重程度（而非肺炎发生时是否伴有菌血症）和患者的年龄不同而有所改变（18～44岁住院患者病死率<5%，而>65岁以上住院患者，即使得到了适当而及时的治疗，病死率>12%）。值得注意的是，第一个24 h内的住院死亡风险并没有因抗生素的应用而得到本质改变。这个令人惊讶的结果反映了在成人严重肺炎链球菌肺炎的病理生理过程中，存在迅速进展的级联反应，这往往与抗生素的应用与否无关。ICU的治疗可为急性期的患者提供重要的支持，以降低CFR。

肺炎链球菌疾病的发病率随季节而变化。就温带气候而言，寒冷的月份较温暖的月份发病率更高；就性别而言，男性比女性更易患病；就风险而言，危险因素包括基础疾病、行为问题及种族。在美国，一些美洲本土居民（包括阿拉斯加本地人）和非洲裔美国人，比普通人群有更高的发病率；风险的增加可能与社会经济条件和肺炎链球菌疾病潜在危险因素的存在等因素相关。增加肺炎链球菌感染的风险如表27-1所示。疾病容易在拥挤的易感人群环境中暴发，如婴儿日托机构、军营和养老院。前驱的病毒性呼吸道疾病（特别是流行性感冒但不仅限于此）与继发肺炎链球菌感染明确相关。肺炎链球菌肺炎的发病率、死亡率与季节性流感、全球流感大流行之间的关系越来越被人们所认识。

抗生素耐药性　1967年人们首次注意到肺炎链球菌对青霉素的敏感性下降，但直到20世纪90年代，随着对单种或多种抗生素耐药的肺炎链球菌菌株的流行以及最小抑菌浓度（MIC）绝对值的不断升高，其抗生素敏感性降低才作为一个严重的临床和公共健康问题凸显出来。在全球范围内，尤其是儿童中，对青霉素G、头孢噻肟、头孢曲松、大环内酯类及其他抗生素敏感性降低的肺炎链球菌菌株在引起疾病的菌株中占有重要比例。在肺炎链球菌临床菌株中尚未观察到对万古霉素耐药的菌株。抗菌药物敏感性的下降明显与血清型中某一亚型有关，许多血清型在儿童中可不同程度地引发疾病。抗生素的暴露，鼻咽部耐药菌的选择和社区内耐药病原体的传播导致难以控制的感染及不断增加的抗生素暴露，这种恶性循环在一定程度上被PCV的引入和常规广泛使用所阻断。肺炎链球菌抗生素敏感性下降的临床意义在下面的治疗部分将进行阐述。

表27-1　肺炎链球菌感染的临床危险因素分组

临床危险因素分组	举例
无脾或脾功能障碍	镰状细胞病，乳糜泻
慢性呼吸系统疾病	慢性阻塞性肺疾病，支气管扩张，囊性纤维化，肺间质纤维化，硅肺，支气管肺发育不良，误吸风险，神经肌肉疾病（如，脑瘫），重症哮喘
慢性心脏病	缺血性心脏病，先天性心脏病，高血压合并心脏并发症，慢性心力衰竭
慢性肾脏病	肾病综合征，慢性肾衰竭，肾移植
慢性肝病	肝硬化，胆道闭锁，慢性肝炎
糖尿病	糖尿病需要胰岛素或口服降糖药物治疗
免疫妥协/免疫抑制	人类免疫缺陷病毒（HIV）感染，常见可变性免疫缺陷，白血病，淋巴瘤，霍奇金病，多发性骨髓瘤，全身恶性肿瘤，化疗，器官或骨髓移植，全身糖皮质激素治疗>1个月，剂量相当于≥20 mg/d［儿童，≥1 mg/（kg·d）］
人工耳蜗植入术	………
脑脊液漏	………
其他原因	婴儿和老年；前期住院；酒精中毒；营养不良；吸烟；日间托管中心；士兵训练营、监狱、收容所

注：分组来源于PCV免疫接种咨询委员会（www.cdc.gov/vaccines/schedules/）

发病机制

在人的幼年阶段，肺炎链球菌可在鼻咽部定植，定植的发生往往不出现症状，有证据表明这种定植有时可产生轻微的呼吸道症状，特别是在非常低龄的幼儿中。细菌可从鼻咽部播散入血到达远处的感染灶（如脑、关节、骨、腹腔），或者局限于黏膜表面导致中耳炎或肺炎。虽然链球菌性脑膜炎常继发于血行播散，直接播散引起的中枢神经系统感染虽罕见却也可发生，通常在颅骨骨折后。肺炎链球菌感染理论上可以感染身体任何一个器官或部位，但临床上中耳炎、肺炎、菌血症和脑膜炎是最常见的。定植是相对常见的情况，感染则相对少见。在鼻咽部，肺炎链球菌可以在上皮细胞分泌的黏液中生存，并在那里躲避白细胞和补体等免疫因素的影响。呼吸道黏液本身及其通过纤毛摆动产生的流动是对肺炎链球菌有效的防御机制。虽然许多肺炎链球菌的定植是短期的，一些长期的纵向研究显示，在成人和儿童中，某些特殊血清型的肺炎链球菌可以定植几个月。定植菌可以刺激人体产生荚膜特异性 IgG 抗体，该抗体可在鼻咽部产生清除肺炎链球菌的作用。随着年龄的增长及定植菌的存在，血液循环中逐渐产生针对细胞壁成分的 IgG 抗体，但其作用机制尚未明确。近期发现一些新的血清型肺炎链球菌侵入性更强，可能与特异性免疫缺乏相关。病毒感染是肺炎链球菌的定植和感染的危险因素。常常在这些病毒感染鼻咽黏膜后可以出现定植肺炎链球菌致病。病毒感染产生的局部细胞因子可以上调气道上皮细胞的黏附因子水平，使肺炎链球菌可以通过诸多表面黏附分子如 PsaA，PspA，CbpA，PspC，Hyl，肺炎链球菌溶血素和神经氨酸苷酶与气道上皮黏附（图 27-2）。细菌入侵后还会在肽聚糖和磷壁酸的诱导下发生炎症反应。细菌诱发的多种因子参与的炎症导致肺炎链球菌感染的病理改变。细胞壁成分刺激人体产生的肽聚糖和磷壁酸，诱导产生诸多细胞因子，包括前炎症细胞因子白细胞介素（IL）-1、IL-6、肿瘤坏死因子，并激活补体旁路。多核白细胞被趋化，诱导炎症反应的发生。肺炎链球菌溶血素也发挥重要作用，包括刺激单核细胞局部产生前炎症因子。

含有多糖的肺炎链球菌荚膜具备抗吞噬功能，并在抵抗补体的沉积上起到了重要的作用。尽管所有类型的荚膜都可以在人体致病，但是感染灶分离出的荚膜类型常常是几种特殊类型，这种情况的原因并不是很清楚，详见表 27-3。

宿主防御机制

固有免疫 如前所述，呼吸道上皮细胞和宿主的非特异或固有免疫系统（如：黏液、脾功能、补体、中性粒细胞和巨噬细胞）组成了抵御肺炎链球菌的第一道防线。咳嗽反射和纤毛系统的物理作用在清除肺细菌上起到了重要作用。其他免疫因子同样重要，如：C 反应蛋白可以结合肺炎链球菌细胞壁的磷酰胆碱，导致补体激活继而清除细菌；Toll 样受体 2（TLR2）可以识别肺炎链球菌的脂磷壁酸和细胞壁的肽聚糖，在动物模型中发现，宿主机体的 TLR2 缺失可以导致更严重的感染和鼻咽细菌清除障碍。TLR4 在溶血素导致巨噬细胞前炎效应中发挥重要作用。人类 IL-1 受体相关激酶-4（IL-1 receptor-associated kinase 4，IRAK-4）是多种 TLR 发挥作用所必需的，IRAK-4 的天然缺失使 TLR 识别的重要性更为突出，表现为易受细菌感染，包括肺炎链球菌。其他干扰这些非特异免疫的机制包括：病毒感染、囊性纤维化、支气管扩张、补体缺陷和慢性阻塞性肺疾病，以上情况都可能加重肺炎链球菌肺炎。脾解剖性（无脾）或功能性（如镰状细胞疾病）患者是重症肺炎的高危人群。

获得性免疫 通过暴露于定植菌或与肺炎链球菌荚膜抗原交叉反应可产生针对肺炎球菌荚膜多糖的特异性血清 IgG 抗体，诱导获得性免疫反应。几乎所有的多糖都是非 T 细胞依赖的抗原，而 B 细胞可以不依赖 T 细胞产生相应抗体。然而，在小于 1～2 岁的儿童患者中这种 B 细胞的免疫反应是很难产生的。这种幼年针对荚膜抗原特异性 IgG 抗体的延迟生成成为肺炎的易感因素（图 27-5）。免疫球蛋白缺失是肺炎的重要高危因素（如低丙种球蛋白血症），这使荚膜体对人体的保护作用更为突出。每种血清型肺炎链球菌的荚膜化学成分不同，虽然有些交叉反应，但免疫反应多数是血清型特异的。如血清型 6B 疫苗诱导产生的抗体同样可以预防血清型 6A 导致的感染。然而，这种交叉保护并不是普遍现象，如血清型 19F 的抗体并不能预防血清型 19A 导致的感染。通过接触细菌表面或分泌的肺炎链球菌蛋白（肺炎链球菌溶血素、PsaA、PspA），而产生的抗体随着年龄的增长逐渐进入血液循环，但具体的作用机制并不十分清楚。小鼠模型提供的数据显示 $CD4^+$ T 细胞在防止肺炎链球菌定植和感染上起到一定的作用，近期一些人体的试验数据显示分泌 IL-17 的 $CD4^+$ T 细胞可能与之相关。

肺炎链球菌感染患者的处理方法

肺炎链球菌性疾病无病原特征性的临床表现，患者临床表现多变，可表现为多种的临床综合征（如肺炎和脑膜炎）。肺炎链球菌几乎可以感染全身各个器官组织，临床表现从轻症、自限性到致命。

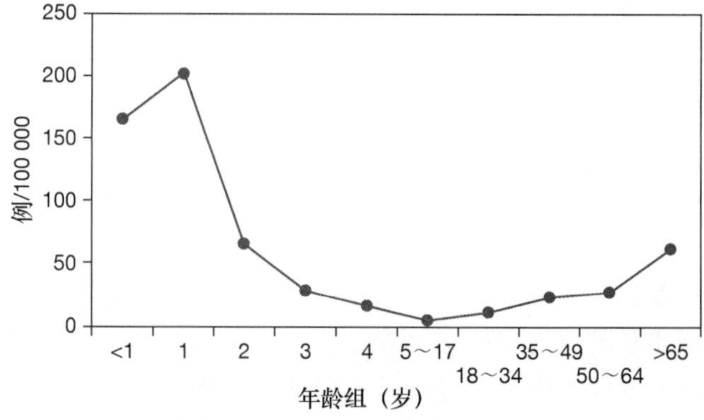

图 27-5 1998 美国引入 PCV 之前根据年龄分组的侵袭性肺炎链球菌疾病的发病情况 ［来源：CDC，Active Bacterial Core Surveillance/Emerging Infectious Program Network，2000. Data adapted from MMWR49（RR-9），2000.］

像肺炎、中耳炎、不明原因的发热、脑膜炎都可以由肺炎链球菌感染引起。其中只有少数病例可以获得微生物学确诊，尤其是肺炎和中耳炎，很难获得血液和体液培养阳性。临床上经常给予经验性治疗。

在发达国家或一些地区，已经形成一套对患病儿童的评估和管理方法，这种评估需要由受过训练的内科医生进行，但在现实中的实施存在可行性的问题。如儿童患者如出现饮水困难、抽搐、嗜睡和严重营养不良等严重疾病的征兆，不宜再由社区护理人员评估而耽误病情，应立即住院，给予积极抗菌药物治疗。患儿如表现为咳嗽伴呼吸急促（后者应根据年龄分层），下一步严重程度的判断依靠是否存在辅助呼吸肌疲劳，再考虑是门诊给予抗菌药物还是住院。如果患儿单纯咳嗽无呼吸急促，则考虑肺炎可能性不大。

临床表现

肺炎链球菌的临床表现取决于感染的部位及病程长短，分为两种：非侵袭性（比如中耳炎和非菌血症性肺炎）和侵袭性（比如菌血症性肺炎）。非侵袭性肺炎链球菌感染常来自鼻咽部或皮肤的病原体播散；侵袭性感染则包括正常无菌体液的感染或继发于菌血症。

肺炎 肺炎是最常见的严重肺炎链球菌感染，若血培养阳性提示具有侵袭性。肺炎链球菌肺炎有的可表现为轻症的社区获得性感染，有的则表现为需要插管及监护治疗的具有潜在生命威胁的危重症。

临床表现 单独依靠肺炎链球菌肺炎的临床表现难以将其与其他病原体所致的肺炎区分开来。某些情况下肺炎链球菌肺炎可继发于上呼吸道病毒感染，以突发的咳嗽、呼吸困难伴发热、寒战、肌痛为特点。咳嗽可以无痰，或产脓痰，有时为血性痰。患者可主诉针刺样胸膜性疼痛和明显的呼吸困难，提示壁层胸膜受累。老年人表现出的临床症状可能更不特异，可表现为意识障碍和乏力，并不伴发热或咳嗽。但对这样的患者需高度怀疑该病，因为对老年患者若不及时给予治疗，很可能导致感染迅速进展，疾病恶化，发病率及死亡风险增高。

体格检查 成年患者肺炎链球菌肺炎的体征包括呼吸急促（＞30 次/分）和心动过速，严重者血压降低，多数病例有发热（然而老年患者并不都发热）。呼吸系统体征表现多样，包括显著实变部位叩诊浊音，听诊可闻及啰音，某些病患为了减轻呼吸时的疼痛会像使用了夹板一样出现胸部扩张度减弱；少数病例可出现支气管呼吸音，偶有胸膜摩擦音，显著低氧者会有发绀。重症肺炎的婴儿常见胸壁凹陷和鼻翼煽动。肺外表现包括膈胸膜受累时的上腹痛以及精神状态的改变，尤其是老年患者常出现意识障碍。

鉴别诊断 肺炎链球菌肺炎的鉴别诊断包括心脏疾病，如心肌梗死及伴不典型肺水肿的心力衰竭。肺部疾病包括肺不张，以及由病毒、支原体、流感嗜血杆菌、肺炎克雷伯杆菌、金黄色葡萄球菌、军团菌或肺孢子菌（在 HIV 感染患者和其他免疫抑制患者）等病原引起的肺炎。伴腹部症状时需与胆囊炎、阑尾炎、消化性溃疡穿孔和膈下脓肿进行鉴别。因腹部症状就诊者谨记需与肺炎链球菌肺炎这种非腹部疾病进行鉴别。

诊断 某些学者主张对于单纯的轻症社区获得性肺炎不需要鉴定病原体以指导治疗，他们认为即使给予了这些信息也不太可能改变临床方案。尽管如此，当病情加重或肺炎诊断难以确立时，鉴定致病原则显得极为重要。肺炎链球菌肺炎病因诊断的金标准是肺组织的病理检查。作为上述方法的替代手段，胸部影像学显示浸润影能佐证肺炎的诊断。没有影像证据的肺炎病例也存在，在疾病早期或是脱水情况下可以没有浸润影，通常会在补液后出现。肺炎链球菌的影像表现是多样的：典型表现包括肺叶或肺段实变（图 27-6），某些病例为斑片影。约 30％的病例累及一个肺叶以上。复杂病例中可为实变伴有少量胸腔积液或脓胸。对于儿童而言，胸片表现球形实变（即圆形肺炎）提

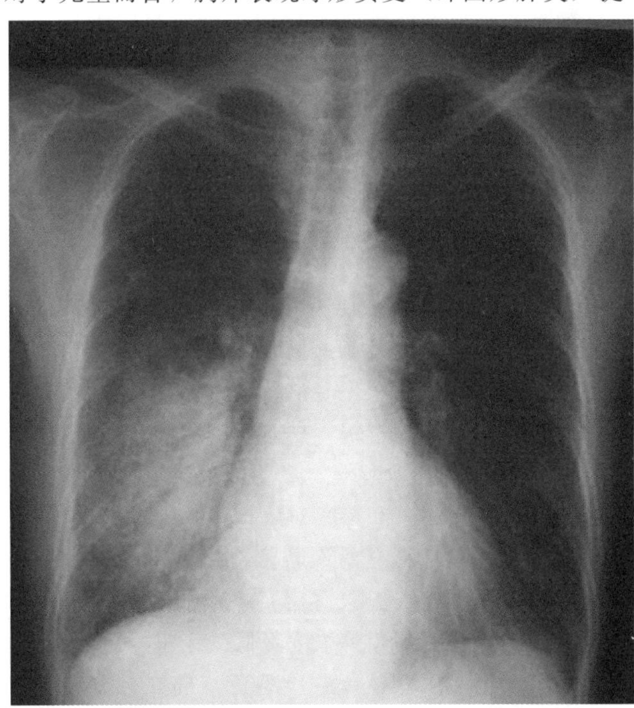

图 27-6　一名老年患者右下肺叶可见经典大叶性肺炎的胸部影像

示肺炎链球菌肺炎。圆形肺炎在成人患者中不常见，但肺炎链球菌不是引起这种表现的唯一原因，应该同时考虑其他病原尤其是肿瘤。

疑似肺炎链球菌肺炎患者可抽血检查以明确诊断。少数患者（＜30％）血培养肺炎链球菌阳性。抽血检查可发现一些非特异性的表现，如多形核白细胞计数升高（大多数＞15 000/μl，部分可达 40 000/μl），＜10％的病例也可出现白细胞减少（与死亡结局相关，提示预后差的指标），肝功能指标异常升高（如结合型和非结合型高胆红素血症）。20％～30％的患者可出现贫血、低白蛋白血症、低钠血症及血清肌酐水平升高。

尿肺炎链球菌抗原测定有助于病原学诊断。成人患者中，鼻咽部肺炎链球菌定植的发生率是相当低的，所以肺炎链球菌尿抗原检测阳性有很高的预测价值。但在儿童中则不适用，肺炎链球菌尿抗原检测阳性可能仅仅反映鼻咽部肺炎链球菌的定植。

大多数肺炎链球菌肺炎可通过痰液革兰氏染色及培养来诊断。一份痰标本的诊断价值与痰液留取质量及留取时患者是否进行过抗感染治疗有关。

并发症 脓胸是链球菌性肺炎最常见的局部并发症，大约见于＜5％患者。针对肺炎链球菌肺炎给予恰当的抗感染治疗 4～5 天后，若出现胸腔积液并伴发热和白细胞增多（即使是低度的），应考虑脓胸。肺炎旁渗出比脓胸更常见，表现为自限性的炎症反应。胸腔积液伴明显的脓液、显微镜下检出细菌或 pH 值≤7.1 提示脓胸，通常需要通过胸腔置管进行充分引流。

脑膜炎 典型的肺炎链球菌性脑膜炎是一种化脓性疾病，难以与其他细菌病原体所致的脑膜炎区别开来。脑膜炎可以是原发的肺炎链球菌综合征，也可以继发于其他疾病，如头颅骨折、中耳炎、菌血症或乳突炎。由于 b 型流感嗜血杆菌疫苗的常规使用，目前肺炎链球菌及奈瑟菌已成为引起成人和儿童脑膜炎的最常见的病原体。肺炎链球菌及其他病原体引起的化脓性脑膜炎，其临床表现为阵发加重、范围较广的头痛、发热和恶心，以及某些特异的中枢系统表现如颈强直、畏光、抽搐及意识混乱。临床体征包括中毒貌、意识状态改变、心动过缓，高血压则提示颅内压增高。小部分成年患者会有克氏征阳性、布氏征阳性或脑神经麻痹（尤其是第三和第六对脑神经）。

肺炎链球菌脑膜炎的诊断依靠对脑脊液进行以下检查：①浑浊程度（肉眼观察）；②蛋白质水平升高，白细胞数量升高，葡萄糖浓度降低（定量测定）；③病原体鉴定［包括培养、革兰氏染色、抗原检测或聚合酶链式反应（PCR）］。血培养肺炎链球菌阳性结合脑膜炎的临床表现也可考虑确诊。成人尿肺炎链球菌抗原检测具有高度特异性，因为这个年龄组的患者鼻咽部肺炎链球菌定植的发生率较低。

肺炎链球菌脑膜炎的死亡率约为 20％。此外，约 50％的存活者会合并急性或慢性的并发症，包括儿童耳聋、脑积水、智力发育迟缓，以及成人弥漫性脑肿胀、蛛网膜下腔出血、脑积水、脑血管并发症和听力降低。

其他侵袭性综合征 肺炎链球菌可引起累及身体任何部位的侵袭性综合征。这些综合征包括不累及其他部位的原发菌血症（未找到来源的菌血症；隐匿性菌血症）、骨髓炎、化脓性关节炎、心内膜炎、心包炎和腹膜炎。必要的诊断方法是采用无菌技术采集感染部位的体液并进行革兰氏染色、培养、荚膜抗原鉴定或 PCR。溶血尿毒症性综合征能使侵袭性肺炎链球菌病恶化。

非侵袭性综合征 肺炎链球菌引起的两个常见的非侵袭性综合征为鼻窦炎和中耳炎，后者是最常见的肺炎链球菌综合征，好发于儿童。中耳炎的表现包括急性发作的严重疼痛、耳聋、失聪和耳鸣，多继发于急性上呼吸道感染。临床体征包括鼓膜发红、肿胀、膨出，若行鼓室吹张或鼓膜压力检查时可有活动度减少。单纯鼓膜发红不足以诊断中耳炎。

肺炎链球菌鼻窦炎也是上呼吸道感染的并发症，表现为面部疼痛、充血、发热及常见的顽固性夜间咳嗽。确诊方法是鼻窦穿刺进行组织活检，在遵照临床诊断标准获取标本后立即开始应用经验性治疗。

治疗 肺炎链球菌感染

自从青霉素问世以来，青霉素 G 静脉制剂成为治疗敏感菌感染的首选药物，如社区获得性肺炎。青霉素 G 仍然是治疗敏感菌最常用的药物，剂量范围从轻度感染的每日 50 000U/kg 到治疗脑膜炎的 100 000U/kg 不等。其他静脉用 β-内酰胺药物，如氨苄西林、头孢噻肟、头孢曲松和头孢呋辛等，可应用于治疗对青霉素敏感的感染，但其较青霉素并无显著优势。大环内酯类和头孢类药物可应用于青霉素过敏的患者。如克林霉素、四环素和复方新诺明对肺炎链球菌感染均有一定作用，但其耐药性在世界各地均有报道。

在 20 世纪 60 年代中期，首次发现了耐青霉素的肺炎链球菌，在当时耐四环素和大环内酯的肺炎链球菌已有报道。多重耐药菌于 20 世纪 70 年代首次被发现，到 20 世纪 90 年代开始普遍流行。随着抗生素的使用，对 β-内酰胺及多种药物耐药的肺炎链球菌遍及世界各地。对大环内酯类及氟喹诺酮类药物的耐药率也逐渐显现出来。

肺炎链球菌对β-内酰胺类抗生素耐药的分子基础主要是由于肺炎链球菌同种菌株间的DNA转换和水平转移导致青霉素结合蛋白（PBP）产生变异，最终导致抗生素的亲和力下降所致。而耐药性的强弱取决于PBP的特异性及PBP变异的数量。长久以来，青霉素对肺炎链球菌敏感性的MIC折点为：敏感：≤0.06μg/ml；中介：0.12～1.0μg/ml；耐药：≥2.0μg/ml。但是体外试验结果，常常不能预测患者对除了脑膜炎之外的肺炎链球菌疾病的治疗反应。2008年美国临床和实验室标准协会提出修订版的推荐建议：对于脑膜炎的静脉治疗，青霉素剂量至少每天2.4×10^7 U，可分为8次给药，MIC≤0.06μg/ml为敏感，MIC≥0.12μg/ml为耐药。对于非脑膜炎患者的静脉治疗，可以分6次给药，全天用量1.2×10^7 U，MIC≤2μg/ml为敏感，4μg/ml为中介，≥8μg/ml为耐药。对于MIC为4μg/ml的菌株建议将青霉素治疗剂量增加至1.8×10^7～2.4×10^7U。而对于非脑膜炎患者，口服青霉素对肺炎链球菌的敏感性判定折点不变。

虽然抗生素应用指南依据各个地区耐药性的不同，其推荐意见有所区别（例如，美国传染病学会/美国胸科学会，英国胸科协会和欧洲呼吸学会），但是上述指南均是基于大量临床研究而制定的。以下针对脓毒症治疗的推荐意见均来自于2012年由美国儿科学会发布的红皮书。

可能或被证实由肺炎链球菌引起的脑膜炎

随着耐药肺炎链球菌的增多，现在对于≥1月龄患儿的一线治疗方案推荐为万古霉素［成人30～60 mg/（kg·d）；婴儿和儿童60 mg/（kg·d）］联合头孢噻肟［成人8～12 g/d，分4～6次使用；儿童225～300 mg/（kg·d），分1～2次使用］或头孢曲松［成人4 g/d，分1～2次使用；儿童100 mg/（kg·d），分1～2次使用］。如果儿童对β-内酰胺类药物过敏（如青霉素和头孢类药物），可以用利福平（成人600 mg/d；儿童20 mg/d，分1～2次使用）替代头孢噻肟或头孢曲松。如果肺炎链球菌对青霉素不敏感且对头孢类药物敏感度不明确，或患者临床症状无好转或持续恶化时，或已经应用地塞米松、可能会对临床评估造成影响时，应该考虑在上一次腰椎穿刺48 h后进行重复操作。一旦获得病原体的药敏结果，应根据结果对现有的治疗方案做出修正。如果肺炎链球菌对青霉素敏感，需停用万古霉素，青霉素可以替代头孢类药物，或可单独继续应用头孢噻肟或头孢曲松。如果肺炎链球菌对青霉素耐药，但对头孢类药物敏感，需停用万古霉素，继续应用头孢噻肟或头孢曲松。如果肺炎链球菌对青霉素耐药，而对头孢噻肟和头孢曲松均不敏感，应继续应用万古霉素同时联合大剂量头孢噻肟或头孢曲松。如果患者的临床症状恶化，或者脑脊液细菌培养持续阳性，或者拟应用的头孢类药物MIC值较高，可以联合利福平治疗。一些医生推荐6个月以上的患儿在治疗中可以使用糖皮质激素，但这一建议仍然存在争议，未被普遍认可。糖皮质激素在成人中可以显著降低病死率，以及重度耳聋和神经系统后遗症的发生率，推荐可应用于社区获得性细菌性脑膜炎患者中。并强调，在对成人或患儿开始地塞米松治疗时，应在给药之前或同时给予首剂抗生素治疗。

侵袭性感染（脑膜炎除外）

对于既往体健非重症的患儿，以往推荐的抗生素应采用如下剂量：青霉素G 2.5×10^5～4.0×10^5U/（kg·d），每4～6 h给药一次；头孢噻肟75～100 mg/d，每8 h给药一次；或头孢曲松50～75 mg/d，每12～24 h给药一次。对于那些可能对β-内酰胺类药物耐药的危重患儿，如心肌炎、累及多叶的肺炎并伴有低氧血症或低血压者，在获得药敏结果前可以联合万古霉素治疗。一旦确定病原菌对β-内酰胺类药物耐药，治疗方案需在临床反应及其他药物敏感试验结果的基础上做出修正。对于那些对β-内酰胺类药物存在严重过敏反应的患儿，可选择克林霉素或万古霉素作为一线治疗药物，但是一旦药敏结果提示肺炎链球菌对其他非β-内酰胺类药物敏感，需及时停用万古霉素。

对于在门诊治疗的肺炎链球菌肺炎患者，可给予阿莫西林（1 g，每8 h一次）治疗，该药物几乎对所有的患者均有效。无论是头孢类或喹诺酮类药物，与阿莫西林相比其价格更加昂贵，却并无其他显著优势。在美国，左氧氟沙星（500～750 mg/d，每日一次）和莫西沙星（400 mg/d，每日一次）通常治疗有效，除非患者近期应用过上述药物或来自于上述药物被广泛应用的人群。克林霉素（600～1200 mg/d，每6 h一次）在90%的患者中可取得尚佳的治疗效果，而阿奇霉素（第一天500 mg，此后用250～500 mg/d）或克拉霉素（500～750 mg/d，每日一次）则对80%的患者治疗有效。有充分的证据证实，经验性使用阿奇霉素治疗大环内酯耐药株感染的患者可导致治疗失败以及菌血症发生。综上所述，上述药物的耐药率在某些国家相对较低，而在其他一些国家则明显升高。但是目前为止高剂量的阿莫西林仍是全世界公认的治疗肺炎链球菌最好的选择。

现阶段治疗肺炎链球菌肺炎的疗程仍无统一的标准，通常情况下，患者体温正常后应继续使用至少5天是较为稳妥的方案。而如果出现继发的感染（如脓胸或化脓性关节炎）则需要更长的治疗时间。

急性中耳炎

除非存在以下可以观察和对症处理无需抗菌药物治疗的情况，阿莫西林［80～90 mg/（kg・d)］被推荐用于患儿急性中耳炎的治疗。不适用的情况包括未确诊的6个月至2岁患儿和确诊但病情不严重的2岁以上患儿。虽然疗程尚无统一标准，但是建议年幼及病情严重的患儿应连续使用10天。对于6岁以上的轻至中度患儿，足疗程为5～7天。疗效不佳的患儿需在48～72 h内进行再评估。急性中耳炎一旦确诊，应尽早开始应用阿莫西林治疗。如果抗感染治疗失败，应及时更改治疗方案。如果二线抗感染治疗仍无效，应行鼓膜切开术或鼓膜穿刺术取得生物学样本进行培养以指导抗感染治疗方案。

上述治疗建议同样可用于鼻窦炎的治疗。针对患儿具体的进一步治疗建议已被美国儿科学会和美国家庭医生学会整理出版。

预防

肺炎链球菌疾病的预防措施主要包括针对肺炎链球菌和流感病毒的疫苗，减少并发症的发生以及防止滥用抗生素导致的肺炎链球菌耐药率增高。

荚膜多糖疫苗（PPSV） 23价肺炎链球菌多糖疫苗（PPSV23）每剂含各型多糖25μg。自1983年批准上市以来，在各个国家的接种率存在巨大差异。美国免疫实施顾问委员会建议65岁以上的老年人和存在肺炎链球菌感染危险因素的2～64岁人群均应接种PPSV23疫苗（见表27-1）。该委员会近期更新建议：对于高危人群可联合应用PPSV23和多糖蛋白结合疫苗（详见“多糖蛋白结合疫苗”内容）。对于2岁以上存在肺炎链球菌感染危险因素人群建议首次接种后5年进行重复接种。对于无其他危险因素仅年龄≥65岁的老年人不推荐规律重复接种PPSV23。PPSV23不能诱导免疫记忆反应，接种后抗体水平升高，但随着时间推移而降低，因此重复接种对于抗体缺失的人群显得尤为重要。关于重复接种的安全性（如局部反应）及引起免疫反应降低等问题是目前关注的热点。现阶段免疫反应降低的临床表现和生物学基础均不明确，但鉴于它发生的可能性，一次以上的重复接种不被推荐。

接种PPSV23对预防IPD、肺炎链球菌肺炎、全因肺炎的发生及降低死亡率一直存在争议。在已发表的多篇meta分析研究中，PPSV的有效性由于入组标准的不同而得出了相反的结论。总体来说，临床观察性研究相较临床对照试验，证实接种PPSV可取得更多的获益。现今的共识认为PPSV对侵袭性肺炎链球菌疾病有效，而对非菌血症肺炎链球菌肺炎效果不大或者无效。然而有已发表的试验、观察性研究和meta分析结果并不支持上述观点。老年人、免疫缺陷人群因抗体反应减弱，与年轻、健康人群相比其疫苗的有效性往往更低。PPSV一旦起效，其有效性通常可维持5年。

无可争议的是现阶段迫切需要改进成人肺炎链球菌疫苗。即使在婴儿期接种了肺炎链球菌多糖蛋白结合疫苗（可间接保护成人的疫苗血清型），疫苗中未包含的血清型所引起的疾病仍在成年人群中造成了严重的负担。

多糖蛋白结合疫苗（PCV） PPSV是非T细胞依赖性抗原，不能有效诱导婴幼儿产生保护性免疫应答。因此，另一类专门为婴幼儿研制的肺炎链球菌疫苗PCV应运而生。第一个7价PCV于2000年在美国获批。到2014年已有3种PCV被批准上市，它们分别含有7个、10个和13个血清型。这些PCV中所包含的血清型是引发幼儿IPD和导致幼儿抗生素耐药的主要原因。多个随机对照试验结果表明PCV在预防疫苗血清型导致的IPD、肺炎、中耳炎、肺炎链球菌鼻咽定植和降低全因死亡率上均存在较高的有效性。世界卫生组织推荐在世界范围内将PCV纳入婴幼儿免疫规划，尤其是在婴儿死亡率较高的国家。

美国是第一个使用PCV的国家，因而在“群体免疫”上拥有最丰富的经验。随着美国开始使用PCV，整体人群疫苗血清型IPD的发生率减少了90%以上（图27-7)。这种下降不仅发生在接种的婴幼儿中，也发生在成年人群中，这是由于PCV减少了接种婴儿疫苗血清型肺炎链球菌在鼻咽部的定植，从而降低了其播散到成人的概率。这种通过接种疫苗的一部分人群从而对其他未接种人群产生的保护作用被称为“间接免疫”。定植菌的增长和伴随而来的非疫苗血清型疾病

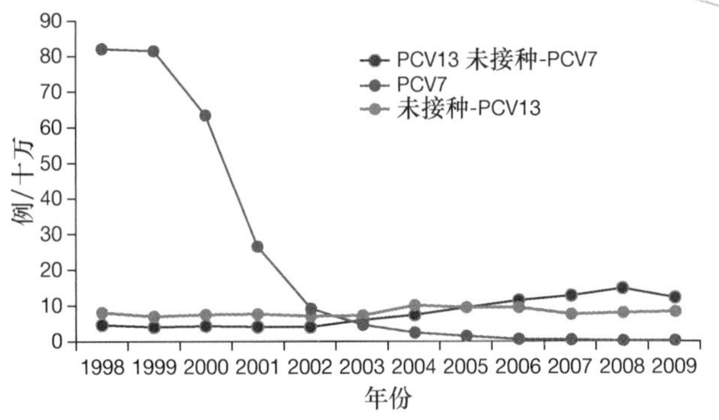

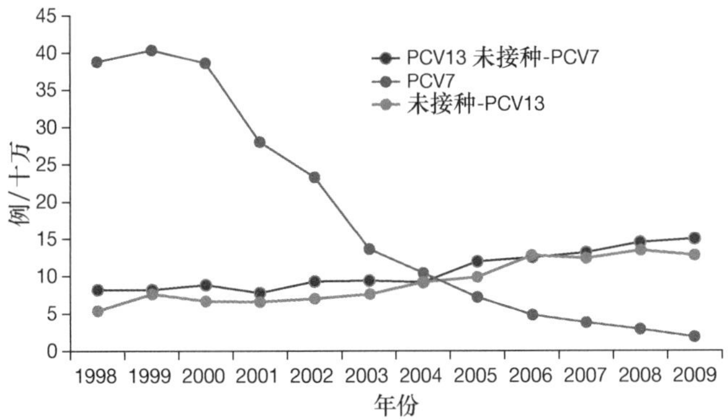

图 27-7（见书后彩图） 1998—2009 年美国以疫苗血清型分类的侵袭性肺炎链球菌疾病（IPD）发病率。上图：<5 岁人群；下图：>65 岁人群。7 价肺炎链球菌结合疫苗（PCV7）在 2000 年下半年被美国纳入婴幼儿免疫规划，而 PCV13 在 2010 年获批。PCV7 血清型包括血清型 4，6B，9V，14，18C，19F，23F，以及存在交叉反应的血清型 6A。PCV13 血清型除包括 PCV7 所有的血清型外，还包括血清型 1，3，5，6A，7F 和 19A（*Reprinted with permission from Dr. M. Moore, Centers for Disease Control and Prevention.*）

（如定植菌、疾病的更替）已经引起了关注。然而，相较于疫苗血清型 IPD 发生率的大幅度降低，非疫苗血清型 IPD 所占比例相当小（详见“流行病学”内容）。这是因为与非疫苗血清型相比，疫苗血清型更易产生耐药性，PCV 的使用让耐药肺炎链球菌疾病的发生概率大幅度降低。美国免疫实施顾问委员会关于结合疫苗的推荐意见详见 www.cdc.gov/MMWR/pdf/wk/mm5909.pdf。近日证实，对感染 HIV 的成人，PCV 可以预防其发生肺炎链球菌感染。在美国，建议所有免疫缺陷的儿童和成人在使用 PPSV23 后使用 PCV13。

其他预防措施 为了避免肺炎链球菌疾病的发生，可以加强对易患人群的预防。有关措施主要包括：流感疫苗的接种，对糖尿病、HIV 感染、心脏疾病和肺部疾病的系统管理与控制。最后，减少抗生素的滥用是预防肺炎链球菌疾病的准则。

第二十八章　常见呼吸道病毒感染

Common Viral Respiratory Infections

Raphael Dolin　著

（张红　译）

概述

急性呼吸道病毒感染至少占所有急性疾病的一半，是人类最常见的疾病之一。在美国，急性呼吸道感染的发病率为 3～5.6 例/（人·年）。1 岁以下儿童发病率最高（6.1～8.3 例/年），并保持高发病率直至 6 岁后才开始逐渐下降。成人患病 3～4 次（人·年）。由急性呼吸道感染导致的无法工作和学习占成人误工时间的 30%～50%，儿童误学时间的 60%～80%。使用抗菌药物治疗呼吸道病毒感染是抗菌药物滥用的最主要来源。

2/3～3/4 的急性呼吸道感染由病毒感染所致。目前已知的可以引起急性呼吸道感染的病毒来源于 10 个属 200 种以上不同抗原的病毒，可能还有更多未知病毒有待发现。绝大多数病毒感染累及上呼吸道，也可以发展为下呼吸道感染，尤其在年幼患者、老年人和在特定流行病学环境中。

呼吸道病毒引起的疾病传统上可分为多个不同的综合征，如“普通感冒”、喉炎、哮吼（喉气管支气管炎）、气管炎、细支气管炎、支气管炎和肺炎。这些综合征都有特定的流行病学特征和临床特点，例如，哮吼仅出现在非常年幼的儿童并具有特征性的临床过程。而某些临床表现与特定病毒关系密切（例如，鼻病毒所致普通感冒），而另一些病毒感染则具有特征性的流行病学特点（例如，新兵中的腺病毒感染）。最常见的与主要呼吸道病毒感染相关的综合征见表 28-1。大多数呼吸道病毒都具有引起多种呼吸道感染的潜能，而且不同的疾病特征可以出现在同一患者身上。尽管流行病学特征从一定程度上有助于确定特定的病毒感染，但由于大多数病毒感染缺乏充分的临床病因诊断特异性，多数情况下必须借助实验室方法才能建立特定的病毒诊断。

本章回顾了 6 种主要呼吸道病毒引起的感染：鼻病毒、冠状病毒、呼吸道合胞病毒、偏肺病毒、副流感病毒和腺病毒。也将讨论和冠状病毒相关的下呼吸

表 28-1 与呼吸道病毒相关的疾病

病毒	呼吸综合征发生频度		
	常见	有时	少见
鼻病毒	普通感冒	慢性支气管炎和哮喘急性加重	儿童肺炎
冠状病毒[a,b]	普通感冒	慢性支气管炎和哮喘急性加重	肺炎和细支气管炎
人呼吸道合胞病毒	幼儿肺炎和细支气管炎	成人普通感冒	老年人和免疫抑制患者的肺炎
副流感病毒	幼儿哮吼和下呼吸道感染	咽炎和普通感冒	成人气管支气管炎；免疫抑制患者的下呼吸道感染
腺病毒	儿童普通感冒和咽炎	新兵急性呼吸道感染的暴发[c]	儿童肺炎；免疫抑制患者的下呼吸道感染和播散性疾病
流感病毒 A	流行性感冒（流感）[d]	在高危患者死亡率很高的肺炎	健康人肺炎
流感病毒 B	流感[d]	单纯鼻炎或咽炎	肺炎
肠病毒	急性不分型的发热性疾病[e]	单纯鼻炎或咽炎	肺炎
单纯疱疹病毒	儿童龈口炎；成人咽扁桃体炎	免疫抑制患者的气管炎和肺炎	免疫抑制患者播散性感染
人偏肺病毒	儿童上、下呼吸道感染	成人上呼吸道感染	老年人和免疫抑制患者的肺炎

[a]严重急性呼吸综合征相关冠状病毒（SARS-CoV）引起 2002 年 11 月至 2003 年 7 月肺炎的流行（见正文）。[b]中东呼吸综合征冠状病毒（MERS-CoV）引起自 2012 年至本文完成时（2014 年）的严重呼吸道感染，见正文。[c]血浆型 4 和 7 最常见；也可见到血浆型 14 和 21。[d]发热，咳嗽，肌痛，乏力。[e]可以伴或不伴呼吸系统症状

道感染的暴发流行［2002—2003 年的严重急性呼吸综合征（severe acute respiratory syndrome，SARS）；2012—2013 年的中东呼吸综合征（Middle East respiratory syndrome，MERS)］。流感病毒作为主要的致病和致死原因，将在第二十九章进行回顾。此外，疱疹病毒，有时引起咽炎，在免疫抑制患者中也可以引起下呼吸道感染；肠病毒，在夏天偶可引起呼吸系统疾病。

鼻病毒感染

病原体

鼻病毒属于小核糖核酸病毒科——直径小(15nm～30nm)，无包膜，含有单链 RNA 基因组。人鼻病毒（human rhinoviruses，HRV）曾经通过血清免疫分型，现在分为 3 个基因种：HRV-A，HRV-B 和 HRV-C。HRV-A 和 HRV-B 包括最初已知的 102 个血清型，而 HRV-C 包括 60 个以上未知的血清型。

相对于肠道病毒等其他小核糖核酸病毒科的成员，鼻病毒在酸性环境下不稳定，在 pH 值≤3 时几乎完全灭活。HRV-A 和 HRV-B 的最佳生长温度为 33℃～34℃（人鼻道的温度），而不是 37℃（下呼吸道的温度）。而 HRV-C 病毒在两种温度下都可以复制。在 101 种最初认识的血清型中，88 个血清型应用细胞间黏附分子 1（ICAM-1）作为细胞受体并构成“主要”受体组，12 个使用低密度脂蛋白受体（LDLR）并构成“次要”受体组，1 个使用衰变加速因子。

流行病学

鼻病毒感染在全球范围内广泛分布，是普通感冒最常见的原因。通过组织培养和聚合酶链反应（PCR）证实多达 50％的普通感冒样疾病可以检出鼻病毒。鼻病毒感染的总体发病率在婴儿和幼儿中较高，随年龄增长而下降。鼻病毒感染全年均可发病，温带气候的季节高峰在初秋和初春季节。鼻病毒感染常由＜6 岁的学龄前儿童或学龄儿童带入家庭中。家庭中出现首发病例后，25％～70％会出现二代病例，罹患率以家中最小的兄弟姐妹为最高并且会随家庭规模增加而增加。

鼻病毒通过直接接触被感染的分泌物进行传播，最常见的是呼吸道飞沫。针对志愿者的研究显示，鼻病毒最有效的传播方式是手对手的接触，随后病毒自身接种于结膜或鼻黏膜。其他研究也显示鼻病毒可以通过大或小气溶胶颗粒传播。观察发现，病毒可以从 1～3 h 前接种的塑料表面分离出，提示物品表面污染也在病毒传播中起作用。一项为期 7 天的针对血清抗体阴性的夫妻展开的研究显示，病毒传播与接触时间延长（≥122 h）有关。病毒传播并不常见，除非出现以下情况：①病毒可以从供体的手或鼻黏膜分离，②供体鼻冲洗液中的病毒载量达到至少 1000 $TCID_{50}$（50％组织培养感染剂量），③供体至少有中度的“感

冒”症状。非对照的观察性研究显示，受凉、疲乏、睡眠障碍并不会增加志愿者鼻病毒感染导致疾病的概率。但也有一些研究提示，心理学上定义的“压力”可能与出现症状有关。

尽管不同血清型抗体的发病率有所不同，但到了成年期，几乎所有个体都有针对多种鼻病毒血清型的中和抗体。多种血清型在循环中可以同时存在，通常无单一的血清型或某一组血清型较其他型别更常见。

发病机制

鼻病毒通过黏附于特殊的细胞受体感染细胞；如上文所述，多数血清型黏附于 ICAM-1，少数使用 LDLR。关于人急性鼻病毒感染的组织病理学和发病机制的资料比较有限。对实验诱导和自然发病患者的活检标本进行检查，可见鼻黏膜水肿，常见充血，并且在急性期覆盖有黏液样分泌物。伴有轻度炎症细胞浸润，包括中性粒细胞、淋巴细胞、浆细胞和嗜酸性粒细胞。黏膜下黏液分泌腺过度活跃，鼻甲充血肿胀，可能导致邻近的鼻窦腔开口阻塞。多种介质——如缓激肽，赖氨酰缓激肽，前列腺素，组胺，白细胞介素（IL）1β，IL 6，IL 8，γ 干扰素诱导蛋白 10 和肿瘤坏死因子（TNF）α——与鼻病毒导致的感冒的症状和体征的出现有关。

鼻病毒的潜伏期较短，通常为 1～2 天。病毒脱落可以与症状同时出现，或可能稍早于症状的出现。对鼻病毒感染的免疫机制了解不充分。有些研究显示，出现同型抗体明显降低后续感染和疾病的发生率，但尚不明确血清抗体和局部抗体哪一种对鼻病毒感染的保护作用更重要。

临床表现

普通感冒是鼻病毒感染最常见的临床表现，通常以流涕和打喷嚏起病，伴有鼻塞。咽痛常见，且可以是首发症状。没有全身症状，或只出现轻度乏力、头痛。成人很少出现发热，但超过 1/3 的儿童在疾病过程中出现发热。疾病通常持续 4～9 天自发缓解，没有后遗症。在儿童，鼻病毒不是下呼吸道感染的主要原因，但也有引起支气管炎、细支气管炎和支气管肺炎的报道。鼻病毒可以引起成人哮喘和慢性肺疾病的急性加重。绝大多数鼻病毒感染可痊愈，并不留后遗症，但会发生与耳咽管或鼻窦窦口阻塞相关的并发症，如中耳炎或急性鼻窦炎。在免疫抑制的患者，特别是骨髓移植的受体，严重甚至致命性肺炎可能与鼻病毒感染有关。

诊断

尽管鼻病毒是普通感冒最常见的可识别病因，相似的疾病也可以由其他多种病毒所致，单纯依据临床特征无法做出特定病毒的病因诊断。鼻病毒感染的诊断需要在组织培养的鼻冲洗液或鼻分泌物中分离出鼻病毒。临床上，由于本病呈良性、自限的过程，很少进行组织培养。多数情况下，采用 PCR 方法检测鼻病毒 RNA 较组织培养更敏感、简单。因此，PCR 已经成为在临床标本中检测鼻病毒的标准方法。由于鼻病毒有多种血清型，目前尚不能通过检测血清抗体的方式进行诊断。常用的实验室检查，如白细胞计数和红细胞沉降率对诊断没有帮助。

治疗　鼻病毒感染

由于鼻病毒感染通常病情较轻且为自限性疾病，一般不需要治疗。对于症状特别明显的患者，第一代抗组胺药物和非甾体消炎药治疗可能有效。若以鼻塞为主要表现者，可以加用口服抗充血药。当出现明显不适或疲乏时，应当减少运动。只有当出现细菌感染并发症，如中耳炎或鼻窦炎时，才需要使用抗菌药物。没有特异的抗病毒治疗。

预防

干扰素喷剂鼻内应用可以有效预防鼻病毒感染，但是会对鼻黏膜局部造成刺激。通过封闭 ICAM-1 或通过使用药物（普来可那立）结合病毒外壳预防鼻病毒感染的方法存在争议。已经出现了针对特定鼻病毒血清型的实验性疫苗，但由于涉及多种血清型且免疫机制不确定，其有效性还值得商榷。通过洗手，环境去污染和减少自身接种等保护措施有助于降低感染的传播率。

冠状病毒感染

病原体

冠状病毒是多形的单链 RNA 病毒，直径 100～160 nm，名字来源于其病毒包膜表面的棒状棘突形成的皇冠样的外形。冠状病毒分为 4 个属，可以感染各种动物。感染人类的冠状病毒（coronaviruses that infect humans，HCoVs）分属于 2 个属：α 冠状病毒和 β 冠状病毒。严重急性呼吸综合征冠状病毒（SARS-CoV）和中东呼吸综合征冠状病毒（MERS-CoV）属于 β 冠状病毒。

总体而言，人冠状病毒很难在体外培养，而且一些病毒株无法在组织培养中生长，只能在人类气管的器官培养中生长。SARS-CoV 和 MERS-Cov 比较特殊，可以在非洲绿猴的肾细胞（Vero E6）中生长，有利于对其进行研究。

流行病学

人冠状病毒感染存在于全世界，对 HCoV-229E 和 HCoV-OC43 的血清阳性率研究显示，血清抗体在幼年期即可获得，阳性率随年龄增长而增加，>80%的成年人血中可以通过酶联免疫分析（ELISA）法检测到抗体。总体而言，冠状病毒引发的症状占普通感冒的 10%～35%。发病率与季节相关，多发于晚秋、冬季和早春时节——此时鼻病毒感染比较少。

SARS 是冠状病毒相关疾病的一次大暴发，发生于 2002—2003 年。此次暴发流行似乎起源于中国南方，最终导致 8096 例确诊病例，分布在亚洲、欧洲、北美洲和南美洲的 28 个国家。大约 90%的病例出现在中国内地和香港。SARS-CoV 的自然疫源可能是蹄鼻蝙蝠，暴发流行可能起源于人类接触被感染的半驯养的动物，如果子狸。但大多数感染还是通过人与人之间接触传播的。病死率在不同暴发中不同，总体约 9.5%。在美国的病例中病情似乎较轻，在儿童中病情明显轻。此次暴发在 2003 年平息，2004 年又出现了 17 例病例，多数发生在实验室相关的环境中。无后续病例报道。

SARS 的传播机制不明，病例的聚集性提示病毒可能通过大、小飞沫气溶胶均可传播，也可能是通过粪-口途径传播。疾病在香港一所大型公寓楼的暴发，提示水或生活污水等环境源也可能在病毒传播中起作用。尽管多数感染者没有传播或仅传染 3 名或更少的个体，某些患病个体（超级传播者）似乎拥有超强的传染性，可以传染 10～40 名接触者。

从 2012 年 6 月开始，另一种严重呼吸疾病 MERS 出现大暴发流行，其病原已经锁定为冠状病毒（MERS-CoV）。直至 2014 年 5 月，共报道了 536 个病例，其中 145 人（27%）死亡。所有病例都有位于或邻近阿拉伯半岛的 6 个国家居住史或旅游史：约旦、科威特、阿曼、卡塔尔、沙特阿拉伯、阿拉伯联合酋长国。其他有病例报道的国家包括法国、意大利、突尼斯、德国、西班牙和英国。有“人传人”的报道，但没有社区中的持续传播。尚不明确 MERS-CoV 的来源，猜测蝙蝠可能是自然疫源，骆驼可能作为中间宿主。

发病机制

引起普通感冒的冠状病毒（如病毒株 HCoV-229E 和 HCoV-OC43）通过氨基肽酶 N 受体（1 组）或唾液酸受体（2 组）感染鼻咽部的纤毛上皮细胞。病毒复制破坏纤毛细胞，释放趋化因子和白细胞介素，出现和鼻病毒所致普通感冒相似的症状。

SARS-CoV 通过血管紧张素转化酶 2 受体感染呼吸道细胞，引发全身性疾病，病毒同时也可以出现在血循环、尿和粪便（长达 2 个月）中。病毒滴度在全身症状出现后大约 10 天达到高峰，并在呼吸道持续存在 2～3 周。肺病理表现为透明膜形成，肺泡上皮细胞脱落至肺泡腔内，淋巴细胞、单核细胞间质浸润，常见巨细胞。可在肺泡Ⅱ型上皮细胞中检测到冠状病毒颗粒。SARS 患者血清中可以检测到前炎症因子和趋化因子水平的升高。

由于 MERS-CoV 近期刚被发现，目前其发病机制不明，可能和 SARS-CoV 相似。

临床表现

经过一般为 2～7 天（范围 1～14 天）的潜伏期，SARS 常常以全身症状起病，发热为主要表现，伴有疲乏、头痛和肌肉痛。随后 1～2 天内出现干咳、呼吸困难。大约 25%的患者伴有腹泻。胸部 X 线检查可见各种浸润影，多见靠近胸膜或位于下肺野的片状实变影或间质病变，逐渐进展导致肺弥漫受累。严重病例中，呼吸功能在发病的第二周恶化，进展成为急性呼吸窘迫综合征，伴有多器官功能障碍。发生严重疾病的危险因素包括年龄>50 岁，伴有心血管疾病、糖尿病、肝炎等合并症。孕妇患病病情可能特别严重，但儿童感染 SARS-CoV 病情较成年人轻。

关于 MERS-CoV 的临床表现资料有限，最初报道的病例病死率高，目前已经证实存在轻症病例，因此早期的高病死率可能来源于确认偏倚。本病中位潜伏期约为 5.2 天，二代病例的潜伏期大约为 9～12 天。有些重症病例以咳嗽、发热起病，在 1 周内逐渐进展为急性呼吸窘迫综合征和呼吸衰竭。而其他一些病例仅表现出轻度的上呼吸道感染症状。MERS 可以伴有肾衰竭，因为宿主细胞中 MERS-CoV 受体——DPP-4 高水平表达于肾，提示病毒可能直接感染肾导致肾功能障碍。MERS患者中腹泻、呕吐也比较常见，也有心包炎的报道。

人冠状病毒导致的普通感冒的临床表现与鼻病毒所致的症状相似。在志愿者中的研究发现，冠状病毒所致感冒的潜伏期（3天）略长于鼻病毒，而病程相对较短（平均6～7天）。一些研究也显示，冠状病毒的感冒中，鼻分泌物量多于鼻病毒感冒。除SARS-CoV外的其他冠状病毒有时也可以在肺炎的婴儿和下呼吸道感染的新兵中检测到，与慢性支气管炎急性加重有关。两种新型冠状病毒HCoV-NL63和HCoV-HKU1已经从住院的急性呼吸道感染的患者中分离出，它们在人呼吸系统疾病中的作用尚待确定。

实验室检查和诊断

大约一半的SARS患者实验室检查发现淋巴细胞计数减少，主要影响$CD4^+$ T淋巴细胞，$CD8^+$ T淋巴细胞和NK细胞也可以受累；白细胞计数正常或轻度下降；疾病进展可以出现血小板减少；有血浆转氨酶、肌酸激酶、乳酸脱氢酶升高的报道。

SARS-CoV感染的快速诊断可以使用逆转录PCR（RT-PCR）方法测定疾病早期呼吸道标本、血清，或者疾病中、晚期的尿、便标本。从呼吸道样本中获得的SARS-CoV也可以接种并生长在Vero E6组织培养细胞，数天内就可以看到细胞病变效应。RT-PCR较组织培养更敏感，但也只有大约1/3患者在起病时PCR阳性。使用ELISA或免疫荧光法可以测定血清抗体，几乎所有患者在出现症状28天内都出现可检测出的血清抗体。

MERS-CoV感染所致的实验室检查异常包括淋巴细胞减少，伴或不伴有中性粒细胞减少、血小板减少、乳酸脱氢酶水平升高。MERS-CoV可以从Vero和LLC-MK2细胞的组织培养中分离获得，但PCR方法更敏感、快速，是实验室诊断的标准。ELISA和免疫荧光技术进行血清学检测的方法也已开始应用。

诊断冠状病毒引起的感冒很少使用实验室检测方法。引起感冒的冠状病毒通常体外培养困难，但是可以通过ELISA、免疫荧光分析检测临床标本，或RT-PCR方法检测病毒RNA。在特殊的情况下，可以通过这些方法检测冠状病毒。

治疗　冠状病毒感染

对SARS没有特效治疗方法。临床上常使用利巴韦林治疗，但利巴韦林体外并无抗SARS-CoV病毒活性，也未发现该药可以改善临床病程。由于免疫病理学可能参与发病过程，糖皮质激素得到广泛应用，但有效性不确定。支持治疗是保护肺功能和其他脏器功能的最主要治疗措施。同样，没有针对MERS的抗病毒治疗。体外研究和在恒河猴模型的动物研究显示干扰素α2b和利巴韦林具有抗MERS-CoV活性，但是尚无该药物在人类MERS病例中的研究资料。治疗冠状病毒所致普通感冒的措施和上面提到的治疗鼻病毒所致疾病相似。

预防

SARS的出现导致了公共卫生资源的全球动员，实施感染控制措施以控制疫情。感染控制措施包括：建立病例定义，发布旅行提醒，并在某些区域实施隔离措施。自2004年至本文撰写完成为止，没有新增SARS病例的报道。但是目前还不明确，SARS的消失是感染控制的结果，还是源于该病的季节性，抑或无法解释的流行病学模式？SARS是否会再次流行？何时出现？美国疾病控制和预防中心（CDC）和世界卫生组织（WHO）仍然推荐对潜在的SARS患者进行监测和评估（www.cdc.gov/sars/）。由于该病常常感染医院工作人员，卫生保健机构必须强制实施严格的感染控制措施，预防可能的SARS患者经空气、飞沫和接触传播疾病。医务人员进入可能存在SARS患者的区域时，应该穿隔离衣、戴手套、戴眼和呼吸道防护设备（如由美国国家职业安全与健康机构认证的N95型过滤面罩呼吸器）。

同样，WHO和CDC发布了识别、预防和控制MERS-CoV感染的推荐意见（www.cdc.gov/coronavirus/mers/index.html）。同上述针对SARS的措施，对住院的怀疑MERS的患者应实施防止空气传播的隔离措施。

已经有数种针对动物冠状病毒的疫苗，但是还没有针对人冠状病毒的疫苗。SARS-CoV和MERS-CoV的出现，刺激了人们研发针对这些病原体的疫苗的兴趣。

人呼吸道合胞病毒

病原体

人呼吸道合胞病毒（human respiratory syncytial virus，HRSV）属于副黏病毒科（肺病毒属）。带包膜，直径150～350 nm，其体外复制导致相邻细胞融合成大的多核的合胞体，因此得名。HRSV的单链

RNA 基因组编码 11 个病毒特异性蛋白。病毒 RNA 包含在螺旋形核衣壳内，周围是脂质的包膜，表达 2 种糖蛋白：G 蛋白和 F 蛋白。通过 G 蛋白，病毒附着于细胞表面；F 蛋白可以融合宿主细胞和病毒细胞膜，帮助病毒进入宿主细胞。HRSV 仅有单一的抗原型，但是包括 2 个不同的亚组（A 和 B），每个亚组包括多种亚型。G 蛋白的不同反映抗原的多样性，而 F 蛋白相对保守。该病毒有典型的抗原轮换模式，一般以一个亚组为主，流行 1～2 年，但在暴发时 2 个亚组可以同时出现流行。

流行病学

HRSV 是幼儿主要的呼吸道病原体，也是婴儿下呼吸道感染最重要的原因。HRSV 感染在世界范围内广泛存在，每年流行季节是晚秋、冬季或春季，持续达 5 个月。夏季感染少见。1～6 月龄婴儿发病率高，高峰为 2～3 月龄。易感婴儿和儿童的感染率非常高，在存在大量易感婴儿的日间看护中心，感染率接近 100%。在 2 岁之前，事实上所有儿童都已经感染过 HRSV。HRSV 感染占住院婴幼儿肺炎的 20%～25%，细支气管炎的 75%。据估计，高危婴儿在 HRSV 感染季节半数会被感染。

大一些的儿童和成年人经常出现 HRSV 的再感染，但病情较婴儿轻。成人 HRSV 感染最常见的表现为普通感冒样症状。但是也越来越多地认识到 HRSV 可以引起肺炎等严重下呼吸道感染，特别是在老年人（通常居住在养老机构）、患有心肺疾病的患者、具有免疫功能障碍疾病或接受免疫抑制治疗的患者，包括造血干细胞移植（HSCTs）受体、接受实体器官移植（SOTs）者。HRSV 也是重要的院内获得性病原体，在流行期间，可以导致儿科患者和高达 25%～50%的儿科病房工作人员受到感染。HRSV 也容易在家庭中出现传播，当病毒被带入家庭后，高达 40%的兄弟姐妹会被感染。

HRSV 主要通过密切接触污染的手或污染物，并自身接种于眼结膜或鼻腔传播。病毒也可以通过咳嗽或喷嚏产生的粗颗粒气溶胶传播。细颗粒气溶胶传播效率较低。疾病潜伏期约 4～6 天，成人排毒期较短，儿童的排毒期可以持续≥2 周。在免疫抑制的患者中，排毒期可以持续数周。

发病机制

对轻度 HRSV 感染所致的组织病理学改变知之甚少。严重细支气管炎或肺炎的特征表现为支气管上皮细胞坏死、支气管周围淋巴细胞和单核细胞浸润，也可以出现肺泡间隔增厚、肺泡腔液体填充。目前尚不明确针对 HRSV 的保护性免疫与 HRSV 感染间的相关性。HRSV 经常出现再次感染并导致临床疾病，因此 HRSV 单次感染后出现的免疫力既不完全也不持久。但是多次再感染的累积效果可以减轻后续感染的症状，并可以在短时间内防止再感染。一项针对健康志愿者的实验诱导发病的研究结果显示，与血清抗体相比，鼻 IgA 中和抗体的保护作用更强。对婴儿的研究显示，尽管婴儿拥有一定量的来自母体的血清抗体，仍然会患严重感染，但是母体获得的抗体对下呼吸道感染具有一定的保护作用。观察到免疫抑制患者和实验动物模型中疾病相对严重，提示细胞介导的免疫反应是宿主对抗 HRSV 的重要机制。有证据显示，主要组织相容性 I 型限制细胞毒性 T 细胞在对抗 HRSV 中可能起到特别重要的作用。

临床表现

HRSV 感染可以导致多种呼吸系统疾病。婴儿中，25%～40%的感染导致下呼吸道感染，包括肺炎、支气管炎和气管支气管炎。该年龄段常常以流涕、低热和轻度全身症状起病，多伴有咳嗽和喘息。多数患者 1～2 周逐渐缓解。严重病例可出现呼吸频率增快和呼吸困难，甚至可能出现低氧血症、发绀，随后出现呼吸停止。体格检查可以发现弥漫性哮鸣音、干啰音和湿啰音。胸部影像学检查显示双肺过度充气、支气管周围增厚，以及从弥漫间质浸润到段或叶实变的各种渗出影。严重病例多发生在早产儿和患有先天性心脏病、支气管肺发育不全、肾病综合征或免疫抑制的儿童中。一项研究显示，患有先天性心脏病的婴儿感染 HRSV 肺炎的死亡率高达 37%。成人 HRSV 感染最常见的症状是普通感冒，表现为流涕、咽痛、咳嗽。有时伴有中度的全身症状，如乏力、头痛和发热。HRSV 在成人中也有引起下呼吸道感染伴发热的报道，包括老年人的重症肺炎——特别是护理机构中的老年人，在这些人群中，HRSV 的作用可以和流感相提并论。HRSV 肺炎在进行干细胞和实体器官移植的患者中是重要的致病和致死因素，有报道病死率可达 20%～80%。HRSV 感染也和鼻窦炎、中耳炎、慢性阻塞性和反应性气道疾病的恶化有关。

实验室检查和诊断

HRSV 的诊断可以根据典型的流行病学表现进行推测——也就是说，在社区中 HRSV 流行期间出现严重感染的婴儿可怀疑为 HRSV 感染。年龄偏大的儿童和成人的感染不能和其他呼吸道病毒引发的感染完全区分开。获得特异性诊断需要在呼吸道分泌物，如痰、咽拭子或鼻咽冲洗液中检测出 HRSV。病毒可以从组织培养中分离，但该方法大多数情况下被病毒快速诊断方法所取代。病毒快速诊断方法包括使用免疫荧光或 ELISA 法对鼻咽冲洗液、气管吸出物，鼻咽拭子（欠满意）等样本进行检测。对于来自儿童的标本，这些技术的敏感性和特异性可以达到 80%～95%，对于成人标本敏感性较低。RT-PCR 检测技术的敏感性和特异性更高，尤其对于成人。血清学诊断使用 ELISA 法、中和实验或补体结合实验，分别检测急性期和恢复期血清标本并进行比较。这些检查可以用于大一些的儿童和成年人，对于<4 月龄的儿童敏感性差。

治疗　人呼吸道合胞病毒感染

和其他病毒所致的上呼吸道感染的治疗相似，治疗 HRSV 所致的上呼吸道感染主要是减轻症状。对于下呼吸道感染，可按需给予呼吸治疗，包括湿化、分泌物吸引、吸入湿化后的氧气和抗支气管痉挛药物。对于伴有严重低氧的患者，可能需要气管插管和呼吸机辅助通气。利巴韦林是核苷的类似物，在体外有抗 HRSV 活性。对于婴儿感染 HRSV 的研究显示，给予利巴韦林雾化吸入治疗呼吸道感染的有一定效果，包括在一些研究中可以改善血气异常。美国儿科学会不推荐常规使用利巴韦林，但是指出，使用利巴韦林治疗“可以考虑用于”患有严重疾病的婴儿或是 HRSV 感染并发症的高危人群，包括早产儿和患有支气管肺发育不良、先天性心脏病或免疫抑制的儿童。对于使用利巴韦林治疗年龄稍大的免疫抑制儿童和成年人 HRSV 肺炎的有效性尚不明确。使用标准免疫球蛋白、带有高滴度 HRSV 抗体的免疫球蛋白（RSVIg）（已不再生产）、人源化的针对 HRSV 的鼠单克隆 IgG 抗体（帕利珠单抗）治疗 HRSV 肺炎无效。使用雾化吸入利巴韦林联合帕利珠单抗治疗免疫抑制患者 HRSV 肺炎的研究正在进行中。

预防

对于患有支气管肺发育不良或发绀性心脏病的<2 岁的儿童或早产儿，每月使用 RSVIg（已不再生产）或帕利珠单抗可以有效预防 HRSV 感染。虽然一直在努力研发抗 HRSV 的疫苗，但灭活全病毒疫苗已证实无效。在一项研究中，该疫苗甚至加重婴儿病情。其他预防措施包括使用纯化的 HRSV 的 F、G 表面糖蛋白进行免疫或研发稳定的减毒活疫苗。在传染率高的环境（如：儿科病房）中，保护手和眼结膜的防护措施可有效减少病毒的传播。

人偏肺病毒感染

病原体

人偏肺病毒（human metapneumovirus，HMPV）是一种呼吸道的病原体，属于副黏病毒科（偏肺病毒属）。其形态和基因构成与造成火鸡呼吸道感染的禽偏肺病毒相似。HMPV 颗粒可以呈球形、丝状或多形性，直径 150～600nm。颗粒表面有 15nm 的突起，外观类似其他副黏病毒。单链 RNA 基因编码 9 个蛋白，除了缺少非结构蛋白，大致与 HRSV 相似。HMPV 只有 1 种抗原型，包括 2 种密切相关的遗传型（A 和 B），4 个亚群和 2 个亚系。

流行病学

HMPV 感染在全世界广泛存在，在温带气候中冬季最常见。儿童早期获得 HMPV 感染，2 岁前 50%的儿童血浆中已存在针对该病毒的抗体，5 岁以内几乎所有儿童都有抗体。HMPV 感染也出现于年纪较大的人群中，包括老年人。免疫功能正常宿主和免疫功能抑制宿主都可患病。1%～5%儿童上呼吸道感染和 10%～15%需要住院治疗的儿童呼吸道感染由 HMPV 所致，而且 2%～4%急诊成人和老年人的呼吸道感染也由 HMPV 所致。少数 SARS 患者中也有 HMPV 的检出，但其在疾病中的作用尚不明确。

临床表现

HMPV 相关的临床疾病谱与 HRSV 相似，可以引起上呼吸道感染和细支气管炎、哮吼、肺炎等下呼吸道感染。在大一些的儿童和成人中常见 HMPV 再感染，症状不一，从亚临床感染到普通感冒综合征均可出现，有时甚至可引起肺炎，主要见于老年人和有心肺疾病的患者。严重的 HMPV 感染发生在免疫功能障碍的患者，包括肿瘤患者、HSCTs 受体和 HIV 感染的儿童。

诊断

HMPV 可以通过免疫荧光、PCR（最敏感技术）

在鼻腔抽吸物和呼吸道分泌物中检测到，或者通过恒河猴肾（LLC－MK2）组织培养的方法检测到。血清学诊断使用 HMPV 感染的组织培养裂解液作为抗原，采用 ELISA 方法检测。

治疗 人偏肺病毒感染

HMPV 感染的治疗主要是支持治疗和对症治疗。利巴韦林在体外有抗 HMPV 活性，但体内效果未知。

预防

抗 HMPV 的疫苗处于研发的早期阶段。

副流感病毒感染

病原体

副流感病毒（parainfluenza viruses）属于副黏病毒科（呼吸道病毒属和腮腺炎病毒属）。直径 150～200nm，有包膜，并含有单链 RNA 基因组。包膜上有 2 种糖蛋白突起：一种同时拥有血凝素和神经氨酸酶活性，另一种具有融合活性。病毒 RNA 基因组被封闭在 1 个螺旋形核蛋白中，编码 6 个结构蛋白和几个辅助蛋白。所有种类的副流感病毒（1，2，3，4A 和 4B）与包括腮腺炎病毒和新城疫病毒在内的其他副黏病毒科的成员具有一些相同的抗原。

流行病学

副流感病毒在全世界广泛分布。血清型 4A 和 4B 报道的感染区域较小，可能由于这些血清型较其他 3 型的组织培养更困难。儿童感染早，到 5 岁时，多数儿童有针对血清型 1、2、3 型的抗体。1、2 型在秋季引起流行，经常以隔年方式出现。3 型感染可见于任何季节，但每年的流行季节发生在春季。

副流感病毒所致的呼吸系统感染随地区和年份有所不同。一项美国本土研究显示，副流感病毒感染占儿童呼吸系统感染的 4.3%～22%，这些病毒引起的最主要的疾病是年幼儿童的下呼吸道感染，在引起下呼吸道感染方面仅次于 HRSV 排列在第二位。副流感病毒 1 型是儿童哮吼（喉气管支气管炎）最常见的原因；2 型引起症状相似，但通常较轻；3 型是婴儿细支气管炎和肺炎的主要原因；4A、4B 引起的疾病通常较轻。不同于 1 型和 2 型，3 型常常在新生儿满月前引起疾病，此时被动获得的母体抗体仍然存在。副流感病毒通过感染的呼吸道分泌物传播，主要通过人和人之间的密切接触和（或）较大飞沫传播，也可以接触受呼吸道分泌物污染的物品传播。在实验性感染中潜伏期 3～6 天不等，在自然患病的儿童中潜伏期较短。

成人副流感病毒引起的感染病情通常较轻，占呼吸道感染的比例＜10%。当代实验室诊断方法的进步提高了人们对副流感病毒在成人感染中作用的认识。近期研究显示，在 16～64 岁需要住院的患者中分离出的常见病毒中，副流感病毒排在第 3 位（0.7/1000）。在 2009 年流感流行期间，副流感病毒 3 型是继流感病毒后排在第二位的引起疾病的最常见原因。

发病机制

对副流感病毒的免疫反应并不完全清楚，但有证据显示呼吸道局部 IgA 抗体介导了针对副流感病毒 1 型和 2 型感染的免疫反应。被动获得的血清中和抗体也可以对 1 型、2 型和 3 型（较弱的程度上）感染起到一定程度的保护作用。在实验动物模型和免疫抑制患者中的研究显示，T 细胞介导的免疫反应在副流感病毒感染中起重要的作用。在 HSCT 受体中，缺乏细胞免疫反应者更容易出现病情进展，甚至死亡。

临床表现

副流感病毒感染最常发生于儿童，其中 50%～80%1 型、2 型或 3 型的初发感染以急性发热性疾病起病，患儿可以表现为鼻炎、咽痛、声音嘶哑和咳嗽，伴或不伴有哮吼。严重的哮吼患者可出现持续发热，进行性加重的鼻炎和咽痛。金属声或犬吠样咳嗽可以进展为喘鸣。多数患儿 1～2 天后可逐渐缓解，但也可能出现呼吸道阻塞和低氧血症持续恶化。若并发细支气管炎或肺炎，则可出现逐渐加重的咳嗽伴喘息、呼吸急促、肋间隙凹陷。此时咳痰略有增多。体格检查可见鼻咽部分泌物、口咽部充血，双肺干啰音、哮鸣音或呼吸音粗糙。胸部 X 线可以显示空气潴留，有时可见肺间质浸润。

在年龄较大的儿童和成人中，副流感病毒感染的病情较轻，常常表现为普通感冒或声音嘶哑，伴或不伴咳嗽。虽然有在成人中引起气管支气管炎和社区获得性肺炎的报道，下呼吸道受累在年龄较大的儿童和成人中少见。

副流感病毒是免疫抑制患者——特别是 HSCT 受体，也包括 SOT 受体（特别是肺移植受体）中重要的病原体，最常见的是 3 型。接受化学治疗（化疗）的肿瘤患者也是严重副流感病毒感染的高危人群。严重、持续，甚至致命的副流感病毒相关呼吸道感染可见于儿童和存在严重免疫抑制的成人。

实验室检查和诊断

副流感病毒引起的临床综合征（幼儿哮吼可能是例外）特异性差，因此单纯根据临床表现难以做出病因诊断。在呼吸道分泌物、咽喉拭子或口咽冲洗液中检测到病毒可以做出特异性诊断。病毒在组织培养中的生长可以通过血凝试验或细胞病变效应早期检测。通过使用免疫荧光或 ELISA 法从呼吸道脱落细胞中检测副流感病毒抗原的方法可以做出快速诊断，该技术较组织培养敏感性差。PCR 检测方法高度特异和敏感，目前已经成为病毒诊断的标准方法。血清学诊断可以使用血凝抑制试验、补体结合或中和实验检测急性期和恢复期标本。但是不同副流感病毒血清型间常出现交叉反应，因此不能单纯通过血清学技术鉴定致病病毒的血清型。

病毒性哮吼需要与流感嗜血杆菌 B 型引起的急性会厌炎相鉴别。在流感流行季节，流感病毒 A 也是哮吼的常见原因。

治疗　副流感病毒感染

同其他病毒性呼吸道感染一样，上呼吸道感染以对症治疗为主。如果出现并发症，如鼻窦炎、中耳炎或继发细菌性支气管炎，应该给予抗菌药物治疗。轻度哮吼应卧床休息，吸入由加湿器产生的潮湿空气。严重的病例需要住院治疗，密切观察是否出现呼吸窘迫。如果发展成为急性呼吸窘迫综合征，常常需要吸入湿化氧气，并间断给予消旋肾上腺素。雾化吸入或全身使用糖皮质激素有效，全身应用效果更明显。没有特异性抗病毒治疗。利巴韦林体外有抗副流感病毒的活性。有利巴韦林临床应用，特别是在免疫抑制患者中应用的个例报道，但效果不确定。DAS181，一种有抗副流感病毒活性的唾液酸酶，正在免疫抑制患者中进行临床实验。

预防

抗副流感病毒的疫苗正在研发中。

腺病毒感染

病原体

腺病毒（adenoviruses）是复杂的 DNA 病毒，直径 70～80nm。人腺病毒属于哺乳动物腺病毒属，包含 51 种血清型。腺病毒具有特征性的形态，外壳是由 20 个等边三角形面和 12 个顶点组成的二十面体，外壳蛋白（衣壳）由六邻体亚基组成，带有群特异性和型特异性抗原决定簇，在每个顶点上有五邻体亚单位，包含有属特异性抗原。每个五邻体基底上结合着 1 根纤维突起，纤维顶端形成头节区，纤维突起包含血清特异性和某些群特异性抗原。人腺病毒根据 DNA 基因组的同源性和其他特点分为 7 个亚群（A 到 G）。针对人类腺病毒的分类已提出了修订后的标准，反映了近期对新型腺病毒特点的认识，修订后的标准在传统的血清学标准基础上增加了基因组测序和计算分析。腺病毒基因组是线状双链 DNA，编码结构和非结构的多肽。腺病毒的复制既可以导致受感染的细胞溶解破坏，也可以发展成为潜伏感染（主要累及淋巴细胞）。在啮齿类动物中的观察发现，有些型的腺病毒可诱发细胞恶性转化和肿瘤的形成。然而虽然经过深入研究，目前尚未发现腺病毒与人类肿瘤的相关性。

流行病学

腺病毒感染最常发生于婴儿和儿童。全年均可发病，以秋季到春季多发。在美国，腺病毒约占儿童急性呼吸道感染的 10%，但是在成人呼吸道感染中只占<2%。接近 100% 的成人有针对多种血清型的抗体——该发现提示儿童期感染常见。儿童最常分离到的病毒血清型是 1 型、2 型、3 型和 5 型。新兵急性呼吸道感染的暴发与某些腺病毒血清型——特别是 4 型和 7 型有关，也可见于 3 型、14 型和 21 型。腺病毒 14 型可导致特别严重的病例聚集发病。

腺病毒感染的传播可以通过吸入气溶胶化的病毒或将病毒接种到结膜囊，也可通过粪-口途径传播。血清型特异性抗体通常在感染后出现，可以针对同一血清型的感染起到不完全的保护作用。

临床表现

在儿童中，腺病毒引起多种临床综合征。最常见的是以鼻炎为主要症状的急性上呼吸道感染。有时也可以出现下呼吸道感染，包括细支气管炎和肺炎。腺病毒，特别是 3 型和 7 型，引起咽结合膜热，这是一种儿童特征性急性发热性疾病，呈暴发流行。最常见于夏令营。该综合征的特点是双侧结膜炎。球结膜和睑结膜呈颗粒样外观。在发病的最初 3～5 天常有低热。也可以伴有鼻炎、咽痛和颈部淋巴结肿大。疾病常常持续 1～2 周自发缓解。腺病毒感染也可以导致发热性咽炎，不伴有结合膜炎。有从百日咳患者中分离到腺病毒的报道，伴有或不伴有百日咳杆菌。腺病毒在百日咳中的意义尚未明确。

成人腺病毒感染最多见于新兵中由 4 型和 7 型引起的急性呼吸道感染。这种疾病的特点是明显的咽喉痛，逐渐出现发热，常在发病第 2 或 3 天达到 39℃（102.2 ℉）。几乎都伴有咳嗽、卡他，常见局部淋巴结肿大。体格检查可以发现咽部水肿、充血，扁桃体肿大，伴少量或无分泌物。如果发生了肺炎，听诊和胸部 X 线可以提示片状浸润阴影的部位。

腺病毒也和多种非呼吸系统疾病相关，包括 40 型和 41 型在幼儿中导致急性腹泻性疾病，11 型和 21 型导致出血性膀胱炎。8、19 和 37 型引起流行性角结膜炎，与接触污染的共用物品，如眼药水和毛巾有关。腺病毒也和免疫抑制患者，包括 SOTs 或 HSCTs 受体的全身播散性感染和肺炎有关。在接受 HSCT 者中，腺病毒感染可以表现为肺炎、肝炎、肾炎、结肠炎、脑炎和出血性膀胱炎。在 SOTs 受体中，腺病毒感染可以累及移植的器官（如肝移植受者出现肝炎，肾移植患者出现肾炎），但也可以播散到其他器官。在艾滋病（AIDS）患者，特别是在 $CD4^+$ T 细胞计数低的患者中，可以分离出多种腺病毒血清型和抗原性介于中间的杂合型腺病毒血清型，但这些分离出的病毒与临床表现之间并无明显关联。腺病毒核酸也可以在“特发性”心肌病患者的心肌细胞中检测出，提示腺病毒可能是某些病例的致病因素。

实验室检查和诊断

在特定的流行病学条件下应该考虑到腺病毒感染，如新兵的急性呼吸道感染和某些特征性、暴发性临床综合征（如咽结合膜热或流行性角膜结膜炎）。多数情况下，腺病毒感染导致的疾病不能和多种其他呼吸道病毒、肺炎支原体引起的疾病相鉴别。确诊腺病毒感染需要在组织培养中检出病毒（通过细胞病理改变得到证实），或者通过免疫荧光或其他免疫技术的特异性的鉴定方法。快速病毒诊断可以使用免疫荧光或 ELISA 法检测鼻咽抽吸物、结膜或呼吸道分泌物、尿、便标本而得出。已经出现高敏感性和特异性的 PCR 分析和核酸杂交，并成为基于临床标本的标准诊断方法。和儿童腹泻性疾病相关的腺病毒 40 和 41 型的分离需要特殊的组织培养细胞，因此这些血清型最常使用直接 ELISA 或 PCR 法检测大便得出。血清抗体升高可以通过补体结合实验或中和试验、ELISA、放射免疫分析或血凝抑制试验（对于红细胞有凝集反应的腺病毒）检测出。

治疗　腺病毒感染

腺病毒感染目前尚无临床有效的抗病毒治疗，以对症治疗和支持治疗为主。利巴韦林和西多福韦在体外有抗腺病毒活性。回顾性研究和个例报道显示这些药物在播散性腺病毒感染中有效，但缺乏有效的病例对照研究。口服脂质体型西多福韦（CMX001）治疗免疫抑制患者腺病毒感染的研究正在进行中。

预防

已经研发出抗腺病毒 4 型、7 型的活疫苗，在新兵的急性呼吸道感染的对照研究中显示其非常有效。该疫苗包含活的包裹在肠溶胶囊中的未减毒的活病毒。胃肠道感染 4 型和 7 型腺病毒不引起疾病，但能够刺激局部和全身抗体的产生，保护人体对抗这些血清型导致的后续的急性呼吸道感染。这些疫苗 1999—2011 年期间停止生产，现在又可以有效地应用于新兵中。腺病毒作为活病毒载体的研究也在进行中，用于传递疫苗抗原和基因治疗。

第二十九章　流行性感冒

Influenza

Yehuda Z. Cohen，Raphael Dolin 著
（栾晓玲　译　刘嘉琳　校）

定义

流行性感冒（流感）是一种由流感病毒所引起的急性呼吸系统感染性疾病，主要影响上呼吸道和（或）下呼吸道，可以伴随发热、头痛、全身肌肉酸痛、乏

力等全身症状和体征。每年几乎都会有不同播散范围和严重程度的流感暴发。在流感暴发流行期间，其发病率在普通人群中的明显上升，并成为某些高危患者的呼吸系统并发症，增加了这类患者的死亡率。

病原体

流感病毒属于正黏病毒科，由流感病毒 A、B、C 三个不同的属组成，各属的命名是根据其核蛋白（nucleoprotein，NP）和基质蛋白（matrix，M）的抗原特性。A 型流感病毒又根据其表面的血凝素（hemagglutinin，H）和神经氨酸酶（neuraminidase，N）抗原进一步分为不同的亚型；菌株的命名主要根据其来源地、分离获得的序号、分离获得的年份和亚型，例如 A 型流感病毒/加利福尼亚/07/2009（H1N1）。A 型流感病毒有 18 个 H 亚型和 11 个 N 亚型，只有 H1、H2、H3、N1 和 N2 与人类流感的流行相关。A 型流感病毒与小范围暴发流行以及散发病例相关（见下文）。B、C 型流感病毒的命名与 A 型流感病毒相似，但不再按血凝素 H 和神经氨酸酶 N 抗原进一步分亚型，因为 B 型流感病毒的变异不如 A 型流感病毒多见，而 C 型流感病毒可能不存在变异株。

人类主要感染 A、B 型流感病毒。它们在正黏病毒科中，是最被广泛研究的病毒属。A、B 型流感病毒在形态学上相似，病毒颗粒呈现为不规则球形，直径 80～120 nm，表面有脂质包膜，其中包括 H 和 N 糖蛋白（图 29-1）。血凝素是病毒与唾液酸细胞受体结合的位点，而神经氨酸酶能降解该受体，并帮助病毒在完成复制后从感染的细胞中逃脱出来。流感病毒通过受体介导的内吞作用进入细胞内，并形成病毒包涵体。病毒通过血凝素介导将其包膜与内吞小体膜相融合，随后病毒核衣壳释放到细胞质中。宿主对 H 抗原的免疫应答是其抵抗流感病毒感染的主要保护机制，而对 N 抗原的免疫反应则可以限制流感病毒的播散并减少感染的发生。A 型流感病毒的脂质包膜中包括了 M1 和 M2 蛋白，它们在稳定病毒包膜和病毒的装配中发挥作用。病毒颗粒上还有与病毒基因组相关的 NP 抗原，以及同样作为病毒 RNA 转录和表达关键物质的 3 种聚合酶（P）蛋白。2 个非结构蛋白起拮抗干扰素、转录后调控（NS1）和核输出因子（NS2 或 NEP）的作用。

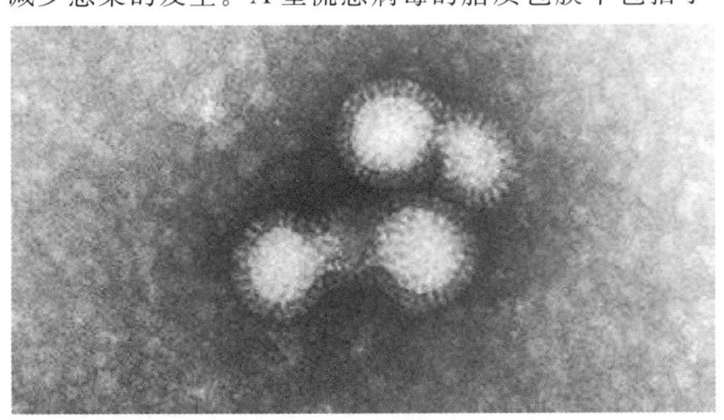

图 29-1 A 型流感病毒的电镜成像（×40 000）

A、B 型流感病毒基因组由 8 个编码结构性和非结构性蛋白的 RNA 片段组成，而这些基因片段在感染发生的过程中具有较高的重排概率，特别当细胞感染了一种以上亚型的 A 型流感病毒。

流行病学

流感在每年几乎都会发生，但其流行暴发范围和病情严重程度会有所不同。局部暴发流行通常间隔 1 年～3 年，全球暴发大流行间隔年限不定，但其频率远低于局部的流行（表 29-1）。最近的一次的暴发流行发生于 2009 年 3 月，由 A 型 H1N1 流感病毒引发并在之后的数月内迅速在全世界播散。

A 型流感病毒·抗原变异和流感暴发以及大流行 A 型流感病毒可以引起播撒范围最广泛且病情最严重的暴发流行，究其原因部分是由于 H 抗原和 N 抗原会出现周期性变异。主要抗原变异，又称为抗原转换，只在 A 型流感病毒中出现，且可能与大流行的发生有关。次要抗原变异，又称为抗原漂移。抗原的变异有时只发生在血凝素中，但也会同时出现在血凝素和神经氨酸酶抗原中。在 1957 年的流感大流行中，血凝素和神经氨酸酶就同时发生抗原转换，A 型流感病毒亚型由 H1N1 转换为 H2N2，这种转换变化导致了严重的大流行，仅在美国就估计有超过 70 000 人死亡（死

表 29-1 新出现的 A 型流感病毒抗原亚型与流行情况

年份	亚型	暴发程度
1889—1890	H2N8[a]	重度流行
1900—1903	H3N8[a]	中度流行
1918—1919	H1N1[b]（又称 HswN1）	重度流行
1933—1935	H1N1[b]（又称 H0N1）	轻度流行
1946—1947	H1N1	轻度流行
1957—1958	H2N2	重度流行
1968—1969	H3N2	中度流行
1977—1978[c]	H1N1	轻度流行
2009—2010[d]	H1N1	大流行

a. 由当时幸存患者的回顾性血清调查确定（"血清考古学"）；b. 原来的血凝素抗原 Hsw 和 H0 型现在被归为 H1 型变异体；c. 此后直至 2008 年—2009 年，流感病毒亚型 H1N1 和 H3N2 反复交替或同时出现；d. 新的 A 型 H1N1 流感病毒出现并导致了此次大流行

亡人数超过了在不发生流感情况下所估计的死亡人数），这次流感大流行所造成的死亡人数远多于流行间期。1968 年，仅 HA 出现抗原位移（H2N2 转变为 H3N2），所引发的流感流行程度较 1957 年有所减弱。1977 年，H1N1 出现并引发流行，主要影响青年人群（如 1957 年后出生的人群）。如表 29-1 所示，H1N1 病毒在 1918—1956 年反复出现，因此在 1957 年之前出生的人群可能在一定程度上对 H1N1 病毒具有免疫耐受。在 2009—2010 年，A 型 H1N1 流感病毒在普通人群中盛行，多数人对此种病毒无免疫力，但其中约 1/3 的人群在 1950 年之前出生并且对 H1N1 病毒有一定的免疫力。

在 A 型流感病毒的暴发期间，一段时间内常常只有一种亚型流行。但从 1977 年开始，H1N1 和 H3N2 病毒就同时出现流行，并导致了不同程度的暴发。有时 B 型流感病毒也可以和 A 型流感病毒同时暴发流行。在 2009—2010 年期间的流感暴发仅出现了 A 型 H1N1 病毒株。

A 型流感病毒大流行及两次大流行间期的特点 A 型流感病毒的大流行充分揭示了它所具有的特性和产生的影响。当然散发病例也增加了它的发病率和死亡率。在美国从 1976—2007 年，每季度与流感相关的死亡人数平均超过 23 000 人，高峰是在 2003—2004 年期间，死亡人数超过 48 600 人。

在两次大流行之间出现的 A 型流感病毒存在着 H 抗原的漂移，这主要是由于编码病毒血凝素的 RNA 片段在 5 个高变异度区域发生了点突变。具有流行病学意义的病毒株是指那些具有潜力导致广泛大暴发的病毒，它们的血凝素中至少有 2 个主要抗原位点发生氨基酸的改变。在人与人之间的传播过程中，病毒抗原漂移中的 2 个点突变不可能同时发生，往往有先后次序。自从 1977 年的 H1N1 病毒和 1968 年的 H3N2 病毒出现以来，抗原漂移几乎每年都有报道。

在大流行间期，A 型流感病毒往往是突然暴发，高峰时间为 2～3 周，一般持续 2～3 个月后会陡然消退。与此相反，病毒大流行时，初期即在多个局部区域内迅速传播，具有较高的感染率，其播散范围超出了普通的季节性感冒，并且在主要暴发流行期的前后均会出现多次来袭。在暴发间期，流感活动的首发迹象是出现发热性呼吸道疾病且需要就医的儿童数量增加，随后在成人中出现流感样疾病发生率的增加，最后由于肺炎、充血性心力衰竭恶化、慢性肺疾病急性加重等疾病住院的患者数量增多。与此同时，公司和学校的缺席率也随之增长。在暴发流行过程中，由肺炎和流感所导致的死亡率增加往往较晚才会被发现。虽然流感暴发期与间期的患病率差异较大，但普通人群的感染率一般在 10%～20%。

大规模流行的流感在全年均可能发生，但大流行间期的流感几乎只在北半球和南半球温带地区的冬天发生。在这些地区的其他时节，即使偶然会出现血浆抗体滴度的升高或者温暖季节的暴发，一般也很难检出 A 型流感病毒。相反，在热带地区流感病毒感染全年均可出现。温带地区的 A 型流感病毒所在的范围以及如何持续存在目前仍不清楚，病毒有可能存在于全球人群中，通过人与人之间的接触传播，而大部分人群处于低水平传播状态。此外，人病毒株也可能持续存在于动物体内，但目前尚无确切证据支持这一观点。在现代，快速运输同样可能协助病毒在广泛的地理区域之间进行传播。

目前，对于 A 型流感病毒暴发的起始和终止因素仍不完全清楚。高危人群的免疫应答水平是决定流感暴发范围和严重程度的一个主要因素。当人群对新型流感病毒的抗原性在较低水平或缺乏免疫应答能力时，很可能出现大范围暴发。当全世界范围的人群都缺乏免疫力时，则可能导致全世界的大流行。这种大流行可持续几年，直至人群中的免疫能力得以提升。在流感大流行后数年内，病毒在发生了抗原漂移后仍将不同程度地感染高水平免疫力的人群，即使对早前流行病毒株具有一定免疫力的人也如是。这种情况或将持续到新的抗原性流行病毒株出现。另一方面，尽管在易感人群中仍存在大量病毒，但暴发流行也会终止。这提示可能存在某种 A 型流感病毒自身毒力较弱，致病力差，即使是在无免疫力的宿主体内也不会引起严重疾病。由此推测，除了宿主的免疫水平或许还存在其他因素（未定义）在流感的流行中发挥作用。

禽流感和猪流感病毒 水生鸟类是 A 型流感病毒最大的贮存库，贮存有 16 种血凝素（H1～H16）和 9 种神经氨酸酶（N1～N9）亚型（在蝙蝠体内发现了 H17N10 和 H18N11 病毒）。在 1957 年（A 型 H2N2 病毒）和 1968 年（A 型 H3N2 病毒）流行的 A 型流感病毒株是由人和禽流感病毒基因片段重组后形成。在近代（1918—1919 年），A 型 H1N1 流感病毒所导致的数次严重大流行表明禽流感病毒已经开始感染人类。因此，带有新型血凝素和神经氨酸酶抗原的禽流感病毒具有成为暴发流行株的潜力。

A 型禽流感病毒可以导致人类散在病例的出现和小流行，患者通常是在直接接触禽类后发生感染（最常见是家禽），而人与人之间的传播尚未明确。从 1997 年起，A 型 H5N1 禽流感病毒被发现可以感染人类，截止 2014 年 1 月世界卫生组织已报道 648

例患者。该类病毒感染具有较高的死亡率（59%），或许和重症患者易于被发现并明确诊断有关。从事家禽类产业的工人易于感染A型H7N7流感病毒，结膜炎是该类感染的突出特征，少数病患会出现呼吸道疾病。中国已报道超过333例A型H7N9禽流感患者，其住院病死率高达36%。大部分H7N9病毒株对神经氨酸酶抑制剂敏感，但也有少数病毒株对奥司他韦呈现高耐药性，并对扎那米韦的敏感性也有所降低。在香港，已报道发现H9N2禽流感病毒感染患者，大部分表现为轻度呼吸道症状并以儿童为主。在埃及和澳大利亚，报道发现H10N7禽流感病毒可以引起人类轻度的感染病变。在2013年，报道发现了第一例患者感染了A型H10N8和H6N1禽流感病毒。

A型流感病毒也可以在猪中传播，但猪流感很少感染人类。由于猪体内同时存在与人流感病毒血凝素作用的α-2，6-半乳糖受体，以及与禽流感病毒类血凝素作用的α-2，3-半乳糖受体，因此猪能同时感染人和禽流感病毒，从而促进两个物种病毒的基因片段重组。在2009—2010年期间所流行的A型H1N1病毒株就是猪、禽类与人的四源基因重组病毒。在猪中传播的A型流感病毒亚型通常包括了H1N1、H1N2和H3N2。当某亚型猪流感病毒感染人类时，在命名这一变异病毒株时，会在这种亚型后加“v”。例如，在2011—2012年期间美国报道了321例以及2013年报道的18例患者均感染了A型H3N2v流感病毒，几乎所有的患者都有密切接触猪的病史，人与人之间传播的猪流感病毒也有报道。从2005年起，在美国已发现有16例患者感染了A型H1N1v病毒以及5例患者感染了A型H1N2v病毒。

B型和C型流感病毒 B型流感病毒导致的暴发与A型流感病毒相比，其播散范围较局限，疾病程度比较轻，虽然偶尔有重症。这可能是由于B型流感病毒的血凝素和神经氨酸酶抗原变异频率和程度均低于A型流感病毒。B型流感病毒最常在学校和军营内暴发，有时也在老年人聚居的地区暴发。从20世纪80年代以来，两种分别来源于维多利亚和长野县的B型流感病毒存在播散流行。

与A型和B型流感病毒相比，C型流感病毒不容易感染人类，它的临床症状与普通感冒相似，有时可出现下呼吸道症状，人类体内多数存在针对C型流感病毒的血清抗体，因此该类病毒通常表现为无症状性感染。

流感相关的发病率和死亡率 流感导致的发病率和死亡率始终在不断增加。大部分死于流感的患者都有基础疾病，这些危险因素使他们易于并发流感（表29-2）。在1979—2001年期间，美国平均每年有226 000人因患有流感而住院。在2012—2013年发生中等暴发流行期间，381 500例患者因流感住院（发病率为42/100 000）。在1973—2004年流感大暴发期间，其发病率约为40/100 000～1900/100 000，其中具有高危因素的成人和儿童人数大大增加。患有慢性心肺疾病和高龄均是导致预后不佳的主要高危因素，而伴有慢性代谢性疾病、肾病或某些免疫抑制疾病的患者死亡率也有所升高，但仍次于存在慢性心肺疾病的流感患者。在2009—2010年流感大流行期间，在一般人群中的发病率很高，而儿童（从出生到4岁）和孕妇是发生严重疾病的高危人群。据估计，美国在流感暴发间期，该类疾病所导致的经济负担估计超过870亿美元/年，在大流行期间发病率高达15%～35%时，其所对应的每年花费波动则在89.7亿～2094亿美元。

表29-2 发生流感并发症的高危患者或因流感住院高危患者
出生后至5岁的所有儿童，尤其<2岁
≥50岁
孕妇
伴慢性肺部（包括哮喘）或心血管（除外孤立性高血压）、肾、肝、神经、血液、代谢紊乱（包括糖尿病）疾病的成人和儿童
伴免疫抑制性疾病（包括医源性或HIV感染）
长期使用阿司匹林且在流感感染后可能发生雷氏综合征的儿童和青少年（6个月～18岁）
疗养院和其他长期从事保健工作的人员
印第安人/阿拉斯加原住民
重度肥胖（体重指数≥40kg/m^2）

发病机制和免疫性

流感病毒最先入侵呼吸道上皮细胞，急性感染患者的呼吸道分泌物具有传染性，病毒往往通过咳嗽和打喷嚏时产生的气溶胶进行传播，也可以通过间接接触、亲密接触，甚至接触污染物传播。研究表明小颗粒气溶胶病毒（颗粒直径<10μm）比大颗粒气溶胶更易致病。病毒最初感染呼吸道纤毛柱状上皮细胞，也可以感染呼吸系统的其他细胞，包括肺泡上皮细胞、黏液腺细胞和巨噬细胞。病毒感染细胞后4～6 h内进行复制，之后再次被释放，入侵邻近或周围的细胞，通过这种方式进行快速播散。通过诱导性感染实验发现，该类疾病的潜伏期为18～72 h，而潜伏期的长短由病毒颗粒的大小决定。组织病理学表现为纤毛柱状上皮细胞的退行性改变，被感染的纤毛柱状上皮细胞颗粒增多、液化、细胞肿胀、核固缩，随后细胞坏死、脱落，在某些区域，纤毛柱状上皮细胞被化生的扁平

上皮细胞所替代。疾病的严重程度与呼吸道分泌物中病毒的数量相关。因此，病毒的自我复制能力可能是其致病机制中的一个重要因素。尽管全身症状如发热、头痛、肌肉酸痛频繁出现，但流感病毒极少在肺外存在（包括血液）。有证据表明全身症状的出现可能与呼吸系统局部分泌以及血液中的炎症因子有关，尤其是 TNF-α、IFN-α、IL-6 和 IL-8。

宿主对流感病毒感染的应答反应过程复杂，包括了全身和局部体液抗体、细胞介导的免疫、干扰素及其他免疫应答。患者在首次感染后第二周可通过多种方法检测到血浆抗体，例如血凝素抑制试验（HI）、补体结合试验（CF）、中和反应、酶联免疫吸附试验（ELISA）以及抗神经氨酸酶抗体滴定。血凝素抗体可能是其中最重要的免疫介质，部分研究提示血凝素抑制试验滴度≥40 时，宿主可免于被流感病毒感染。呼吸道产生的分泌型抗体主要是 IgA，当其分泌型抗体中和滴度≥4 也可对宿主产生保护作用。在感染早期或许可以检测到抗原特异性和非抗原特异性的细胞免疫反应，这取决于宿主既往的免疫状态。这些细胞免疫包括 T 细胞增殖和细胞毒性作用、自然杀伤细胞的活化。$CD8^{+}$ 和 $CD4^{+}$ T 淋巴细胞可直接作用于病毒的结构蛋白（NP、M 和 P）以及其表面蛋白 H 和 N。干扰素在病毒开始脱落后即可在呼吸道分泌物中被检测到，随着病毒脱落的减少，干扰素滴度会升高。

目前对于宿主是如何防御和清除病毒感染的机制尚不清楚。通常在流感症状出现后 2～5 天内病毒会停止脱落，但此时传统的方法尚不能检测出血浆和局部的抗体反应，而使用敏感性高的技术可以较早测得抗体，尤其是既往曾对病毒有免疫性的宿主。干扰素、细胞免疫和（或）非特异性免疫反应都能促进宿主疾病的恢复，而在恢复期 $CD8^{+}$ 细胞毒性 T 淋巴细胞可能发挥更重要的作用。

临床表现

流感是一种呼吸道疾病，以全身性症状如头痛、发热、畏寒、肌肉酸痛以及乏力为主要特征，并伴随呼吸道症状和体征，尤其是咳嗽和咽痛。在某些情况下，患者为急性起病，能主诉明确的发病时间。流感患者的临床表现并不一致，有些表现为轻微且无发热的呼吸道症状，与普通感冒相类似（缓慢起病或急性起病），部分却可以表现为呼吸道症状相对较轻的严重休克。在大多数情况下，体温为 38～41 ℃（华氏温度 100.4～105.8 ℉）的发热患者会引起医生的关注。患者通常在起病后第一个 24 h 内体温迅速升高，随后在 2～3 天内体温下降至正常水平，有时发热可持续 1 周。虽然患者会主诉感到发热和畏寒，但真正的寒战较为少见。头痛或更广泛的前额疼痛可以时而发生，肌肉酸痛可能出现在全身任何部位，但通常是腿和腰骶部受累，也可能会出现关节部疼痛。

呼吸道症状往往在全身症状消退之后表现更明显。许多患者出现咽痛、超过 1 周的持续性咳嗽，通常伴有胸骨后不适。眼部症状包括疼痛、畏光以及灼伤感。

在老年患者中，流感的症状相对隐匿，往往没有咽痛、肌肉酸痛，甚至无发热，主要表现为纳差、头晕不适、乏力等。

单纯性流感患者一般无明显阳性体征。在疾病早期，患者可出现面色潮红，皮温升高且干燥，老年人可出现大汗、四肢瘀斑。尽管有明显的咽痛，但咽部检查往往未见明显病变，少数可见咽部黏膜感染和后鼻部分泌物，年轻患者有时会出现颈部淋巴结轻度肿大。单纯流感患者的胸部体检往往是阴性的，但有时也可闻及干啰音、哮鸣音以及湿啰音。呼吸困难、喘息、发绀、弥漫性湿啰音和实变体征的出现均提示了患者可能存在肺部并发症。单纯流感患者可存在轻度的通气障碍，肺泡毛细血管弥散差增大，这些临床表现往往不易被发现。

急性起病的单纯流感患者通常在发病 2～5 天后恢复，大部分患者在 1 周后恢复，但咳嗽可能持续 2 周。在少数群体中（尤其是老年人），乏力、精神萎靡（流感后虚弱）等症状可持续几周，影响患者的日常活动，这似乎不能以持续数周的肺功能轻度异常作为解释，因此目前与此类乏力相关的发生机制尚未清楚。

并发症

流感并发症最常出现在年龄大于 65 岁并伴有某些慢性疾病的患者中，包括合并有心肺疾病、糖尿病、血液病、肾功能障碍和免疫抑制性疾病。处于孕中期或孕晚期的孕妇和 5 岁以下儿童（尤其是新生儿）也都容易发生流感并发症（见表 29-2）。

肺部并发症 • 肺炎　流感最重要的并发症是肺炎，包括“原发性”流感病毒性肺炎和继发性细菌性肺炎，或者是病毒和细菌联合感染导致的肺炎（在下面进行讨论）。

1. 原发性流感病毒性肺炎

原发性流感病毒性肺炎最不常见，但它是一种最严重的肺部并发症。它表现为急性流感无法缓解，还进一步加重，伴有持续发热、呼吸困难和发绀。痰液黏稠可伴有痰中带血。疾病早期无明显体征，进行性加重后，可出现弥漫性湿啰音，影像学可以表现为肺间质浸润和（或）急性呼吸窘迫综合征。动脉血气提示明显缺氧，呼吸道分泌物和肺组织（尤其在疾病早期收取的标本）病毒学检测提示有大量病毒存在。在原发性流感病毒性肺炎死亡病例的病理检查结果中发现，肺泡间隔呈现明显的炎症反应，伴有肺水肿和淋巴细胞、巨噬细胞浸润，偶见浆细胞以及不同程度的中性粒细胞浸润，同时发现肺泡毛细血管纤维蛋白血栓伴出血、坏死；此外在肺泡囊和肺泡管中发现了嗜酸性透明膜的改变。

原发性流感病毒性肺炎可以在健康年轻患者和伴有慢性肺部疾病患者中发生，但伴有心脏疾病尤其是二尖瓣狭窄的患者是最主要的易感人群。在流感大流行时期（主要在 1918—1957 年），孕妇发生原发性流感病毒性肺炎风险增高，孕妇住院率的增加与流感流行有关，这一情况在 2009—2010 年曾再次出现。

2. 继发性细菌性肺炎

继发性细菌性肺炎往往发生在流感急性期后，患者会在病情改善后 2～3 天再次出现发热，并伴有细菌性肺炎的临床症状和体征，包括咳嗽、脓痰，结合体格检查与 X 线检查可以明确诊断。在继发性细菌性肺炎中，最常见的病原菌是肺炎链球菌、金黄色葡萄球菌和流感嗜血杆菌，这些细菌通常定植在鼻咽部，当支气管肺泡防御作用减弱时，它们则趁机侵入、致病。伴有心肺疾病和高龄是发生继发性细菌性肺炎的高危因素。如果及时给予继发性细菌性肺炎的患者抗生素治疗，一般有较好的疗效。

3. 病毒和细菌混合感染性肺炎

在流感暴发时期，最常见的肺部并发症是病毒和细菌混合感染性肺炎。患者可表现为急性期后加重或病情在短暂改善后恶化，最后证实为细菌性肺炎。病原体检测同时获得 A 型流感病毒和上述 3 种细菌中的 1 种，X 线和其他影像学检查则提示斑片状浸润或大片浸润影。混合性肺炎患者较原发性流感病毒性肺炎而言，在肺内的分布较局限，病原菌对合适的抗生素敏感性高。混合性肺炎同样主要发生在伴有心血管和肺部疾病的患者中。

其他肺部并发症　与流感相关的其他肺部并发症包括慢性阻塞性肺疾病和支气管哮喘的急性加重，儿童感染流感病毒后还可能出现喉炎。鼻窦炎和中耳炎（后者在儿童中多见）也可能与流感病毒感染有关。

肺外并发症　肌炎、横纹肌溶解综合征和肌红蛋白尿有时也是流感的并发症，虽然肌肉酸痛是流感感染的主要表现，但由肌炎所引起的较为少见。急性肌炎患者所受累的肌肉异常敏感，常见是腿部肌群在轻微受压（如接触床单）也会疼痛难忍。肌炎严重时可发生局部肌肉肿胀和溶解，血浆中肌酸磷酸激酶和二磷酸果糖酶水平明显升高，有些患者可发展为肾衰竭，其尿中可检测到肌红蛋白。流感相关性肌炎的发病机制目前仍不清楚，但已有报道表明流感病毒可以感染肌肉。

在 1918—1919 年大流行中报道了心肌炎和心包炎与流感病毒有关，这些报告主要基于病理结果，但这类并发症并不多见。在流感急性期，伴有心脏疾病的患者通常会出现心电图改变，但主要是其潜在的心脏疾病加重引发心电图改变，而非流感病毒侵犯心肌层诱发。流行病学数据显示心血管相关住院率的升高与流感暴发有关。

中枢神经系统并发症如脑炎和横贯性脊髓炎与流感有关。脑炎虽然罕见，但却是 A 型和 B 型流感病毒相关的严重并发症，5 岁以下的儿童是高危人群。流感病毒导致中枢神经系统疾病的发病机制尚未清楚，吉兰-巴雷综合征可在流感感染后出现，极少数还可在接种流感疫苗后出现（见后述“预防”）。

中毒性休克综合征也与流感后感染金黄色葡萄球菌或 A 型溶血性链球菌相关。

雷氏综合征（Reye′s syndrome）是发生在儿童中的一种严重并发症，主要和 B 型流感病毒感染相关，也可由 A 型流感病毒、水痘-带状疱疹病毒以及其他类型病毒诱发，但严重程度较 B 型流感病毒弱。由于雷氏综合征与病毒感染治疗中应用阿司匹林具有流行病学相关性，因此开始对急性呼吸道病毒感染的儿童慎用阿司匹林，雷氏综合征的发病率也随之明显下降。

除了以上这些较为明确的脏器或系统的并发症，在流感暴发过程中，部分老年人和其他高风险人群在感染病毒后，或因潜在的心血管、肺、肾功能障碍逐渐加重恶化，有时是不可逆的，甚至死亡。这无疑也增加了流感暴发期间的患者死亡率。

实验室检查和诊断

在流感急性期，流感病毒可在咽拭子、鼻咽拭子、灌洗液或痰液中检测到，逆转录聚合酶链式反应（RT-PCR）是检测流感病毒敏感性和特异性最高的方法，RT-PCR 可以区分流感病毒亚型，也可用来检测禽流感病毒。快速流感诊断检测（RITDs）通过免疫或酶技术检测流感病毒。RITDs 能很快出结果，其中有些检验方法能区分 A 型和 B 型流感病毒，虽然 RITDs 特异性相对较高，但其敏感性因检测方法和被检测的病毒不同而具有较大差异。

流感病毒可以从培养的组织或鸡胚中分离获得，但因程序繁琐目前已不用于诊断流感。血清学诊断方法要求对比流感感染急性期与疾病发生后10～14天血清抗体滴度，因此主要用于回顾性流行病学研究。

其他的实验室方法通常也无法增加流感病毒检测的特异性。白细胞计数随病程变化而不同，通常在疾病早期较低，之后随着疾病的发展而轻度升高。但大量病毒或细菌感染时可出现严重的白细胞减少症，然而出现二次细菌感染后白细胞会明显增多（>15 000/μl）。

鉴别诊断

在群体暴发流感时期，如果患者因发热性呼吸道疾病而就诊，则很大程度上可以诊断为流感。在非暴发期间（如分散性或孤立性感染），仅依靠临床表现判断，很难区别流感与其他病毒或肺炎支原体所导致的急性呼吸道疾病。严重的链球菌性咽炎、早期细菌性肺炎的表现也与流感病毒感染相似，但细菌性肺炎逐渐表现为非自限性疾病。通过革兰氏染色法检测脓性痰液中的细菌性病原体是细菌性肺炎的一个重要诊断依据。

治疗 流感

特异性抗流感病毒治疗包括（表29-3）：神经氨酸酶抑制药扎那米韦和奥司他韦都可以治疗A型和B型流感病毒感染，而金刚烷类药物（如金刚烷胺和金刚烷B胺）只针对A型流感病毒感染。流感病毒耐药的流行学现状是抗流感病毒药物选择的关键因素，最新有关流感病毒耐药的相关信息可在www. cdc. gov/flu进行查询。

如果在症状出现后2天开始使用奥司他韦或扎那米韦治疗，5天一疗程能使单纯流感症状和体征的持续时间缩短1～1.5天，而在症状出现后5天才开始进行治疗可能也有一定效果。口腔吸入扎那米韦可能会加重哮喘患者的支气管痉挛，奥司他韦则可能产生恶心、呕吐的副作用，因此餐中服用可以适当减少该类副作用。此外，奥司他韦对儿童的神经系统也可能存在副作用。拉米韦是一种正在进行观察研究的神经氨酸酶抑制药，目前为临床研究阶段，相当于扎那米韦的静脉制剂。

表29-3 用于治疗和预防流感的抗病毒药物

抗病毒药物	年龄组（岁）		
	儿童（≤12）	13～64	≥65
奥司他韦			
治疗，A型和B型流感病毒	1～12岁，根据体重调整用量[a]	75 mg，口服，每日两次	75 mg，口服，每日两次
预防，A型和B型流感病毒	1～12岁，根据体重调整用量[b]	75 mg，口服，每日一次	75 mg，口服，每日一次
扎那米韦			
治疗，A型和B型流感病毒	7～12岁，10 mg，吸入，每日两次	10 mg，吸入，每日两次	10 mg，吸入，每日两次
预防，A型和B型流感病毒	5～12岁，10 mg，吸入，每日一次	10 mg，吸入，每日一次	10 mg，吸入，每日一次
金刚烷胺[c]			
治疗，A型流感病毒	1～9岁，5 mg/kg，直到150 mg/d，分两次	≥10岁，100 mg，口服，每日两次	≤100 mg/d
预防，A型流感病毒	1～9岁，5 mg/kg，直到150 mg/d，分两次	≥10岁，100 mg，口服，每日两次	≤100 mg/d
金刚烷B胺[c]			
治疗，A型流感病毒	不批准	100 mg，口服，每日两次	100～200 mg/d
预防，A型流感病毒	1～9岁，5 mg/kg，直到150 mg/d，分两次	≥10岁，100 mg，口服，每日两次	100～200 mg/d

[a] <15 kg：30 mg每日两次；>15～23 kg：45 mg每日两次；>23～40 kg：60 mg每日两次；>40 kg：75 mg每日两次。对于<1岁的患儿，参考网站www. cdc. gov/h1n1flu/recommendations. htm. [b] <15 kg：30 mg每日一次；>15～23 kg：45 mg每日一次；>23～40 kg：60 mg每日一次；>40 kg：75 mg每日一次。<1岁，参考网站www. cdc. gov/h1n1flu/recommendations. htm. [c] 由于A型流感病毒广泛存在耐药性，因此目前不推荐使用金刚烷胺和金刚烷B胺（2013—2014年），若病毒恢复敏感性后可考虑再次使用

金刚烷胺和金刚烷 B 胺只对 A 型流感病毒起作用，但对于当前所传播的 A 型 H1N1 和 A 型 H3N2 病毒存在广泛耐药性，因此，除非分离获得的病毒株对其敏感，否则不建议使用这类药物。对于 A 型流感病毒敏感株而言，如果在起病后 48 h 内使用金刚烷胺和金刚烷 B 胺，可使症状的持续时间最多可缩短 50%——与神经氨酸酶抑制药作用相似。使用金刚烷胺类药物的患者有 5%～10%出现中枢神经系统不良反应，主要包括神经过度敏感、焦虑、失眠或无法集中注意力，停止用药后这些不良反应也将迅速消失，金刚烷 B 胺也可能导致同样的中枢神经系统不良反应，但发生率较金刚烷胺低。

利巴韦林是一种核苷类似物，在体外试验中对 A 型和 B 型流感病毒都起作用。通过雾化吸入该类药物进行治疗的疗效评估结果不一，其口服治疗无效。因此，目前尚不清楚利巴韦林是否真正具有抗 A 型和 B 型流感病毒的作用。

研究证实，抗流感病毒复合物在无并发症的年轻患者中有效，但对流感并发症的治疗和预防作用尚未被确定。在一些观察性和有效性研究中，发现奥司他韦可以降低下呼吸道并发症的发生率和住院率。原发性流感病毒性肺炎的治疗关键是维持氧合，需要在重症监护治疗病房进行有创的呼吸和血流动力学支持。

针对流感急性期后的细菌性感染，需要选择恰当的抗生素治疗继发性细菌性肺炎。抗生素的选择应该根据合格的呼吸道分泌物标本如痰液的革兰氏染色和培养结果决定。如果细菌性肺炎患者病原体不能确定，则经验性选择应用能覆盖常见病原体（如肺炎链球菌、金黄色葡萄球菌、流感嗜血杆菌）的药物。

对于发生并发症风险低的单纯性流感患者，可以考虑选择对症治疗而非抗病毒治疗。对乙酰氨基酚或非甾体消炎药物可用于缓解头痛、肌肉酸痛和发热，但是对 18 岁以下的儿童应避免使用水杨酸盐类药物，因为这类药物可能与雷氏综合征的发生有关（参见上述的“肺外并发症”）。由于咳嗽通常具有自限性，所以不建议使用镇咳类药物，如果咳嗽明显影响正常生活，可以适当使用含可待因的药物。在疾病的急性期，患者应该注意多休息，多喝水，只有在疾病完全恢复时，才可以充分活动，特别是原本病情严重的患者。

预防

针对预防流感的主要公共卫生措施是接种疫苗。灭活和减活的疫苗都可以使用，这些疫苗是由在既往流感期间反复出现且预计仍将继续出现的 A 型和 B 型流感病毒所制成。如果所接种的疫苗病毒与目前流行的病毒密切相关，则有 50%～80%的灭活疫苗能保护宿主免受流感病毒感染。目前使用的灭活疫苗已经被高度纯化，几乎没有不良反应。5%的个体在接种疫苗 8～24 h 后会出现低热和轻微的全身不适表现，1/3 个体在接种部位会出现轻微的发红和瘙痒。虽然 1976 年的猪流感疫苗可能与吉兰-巴雷综合征发病率升高相关，而 1976 年后的流感疫苗就再未出现此种情况。在 1992—1993 年和 1993—1994 年流感暴发期间可能出现了例外，发生吉兰-巴雷综合征的风险有所升高（每 1 000 000 个疫苗接种者中出现 1 例）。2009 年，一项 H1N1 疫苗的大规模研究也提示了接种后发生吉兰-巴雷综合征的风险可能升高（1/1 000 000）。然而，流感对人类造成的危害远远大于疫苗接种的潜在风险。

流感减毒活疫苗可经鼻吸入，此种疫苗是由当前流行的 A 型、B 型流感病毒株和冷适应病毒株之间的重组，从而减弱了流感病毒的毒性。对儿童来说，冷适应疫苗耐受性好且有效（>90%有保护作用）。研究也证实了疫苗对一种抗原漂移明显的流感病毒感染的防御作用。减毒疫苗被批准用于非妊娠的 2～49 岁的健康人。

自 1975 年以来，流感疫苗都为三价疫苗，例如它包括了 2 种 A 型流感病毒亚型（H3N2 和 H1N1）和 1 种 B 型流感病毒组成。然而，自 20 世纪 80 年代以来出现了 2 种不同的 B 型流感病毒抗原，因此包含了 2 种 B 型流感病毒亚型的四价疫苗目前也被应用（2013—2014 年），而灭活和减毒活疫苗都可以制成四价疫苗形式。

对老年人而言，流感灭活疫苗表现为较弱的免疫原性。高剂量的三价疫苗（每种抗原 60μg）和低剂量三价疫苗（每种抗原 9μg）皮内注射已被批准分别用于 65 岁及以上人群和 18～64 岁人群。

流感疫苗是在鸡胚中进行产生，在鸡胚中出现过敏，则将不允许应用在人体，在这种情况下，可以使用无疫苗鸡胚在细胞中通过重组 DNA 技术生产疫苗，该技术已经得到认可。目前很多研究正在开发对抗不同抗原亚型的广谱疫苗（“通用性流感疫苗”）。

从历史上看，美国公共卫生服务机构建议，针对在年龄或潜在疾病的基础上（表 29-2），流感并发症高危人群或与他们有密切接触的人群接种流感疫苗，这些个体始终是疫苗接种项目的关注点。自2010—2011年以来，专家建议6个月以上的人群都应该接种疫苗(被批准的疫苗对6个月以下的婴儿没有作用)。推荐人群的不断扩大反映了以前未被重视的危险因素（如肥胖、产后以及种族的影响）逐渐受到重视，也认识到流感疫苗的广泛接种能控制流感的传播。同时发现，灭活疫苗对免疫功能不全的患者可能是安全的，流感疫苗与慢性神经系统性疾病（如多发性硬化）的加重无关。疫苗应该在秋天初期流感暴发前进行接种，且每年都应该接种以维持对最新的流感病毒株的免疫力。

虽然抗病毒药物对流感起到药物性预防的作用，但考虑到耐药性，以此为目的使用抗病毒药物已经受到限制。用奥司他韦或扎那米韦对A型和B型流感病毒进行预防（表29-3），有效性达84%～89%。现已不推荐使用金刚烷胺和金刚烷B胺进行预防，因为这类药物已出现广泛耐药。在早期对敏感株的研究中发现，金刚烷胺和金刚烷B胺对A型流感病毒预防作用的有效性达70%～100%。

对于健康人群在暴露于流感群体环境后不推荐药物性预防，但流感并发症高危患者在密切接触急性流感病毒感染的患者后可以考虑使用。在暴发期间，抗病毒药物可以与灭活疫苗同时使用，因为药物不干扰疫苗的免疫反应。但是，抗病毒药物与减毒活疫苗同时使用时可能会干扰后者的免疫反应。在活疫苗接种未满2周前不可使用抗病毒药物，且在服用抗病毒药物后48 h内不能接种活疫苗。药物预防可能可以控制医源性流感暴发，因此当检测到流感在活跃播散时就要迅速制定预防方案，而且必须每日坚持服用直至流感暴发结束。

索 引

H

I

J

K

L

M

N

Z

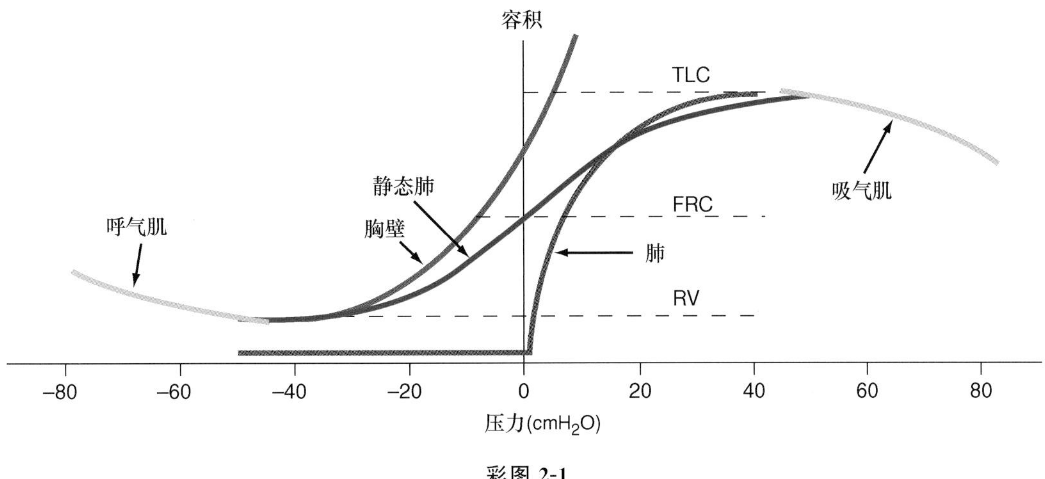
容积
TLC
FRC
RV
静态肺
胸壁
呼气肌
吸气肌
肺
−80
−60
−40
−20
0
20
40
60
80
压力(cmH2O)

彩图 2-1

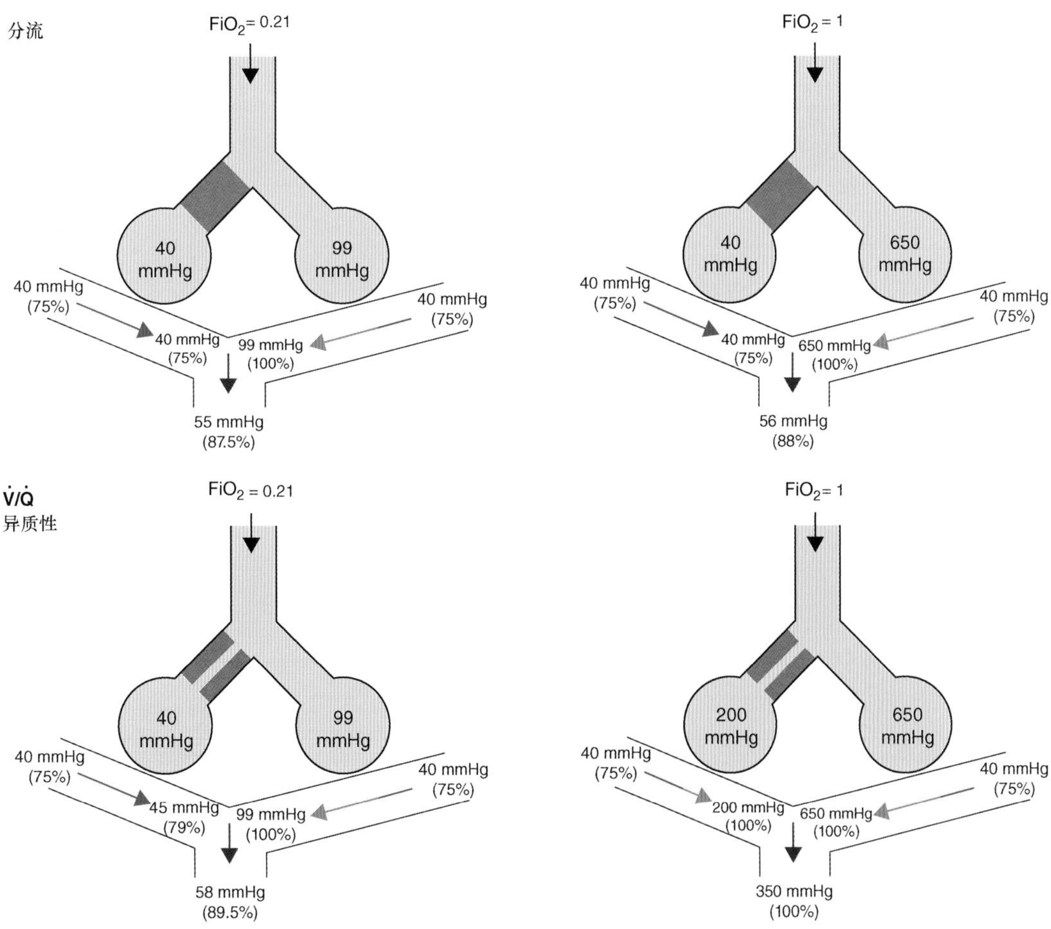
分流
FiO2 = 0.21
40 mmHg
99 mmHg
40 mmHg (75%)
40 mmHg (75%)
40 mmHg (75%)
99 mmHg (100%)
55 mmHg (87.5%)
FiO2 = 1
40 mmHg
650 mmHg
40 mmHg (75%)
40 mmHg (75%)
40 mmHg (75%)
650 mmHg (100%)
56 mmHg (88%)
V̇/Q̇
异质性
FiO2 = 0.21
40 mmHg
99 mmHg
40 mmHg (75%)
45 mmHg (79%)
40 mmHg (75%)
99 mmHg (100%)
58 mmHg (89.5%)
FiO2 = 1
200 mmHg
650 mmHg
40 mmHg (75%)
200 mmHg (100%)
40 mmHg (75%)
650 mmHg (100%)
350 mmHg (100%)

彩图 2-5

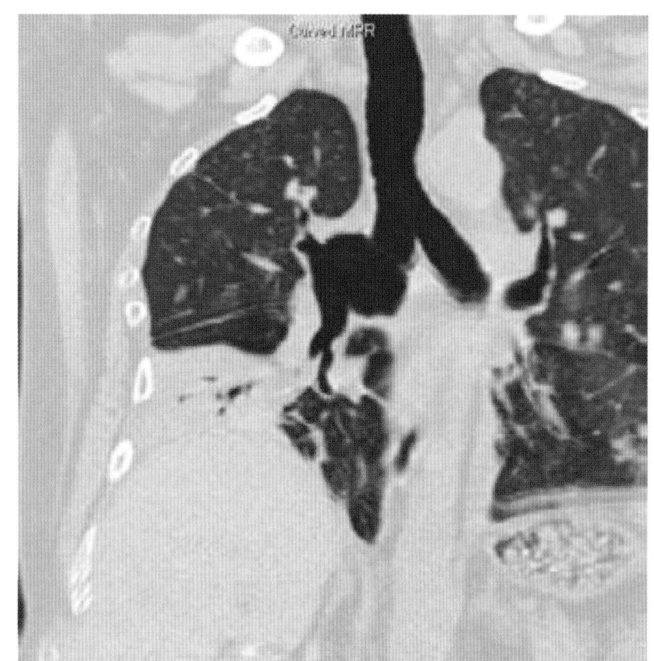

A

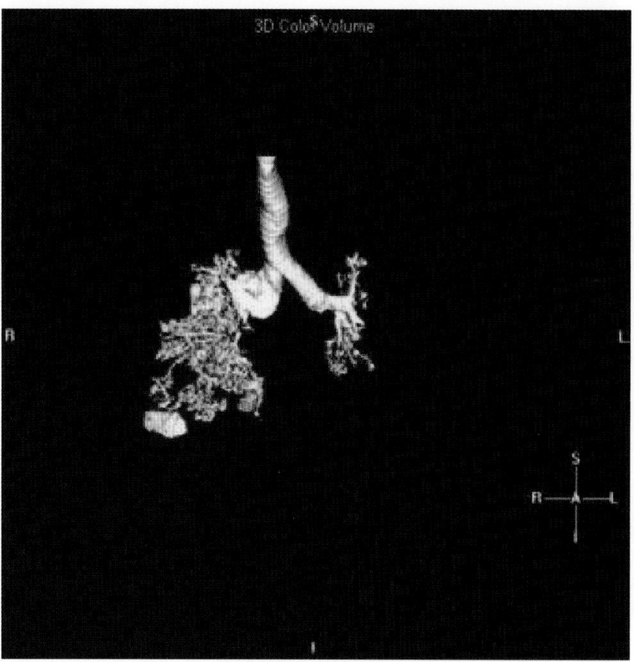

B

彩图 3-3

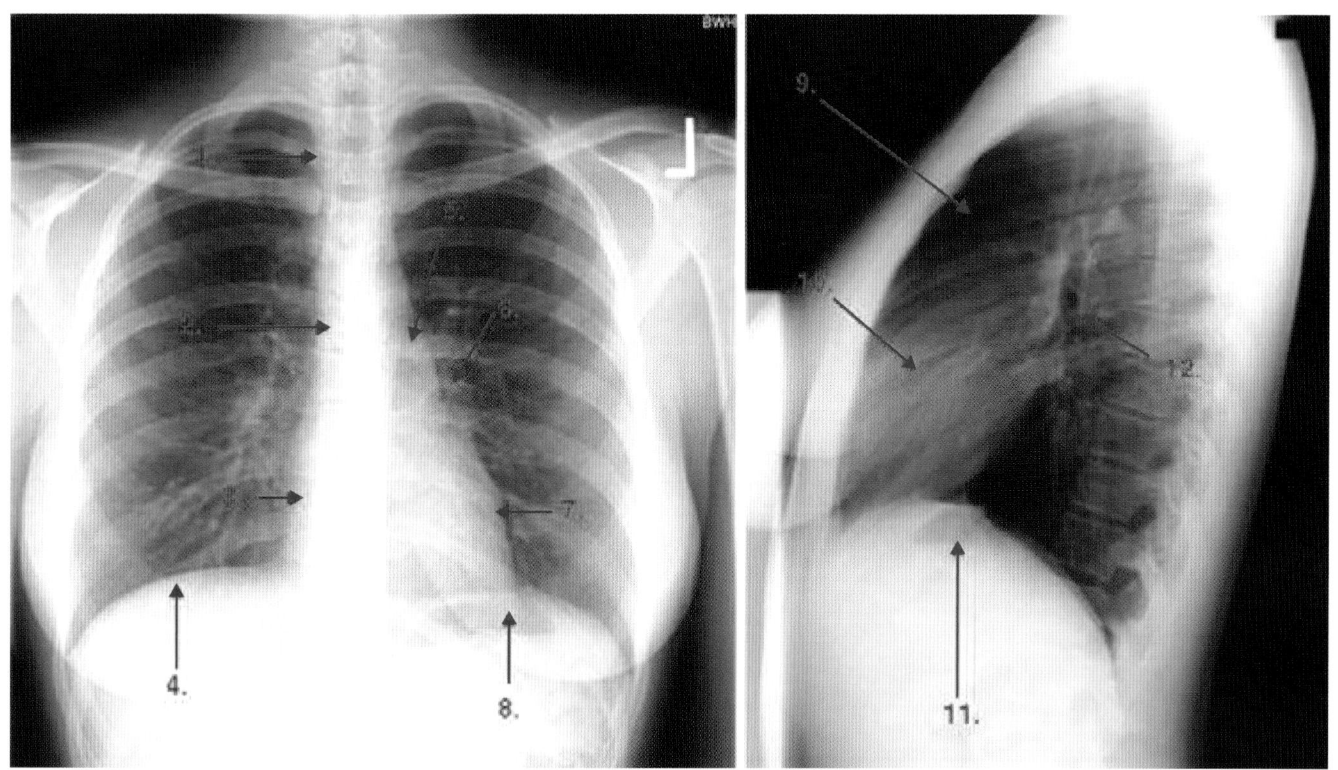

彩图 4-1

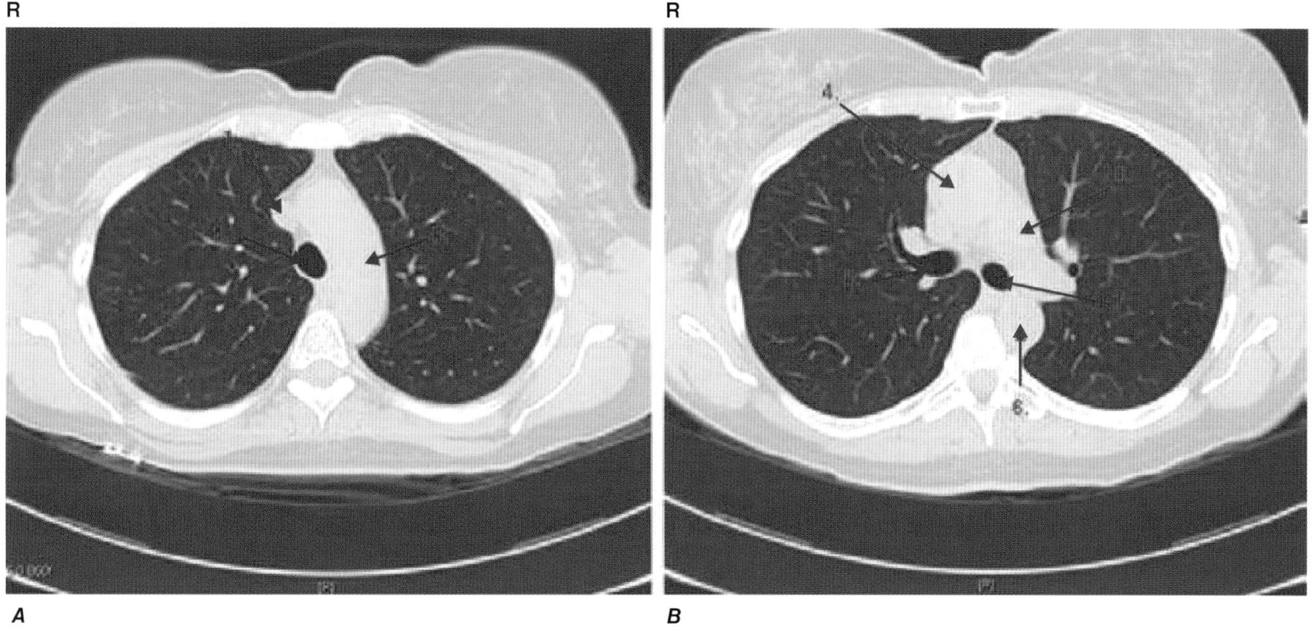

A *B*

彩图 4-2

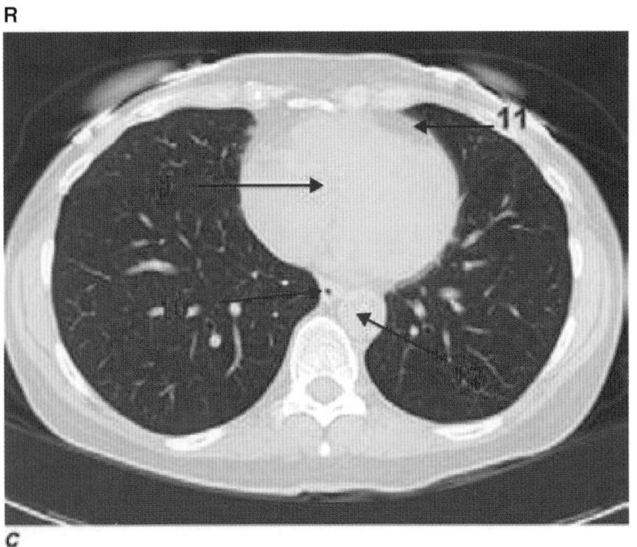

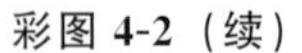
彩图 4-2（续）

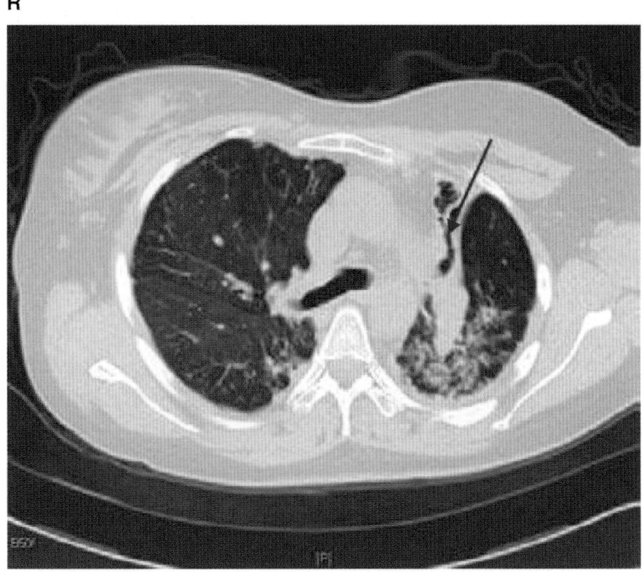

彩图 4-6

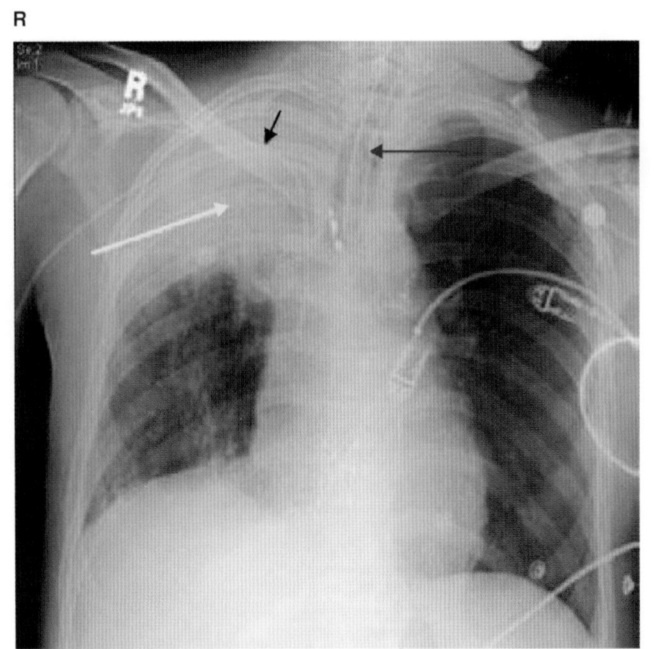

彩图 4-7

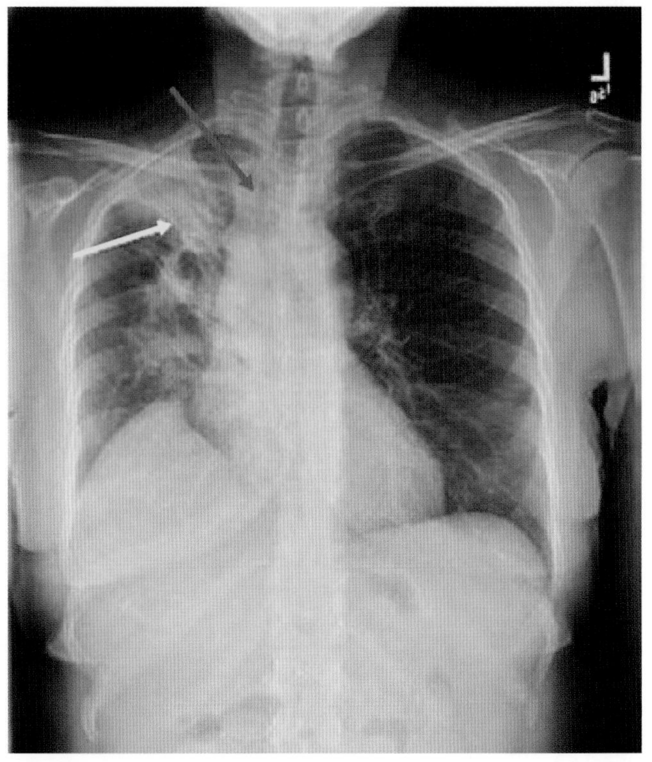

彩图 4-8

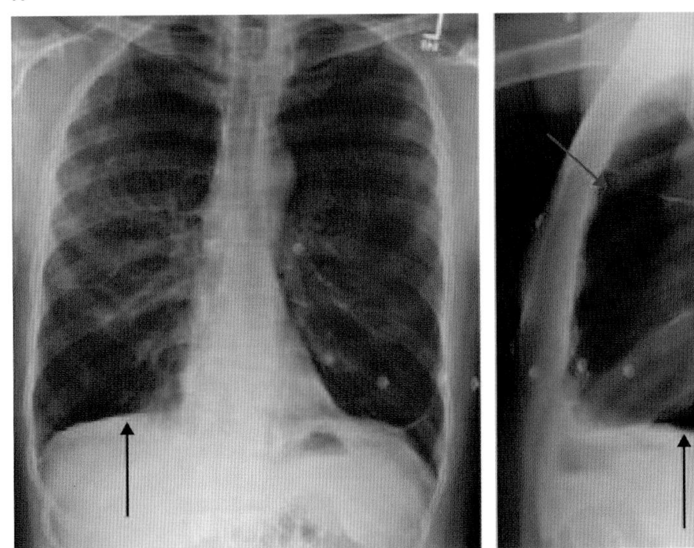

彩图 4-10

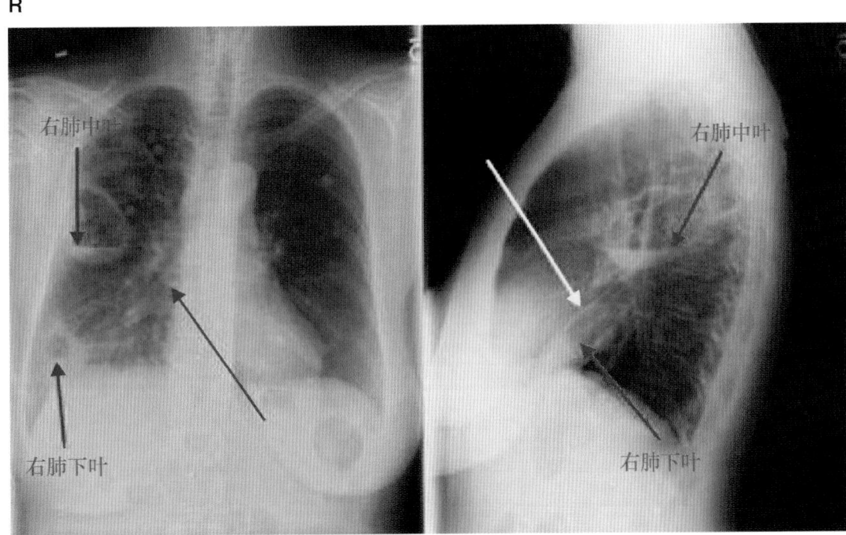

彩图 4-14

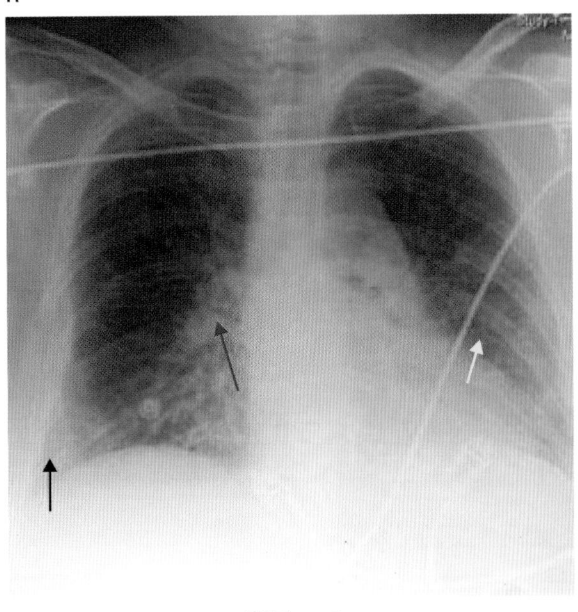

彩图 4-17

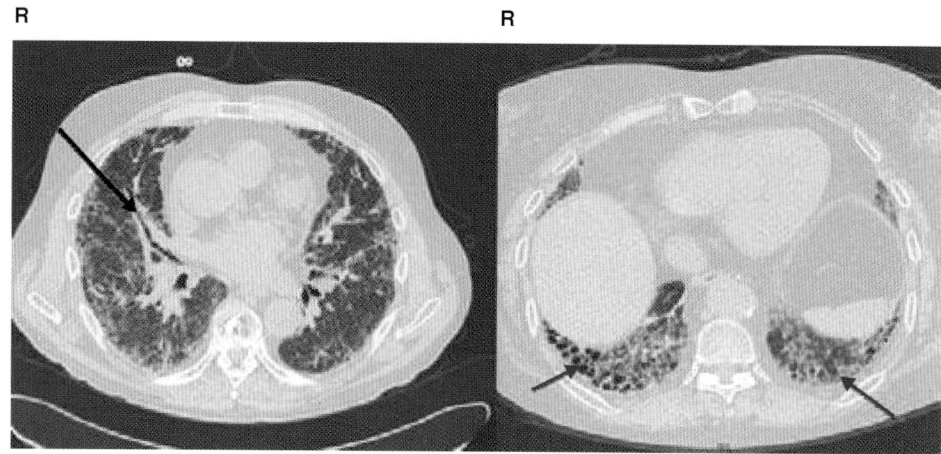

彩图 4-20

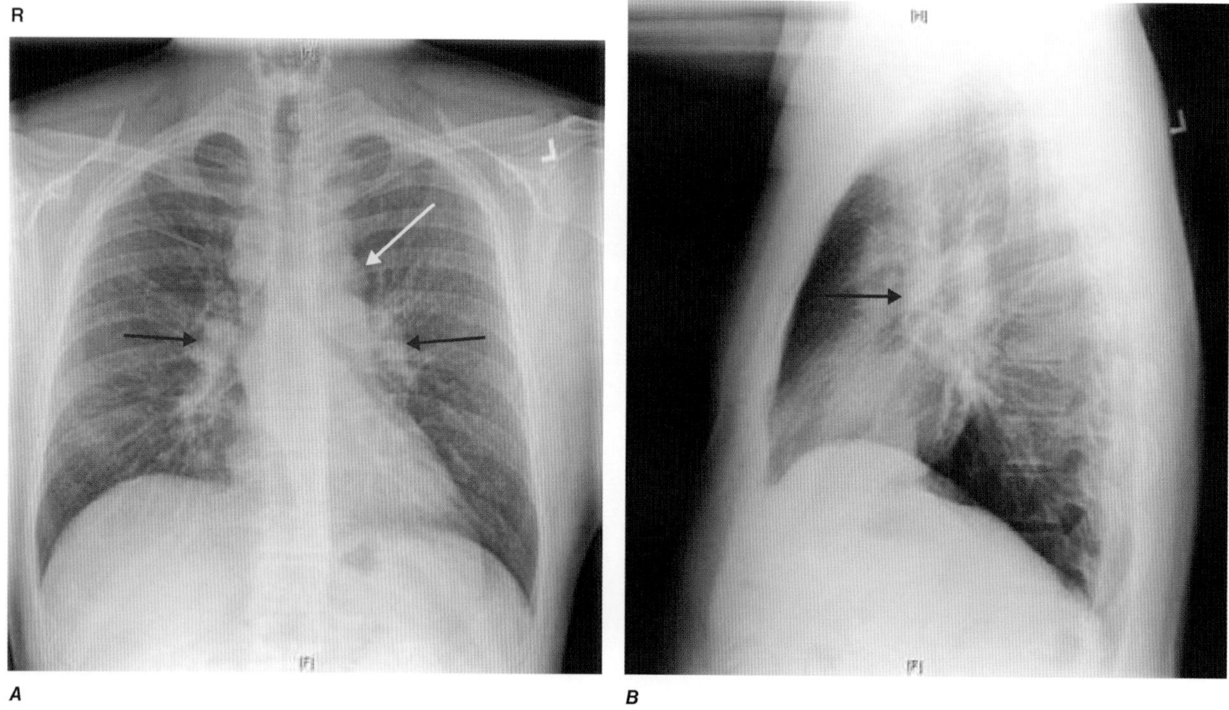

彩图 4-21

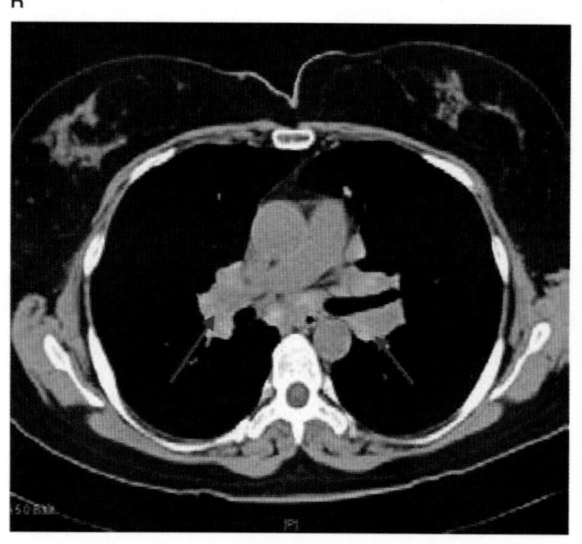

彩图 4-22

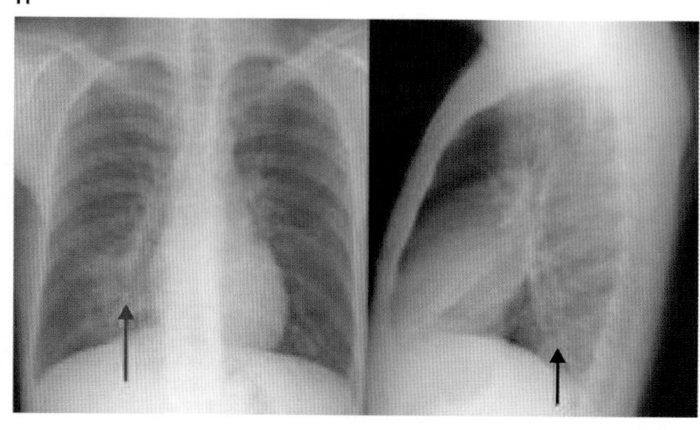

彩图 4-28

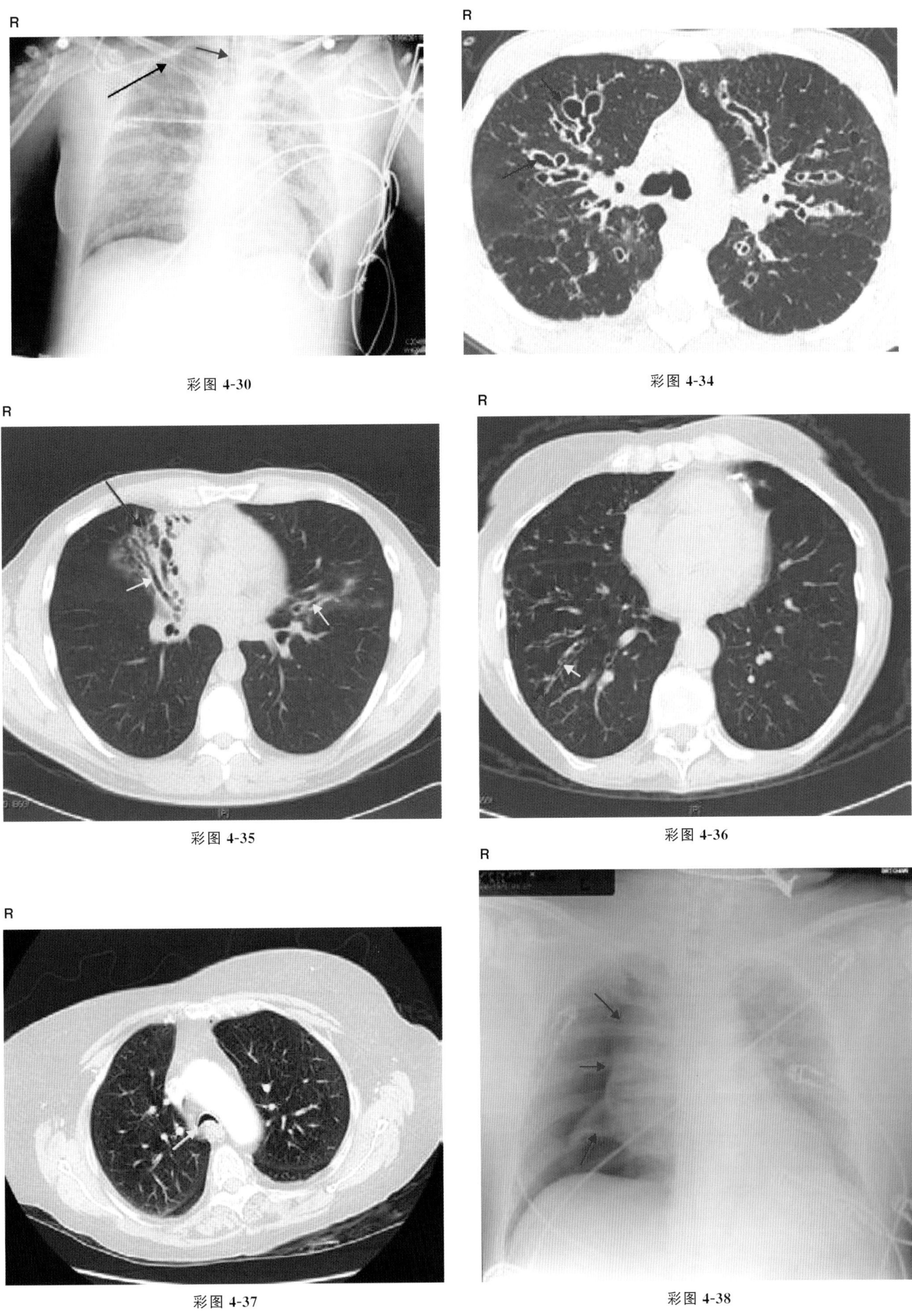

彩图 4-30

彩图 4-34

彩图 4-35

彩图 4-36

彩图 4-37

彩图 4-38

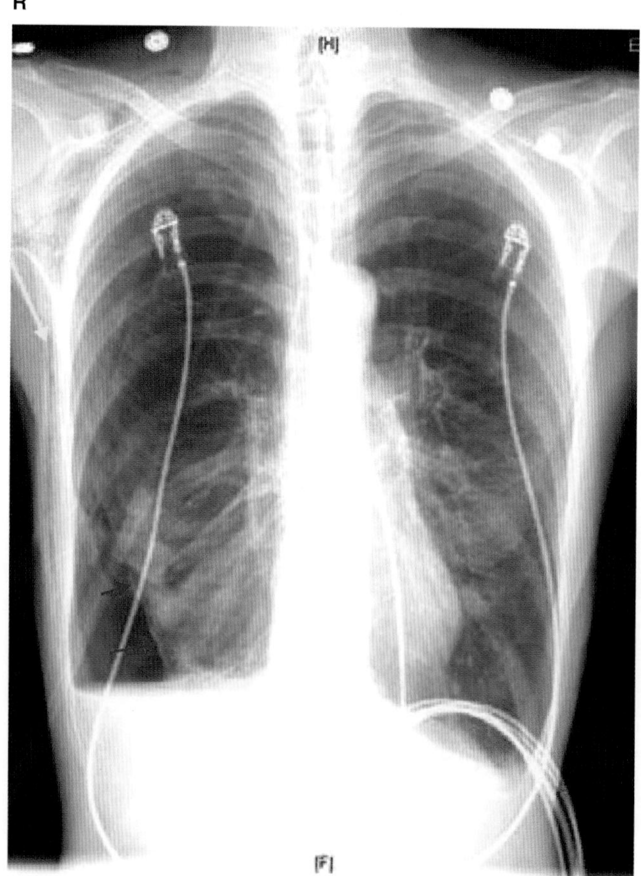

彩图 4-39

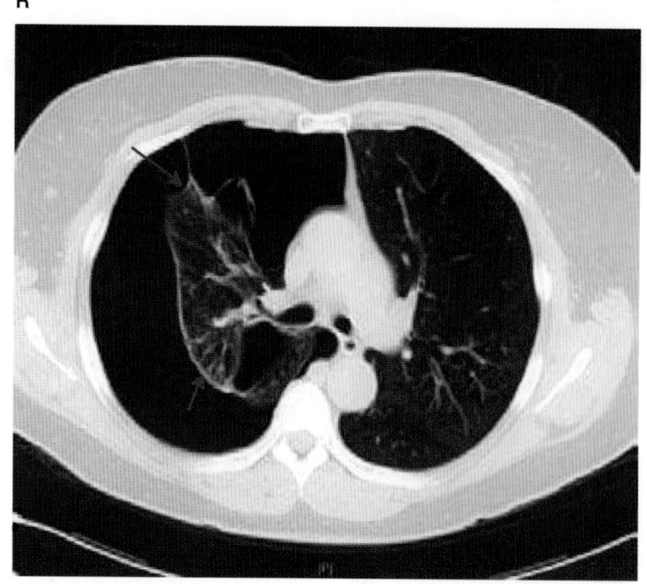

彩图 4-40

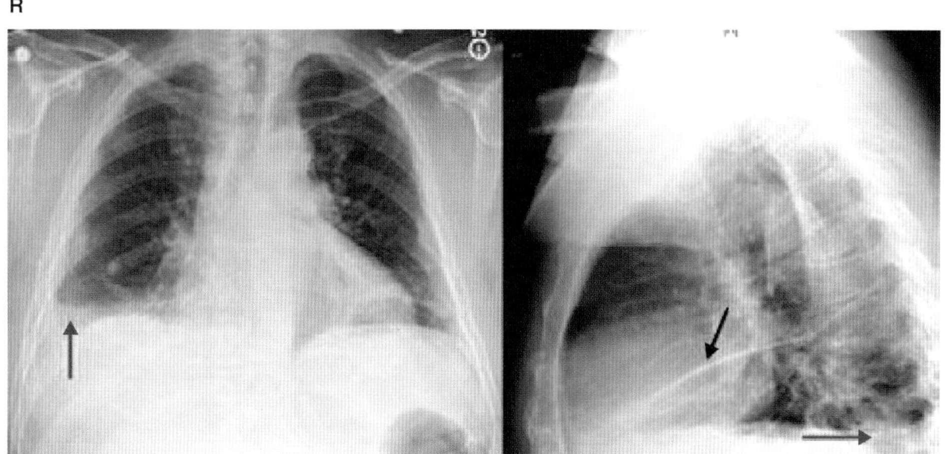

彩图 4-41

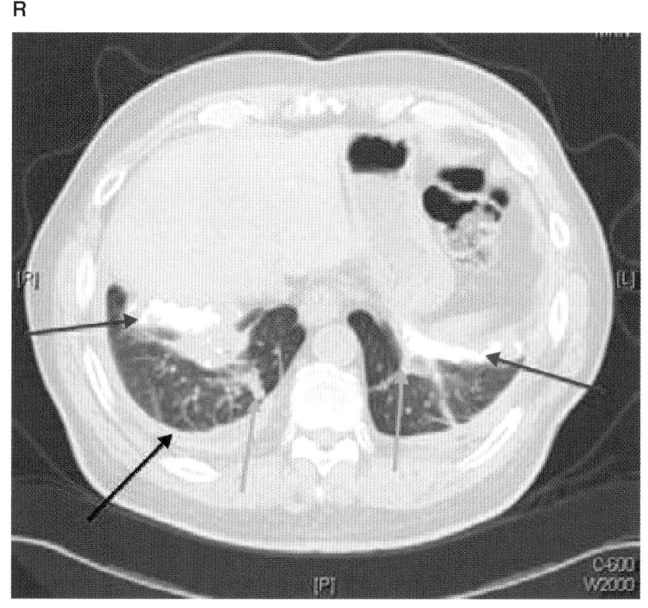

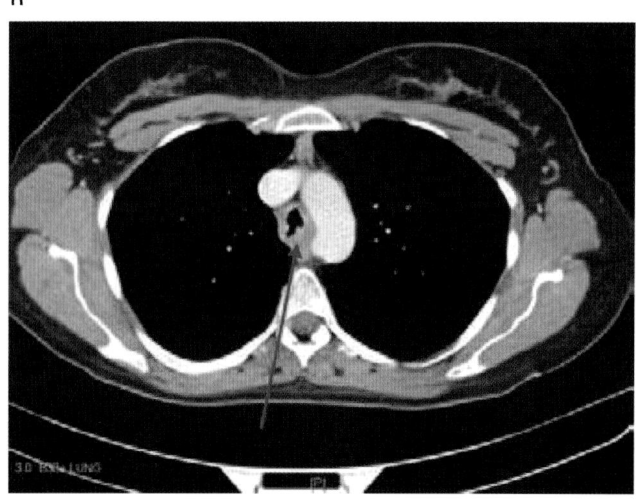

彩图 4-43

彩图 4-48

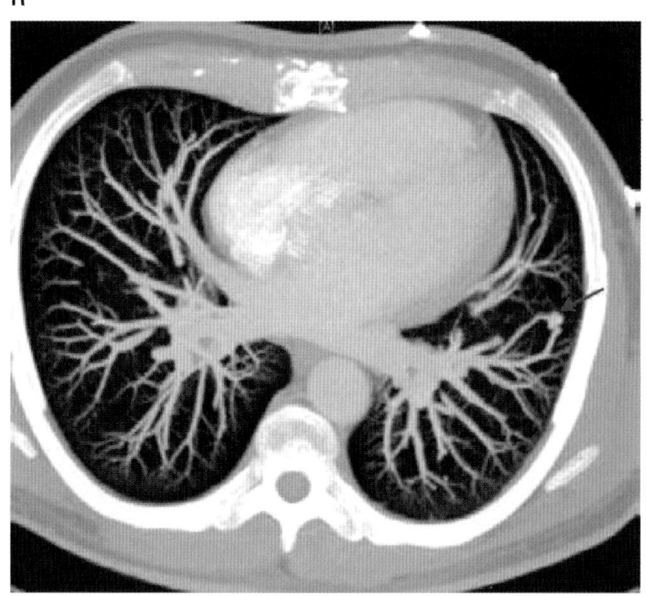

彩图 4-50

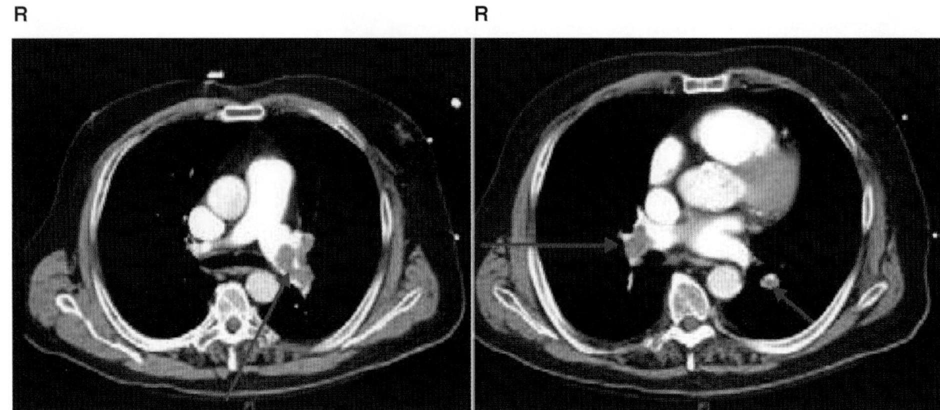

彩图 4-51

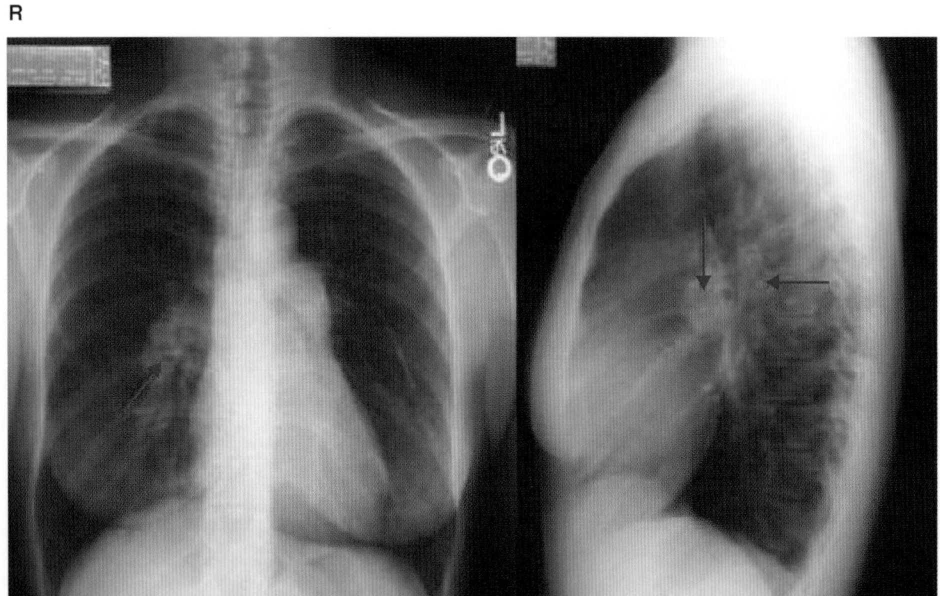

彩图 4-52

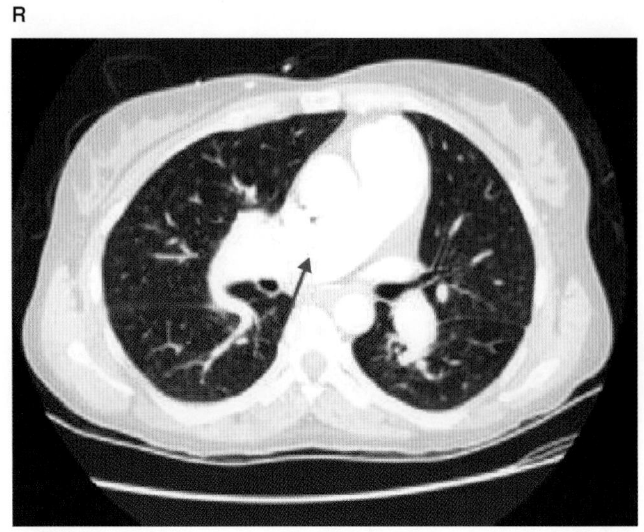

彩图 4-53

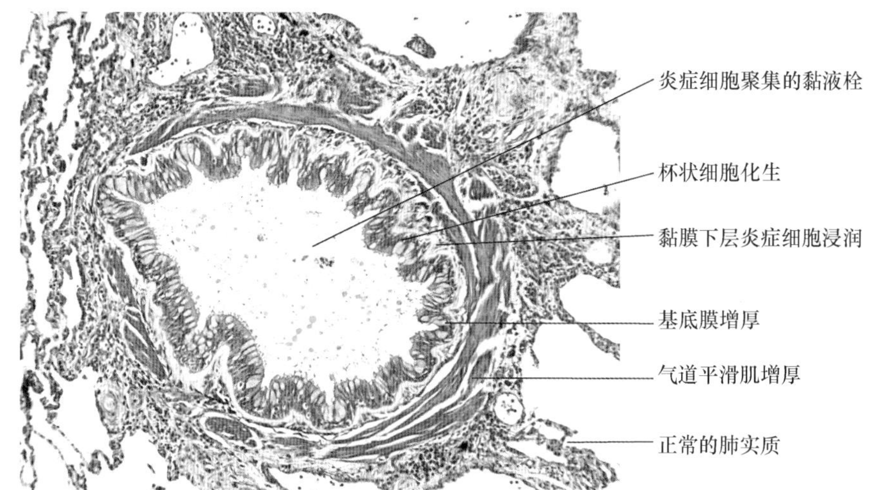

彩图 5-1

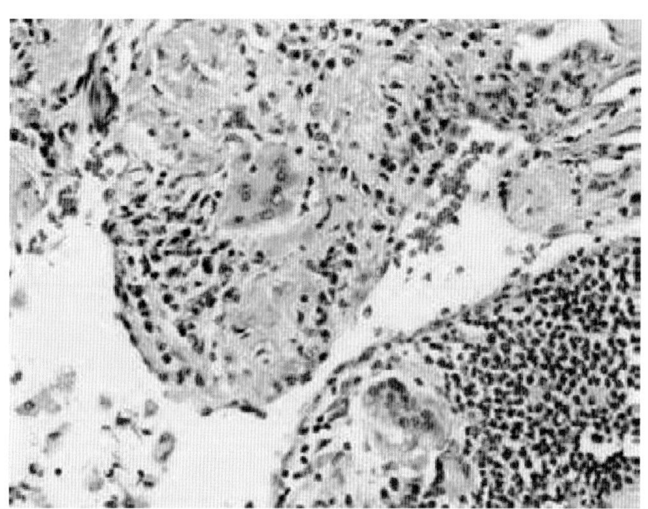

彩图 6-2

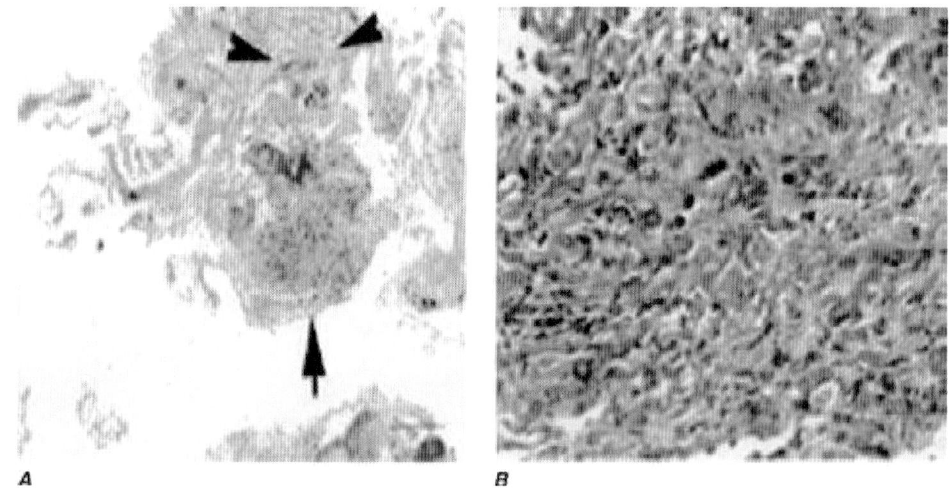

彩图 7-4

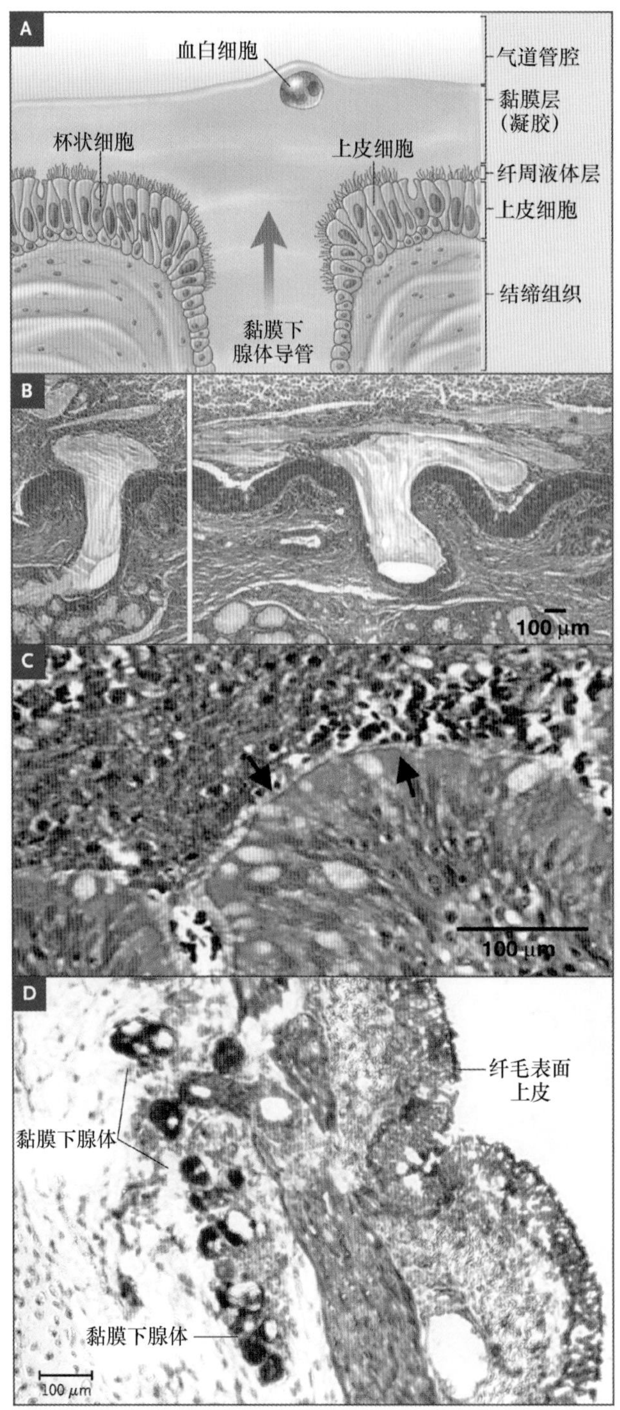
A
血白细胞
气道管腔
黏膜层
（凝胶）
杯状细胞
上皮细胞
纤周液体层
上皮细胞
结缔组织
黏膜下
腺体导管
B
100 μm
C
100 μm
D
纤毛表面
上皮
黏膜下腺体
黏膜下腺体
100 μm

彩图 9-1

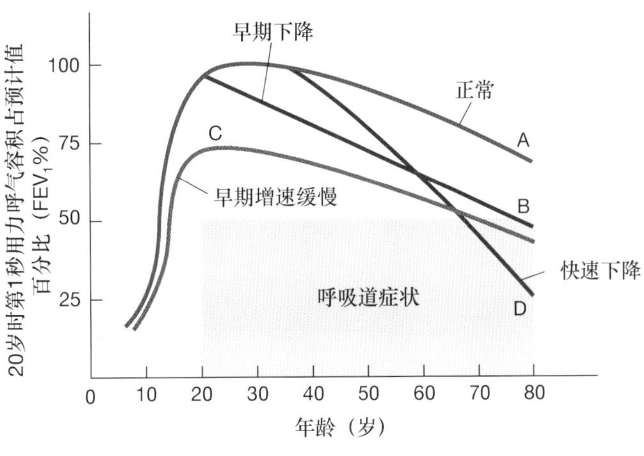

彩图 10-3

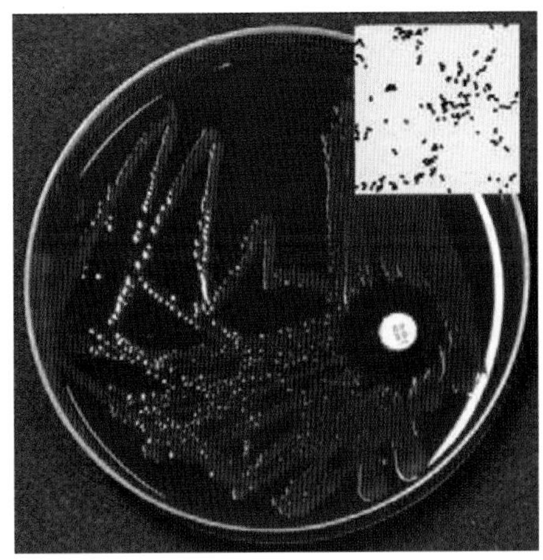

彩图 27-1

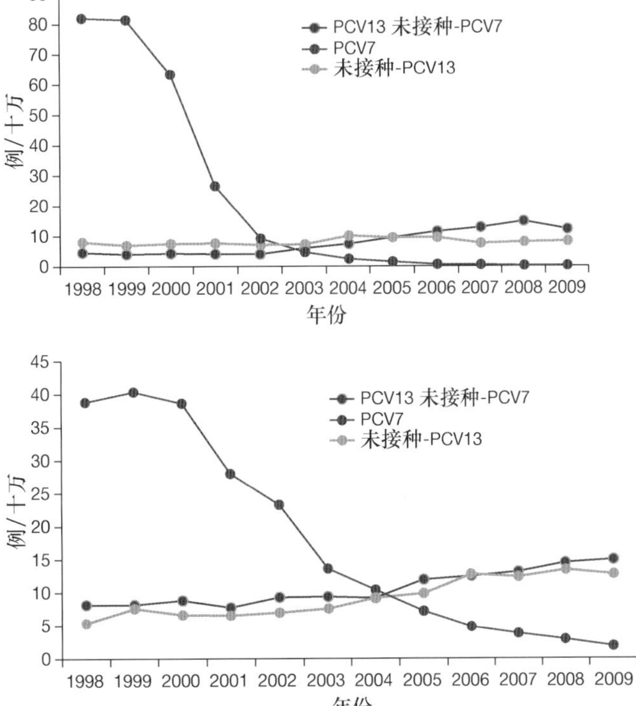

彩图 27-7